Rainer Scheer, Susanne Alban, Hans Becker, Ulrike Holzgrabe,
Fritz H. Kemper, Wolfgang Kreis, Harald Matthes, Heinz Schilcher (Hrsg.)

Die Mistel in der Tumortherapie 2

Adressen der Herausgeber:

Dr. Rainer Scheer
Carl Gustav Carus-Institut
Am Eichhof
75223 Niefern-Öschelbronn

Prof. Dr. Susanne Alban
Pharmazeutisches Institut
Abt. Pharmazeutische Biologie
Christian-Albrechts-Universität zu Kiel
Gutenbergstr. 76
24118 Kiel

Prof. Dr. Hans Becker
Pharmakognosie und
Analytische Phytochemie
Universität des Saarlandes
c/o Amselweg 3
66386 St. Ingbert

Prof. Dr. Ulrike Holzgrabe
Institut für Pharmazie und Lebensmittel-
chemie
Lehrstuhl für Pharmazeutische Chemie
Am Hubland
97074 Würzburg

Prof. em. Dr. Dr. h.c. mult.
Fritz H. Kemper
Gesellschaft für Phytotherapie
Universität Münster
Domagkstr. 11
48149 Münster

Prof. Dr. Wolfgang Kreis
Lehrstuhl für Pharmazeutische Biologie
Friedrich-Alexander-Universität
Erlangen-Nürnberg
Staudtstr. 5
91058 Erlangen

Dr. Harald Matthes
Gemeinschaftskrankenhaus
Havelhöhe
Kladower Damm 221
14089 Berlin

Prof. Dr. Dr. h.c. Heinz Schilcher
Zentralverband der Ärzte für Naturheilverfahren und Regulationsmedizin
c/o Zaumberg 25
87509 Immenstadt

Die Mistel in der Tumortherapie 2

Aktueller Stand der Forschung und klinische Anwendung

Rainer Scheer, Susanne Alban, Hans Becker,
Ulrike Holzgrabe, Fritz H. Kemper, Wolfgang Kreis,
Harald Matthes, Heinz Schilcher (Hrsg.)

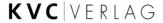

KVC Verlag
Karl und Veronica Carstens-Stiftung
Am Deimelsberg 36, 45276 Essen
Tel.:+49 (0201) 56305 0
Fax:+49 (0201) 56305 30
www.kvc-verlag.de

Scheer R., Alban S., Becker H., Holzgrabe U., Kemper F. H., Kreis W., Matthes H., Schilcher H. (Hrsg.)
Die Mistel in der Tumortherapie 2
Aktueller Stand der Forschung und klinische Anwendung

> **Wichtiger Hinweis**: Für Angaben über Dosierungsanweisungen und Applikationsformen kann vom Verlag keine Gewähr übernommen werden. Jeder Benutzer ist angehalten, durch sorgfältige Prüfung der Beipackzettel und gegebenenfalls nach Konsultation eines Spezialisten festzustellen, ob die Empfehlung für Dosierungen oder die Beachtung von Kontraindikationen gegenüber der Angabe in diesem Buch abweicht. Jede Dosierung oder Applikation erfolgt auf eigene Gefahr des Benutzers. Geschützte Warennamen (Warenzeichen) werden nicht besonders kenntlich gemacht. Aus dem Fehlen eines solchen Hinweises kann also nicht auf einen freien Warennamen geschlossen werden.

ISBN 978-3-933351-82-1

© KVC Verlag – Karl und Veronica Carstens-Stiftung, Essen 2009

Alle Rechte, insbesondere die der Übersetzung in andere Sprachen, vorbehalten. Kein Teil dieses Buches darf ohne schriftliche Genehmigung des Verlages in irgendeiner Form – durch Photokopie, Mikroverfilmung oder irgendein anderes Verfahren – reproduziert oder in eine von Maschinen, insbesondere Datenverarbeitungsmaschinen, verwendbare Sprache übertragen oder übersetzt werden.

Umschlaggestaltung: eye-d Designbüro, Essen
Druck: Margreff Druck, Essen

Vorwort

Mistelpräparate sind wichtige Arzneimittel der komplementären onkologischen Therapien. Sie gehören zu den in der Onkologie am meisten verordneten Medikamenten. Seit 1995 finden alle vier Jahre international und interdisziplinär ausgerichtete Mistelsymposien statt. Diese Tagungen sind Treffpunkt und Diskussionsforum sowohl für Naturwissenschaftler und Ärzte verschiedener Therapierichtungen und Wissenschaftsdisziplinen, als auch für Hersteller von Mistelpräparaten und Vertreter der Behörden. Dieser sachlich orientierte Dialog führt zu einer regelmäßigen Bestandsaufnahme aktueller wissenschaftlicher Arbeiten und Erkenntnisse. Dadurch wird dem Arzt – gleich ob in der Praxis oder Klinik tätig –, dem Apotheker und den Krankenkassen ermöglicht, sich ein objektives Bild über die Anwendung von Mistelpräparaten und den aktuellen Stand der Grundlagenforschung und Therapie zu verschaffen. Die Beiträge (Plenar- und Kurzvorträge sowie Poster der jeweiligen Veranstaltung) werden in einem Fortschrittsband veröffentlicht.

Mit dem vorliegenden Band wird die Reihe fortgesetzt, in der die in der Verantwortung der Autoren stehenden Originalbeiträge des zuletzt stattgefundenen Mistelsymposiums zusammengefasst werden. Das 4. Mistelsymposium, über das hier berichtet wird, fand im Europäischen Bildungszentrum Otzenhausen (Saarland) vom 8.–10. November 2007 unter der Leitung der Herausgeber statt. Die Veranstalter waren erneut die Karl und Veronica Carstens-Stiftung gemeinsam mit der Deutschen Pharmazeutischen Gesellschaft (DPhG), der Gesellschaft für Arzneipflanzenforschung (GA), der Gesellschaft für Phytotherapie (GPT), der Gesellschaft Anthroposophischer Ärzte in Deutschland (GAÄD) und dem Zentralverband der Ärzte für Naturheilverfahren und Regulationsmedizin (ZAEN). Kooperationspartner war die Arbeitsgemeinschaft für Pharmazeutische Verfahrenstechnik (APV). Die Kurzfassungen der Beiträge wurden im Supplementband VII von *Phytomedicine* 14 (2007), dem renommierten internationalen „Journal of Phytotherapy and Phytopharmacology" aus dem Elsevier-Verlag veröffentlicht und sind im Internet unter www.ScienceDirect.com frei verfügbar. Weitere Informationen über die Mistelsymposien sind unter www.mistelsymposium.de zu finden.

Die Mistel im Spannungsfeld zwischen Erfahrungswissen, naturwissenschaftlich fundierten Erkenntnissen und geisteswissenschaftlichen Einsichten verlieh dieser Tagung ihren besonderen Charakter. Sichtbares Zeichen der Breite und der vielfältigen Aspekte sind 51 wissenschaftliche Beiträge. Sie reichen von Fortschritten bei der Strukturaufklärung von Inhaltsstoffen der Mistel, Fragen der Arzneimittelherstellung und -entwicklung, Zellkulturversuchen mit Tumorzellen, ärztlichen Erfahrungsberichten bis hin zu klinischen

Studien bei unterschiedlichen Krebserkrankungen und -stadien. Untersuchungen zur Anwendung von Mistelpräparaten bei Leukämien und Lymphomen wurden ebenso thematisiert wie die Anwendung in der Kinderonkologie. Zahlreiche klinische Prüfungen befassten sich mit der Wirksamkeit, Verträglichkeit und der sicheren Anwendung von Mistelpräparaten – allein oder begleitend zu den onkologischen Standardtherapien.

Fazit: Mistelpräparate verbessern die durch die Krankheit und Standardtherapien verminderte Lebensqualität. Darüber hinaus zeigte sich in weiteren klinischen Untersuchungen – so bei Patienten mit Darmkrebs bzw. mit Bauchspeicheldrüsenkrebs, die zusätzlich ein Mistelpräparat bekamen – eine längere Überlebenszeit im Vergleich zur parallel beobachteten Kontrollgruppe ohne Mistelbehandlung sowie ein besserer Allgemeinzustand und ein kürzerer Krankenhausaufenthalt. Mistelpräparate selbst sind sicher in der Anwendung, gut verträglich und nebenwirkungsarm.

Die Mistelsymposien haben nicht nur eine wissenschaftliche, sondern auch eine politische Bedeutung. 2003 verabschiedeten die Teilnehmer des 3. Mistelsymposiums die so genannte Nonnweiler Erklärung, in der gefordert wurde, Mistelpräparate in die Ausnahmeliste der durch die gesetzlichen Krankenversicherungen erstattungsfähigen Arzneimittel aufzunehmen. Heute gehören die Mistelpräparate zu den – wenigen – erstattungsfähigen pflanzlichen Arzneimitteln.

Die Herausgeber erhoffen sich von diesem Buch, dass erneut Impulse zu anhaltender Forschung gesetzt werden, damit auch in Zukunft überzeugende Daten zur pharmazeutischen Qualität, Wirksamkeit und Unbedenklichkeit der Mistelpräparate präsentiert werden können. Sie wünschen sich, dass die medizinische wie pharmazeutische Mistel-Forschung, die Weiterentwicklung von Präparaten und die Entwicklung verbesserter Therapiestrategien vorangetrieben und neue Erkenntnisse gewonnen werden.

Auf Grund des Erfolgs des 4. Mistelsymposiums waren sich die Teilnehmer und Veranstalter einig, zum 5. Mistelsymposium im November 2011 wieder in Nonnweiler zusammenzukommen.

Die Herausgeber danken Herrn Dr. E. Wolfgang Becker, Rottenburg, für die gründliche und kritische Durchsicht der Druckfahnen und die Erstellung des Stichwortverzeichnisses.

Für die Herausgeber:
Rainer Scheer   Niefern-Öschelbronn im November 2008

Inhalt

I. Behördliche Anforderungen

C. Kirchner, C. Werner, W. Knöss:
Regulatorische Einordnung von Mistelpräparaten 3

II. Pharmazie: Biologie, Chemie, Galenik, Entwicklung

W. Kreis:
Fortschritte bei der Strukturaufklärung von Inhaltsstoffen der Mistel 17

H. Ramm:
Zum Einfluss von Bodenverhältnissen auf die Kultivierung der Eichenmistel (*Viscum album* auf *Quercus robur* und *petraea*) sowie auf wirtsspezifische Mineralstoffverhältnisse in pharmazeutischen Mistelextrakten 31

G. Stoll:
Biochemische und molekularbiologische Grundlagen der Mistel-Wirtsbaum-Interaktion 41

R. Dorka, O. Miersch, B. Hause, P. Weik, C. Wasternack:
Chronobiologische Phänomene und Jasmonatgehalt bei *Viscum album* L. 49

K. Urech, C. Jäggy, G. Schaller:
Räumliche und zeitliche Dynamik der Viscotoxin- und Mistellektingehalte in der Mistel (*Viscum album* L.) 67

U. Pfüller, K. Pfüller, M. Wahlkamp:
Glykanmotive der Mistellektine vom RIP II-Typ in ihrer biologischen Bedeutung 79

U. Pfüller, K. Pfüller:
Selbstspaltung von Mistellektin I in die A- und B-Kette durch eine Thiol-Disulfid-Austauschreaktion 91

B. Classen, B. Herbst, W. Blaschek, K. Pfüller, U. Pfüller:
Interaktion von Mistellektin I mit Arabinogalaktan-Proteinen aus *Echinacea purpurea* L. Moench. 99

M. Adler, J. Eisenbraun:
Immuno-PCR – Hochempfindlicher Proteinnachweis: Ergebnisse
der Analytik von nativem Mistellektin in humanen Serumproben 109

B. Herbst, B. Classen, W. Blaschek:
Charakterisierung von Arabinogalaktan-Proteinen aus
Viscum album L. Beeren und Kraut 121

S. Jäger, M. Beffert, K. Hoppe, A. Scheffler:
Charakterisierung und Quantifizierung von Polysacchariden
in Extrakten aus *Viscum album* L. mittels CE-UV 133

M. Vrânceanu, K. Winkler, R. Koehler, G. Leneweit:
Kolloidale Strukturbildung beim Tropfenaufprall in einem
pharmazeutischen Strömungsverfahren 141

V. Bunjes, K. Winkler, R. Peschka-Süss, R. Schubert:
Spezifisches Targeting von Liposomen mit Mistellektin I 155

K. Winkler, S. Jäger, G. Leneweit, R. Schubert:
Wechselwirkungen zwischen Viscotoxinen und Membranvesikeln 165

S. Jäger, M. Beffert, K. Hoppe, A. Scheffler:
Wässrige Mistelpräparationen mit hoher Oleanolsäure- und
Betulinsäurekonzentration 173

III. Präklinik: Immunologie, Zytotoxizität, *in vitro*- und *in vivo*-Untersuchungen

R. Klein:
Effekt von Mistelextrakten auf immunkompetente Zellen
in vitro und *in vivo* 185

E. Kovacs, S. Link, U. Toffol-Schmidt:
Die Wirkung von *Viscum album*-Extrakt und Vincristin auf die
Proliferation in mehreren multiplen Myelom-Zelllinien –
Funktion von IL-6 und IL-10 in der Proliferation 203

G. Kelter, I. U. Fischer, H.-H. Fiebig:
Antitumorale Aktivität von Mistelpräparaten und Ausschluss einer
Tumorstimulation *in vitro* 205

A. P. Simões-Wüst, N. Hunziker-Basler, T. J. Zuzak, J. Eggenschwiler,
L. Rist, A. Viviani:
Langanhaltende zytotoxische Effekte auf Blasenkrebszelllinien bei
einmaliger Applikation von wässrigen Extrakten aus getrockneten
Misteln (*Viscum album* L.) in einem *in vitro*-System 219

C. Strüh, S. Jäger, C. Schempp, A. Scheffler, S. F. Martin:
Hemmende Effekte solubilisierter Triterpensäuren von
Viscum album L. auf murine und humane Hautzelllinien 229

G. Seifert, P. Jesse, A. Längler, T. Reindl, M. Lüth, S. Lobitz, G. Henze,
A. Prokop, H. N. Lode:
Molekulare Mechanismen von Mistelextrakt induzierter Apoptose
im Modell einer lymphoblastischen Leukämie *in vitro* und *in vivo* 243

IV. Klinische Anwendung und Prüfung

A) Übersichtsreferate und Reviews klinischer Studien

S. F. Martin, M. N. Laszczyk, F. Edele:
Die duale Rolle der Entzündung bei Krebs 247

B. Müller-Hübenthal, A. Weinandy, C. Kiviet:
Welchen Stellenwert hat die anthroposophische Misteltherapie im
Rahmen moderner multimodaler onkologischer Therapiekonzepte?
Eine Standortbestimmung aus klinischer Sicht 261

P. Holzhauer:
Stellenwert der lektinnormierten Misteltherapie in der Onkologie –
Ein Werkzeug im Nebenwirkungsmanagement 275

G. S. Kienle, H. Kiene:
Systematische Reviews zur Misteltherapie bei Krebs und die
Implikationen für künftige Forschung 285

M. Horneber, G. Büschel, R. Huber, K. Linde, M. Rostock:
Randomisierte kontrollierte Studien zur Misteltherapie
in der Onkologie – Eine systematische Übersicht 295

H. Matthes:
Die Abbildung der komplementären onkologischen Therapie durch
„randomised controlled trials" (RCT) *versus* Versorgungsforschung 309

B) Kasuistiken, Fallserien, Erfahrungsberichte

C. Grah:
Wirksamkeit und Unbedenklichkeit von *Viscum album* L. bei der
pulmonalen Sarkoidose – Eine Fallkontrollserie 335

J. J. Kuehn:
Viscum album L. *Pini* in der Behandlung des Non-Hodgkin-Lymphoms –
Wirksamkeit und Risikoeinschätzung einer subkutanen Misteltherapie
im Rahmen einer retrospektiven Fallkontrollstudie 353

C. Grah, B. Matthes, S. Griff, S. Szymanski, T. Mairinger:
Induktion von Apoptose in endobronchialem Tumorgewebe
nach intraläsionaler *Viscum*-Therapie 375

M. Orange, A. Lace, H. B. von Laue:
The importance of the primary dosage in mistletoe therapy 385

A. Längler, G. Seifert, C. Tautz:
Misteltherapie in der Kinderonkologie – Bisherige Erfahrungen
und aktueller Forschungsstand 401

C) Klinische Studien

R. Huber, J. Eisenbraun, B. Miletzki, M. Adler, C. H. Gleiter:
Pharmakokinetik von Mistellektinen – Eine Phase I-Studie 405

*C. v. Hagens, A. Staudt, A. Glenz, B. Reinhard-Hennch, A. Loewe-Mesch,
S. Lewicka, T. Giese, H. Stammer, J. J. Kuehn, U. Abel, C. Bauer,
A. Schneeweiss, C. Sohn, T. Strowitzki:*
Therapie mit *Viscum album Pini* zur Überprüfung neuer Surrogat-
parameter bei Patientinnen mit Mammakarzinom –
Studiendesign und erste Ergebnisse zu Rekrutierung, Verträglichkeit
und Sicherheit 407

A. Glenz, J. J. Kuehn, A Schneeweiss, C. Sohn, T. Strowitzki, C. v. Hagens:
Bereitschaft zur Teilnahme an einer randomisierten Studie mit
Viscum album – Ergebnisse der Befragung von 165 onkologischen
Patientinnen einer deutschen Universitätsfrauenklinik 417

C. Stumpf, S. Rieger, I. U. Fischer, J. M. Schierholz, M. Schietzel:
Vergleich der Überlebenszeit bei Patienten mit verschiedenen
Tumorentitäten – Retrospektive Untersuchung zur Wirksamkeit
von Misteltherapie *vs.* Daten eines Tumorregisters 427

M. Schink, W. Tröger, A. Goyert, H. Scheuerecker, J. Meyer,
I. U. Fischer, F. Glaser:
Einfluss perioperativer Mistelextrakt-Infusionen auf eine operations-
und narkosebedingte Immunsuppression bei Patienten mit
kolorektalem Karzinom 441

J. Gutsch, S. Rieger, J. M. Schierholz, D. Schlodder:
Anwendungsbeobachtung unter der Therapie mit prozess-
standardisierten Mistelpräparaten beim Lymphozytischen
Non-Hodgkin-Lymphom (CLL) – Sicherheit und Verlauf 455

A. Büssing, H. Kochskämper, S. Rieger, D. Schlodder, M. Schietzel:
Abnahme der *in vitro*-Empfindlichkeit leukämischer B-Zellen von
Patienten mit B-CLL gegenüber dem applizierten *Viscum album*-Extrakt 467

P. Heusser, M. Bertschy, R. Burkhardt, R. Ziegler, T. Cerny, U. Wolf:
Langzeiterhaltung der Lebensqualität bei fortgeschrittener
Krebskrankheit – Prospektive Studie über zwölf Monate während
und nach stationärer Behandlung in einer anthroposophischen Klinik 477

J. Eisenbraun, R. Huber, M. Kröz, F. Schad, R. Scheer:
Lebensqualität von Brustkrebs-Patientinnen während der Chemotherapie
und einer begleitenden Therapie mit einem Apfelbaum-Mistelextrakt 495

W. Tröger, M. Matijašević, Z. Ždrale, N. Tisma, S. Jezdić:
Additional therapy with mistletoe extracts in breast cancer patients
receiving chemotherapy – a prospective randomized open label
pilot study 509

A. Büssing, W. Tröger, C. Stumpf, M. Schietzel:
Zusammenhänge zwischen ausgewählten Immunparametern,
Tumorstaging und Lebensqualität 523

R. Grossarth-Maticek, R. Ziegler:
Kontrollierte Studien zur präventiven Misteltherapie bei Myomen,
Endometriosen und Cervix Dysplasie 537

H. Matthes, W. E. Friedel, P. R. Bock:
Supportive care in pancreatic carcinoma patients treated with a
fermented mistletoe (*Viscum album* L.) extract 551

W. E. Friedel, H. Matthes, P. R. Bock:
Fermented European mistletoe (*Viscum album* L.) extract in supportive
care in patients with primary non-metastatic colorectal carcinoma 563

J. Beuth, J. M. Schierholz, B. Schneider:
Unbedenklichkeit und Wirksamkeit der Behandlung mit einem
standardisierten Mistelextrakt in der Nachsorge von Mammakarzinom-
Patientinnen – Eine retrospektive, kontrollierte, epidemiologische
Kohortenstudie 577

D) Validierung klinischer Prüfinstrumente und Dokumentation

M. Kröz, M. Reif, H. B. von Laue, D. Brauer, M. Kirchhoff, R. Zerm,
E. Nickel, H. Riess, C. Herbstreit, G. Feder, M. Girke:
Reliabilität, Validität und Misteltherapie-Sensitivität der deutschen
Version der Cancer Fatigue Skala (CFS-D) 589

M. Kröz, K. Humbroich, D. Brauer, R. Zerm, M. Kirchhoff, M. Reif,
H. B. von Laue, F. Schad, E. Nickel, L. Arndt, M. Debus, M. Girke:
Validierung einer neuen Skala zur internen Kohärenz (ICS) mit
Misteltherapie sensitiven Fragen für Krebspatienten 601

F. Schad, C. M. Teodoridis, U. Albrecht, G. Hoffmann, G. Teltow,
C. Stumpf, L. Fricke, T. Breitkreuz, R. Baute, C. Paxino, M. Hesse,
J. Gutsch, B. Matthes, M. Debus, H. Seibt, L. Arndt, G. Kofler,
H. Riess, G. Leneweit, R. Scheer, H. B. von Laue, H. Matthes:
Epidemiologische Registerdaten aus dem Netzwerk Onkologie,
einem Forschungsverbund der anthroposophisch orientierten Medizin 613

Anhang

Autorenverzeichnis 627
Stichwortverzeichnis 631

I. Behördliche Anforderungen

Regulatorische Einordnung von Mistelpräparaten

Regulatory options for *Viscum album* L. preparations

Christiane Kirchner, Christine Werner, Werner Knöss

Zusammenfassung

Zubereitungen aus *Viscum album* und daraus hergestellte Arzneimittel werden in Deutschland im Rahmen der besonderen Therapierichtungen eingesetzt. Soll ein neues Präparat in den Verkehr gebracht werden, muss vor der Antragstellung in Abhängigkeit vom therapeutischen Ansatz entschieden werden, ob die Anwendung der *Viscum album*-Zubereitung in der Phytotherapie, in der Homöopathie oder in der Anthroposophie beabsichtigt ist. Zubereitungen, die für den Einsatz in der Phytotherapie vorgesehen sind, müssen alle Anforderungen an pflanzliche Arzneimittel, wie sie in den geltenden gesetzlichen Bestimmungen festgelegt sind, erfüllen. Diese Präparate können gemäß § 25 AMG zugelassen werden oder – sofern möglich – gemäß § 39 a–d AMG als traditionelle pflanzliche Arzneimittel registriert werden.

Anthroposophische und homöopathische Arzneimittel können den Marktzugang in Deutschland auf zwei verschiedenen Wegen erlangen: gemäß § 25 AMG mit Angabe von Indikationen und gemäß § 39 AMG ohne die Angabe von Indikationen.

Anthroposophische Arzneimittel, die nach § 25 AMG zugelassen werden, können entweder entsprechend den Anforderungen an pflanzliche Stoffe unter Berücksichtigung der Besonderheiten anthroposophischer Herstellungsverfahren oder aber gemäß im homöopathischen Teil des Arzneibuches beschriebenen Verfahrenstechniken hergestellt werden. Homöopathische Arzneimittel müssen nach homöopathischen Vorschriften zubereitet werden.

Im Rahmen eines Zulassungsverfahrens sind der Zulassungsbehörde u. a. auch Ergebnisse von pharmakologischen und toxikologischen Versuchen und ggf. Ergebnisse von klinischen Prüfungen einzureichen. Alternativ kann jedoch auch anderes wissenschaftliches Erkenntnismaterial vorgelegt werden. In diesem Zusammenhang ist in Abhängigkeit von der Therapierichtung eine Bezugnahme auf die Aufbereitungsmonographien der Kommissionen C, D oder E möglich.

In Registrierungsverfahren gemäß § 39 a–d AMG ist für traditionelle pflanzliche Arzneimittel deren traditionelle Anwendung über einen Zeitraum von 30 Jahren sowie die beanspruchte Wirksamkeit plausibel zu belegen.

Homöopathische und anthroposophische Arzneimittel, die entsprechend § 39 AMG registriert werden, müssen gemäß homöopathischen Herstellungsverfahren produziert werden. Die Anwendung der Wirkstoffe als homöopathisches oder anthroposophisches Arzneimittel muss allgemein bekannt sein. Anwendungsgebiete dürfen nicht angegeben werden.

In Abhängigkeit von der Therapierichtung und den regulatorischen Erfordernissen ist mit den Antragsunterlagen eine geeignete Dokumentation einzureichen, um die Qualität, Unbedenklichkeit und Wirksamkeit (sofern gefordert) zu belegen.

Schlüsselwörter: *Viscum album* L., Anthroposophie, Homöopathie, Phytotherapie, Arzneimittelgesetz

Summary

In Germany, *Viscum album* preparations and medicinal products made thereof are used in particular therapeutic systems. Depending on the therapeutic approach it should be decided prior to submitting an application whether the *Viscum album* preparation is intended for use in phytotherapy, in homoeopathy, or in anthroposophic therapy.

Preparations intended for use in phytotherapy should comply with all the requirements for herbal medicinal products laid down in the regulatory framework. They may be authorised according to article 25 of the German Medicines Act (AMG) or if applicable registered as traditional herbal medicinal products according to article 39 a–d AMG.

Anthroposophic and homoeopathic medicinal products can get access to the German market either by marketing authorisation according to article 25 AMG with indications, or by registration according to article 39 AMG without indications.

Anthroposophic medicinal products which are authorised according to article 25 AMG are either manufactured according to requirements for herbal substances, with due consideration of the specifics of anthroposophic procedures, or according to a procedure described in the homoeopathic section of the Pharmacopoeia. Homoeopathic medicinal products should be manufactured according to homoeopathic manufacturing regulations.

If marketing authorisation according to article 25 AMG is sought, pharmacological and toxicological data, and where applicable also clinical trial data, are required to be submitted to the licensing authority. Alternatively, other scientific evidence may be presented. Also, the review monographs of Commissions C, D or E may be referred to where appropriate.

If registration according to article 39 a–d AMG is sought, data about the traditional use of the product over a period of at least 30 years are required to be presented as well as plausible evidence of the claimed efficacy. Homoeopathic and anthroposophic medicinal products registered according to article 39 AMG should be manufactured according to homoeopathic procedures. The homoeopathic or anthroposophic use of the medicinal substances in question must be generally known. Indication claims are not allowed in article 39 AMG registrations.

Depending on the therapeutic system and regulatory background, an application should be supported by an appropriate documentation to demonstrate quality, safety and efficacy (where required).

Keywords: *Viscum album* L., anthroposophy, homoeopathy, phytotherapy, German Medicines Act

Einleitung

Zubereitungen aus *Viscum album* werden in Deutschland in den besonderen Therapierichtungen sowohl in der Homöopathie und Anthroposophie als auch in der Phytotherapie eingesetzt. Sie werden häufig als Injektionszubereitungen, aber auch in anderen Darreichungsformen wie z. B. flüssigen Verdünnungen, Tabletten, Globuli, Globuli velati oder in Tees angewendet.

Werden pflanzliche Zubereitungen zu arzneilichen Zwecken in den Verkehr gebracht, unterliegen sie den geltenden gesetzlichen Bestimmungen. Der Verkehr mit Arzneimitteln wird in Deutschland im Arzneimittelgesetz (AMG) geregelt. Grundsätzlich gelten danach für Arzneimittel, die aus Pflanzen oder Pflanzenteilen in bearbeitetem oder unbearbeitetem Zustand (vgl. § 3 Nr. 2 AMG, Stoffbegriff) hergestellt werden, die gleichen Anforderungen wie für chemisch-synthetische Arzneimittel, indem Qualität, Wirksamkeit und Unbedenklichkeit zu belegen sind.

Die Therapierichtung, in der ein Arzneimittel aus *Viscum album* eingesetzt werden soll, ist letztendlich entscheidend für den hinsichtlich eines beabsichtigten Marktzuganges einzuschlagenden Weg. In diesem Zusammenhang ist auch dem Herstellungsverfahren eine besondere Bedeutung beizumessen.

Wege des Marktzuganges

Der Marktzugang von Arzneimitteln aus *Viscum album* kann in Deutschland auf verschiedenen Wegen erfolgen (Tabelle 1).

Tab. 1: Möglichkeiten des Marktzuganges für Arzneimittel mit Zubereitungen aus *Viscum album* als Wirkstoff

Therapierichtung	Verfahren gemäß AMG		
	Zulassung §§ 21/25 AMG (mit Indikationen)	Registrierung §§ 38/39 AMG (ohne Indikationen)	Traditionelle Registrierung § 39a–d AMG (mit Indikationen)
Homöopathie	x	x	
Anthroposophie	x	x	
Phytotherapie	x		x

Homöopathische Arzneimittel können mit oder ohne Indikationen in den Verkehr gebracht werden. Sollen diese Zubereitungen mit Anwendungsgebieten vermarktet werden, so muss bei der zuständigen Bundesoberbehörde, dem Bundesinstitut für Arzneimittel und Medizinprodukte (BfArM), ein Antrag auf Zulassung gemäß § 21 AMG gestellt werden. Homöopathische Arzneimittel dürfen im Geltungsbereich des Arzneimittelgesetzes auch ohne die Angabe von Indikationen in den Verkehr gebracht werden. Dies ist in den Fällen möglich, in denen das Arzneimittel erfolgreich ein Verfahren der Registrierung gemäß § 38/39 AMG durchlaufen hat und in das bei der zuständigen Bundesoberbehörde zu führende Register für homöopathische Arzneimittel eingetragen worden ist.

Einer Registrierung bedarf es nicht, wenn ein Arzneimittel von einem pharmazeutischen Unternehmer in Mengen bis zu 1000 Packungen in einem Jahr in den Verkehr gebracht wird. Grundsätzlich sind hierbei die Ausschlusskriterien gemäß § 38 Absatz 1 Nrn. 1 bis 3 AMG zu beachten.

Von der Möglichkeit der Standardregistrierung gemäß § 39 Abs. 3 AMG, nach der eine Registrierung für bestimmte Arzneimittel über eine Rechtsverordnung ausgesprochen wird und diese damit von der Pflicht zur Einzelregistrierung freigestellt sind, kann im Fall der hier betroffenen Zubereitung kein Gebrauch gemacht werden, da *Viscum album* bisher nicht in die Anlage zur Verordnung über Standardregistrierungen von Arzneimitteln aufgenommen worden ist.

Soll ein Fertigarzneimittel aus *Viscum album* entsprechend dem Selbstverständnis dieser Therapierichtung in der Anthroposophie Einsatz finden, so stehen diesem grundsätzlich die gleichen Zugangswege wie homöopathischen Arzneimitteln offen.

Ist die Verwendung als phytotherapeutisches Arzneimittel vorgesehen, so muss das Präparat entweder ein Zulassungsverfahren gemäß § 21 AMG oder ein Registrierungsverfahren für traditionelle pflanzliche Arzneimittel gemäß § 39a AMG durchlaufen.

Im Rahmen der jeweiligen Antragsverfahren sind von den Antragstellern Unterlagen sowie bewertende Gutachten vorzulegen, die die Qualität, die Unbedenklichkeit und erforderlichenfalls die Wirksamkeit des Arzneimittels belegen. Bei der Erstellung der Dokumentationen sind die geltenden Arzneimittelprüfrichtlinien zu beachten. Auf Basis der eingereichten Unterlagen trifft das Bundesinstitut für Arzneimittel und Medizinprodukte (BfArM) seine Entscheidung über die Zulassung oder die Registrierung des Arzneimittels.

Zulassung gemäß §§ 21/25 Arzneimittelgesetz (AMG)

Arzneimittel aus *Viscum album* können in Deutschland sowohl in der homöopathischen und anthroposophischen als auch in der phytotherapeutischen Therapierichtung unter Angabe von Anwendungsgebieten in den Verkehr gebracht werden. Gemäß § 21 AMG unterliegen sie in diesem Falle einer Zulassungspflicht.

Im Rahmen eines Zulassungsverfahrens sind der zuständigen Bundesoberbehörde die in den §§ 22 bis 24 AMG bezeichneten Angaben, Unterlagen und Gutachten vorzulegen. Hierzu gehören insbesondere auch Ergebnisse von pharmakologischen und toxikologischen Versuchen (§ 22 Abs. 2 Nr. 2 AMG) und Ergebnisse klinischer Prüfungen oder sonstiger ärztlicher Erprobungen (§ 22 Abs. 2 Nr. 3 AMG). Alternativ kann anstelle der Ergebnisse nach § 22 Abs. 2 Nrn. 2 und 3 AMG auch anderes wissenschaftliches Erkenntnismaterial eingereicht werden (§ 22 Abs. 3 AMG). Ferner sind die medizinischen Erfahrungen der jeweiligen Therapierichtung zu berücksichtigen. In diesem Zusammenhang wird auf die Möglichkeit der Bezugnahme auf die Aufbereitungsmonographien der Kommissionen C, D oder E verwiesen.

Gemäß § 25 Abs. 7 AMG wurde zwischen 1978 und 1994 das Erkenntnismaterial zu anthroposophischen, homöopathischen und phytotherapeutischen Arzneimitteln durch die Kommissionen C (Anthroposophische Therapierichtung), D (Homöopathische Therapierichtung) und E (Phytotherapeutische Therapierichtung) bewertet und aufbereitet sowie in Form der sogenannten Aufbereitungsmonographien im Bundesanzeiger veröffentlicht. Die Monographien der Kommissionen C, D und E entsprechen häufig jedoch nicht mehr vollständig dem aktuellen wissenschaftlichen Kenntnisstand und sind daher als alleiniges Erkenntnismaterial zum Beleg der Wirksamkeit und Unbedenklichkeit aus heutiger Sicht nicht ausreichend. Die Bewertung von Wirksamkeit und Unbedenklichkeit hat entsprechend den Anforderungen des Arzneimittelgesetzes, der Arzneimittelprüfrichtlinien nach § 26 AMG sowie der Direktive 2001/83/EG zu erfolgen. Daher können die jeweiligen Aufbereitungsmonographien der Kommissionen C, D oder E zu *Viscum album* lediglich als „anderes wissenschaftliches Erkenntnismaterial" gemäß § 22 Abs. 3 AMG Berücksichtigung finden. Der Kenntnisstand der Monographien der Kommission E wird sukzessive durch Monographien des HMPC (Committee on Herbal Medicinal Products) aktualisiert.

Registrierung gemäß §§ 38/39 Arzneimittelgesetz (AMG)

Grundsätzlich sind für Fertigarzneimittel, die als homöopathische Arzneimittel in den Verkehr gebracht werden sollen und daher ein Verfahren gemäß § 38 AMG zu durchlaufen haben, bestimmte Voraussetzungen zu erfüllen. Diese Bedingungen sind aus § 39 Abs. 2 AMG abzuleiten. Einem Registrierungsverfahren sind Arzneimittel nur dann zugänglich, wenn sie nach einer im Homöopathischen Teil des Arzneibuches beschriebenen homöopathischen Verfahrenstechnik hergestellt werden (§ 39 Abs. 2 Nr. 7 AMG). Gemäß § 39 Abs. 2 Nr. 7a AMG muss die Anwendung der einzelnen Wirkstoffe als homöopathisches oder anthroposophisches Arzneimittel allgemein bekannt sein. Eine Registrierung eines homöopathischen oder anthroposophischen Arzneimittels zur Anwendung beim Menschen ist grundsätzlich nicht möglich, wenn es nicht zur Einnahme oder nicht zur äußerlichen Anwendung bestimmt ist (§ 39 Abs. 2 Nr. 5a AMG) oder das Arzneimittel mehr als einen Teil pro Zehntausend der Ursubstanz oder mehr als den hundertsten Teil der in allopathischen der Verschreibungspflicht nach § 48 AMG unterliegenden Arzneimitteln verwendeten kleinsten Dosis enthält (§ 39 Abs. 2 Nr. 5b AMG). Ausnahmeregelungen hierzu betreffen Arzneimittel, die mit Arzneimitteln nach Art und Menge der Bestandteile und hinsichtlich der Darreichungsform identisch sind, die bereits zu den in den in § 132 Abs. 4 AMG bzw. § 141 Abs. 10 AMG genannten Zeitpunkten in den Verkehr gebracht wurden oder für die bis zu einem dort genannten Stichtag eine Registrierung beantragt worden ist. In diesen Fällen können auch Arzneimittel in den gemäß § 39 Abs. 2 Nr. 5a AMG ausgenommenen Darreichungsformen und/oder niederen Potenzstufen, sofern deren Unbedenklichkeit belegt werden konnte, in den Verkehr gebracht werden.

Dem Antrag auf Registrierung sind die in den §§ 22 bis 24 AMG bezeichneten Angaben, Unterlagen und Gutachten beizufügen. Ausgenommen hiervon sind Angaben über die Wirkungen und Anwendungsgebiete sowie Unterlagen und Gutachten über die klinische Prüfung. Durch den Antragsteller sind Unterlagen über die pharmakologisch-toxikologische Prüfung vorzulegen, sofern sich die Unbedenklichkeit des Arzneimittels nicht anderweitig, insbesondere durch einen angemessen hohen Verdünnungsgrad ergibt.

Die Nutzung der sogenannten „1000er Regel" gemäß § 38 Abs. 1 Satz 3 AMG dürfte bei Präparaten aus *Viscum album* eher von geringer Relevanz sein, da der Aufwand in Hinblick auf die Vermarktung des Arzneimittels in keinem Verhältnis zu der begrenzten Zahl von 1000 Packungen, die pro Jahr in den Verkehr gebracht werden dürfen, stehen dürfte.

Registrierung gemäß § 39a–d Arzneimittelgesetz (AMG)

Mit der 14. Novellierung des Arzneimittelgesetzes wurde in Umsetzung der Richtlinie 2001/83/EG, ergänzt durch Richtlinie 2004/24/EG, in Deutschland ein weiteres Verfahren etabliert, auf dessen Basis traditionelle pflanzliche Arzneimittel in den Verkehr gebracht werden dürfen. Danach können pflanzliche, ausschließlich zur oralen oder externen Anwendung oder zur Inhalation vorgesehene Arzneimittel, die über einen längeren Zeitraum traditionell angewendet wurden, deren beanspruchte Wirksamkeit aufgrund einer langen medizinischen Verwendung plausibel belegt werden kann und deren Anwendung nachweislich unschädlich ist, nach § 39a–d AMG durch das Bundesinstitut für Arzneimittel und Medizinprodukte registriert werden. Als Voraussetzung hierfür ist durch den Antragsteller eine mindestens 30-jährige Tradition der medizinischen Verwendung (davon wenigstens 15 Jahre in der Europäischen Union) zu belegen.

Bei diesen für die Selbstmedikation vorgesehenen Präparaten handelt es sich vielfach um pflanzliche Kombinationsarzneimittel, z. B. aus Knoblauch, Weißdorn und Mistel, die sich gegenwärtig bereits gemäß § 109a AMG auf dem Markt befinden.

Nach § 39a–d AMG registrierte traditionelle pflanzliche Arzneimittel sind vom Einsatz in der Onkologie ausgeschlossen.

Herstellung von Arzneimitteln aus *Viscum album*

Ausgehend von dem gewünschten therapeutischen Ansatz und der Frage, in welcher Therapierichtung eine Zubereitung aus *Viscum album* eingesetzt werden soll, ist das Herstellungsverfahren zu wählen.

Danach sind homöopathische Arzneimittel in Deutschland entsprechend einer im Europäischen Arzneibuch (Pharm. Eur.) oder, in Ermangelung dessen, nach einem in den offiziell gebräuchlichen Pharmakopöen der Mitgliedsstaaten der Europäischen Union beschriebenen homöopathischen Zubereitungsverfahren herzustellen (vgl. § 4 Abs. 26 AMG).

Bei der Herstellung von Phytotherapeutika sind die im Europäischen Arzneibuch (Pharm. Eur.) getroffenen Festlegungen einzuhalten. Hierbei ist die Monographie 0765 ‚Extrakte' (Pharm. Eur.) zugrunde zu legen.

Anthroposophische Arzneimittel können sowohl nach homöopathischen Verfahrenstechniken als auch unter phytotherapeutischen Aspekten hergestellt werden. Die in Anlehnung an die Monographie ‚Extrakte' (Pharm. Eur.) hergestellten anthroposophischen Zubereitungen sind in die Kategorie ‚Andere Extrakte' (Pharm. Eur.) einzuordnen. Danach sind sie im Wesentlichen durch ihr Herstellungsverfahren definiert. Hierbei handelt es sich um firmenspezifische Methoden, die aufgrund der präparatespezifischen Aufbereitung der anthroposophischen Arzneimittel durch die Kommission C Eingang in die Monographie *Viscum album* gefunden haben. Das Aufbereitungsergebnis kann daher nur in den Fällen bei der Bewertung eines Präparates hinsichtlich seiner Wirksamkeit gemäß § 22 Abs. 3 AMG Berücksichtigung finden, in denen die Herstellung entsprechend einem dort aufgeführten Verfahren erfolgt. Anderenfalls ist die Berücksichtigung der betreffenden Monographie nicht möglich. Wirksamkeit und Unbedenklichkeit müssen dann insgesamt durch Vorlage präparatespezifischer Unterlagen belegt werden.

Fazit

Zubereitungen aus *Viscum album* haben eine lange Tradition der medizinischen Verwendung. Für die Zulassung und Registrierung von Arzneimitteln sind Qualität, Wirksamkeit und Unbedenklichkeit zu belegen.

Antragsteller müssen die gesetzlichen Grundlagen und die Besonderheiten der jeweiligen Therapierichtung berücksichtigen. Die Herstellungsvorschriften der Arzneibücher sind zu beachten.

Literatur

Arzneimittelgesetz in der Fassung der Bekanntmachung vom 12. Dezember 2005 (BGBl. I S. 3394), zuletzt geändert durch Artikel 9 Abs. 1 des Gesetzes vom 23. November 2007 (BGBl. I S. 2631).
Bekanntmachung über die Zulassung und Registrierung von Arzneimitteln (Aufbereitungsmonographien für den humanmedizinischen Bereich) vom 04. Oktober 1985, Kommission D (Homöopathische Therapierichtung und Stoffgruppe): Monographie: *Viscum album* (BAnz. Nr. 217a vom 22. November 1985), Berichtigung vom 28. Februar 1990 (BAnz Nr. 4 vom 08. März 1990).
Bekanntmachung über die Zulassung und Registrierung von Arzneimitteln (Aufbereitungsmonographien für den humanmedizinischen Bereich) vom 17. Februar 1986, Kommission C (Anthroposophische Therapierichtung und Stoffgruppe): Monographie: *Viscum album* (BAnz. Nr. 99a vom 04. Juni 1986), Berichtigungen vom 04. Januar 1988 (BAnz Nr. 65a vom 07. April 1988) und vom 24. Januar 1991 (BAnz Nr. 85 vom 08. Mai 1991).
Bekanntmachung über die Zulassung und Registrierung von Arzneimitteln (Aufbereitungsmonographien für den humanmedizinischen Bereich) vom 01. November 1984, Kommission E (Phytotherapeutische Therapierichtung und Stoffgruppe), Monographie: *Visci albi* herba (Mistelkraut) (BAnz. Nr. 228 vom 05. Dezember 1984).
Bekanntmachung über die Zulassung und Registrierung von Arzneimitteln (Aufbereitungsmonographien für den humanmedizinischen Bereich) vom 05. Mai 1993, Kommission E (Phytotherapeutische Therapierichtung und Stoffgruppe), Monographie: *Visci albi* fructus (Mistelbeeren) (BAnz. Nr. 128 vom 14. Juli 1993).
Bekanntmachung über die Zulassung und Registrierung von Arzneimitteln (Aufbereitungsmonographien für den humanmedizinischen Bereich) vom 03. Mai 1994, Kommission E (Phytotherapeutische Therapierichtung und Stoffgruppe), Monographie: *Visci albi* stipites (Mistelstengel) (BAnz. Nr. 119 vom 29. Juni 1994).
Richtlinie 2001/83/EG des Europäischen Parlaments und des Rates vom 06. November 2001 zur Schaffung eines Gemeinschaftskodexes für Humanarzneimittel (ABl. L 311 vom 28. November 2001), geändert durch Richtlinie 2002/98/EG des Europäischen Parlaments und des Rates vom 27. Januar 2003 (ABl. L 33 vom 08. Februar 2003), durch Richtlinie 2003/63/EG der Kommission vom 25. Juni 2003 (ABl. L 159 vom 27. Juni 2003, berichtigt in ABl. L 302 vom 20. November 2003) durch Richtlinie 2004/24/EG des Europäischen Parlaments und des Rates vom 31. März 2004 (ABl. L 136 vom 30. April 2004), durch Richtlinie 2004/27/EG des Europäischen Parlaments und des Rates vom 31. März 2004 (ABl. L 136 vom 30. April 2004).

Homöopathisches Arzneibuch 2007 (HAB 2007), Deutscher Apotheker Verlag, Stuttgart.
Europäisches Arzneibuch 2007, 5. Ausgabe, 8. Nachtrag, Deutscher Apotheker Verlag, Stuttgart.
Verordnung über Standardregistrierungen von Arzneimitteln vom 03. Dezember 1982 (BGBl. I S. 1602), zuletzt geändert durch Artikel 1 der Verordnung vom 07. Juli 2007 (BGBl. I S. 1387).
Zweite Allgemeine Verwaltungsvorschrift zur Änderung der Allgemeinen Verwaltungsvorschrift zur Anwendung der Arzneimittelprüfrichtlinien vom 11. Oktober 2004 (BAnz. Nr. 197 vom 16. Oktober 2004).

Dr. Christiane Kirchner, Christine Werner, PD Dr. Werner Knöss
Bundesinstitut für Arzneimittel und Medizinprodukte, Bonn

Korrespondenzadresse:
Dr. Christiane Kirchner
Bundesinstitut für Arzneimittel und Medizinprodukte
Kurt-Georg-Kiesinger-Allee 3, D-53175 Bonn
kirchner@bfarm.de

II. Pharmazie: Biologie, Chemie, Galenik, Entwicklung

Fortschritte bei der Strukturaufklärung von Inhaltsstoffen der Mistel

Advances in structure elucidation of mistletoe constituents

Wolfgang Kreis

Herrn Prof. Dr. Dieter Heß zum 75. Geburtstag gewidmet

Zusammenfassung

Lektine und Viscotoxine sind die wichtigsten biologisch aktiven Inhaltsstoffe der Mistel und einiger der daraus hergestellten Therapeutika. Andere Verbindungen, z. B. Polysaccharide, Phenylpropanoide, Triterpenoide und Flavonoide, kommen ebenfalls vor und können zu den pharmakologischen Eigenschaften der Mistel-Zubereitungen beitragen. Die neuesten Fortschritte auf dem Gebiet der Isolierung und Strukturaufklärung antioxidativer, antiinflammatorischer und antinozizeptiver Flavonoide werden vorgestellt. Auch analytische Aspekte, etwa Screening-Methoden zur Bestimmung von Lektin-Zuckerinteraktionen, werden berücksichtigt. Strukturbiologische Daten an verschiedenen Isoformen der Mistellektine erlauben ganz neue Einblicke in die Mechanismen der Substraterkennung und -bindung. Da einige der Daten während des 3. und/oder 4. Mistelsymposiums detailliert vorgestellt wurden, ist dieser kurze Überblick lediglich als Orientierungshilfe gedacht.

Schlüsselwörter: *Viscum album*, Mistel, Flavonoide, Kristallstruktur, Lektine, Phenylpropane, Polysaccharide, Strukturaufklärung, Strukturbiologie, Triterpene, Viscotoxine

Summary

Lectins and viscotoxins are the main biologically active components in mistletoe and some of its therapeutic preparations. Other compounds such as polysaccharides, phenylpropanoids, triterpenoids and flavonoids are also present and may contribute to some of the pharmacological properties of mistletoe preparations. Recent progress in the field of isolation and structure elucidation of antioxidative, antiinflammatory and antinociceptive flavonoids are presented and some analytical aspects, such as lectin assays and screening tools, are highlighted as well. Structure biology studies and x-ray crystallography of the various isoforms of mistletoe lectins have led to new insights into substrate preferences and substrate binding. Since some of the data were presented during the 3rd and/or 4th mistletoe symposium this brief review is intended to serve for orientation only.

Keywords: *Viscum album*, mistletoe, crystal structure, flavonoids, lectins, phenylpropanoids, polysaccharides, structure biology, structure elucidation, triterpenes, viscotoxins

Einleitung

Die für die antitumorale Therapie relevanten Inhaltsstoffe der Mistel (*Viscum album* L.) sind lange bekannt und immer wieder auch Gegenstand von umfangreichen Übersichtsbeiträgen gewesen (Luther und Becker, 1987; Teuscher, 1994; Pfüller, 2000; Becker, 2000, 2005). Eine vom Committee for Veterinary [sic] Medicinal Products der EMEA erarbeitete Monographie fasst das Wissen um die Inhaltsstoffe der Mistel sehr prägnant zusammen: „The main constituents of *Viscum album* are lectins, a mixture of high-molecular-weight polypeptides (mistletoe lectins I, II, III), the amount of mistletoe lectins in the range of 340 to 1000 µg/dried plant material, and viscotoxins (0,05%–0,1%), a mixture of low-molecular-weight polypeptides. Further constituents of *Viscum album* are polysaccharides, cyclitols and flavonoids, phenylpropane derivatives, triterpenoids like amyrin, betulinic acid and oleanolic acid, phytosterols (approximately 0.2%), amino acids, alkaloids, cyclic peptides and amines like histamine and acetylcholine, and proteins (9.3%) are constituents." (EMEA, 1999)

Dieser kurze Überblick berücksichtigt lediglich Publikationen der letzten ca. fünf Jahre und ist außerdem als Orientierungshilfe gedacht. Daher wird auch immer wieder auf andere Beiträge des vorliegenden Buches verwiesen werden. Monomere und oligomere Naturstoffe (Phenylpropanoide, Terpenoide, Fettsäuren, andere Stoffe) werden von den polymeren Naturstoffen (Polypeptide, Polysaccharide) getrennt dargestellt.

Monomere oder oligomere Naturstoffe

Phenylpropanoide

Viscum album L. enthält eine Vielzahl von Flavonoiden (Lorch, 1993) und auch Lignane (dimere Phenylpropanoide; Wagner *et al.*, 1986). In neuerer Zeit isolierten Orhan und Mitarbeiter (2006) aus *Viscum album* ssp. *album* (auf Aprikose, *Prunus armeniaca,* gewachsen) fünf strukturell ähnliche 4',6'-Dimethoxy-Flavonoide – als Chalkon bzw. Flavanon, mit oder ohne Apiose, diese wiederum mit oder ohne zusätzlichen Zimtsäurerest – (Abb. 1) mit antiinflammatorischer Aktivität (Modell: Carrageenan induziertes Ödem der Rattenpfote) und antinozizeptiver Aktivität (Modell: *p*-Benzochinon induzierte Abdominal-Krämpfe in der Ratte). In *Viscum album* ssp. *coloratum* entdeckten Yao *et al.* (2006) zwei neue Flavonolglucoside, nämlich *(2S)*-Homoeriodictyol 7,4'-Di-*O*-β-D-glucopyranosid und *(2R)*-Eriodictyol 7,4'-Di-*O*-β-D-glucopyranosid (Abb. 1), für die sie in verschiedenen Testsystemen gute antioxidative Eigenschaften nachweisen konnten.

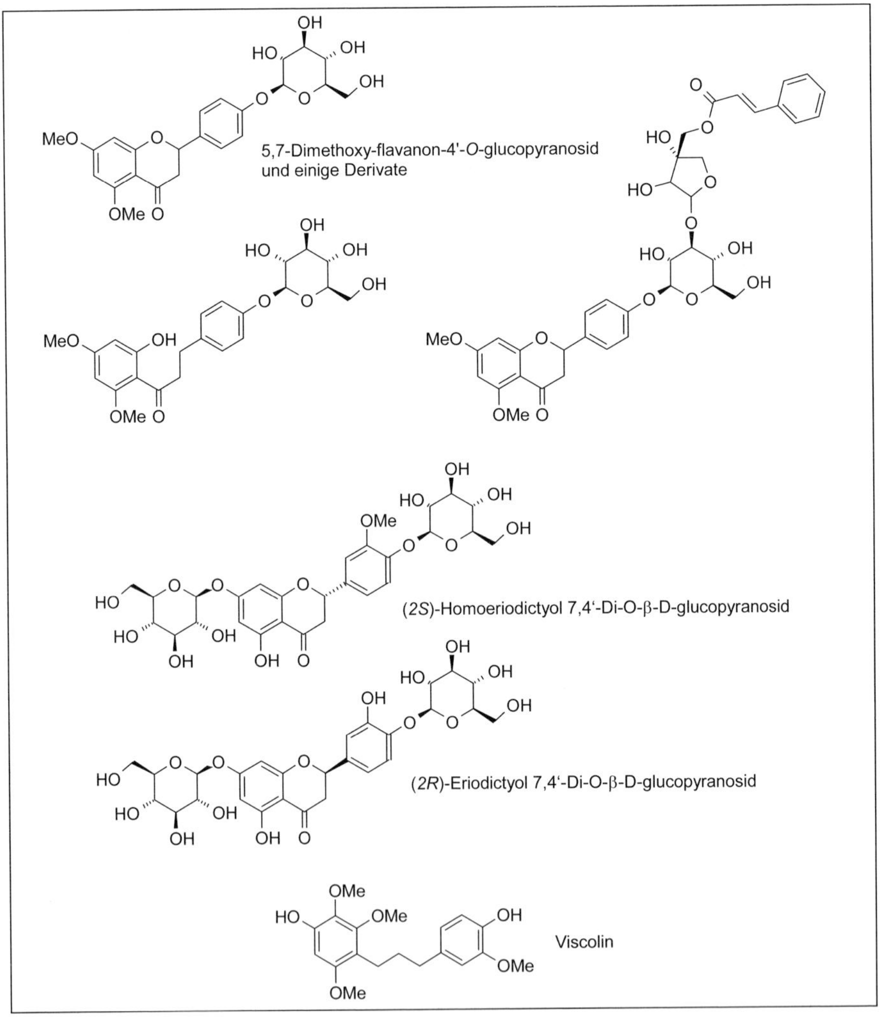

Abb. 1: Phenylpropanoide aus *Viscum album*

Schließlich wurde in jüngerer Zeit aus *Viscum album* ssp. *coloratum* noch das 1,3-Diphenylpropan Viscolin isoliert (Leu *et al.*, 2006), im Anschluss auch synthetisiert (Su *et al.*, 2006) und die antiinflammatorischen Eigenschaften des synthetischen Viscolins *in vitro* untersucht. Es inhibiert die Bildung von ROS, NO (NADPH-Oxidase, NO Synthase) und Cytokinen (IL2, IFN-γ, TNF-α) in humanen Leukozyten und murinen Mikroglia-Zellen. Außerdem hemmt es die fMLP (N-formyl-methionyl-leucyl-phenylalanin)-induzierte Superoxid-Anion-Bildung und Elastase-Freisetzung.

Terpenoide

Die Mistel enthält pentazyklische Triterpene wie Betulinsäure und Oleanolsäure (Jäger *et al.*, 2007), die zu ihren pharmakologischen Effekten beitragen könnten. Oleanolsäure beispielsweise wird u. a. als hepatoprotektiv, antiinflammatorisch und antitumoral beschrieben (Liu, 1995). Ob wässrige Mistelpräparationen mit hoher Oleanolsäure- und Betulinsäure-Konzentration, wie sie Jäger *et al.* (Beitrag in diesem Buch) vorstellen, die Basis neuartiger Misteltherapeutika sein können, wird sich weisen. Über hemmende Effekte von solubilisierten Triterpensäuren von *Viscum album* L. auf murine und humane Zellen berichten Strüh *et al.* (Beitrag in diesem Buch).

Fettsäuren

Die Zusammensetzung der Fettsäuremuster in lipophilen Extrakten der drei Unterarten von *Viscum album*, nämlich ssp. *album*, *austriacum* und *abietis* bestimmten Deliorman Orhan und Orhan (2006). Eicosansäure fanden sie nur in den Unterarten ssp. *austriacum* und ssp. *abietis.*, was als chemotaxonomisches Merkmal genutzt werden kann. Die Autoren untersuchten in dieser Studie Misteln, die sie von folgenden Bäumen ernteten: *Armeniaca vulgaris* (Aprikose), *Pyrus eleagnifolia* ssp. *eleagnifolia* (Kleinasiatische Birne), *Pyrus communis* ssp. *communis* ssp. *sativa* (Birne), *Robinia pseudoacacia* (Robinie), *Cydonia oblonga* (Quitte), *Prunus avium* (Kirsche), *Cerasus vulgaris* (Sauerkirsche), *Prunus domestica* (Zwetschge), *Pinus nigra* (Schwarzkiefer), *Abies bornmuelleriana* (Türkische Tanne).

Andere monomere oder oligomere Naturstoffe

Ein wichtiger Naturstoff mit Phytohormoncharakter ist der Jasmonsäuremethylester. Er hat strukturelle Ähnlichkeit mit der Familie der Prostaglandine, deren einzelne Mitglieder ganz unterschiedliche biologische Effekte, z. B. als Entzündungsmediatoren, entfalten. Vor diesem Hintergrund sind die Beobachtungen von Dorka *et al.* (2005) interessant, die zeigten, dass der Gehalt an 12-Oxophytodiensäure, einer Vorstufe der Jasmonsäure und ihrer Derivate und strukturell noch näher an den tierischen Prostaglandinen als die Jasmonsäure, während der Nutation um ca. den Faktor 100 von etwa 0,15 nMol auf etwa 16 nMol pro Gramm Frischmasse zu- und dann auch wieder abnimmt. Unter dem Begriff Nutation fasst man in der Pflanzenwissenschaft die autonomen Wachstumsreaktionen der Pflanzen zusammen. Solche, etwa einen Monat andauernden Vorgänge, treten bei der Mistel jährlich nach der Umstimmung der juvenilen zur adulten Mistel auf. Über diese chronobiologischen Phänomene und deren Relevanz bezüglich der Wahl des Erntezeitpunktes berichten Dorka *et al.* (Beitrag in diesem Buch).

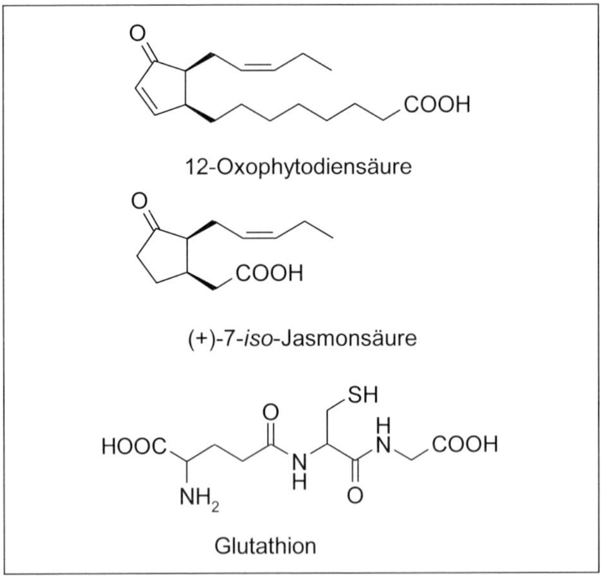

Abb. 2: Andere monomere oder oligomere Inhaltsstoffe von *Viscum album*

Schon seit längerer Zeit ist bekannt, dass die Mistel ungewöhnlich viele Thiole, u. a. Gluthathion, enthält (Rennenberg *et al.*, 1994). Das antioxidative Potenzial dieser Substanzen könnte zur Gesamtwirkung der Mistel beitragen. Es stellt sich die Frage, ob diese Thiole aus dem jeweiligen Wirtsbaum aufgenommen oder von der Mistel selbst generiert werden. Escher (2004) bestimmte in diesem Zusammenhang saisonale Thiolmuster und zeigte, dass Thiole von alten zu jungen Blättern verschoben werden. Hohe Werte findet man im Frühjahr und Herbst, niedrige jedoch im Sommer. Die schwefelreichen Viscotoxine (siehe unten) scheinen vor dem Laubfall remetabolisiert zu werden, während dies bei schwefelfreien Proteinen nicht der Fall ist. Thiolverbindungen werden von *Viscum album* offensichtlich selektiv aus dem Wirtsxylem aufgenommen. Die Ergebnisse legen außerdem nahe, dass die Mistel in Bezug auf ihre Schwefelernährung partiell heterotroph ist.

Polymere Inhaltsstoffe

Lektine

Lektine sind Kohlenhydrat erkennende und bindende Proteine, die keine Enzyme oder Antikörper sind. Aus der Mistel sind bisher mehr als 20 natürliche Isolektine beschrieben. Sie lassen sich in drei Hauptgruppen (ML I–III) einteilen, daneben gibt es auch noch eine Gruppe Chitin bindender Lektine (cbML). Die jeweiligen Isoformen der Mistellektine I–III unterscheiden sich v. a. in ihren Glykosylierungsmustern, die Chitin bindenden Lektine sind zuckerfrei. Zusammensetzung und Konzentration sind Wirtsbaum und Jahreszeit abhängig. Schließlich ist noch das in *E. coli* hergestellte rML zu erwähnen, das eine nicht glykosylierte rekombinante Variante des ML I darstellt. Die Mistellektine wurden in den vergangenen Jahren sehr intensiv von den Gruppen um Pfüller (z. B. Pfüller, 2000) und Voelter (z.B. Krauspenhaar *et al.*, 1999, Wacker *et al.*, 2004) untersucht.

Pevzner und Mitarbeitern (2004) gelang die Klonierung und Expression eines ML III Genstücks, das für eine Kohlenhydratbindestelle kodiert. Durch den Vergleich mit Sequenzen von ML I und Lektinen aus anderen Pflanzen (Ricin, Abrin-α, Nigrin B) gelang die Identifizierung des Peptids 25-RDDDFRDGNQ-34, das für die Zuckerspezifität des ML I verantwortlich gemacht werden konnte (Abb. 3). Dieses Ergebnis wurde von Mileska *et al.* (2005) anhand der Kristallstruktur von ML I im Komplex mit Galactose bzw. Lactose bestätigt und verfeinert. So konnten zwei Galactose-Bindestellen in den Subdomänen α1 und γ2 der ML I B-Kette identifiziert und die Bindung sehr genau beschrieben werden.

```
                1                 ↓              ↓     50
    MLIB    (1) ----DDVTCSASEPTVRIVGRNGMCVDVRDDDFRDGNQIQLWPSKSNNDP
  rMLIIIB   (1) ----DDVTCTASEPTVRIVGRDGLCVDVRDGKFHNGNPIQLSPCKSNTDP
     RTB    (1) -----ADVCMDPEPIVRIVGRNGLCVDVRDGRFHNGNAIQLWPCKSNTDA
     ABB    (1) IVEKSKICSSRYEPTVRIGGRDGMCVDVYDNGYHNGNRIIMWKCKDRLEE
   SNAVB    (1) ---DGETCTLRTSFTRNIVGRDGLCVDVRNGYDTDGTPLQLWPCGTQ--R
```

Abb. 3: Multiple Aminosäuren-Ausrichtung (Alignment) verschiedener Typ II RIP B-Untereinheiten: ML IB, rML IIIB, Ricin (RTB), Abrin-α (ABB) und Nigrin B (SNAVB). Das „zuckerspezifische" Motiv RDDDFRDGNQ ist umrahmt.

Erklärungen für die konzentrationsabhängige Veränderung des Wirkprofils des ML I lieferten die Beobachtungen, dass einerseits das Verhältnis von Monomer- zu Dimerform bei höheren ML I Konzentrationen zum Dimer hin verschoben ist und dass andererseits gerade die starke, so genannte Tryptophan-38-Bindestelle für Galactose im Bereich der Kontaktzone der beiden Monomere liegt und nur noch sehr eingeschränkt zur Verfügung steht. Die Zuckerbindung erfolgt daher im Dimer bevorzugt über die eigentlich schwächere Tyrosin-249-Bindestelle. Damit kann über das Monomer/Dimer-Verhältnis auch die Substratpräferenz moduliert werden (Jiménez *et al.*, 2006).

Müthing *et al.* (2004) schlossen aus ihren breit angelegten Bindestudien mit Gangliosidfragmenten, dass man nicht ausschließen sollte, dass ML I eigentlich ein Sialinsäure und nicht speziell Galactose bindendes Lektin darstellt. Diese Spezifität für zelleigene Oligosaccharidstrukturen könnte helfen, die immunstimulierenden Eigenschaften und die bevorzugte Bindung an spezielle Leukozyten-Subpopulationen zu erklären.

Vier neue Mistellektin-Isoformen isolierten Mishra *et al.* (2004) aus Misteln (*Viscum album*), die im Himalaya auf *Pyrus pashia* (Himalaya-Birne) wuchsen. Die als HmRip (Himalayan mistletoe ribosome inactivating proteins) 1, 2 und 4 bezeichneten Lektine zeigten hohe Affinität gegenüber L-Rhamnose, *meso*-Inositol bzw. L-Arabinose, während HmRip 3 spezifisch Galactose bzw. N-Acetyl-Galactosamin bindet. Die Lektin-

Untereinheiten dieser RIP haben zwei Zuckerbindestellen in der 1α- bzw. 2γ-Subdomäne. Eine dritte Stelle wurde in der HmRip 1β-Subdomäne aufgezeigt (Mishra *et al.*, 2005). Eine interessante Methode zur raschen Überprüfung der Interaktion von Lektinen mit Zuckerstrukturen stellten kürzlich Vornholt *et al.* (2007) vor. Bei ihrer so genannten Biomolekularen Interaktionsanalyse (BIA) setzten die Autoren einen Oberflächen-Plasmon-Resonanz-Biosensor ein, wobei dieses System sowohl die Charakterisierung Lektin bindender Domänen als auch ein Screening auf Lektine ermöglicht.

Die Primärstrukturen und Isoformen der Chitin bindenden Mistellektine cbML1, cbML2 und cbML3 wurden bereits früher von Stoeva *et al.* (2001) beschrieben. Franz *et al.* (2004) erarbeiteten und validierten eine Methode für deren Isolierung und Quantifizierung. Das Aufarbeitungsschema beinhaltete Kationenaustausch im Batch-Verfahren, Affinitätschromatographie an Chitin und HPLC. Die cbML liegen als Homo- (cbML1 und cbML3) bzw. Heterodimere (cbML2) vor. Die Untereinheiten sind bis zur 48. Aminosäure identisch, die um eine Aminosäure verlängerten Peptidketten (in cbML2 und cbML3) besitzen einen zusätzlichen Leucin-Rest. Die Ähnlichkeit mit Hevein und anderen Proteinen mit Heveinähnlichen Domänen ist recht hoch.

Viscotoxine

Viscotoxine (Winterfeld und Bijl, 1948;) sind ca. 5 kDa große, stark basische Peptide. Die Struktur von Viscotoxin A3 konnte von Debreczeni et al. (2003) aufgeklärt werden: Das Monomer ist aus 46 Aminosäuren aufgebaut, besitzt drei Disulfidbindungen und ist strukturell nahe verwandt mit den so genannten Thioninen (Abb. 4). Vergleichende Zytotoxizitäts-Studien gegen die Tumorzelllinien Mammakarzinom MCF7, Magenadenokarzinom HM02 und Leberkarzinom HepG2 wurden mit allen Isoformen (Schaller et al., 1998) durchgeführt, wobei sechs der sieben Isoformen zytotoxisch waren, jedoch in ihrer Wirkstärke variierten (Kahle et al. 2005). Kong *et al.* (2004) isolierten aus *Viscum coloratum* (Kom.) Nakai ein neues Viscotoxin (B2) und bestimmten dessen Zytotoxizität in Rat-Osteoblast-like Sarkom-Zellen (IC_{50}:1,6 µg/mL). Kürzlich berichteten Winkler et al. (2008), dass Viscotoxin A3 sehr viel besser an Membranen bindet als die

Isoformen A1 und A2, was für Wirkmechanismus und Selektivität relevant sein könnte. Die direkte Interaktion der Viscotoxine mit DNA scheint hingegen vernachlässigbar zu sein.

```
VT_B2        KSCCKNTTGRNIYNTCRFAGGSRERCAKLSGCKIISASTCPSDYPK   46
THNB_VISAL   KSCCPNTTGRNIYNTCRLGGGSRERCASLSGCKIISASTCPSDYPK   52
THN7_HORVU   KSCCKNTTGRNCYNACRFAGGSRPVCATACGCKIISGPTCPRDYPK   74
THNC_VISAL   KSCCPNTTGRNIYNTCRFAGGSRERCAKLSGCKIISASTCPSDYPK   46
```

Abb. 4: Multiple Aminosäuren-Ausrichtung (Alignment) verschiedener Viscotoxine und eines Thionins aus *Hordeum vulgare*. Das „neue" Viscotoxin VT_B2 stammt aus *Viscum coloratum* (Kom.) Nakai.

Polysaccharide

Die Eigenschaften der Mistel-Polysaccharide beschrieben bereits Jordan und Wagner (1988). Die Strukturen wurden über die klassischen Verfahren Methylierungsanalyse, partieller Abbau und NMR aufgeklärt. Grüne Teile und Beeren enthalten unterschiedliche Polysaccharide. Auch im vorliegenden Buch findet man eine Arbeit zur Charakterisierung und Quantifizierung von Polysacchariden in *Viscum album*, wobei hier die Kapillarelekrophorese zum Einsatz kommt (Jäger *et al.*, Beitrag in diesem Buch). Einen strukturellen und immunologischen Vergleich zwischen Arabinogalactan-Proteinen von Mistelkraut und -beeren ziehen Herbst *et al.* (Beitrag in diesem Buch).

Über die Interaktion von Mistelpolysacchariden mit Mistellektinen und die daraus abzuleitende modulierende Eigenschaft von Polysacchariden auf die Lektinwirkung berichteten Edlund *et al.* (2000). Diesen Gedanken greifen Classen *et al.* (Beitrag in diesem Buch) auf, indem sie die Interaktion von Mistellektinen mit Arabinogalaktan-Proteinen aus *Echinacea purpurea* untersuchen.

Literatur

Becker H. (2000): European Mistletoe: taxonomy, host trees, parts used, physiology. In: A. Büssing (Hrsg.): Mistletoe – the genus *Viscum*, Harwood Academic Publishers, Amsterdam, 31–41.

Becker H. (2005): Kurzer Überblick über die Inhaltsstoffe der Mistel (*Viscum album* L.). In: R. Scheer, R. Bauer, V. Fintelmann, F. H. Kemper, H. Schilcher (Hrsg.): Fortschritte in der Misteltherapie – Aktueller Stand der Forschung und klinische Anwendung, KVC Verlag, Essen, 3–11

Debreczeni J. E., Girmann B., Zeeck A., Krätzner R., Sheldrick G. M. (2003): Structure of viscotoxin A3: disulfide location from weak SAD data, Acta Cryst. D59: 2125–2132.

Deliorman Orhan D., Orhan I. (2006): Fatty acid composition of *Viscum album* subspecies from Turkey, Chem. Nat. Prod. 42: 523–525.

Dorka R., Engelmann W., Hellrung W. (2005): Chronobiologische Untersuchungen an *Viscum album* L. und ihre pharmazeutische Relevanz. In: R. Scheer, R. Bauer, V. Fintelmann, F. H. Kemper, H. Schilcher (Hrsg.): Fortschritte in der Misteltherapie – Aktueller Stand der Forschung und klinische Anwendung, KVC Verlag, Essen, 23–34.

Edlund U., Hensel A., Fröse D., Pfüller U., Scheffler A. (2000): Polysaccharides from fresh *Viscum album* L. berry extract and their interaction with *Viscum album* agglutinin I., Arzneim.-Forsch./Drug Res. 50: 645–651.

EMEA (1999): EMEA/MRL/680/99-FINAL.

Escher H. P. (2004): Untersuchungen zur C, N und S Akquisition durch *Viscum album*, Inaugural-Dissertation, Freiburg.

Franz M., Vollmer S., Wacker R., Jäger S., Scheer R., Stoeva S., Voelter W. (2004): Isolation and quantification of chitin-binding mistletoe lectin from mistletoe extracts and validation of this method, Arzneim.-Forsch./Drug Res. 54: 230–239.

Jäger S., Winkler K., Pfüller U., Scheffler A. (2007): Solubility studies of oleanolic acid and betulinic acid in aqueous solutions and plant extracts of *Viscum album* L., Planta Med 73: 157–162.

Jiménez M., André S., Siebert H.-C., Gabius H.-J., Solís D. (2006): AB-type lectin (toxin/agglutinin) from mistletoe: differences in affinity of the two galactoside-binding Trp/Tyr-sites and regulation of their functionality by monomer/dimer equilibrium, Glycobiology 16: 926–937.

Jordan E., Wagner H. (1988): Structure and properties of polysaccharides from *Viscum album* (L.), Oncology, 43 Suppl. 1: 8–15.

Kahle B., Debreczeni J. E., Sheldrick G. M., Zeeck A. (2005): Vergleichende Zytotoxizitätsstudien von Viscotoxin-Isoformen und Röntgenstruktur von Viscotoxin A3 aus Mistelextrakten. In: R. Scheer, R. Bauer, V. Fintelmann,

F. H. Kemper, H. Schilcher (Hrsg.): Fortschritte in der Misteltherapie – Aktueller Stand der Forschung und klinische Anwendung, KVC Verlag, Essen, 83–97.

Kong J. L., Du X. B., Fan C. X., Xu J. F., Zheng X. J. (2004): Determination of primary structure of a novel peptide from mistletoe and its antitumor activity, Yao Xue Xue Bao, 39: 813–817.

Krauspenhaar R., Eschenburg S., Perbandt M., Kornilov V., Konareva N., Mikailova I., Stoeva S., Wacker R., Maier T., Singh T., Mikhailov A., Voelter W., Betzel C. (1999): Crystal structure of mistletoe lectin I from *Viscum album*, Biochem. Biophys. Res. Commun. 257: 418–424.

Leu Y. L., Hwang T. L., Chung Y. M., Hong P. Y. (2006): The inhibition of superoxide anion generation in human neutrophils by *Viscum coloratum*, Chem. Pharm. Bull. (Tokyo). 54: 1063–1066.

Liu J. (1995): Pharmacology of oleanoic acid and ursolic acid, J. Ethnopharmacol. 49: 57–6.

Lorch E. (1993): Neue Untersuchungen über Flavonoide in *Viscum album* L. ssp. *abietis*, *album*, und *austriacum*, Z. Naturforsch. 48c: 105–107.

Luther P., Becker H. (1987): Die Mistel – Botanik, Lektine, medizinische Anwendung, Springer-Verlag, Berlin Heidelberg.

Mileska, R., Wacker, R., Arni, R., Singh, T. P., Mikhailov, A., Gabdoulkhakov, A., Voelter, W., Betzel, C. (2005): Mistletoe lectin I in complex with galactose and lactose reveals distinct sugar-binding properties, Acta Crystallogr. Sect. F Struct. Biol. Cryst. Commun. 61: 17–25.

Mishra V., Bilgrami S., Sharma R. S., Kaur P., Yadav S., Krauspenhaar R., Betzel C., Voelter W., Babu C. R., Singh T. P. (2005): Crystal structure of Himalayan mistletoe ribosome-inactivating protein reveals the presence of a natural inhibitor and a new functionally active sugar-binding site, J. Biol. Chem. 280: 20712–20721.

Mishra V., Sharma R. S., Yadav S., Babu C. R., Singh T. P. (2004): Purification and characterization of four isoforms of Himalayan mistletoe ribosome-inactivating protein from *Viscum album* having unique sugar affinity, Arch. Biochem. Biophys. 423: 288–301.

Müthing J., Meisen I., Bulau P., Langer M., Witthohn K., Lentzen H., Neumann U., Peter-Katalinic J. (2004): Mistletoe lectin I is a sialic acid-specific lectin with strict preference to gangliosides and glycoproteins with Terminal Neu5Ac2-6Gal1-4GlcNAc residues, Biochemistry 43: 2996–3007.

Orhan D. D., Küpeli E., Yesilada E., Ergun F. (2006): Anti-inflammatory and antinociceptive activity of flavonoids isolated from *Viscum album* ssp. *album*, Z. Naturforsch. 61c: 26–30.

Pevzner I. B., Agapov I. I., Niva H., Maluchenko N. V., Moisenovich M. M., Pfüller U., Tonevitsky A. G. (2004): Differences in amino acid sequences of mistletoe lectin I and III B-subunits determining carbohydrate binding specificity, Biochim. Biophys. Acta 1675: 155–164.

Pfüller U. (2000): Chemical constituents of European mistletoe (*Viscum album* L.). In: A. Büssing (Hrsg.): Mistletoe, the genus *Viscum*, Harvard Academic Publishers, Amsterdam, 101–122.

Rennenberg H., Schupp R., Schneider A. (1994): Thiol composition of a xylem-tapping mistletoe and the xylem sap of its hosts. Phytochemistry 37: 975–977.

Schaller G., Urech K., Grazi G., Giannattasio M. (1998): Viscotoxin composition of the three European subspecies of *Viscum album* L., Planta Med 64: 677–678.

Stoeva S., Franz M., Wacker R., Krauspenhaar R., Guthöhrlein E., Mikhailov A., Betzel C., Voelter W. (2001): Primary structure, isoforms, and molecular modeling of a chitin-binding mistletoe lectin, Arch. Biochem. Biophys. 392: 23–31.

Su C. R., Shen Y. C., Kuo P. C., Leu Y. L., Damu A. G., Wang Y. H., Wu T. S. (2006): Total synthesis and biological evaluation of viscolin, a 1,3-diphenylpropane as a novel potent anti-inflammatory agent, Bioorg. Med. Chem. Lett. 16: 6155–6160.

Teuscher E. (1994): *Viscum album*. In: R. Hänsel, K. Keller, H. Rimpler, G. Schneider (Hrsg.): Hagers Handbuch der Pharmazeutischen Praxis, Band 6, 5. Aufl., Springer-Verlag, Berlin, 1160–1183.

Wacker R., Stoeva S., Pfüller K., Pfüller U., Voelter W. (2004): Complete structure determination of the A chain of mistletoe lectin III from *Viscum album* L. ssp. *album*, J. Pept. Sci. 10: 138–148.

Wagner H., Feil B., Seligmann O., Petricic J., Kalogjera Z. (1986): Phenylpropanes and lignans of *Viscum album* cardioactive Drugs V. Planta Med 52: 102–104.

Winkler K., Jäger S., Leneweit G., Schubert, R. (2008): Interactions of viscotoxins with vesicles of genuine plant membranes, Planta Med 74: 163–167.

Winterfeld K., Bijl L.H. (1948): Viscotoxin, ein neuer Inhaltsstoff der Mistel (*Viscum album* L.), Liebigs Ann. 561: 107–115.

Vornholt W., Hartmann W., Keusgen M. (2007): SPR studies of carbohydrate–lectin interactions as useful tool for screening on lectin sources, Biosens Biolelectron 22: 2983–2988.

Yao H., Liao Z. X., Wu Q., Lei G. Q., Liu Z. J., Chen D. F., Chen J. K., Zhou T. S. (2006): Antioxidative flavanone glycosides from the branches and leaves of *Viscum coloratum*, Chem. Pharm. Bull. (Tokyo) 54: 133–135.

Korrespondenzadresse:
Prof. Dr. Wolfgang Kreis
Lehrstuhl für Pharmazeutische Biologie
Friedrich-Alexander-Universität Erlangen-Nürnberg
Staudtstr. 5, D-91058 Erlangen
wkreis@biologie.uni-erlangen.de

Zum Einfluss von Bodenverhältnissen auf die Kultivierung der Eichenmistel (*Viscum album* auf *Quercus robur* und *petraea*) sowie auf wirtsspezifische Mineralstoffverhältnisse in pharmazeutischen Mistelextrakten

Influence of soil chemical factors on the cultivation of oak mistletoe (*Viscum album* on *Quercus robur* and *petraea*) and host specific mineral concentrations of mistletoe extracts

Hartmut Ramm

Zusammenfassung

Die Weißbeerige Mistel, *Viscum album*, ist selten auf Eichen (*Quercus robur* und *petraea*) zu finden. Um den Eichenmistel-Bedarf zu decken, wurde 1978 in der Nordwestschweiz mit der gezielten Kultivierung begonnen. Auf einem Standort mit basischem Boden zeigten Eichen starke Chlorosen, Wachstumsdepressionen und schwachen Mistelwuchs. Diese Phänomene lösten eine Reihe von Boden- und Pflanzenuntersuchungen zum Einfluss bodenchemischer Faktoren auf die Eichenmistel aus. Etwa 90 % der natürlichen Eichenmistel-Standorte wiesen saure Böden auf; Kultivierung auf Standorten mit sauren Böden führte zu einem größeren Anteil misteltragender Eichen als auf Standorten mit basischen Böden. Chlorotische Eichen auf basischen Böden hatten akuten Mangan (Mn)-Mangel, während Blätter und Misteln von Eichen auf sauren Böden das Mn in Abhängigkeit vom pH-Wert im Boden akkumulierten. Pharmazeutische Extrakte aus Eichenmisteln hatten höhere Mn-Konzentrationen als Extrakte aus Apfelbaum- und Ulmenmisteln. Eine optimale Versorgung mit Mn wird als wichtig für das Eichenwachstum wie auch die Eichenmistel-Produktion erachtet.

Schlüsselwörter: Mistel, Eiche, Kultivierung, Boden, pH-Wert, Mangan

Summary

The mistletoe *Viscum album*, is rarely found on oaks (*Quercus robur* and *petraea*). To ensure the oak mistletoe supply a programme for oak mistletoe cultivation was started in North-Western Switzerland in 1978. Severe chlorosis and high mortality of oaks and mistletoes on a site with alkaline soil induced research concerning the influence of soil chemical factors on oak mistletoe. About 90 % of natural oak mistletoe sites showed acidic soils. Cultivation on sites with acidic soils lead to a higher percentage of mistletoe bearing oaks compared to sites with alkaline soils. Oaks with chlorotic leaves on alkaline soils suffered from manganese (Mn) deficiency, while leaves and mistletoe shoots from oaks on acidic soils accumulated Mn depending on soil pH. Pharmaceutical extracts from oak mistletoe had significant higher Mn concentrations than extracts from apple and elm tree. Optimal supply of Mn is assumed to be crucial for the growth of oak and for oak mistletoe production.

Keywords: Misteltoe, oak, cultivation, soil, pH, manganese

Einleitung

Die Weißbeerige Mistel (*Viscum album*) hat ein breites Wirtsbaumspektrum (Barney *et al.*, 1998), ist in der Natur jedoch ausgesprochen selten auf einheimischen Eichen (*Quercus robur* und *petraea*) zu finden (Ramm *et al.*, 2000). Hierfür werden insbesondere Resistenzfaktoren in der Eichenrinde verantwortlich gemacht (Hariri *et al.*, 1992). Eine positive Disposition misteltragender Eichen kann durch vegetative und generative Vermehrung auf Nachkommen übertragen werden (Grazi und Urech, 1983; Grazi, 1987). Auf dieser Grundlage begann der Verein für Krebsforschung 1978 in der Nordwestschweiz mit der systematischen Kultivierung von Eichenmisteln (Grazi, 1987; Ramm *et al.*, 2000).

Auf einem durch Kalk geprägten Standort mit leicht basischem pH-Wert im Boden etablierten sich auf den Eichen nur wenige Misteln; die Bäume wiesen zudem stark chlorotische Blätter mit akutem Mangan-Mangel auf und zeigten allgemein einen schwachen Wuchs sowie eine erhöhte Mortalität. Im Vergleich dazu fielen auf einem benachbarten Standort, dessen eisenreicher Ton-Boden einen leicht sauren pH-Wert aufwies, sehr vitale und gut mit Mangan versorgte Eichen durch eine überraschend hohe Mistelempfänglichkeit auf (Ramm, 2006). Ausgehend von diesen gegensätzlichen Phänomenen auf dem basischen „Kalk"- und dem sauren „Ton"-Standort wurde der Einfluss von Bodeneigenschaften auf das Wachstum der Eichenmistel untersucht.

Material und Methoden

In einem Gefäßversuch wurde auf Boden vom „Kalk"- und vom „Ton"-Standort der Anteil misteltragender Eichen bestimmt. Je fünf Eicheln von französischen Mutterbäumen wurden im Mai 1989 in Tontöpfe (26 bzw. 34 cm Durchmesser) gesät. Ab 1991 wurden die Eichen jeweils im Frühjahr mit je zehn Mistelkernen besät. Nach vierjährigem Wachstum wurden die Bäume vereinzelt und im Winter 1996/97 in mit Kompost angereicherten Boden umgepflanzt. Als „misteltragend" wurden Eichen eingestuft, sobald ein Mistelkeimling das erste Blattpaar entwickelt hatte (Ramm, 2006).

In der Eichenmistel-Kultivierung wurden Nachkommen misteltragender Eichen aus Frankreich entweder aus Samen in der Baumschule oder aus

Edelreisern durch Veredelung vermehrt. Für die Bilanzierung des Anteils misteltragender Eichen wurde ebenfalls die Primärblattentwicklung von Mistelkeimlingen als Kriterium herangezogen.

Bodenproben wurden auf natürlichen und kultivierten Eichenmistel-Standorten mit Spezialgerät aus dem Oberboden (0–25 cm) entnommen und als Mischprobe (fünf Einstiche pro Standort) aufbereitet (luftgetrocknet, auf 2 mm gesiebt); nach Balzer (2003) wurde die Bodenreaktion in wässriger Suspension als pH_{H_2O} bzw. in salzhaltiger Suspension als pH_{KCL} s bestimmt.

In Blattproben (fünf Blätter aus der Kronenperipherie, Juni-Beprobung) und Mistelproben (ein- und zweijährige Stängel und Blätter, Juni-Beprobung) von natürlichen Eichenmistel-Standorten sowie in fermentierten Extrakten aus Misteln (200 g FG l^{-1}) von Eiche, Apfelbaum und Ulme wurden mittels AAS (Lonza, 1994) die Mn-Gehalte bestimmt.

Ergebnisse

Gefäßversuch

Auf Boden vom „Ton"-Standort etablierte sich die Mistel auf jungen Eichen im Vergleich mit Boden vom „Kalk"-Standort schneller und zahlreicher. Auf „Ton"-Boden waren bereits ein Jahr nach der ersten Mistelaussaat zwei und weitere zwölf Monate später vier von zwölf Eichen misteltragend. Erst 1994 konnte eine „Kalk"-Eiche als misteltragend eingestuft werden; gleichzeitig wuchs die Mistel bereits auf fünf von zwölf „Ton"-Eichen (Abb. 1). In der Entwicklung zuvor stagnierende Mistelkeime auf drei „Kalk"-Eichen entfalteten 1997 ihre Primärblätter, nachdem im Winter 1996/97 alle Eichen in mit Kompost angereicherten „Kalk"- bzw. „Ton"-Boden umgepflanzt worden waren. Auslöser für diesen unerwarteten Entwicklungsschub könnte eine kurzfristige Änderung des Bodenmilieus gewesen sein.

Kultivierte Eichenmistel-Standorte

Die Tendenz aus dem Gefäßversuch bestätigte sich bei der Bilanzierung der Eichenmistel-Kultivierung insofern, als auf Standorten mit sauren Böden mehr Eichen eine im Saatgut bzw. Edelreis vorhandene Misteldisposition durch reales Mistelwachstum zur Entfaltung brachten als auf Standorten mit basischen Böden (Abb. 2).

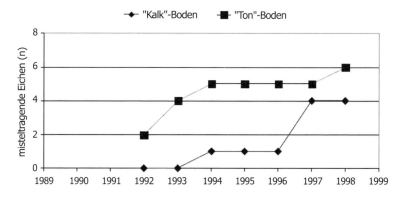

Abb. 1: Anzahl misteltragender Eichen (n von 12) auf "Kalk"- und "Ton"-Boden im Gefäßversuch, bonitiert im Herbst 1992–1998

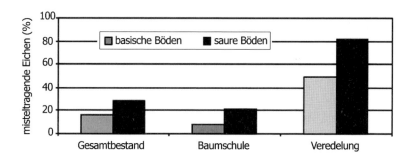

Abb. 2: Anteil misteltragender Eichen (%) auf kultivierten Eichenmistel-Standorten mit basischer bzw. saurer Bodenreaktion (pH_{H_2O})

Natürliche Eichenmistel-Standorte

Diesem Trend entsprach die Situation auf natürlichen Eichenmistel-Standorten in Frankreich: Von 65 beprobten Standorten wiesen 92 % saure Böden (bezogen auf pH_{KCL}) auf, wobei der Schwerpunkt auf stark sauren Böden mit pH_{KCL}-Werten zwischen 4.0 und 4.9 lag (Abb. 3).

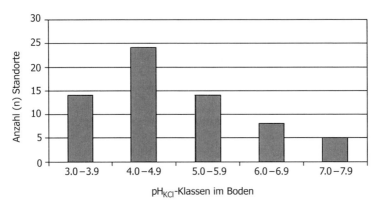

Abb. 3: Verteilung natürlicher Eichenmistel-Standorte in Frankreich (n =65) auf pH_{KCL}-Klassen nach Scheffer und Schachtschabel (1979) im Boden

Die Mn-Gehalte in Eichenblättern und Eichenmisteln von natürlichen Eichenmistel-Standorten waren negativ mit dem pH_{KCl}-Wert im Boden korreliert; entsprechend war auf den überwiegend sauren Böden eine Akkumulation von Mn in Eichenblättern und -misteln zu beobachten (Abb. 4).

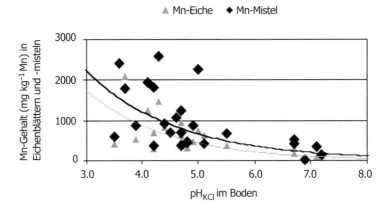

Abb. 4: Beziehung zwischen dem pH_{KCl} im Boden und dem Mn-Gehalt in Eichenblättern (n =22; r =-0.76) bzw. Eichenmisteln (n =25; r =-0.67) von natürlichen Eichenmistel-Standorten in Frankreich

Mistelextrakte

Die Neigung zur Mn-Akkumulation in den Eichenblättern und den auf Eichen wachsenden Misteln spiegelte sich darin wider, dass Eichenmistelextrakte signifikant höhere Mn-Gehalte hatten als Extrakte aus Apfelbaum- und Ulmenmistel (Abb. 5).

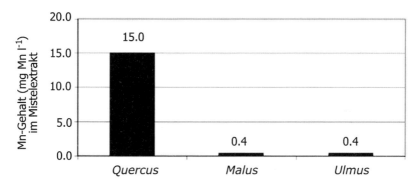

Abb. 5: Mn-Gehalt in fermentierten Mistel-Extrakten (n = 5) aus *Viscum album* (200 g FG l^{-1}) von Eiche (*Quercus*), Apfelbaum (*Malus*) und Ulme (*Ulmus*)

Diskussion

Die Mistel etablierte sich auf Eichen im Gefäßversuch wie auch auf kultivierten und natürlichen Standorten mit sauren Böden schneller und zahlreicher als auf Standorten mit basischen Böden. Eine Schlüsselrolle dürfte dabei der vom pH-Wert abhängigen Mn-Verfügbarkeit im Boden (Rengel, 2000) zukommen. Denn Mn-Mangel, der als akuter Mangel bei Eichen auf dem „Kalk"-Standort und als latenter Mangel auf anderen Standorten mit basischen Böden analytisch diagnostiziert wurde (Ramm, 2006), gilt als Ursache für chlorotische, kleinflächige und früh nekrotisierende Blätter, gehemmtes Wurzelwachstum sowie reduzierte Biomasseproduktion (Bergmann, 1993) und könnte helfen, das reduzierte Eichenwachstum auf basischen Böden sowohl in Gefäßversuchen als auch auf kultivierten Standorten (Ramm, 2006) zu erklären. Ferner könnte, da eine ausgewogene Mn-Versorgung die Grundlage für eine optimale Auxin-Physiologie ist (Morgan *et al.*, 1976) und diese wiederum die Kambium-Aktivität steuert

(Savidge, 1988; Moyle *et al.*, 2002), eine aufgrund von Mn-Mangel gehemmte Kambium-Aktivität bei Eichen auf basischen Böden den Mistelkeimling daran hindern, sein Spitzenmeristem in das Wirtskambium einzubetten. Dadurch kann der Senker als Organ für die Wasser- und Mineralstoff-Versorgung (Ramm *et al.*, 2000) nicht ausgebildet werden und in der Folge auch keine Primärblatt-Entwicklung stattfinden. Als Hinweis in dieser Richtung lässt sich die unerwartete Primärblatt-Entfaltung bei Eichen auf „Kalk"-Boden interpretieren, wo im Gefäßversuch eine kurzfristige Änderung des Bodenmilieus die Mn-Verfügbarkeit erhöht und durch eine verbesserte Mn-Aufnahme indirekt die Kambium-Aktivität der Eichen angeregt haben könnte.

Die Beprobung der natürlichen Eichenmistel-Standorte in Frankreich unterstrich die Affinität misteltragender Eichen zu sauren Böden und die Neigung zur pH-abhängigen Mn-Akkumulation sowohl im Eichenblatt als auch in der Eichenmistel. Andere Makro- und Mikronährstoffe zeigten dagegen keine oder nur schwache Korrelationen mit Bodenparametern (Ramm, 2006). Da überschüssiges Mn im Pflanzenblatt in die Vakuole ausgelagert wird (Marsh *et al.*, 1988), waren selbst hohe Mn-Gehalte von 2000 mg kg^{-1} und mehr nicht als Belastung für Eichen und Mistel einzustufen.

Pharmazeutische Extrakte aus Eichenmisteln, die auf Naturstandorten geerntet wurden, wiesen höhere Mn-Gehalte auf als Extrakte aus Apfelbaum- und Ulmenmistel; die Wirtsbäume dieser Laubholzmisteln zeigten auch auf sauren Böden keine Mn-Anreicherung (Ramm, 2006).

Mn lässt sich von daher in Eichenmistel-Extrakten als wirtspezifisches Spurenelement einstufen, dessen Anreicherung durch den Wirt allerdings in Abhängigkeit vom pH-Wert als einer wichtigen Bodeneigenschaft erfolgt. Es bleibt zu klären, inwieweit den wirtsspezifisch erhöhten Mn-Gehalten in pharmazeutischen Eichenmistel-Extrakten eine pharmakologische Relevanz (Zumkley und Kisters, 1990; Kilic *et al.*, 2004) zukommen könnte.

Literatur

Balzer F. (2003): Ganzheitliche standortgemäße dynamische Bodenbeurteilung, 3. Aufl., Verlag Ehrenfried-Pfeiffer Ausbildungs- und Forschungsstätte, Amönau.

Barney C. W., Hawksworth F. G., Geils B. W. (1998): Hosts of *Viscum album*, Eur. J. For. Path. 28, 187–208.

Bergmann W. (1993): Ernährungsstörungen bei Kulturpflanzen, 3. erw. Aufl., Stuttgart New York: Gustav Fischer Verlag.

Grazi G. (1987): Mistelkultivierung im Laboratorium Hiscia. In: R. Leroi (Hg.) Misteltherapie. Eine Antwort auf die Herausforderung Krebs. Die Pioniertat Rudolf Steiners und Ita Wegmans, Stuttgart: Verlag Freies Geistesleben, 148–159.

Grazi G., Urech K. (1983): La susceptibilité des chênes, des ormes et des mélèzes au gui (*Viscum album* L.), Revue Scientique du Bourbonnais: 6–12.

Hariri E. B., Jeune B., Baudino S., Urech K., Sallé G. (1992): Elaboration d'un coéfficient de résistance au gui chez le chêne, Can. J. Bot. 70: 1239–1246.

Kilic E., Saraymen R., Demiroglu A., Ok E. (2004): Chromium and manganese levels in the scalp hair of normals and patients with breast cancer, Biol Trace Elem Res 102: 19–25.

Lonza (1994): Analysen von pflanzlichem Material und Säften – Verein für Krebsforschung Arlesheim, Begleitpapier zu Analysenberichten.

Marsh K. B., McCain D. C., Peterson L. A. (1988): ^{1}H-NMR measurements of manganese accumulation in potatoe leaves. In: M. J. Webb, R. O. Nable, R. D. Graham., R. J. Hannam (Eds.): International Symposium on Manganese in Soil and Plants: Contributed papers, Manganese Symposium 1988 Inc., Adelaide, 51–53.

Morgan P. W., Taylor D. M., Joham H. E. (1976): Manipulation of IAA-oxidase-activity and auxin-deficiency symptoms in intact cotton plants with manganese nutrition, Physiol Plant 37: 149–156.

Moyle R., Schrader J., Stenberg A., Olsson O., Saxena S., Sandberg G., Bhalerao R. P. (2002): Environmental and auxin regulation of wood formation involves members of the Aux/IAA gene family in hybrid aspen, Plant J 31 (6): 675–685.

Ramm H. (2006): Einfluss bodenchemischer Standortfaktoren auf Wachstum und pharmazeutische Qualität von Eichenmisteln (*Viscum album* auf *Quercus robur* und *petraea*), Landbauforschung Völkenrode, Sonderheft 301.

Ramm H., Urech K., Scheibler M., Grazi G. (2000): Cultivation and development of *Viscum album* L., In: A. Büssing (Ed.): Mistletoe – The Genus Viscum, Amsterdam: Harwood Academic Publishers, 75–94.

Rengel Z. (2000) Manganese uptake and transport in plants, In: A. Sigel, H. Sigel. (Eds.): Metal Ions in Biological Systems – Manganese and Its Role in Biological Processes, New York Basel, Marcel Dekker Inc. Vol. 37: 57–87.

Savidge R. A. (1988): Auxin and ethylene regulation of diameter growth in trees, Tree Physiol 4: 401–414.

Scheffer F., Schachtschabel P. (1979): Lehrbuch der Bodenkunde, 10. Aufl., Enke, Stuttgart.

Zumkley H., Kisters K. (1990): Spurenelemente – Geschichte, Grundlagen, Physiologie, Klinik, Darmstadt: Wissenschaftliche Buchgesellschaft, 73.

Korrespondenzadresse:
Dr. Hartmut Ramm
Institut Hiscia, Verein für Krebsforschung,
Kirschweg 9, CH-4144 Arlesheim
ramm@hiscia.ch

Biochemische und molekularbiologische Grundlagen der Mistel-Wirtsbaum-Interaktion

Biochemistry and molecular biology of mistletoe – host tree interaction and specificity

Günther Stoll

Herrn Prof. Dr. Dieter Heß zum 75. Geburtstag gewidmet

Zusammenfassung

Mistelextrakte werden seit geraumer Zeit und in nicht unerheblichem Ausmaß in der komplementären Onkologie eingesetzt. Im Rahmen der anthroposophischen Misteltherapie wird der Einsatz von Mistelextrakten von verschiedenen Wirtsbäumen empfohlen, in Abhängigkeit von der vorliegenden Tumorart. In der phytotherapeutischen Misteltherapie hat man sich dagegen auf Pappelmisteln fokussiert. Einerseits hat sich in der Literatur eine enorme Menge an Veröffentlichungen über medizinische Wirkungen der verschiedenen Mistelextrakte angesammelt, andererseits liegt auch sehr viel Wissen über die ökologischen Wechselwirkungen von Misteln mit ihrer Umwelt vor. Die erfolgreiche Besiedlung und Infektion eines Wirtsbaumes hängt von einer ganzen Reihe ökologischer Faktoren ab, z.B. Infektionsdichte, Licht, Temperatur, Vorhandensein geeigneter Vektoren, Kompatibilität zwischen Wirt und Parasit und so fort. Sobald jedoch die Keimung begonnen hat, beeinflussen biochemische Faktoren die weitere Entwicklung: Vorhandensein von Enzymen, die eine Penetration des Holzes des Wirtes ermöglichen, Erkennungsprozesse durch Lektine, Synthese phytochemischer Substanzen zur Abwehr und weitere Interaktionen auf molekularbiologischer Ebene. Daher ist es nicht überraschend, wenn Misteln auf unterschiedlichen Wirtsbäumen ein – zumindest in Teilen – unterschiedliches Muster an sekundären und sogar primären Substanzen (z.B. Proteine wie die Mistellektine) aufweisen, sowohl in der Art wie in der Menge dieser Substanzen. Dies beeinflusst natürlich die pharmakologische Wirksamkeit dieser Extrakte, aber leider fehlen bislang systematische Untersuchungen.

In der folgenden kurzen Übersicht wird der derzeitige Stand des Wissens kurz umrissen, mit Betonung auf genetischen Variabilitäten, die eine Unterscheidung verschiedener Wirtsrassen ermöglichen, sowie auf Erkennungsprozessen durch Mistellektine.

Schlüsselwörter: Mistel, Wirt-Gast-Spezifität, Mistellektin, Zell-Zell-Wechselwirkung

Summary
Mistletoe extracts from different host trees have been widely used in complementary oncology. In anthroposophical mistletoe therapy the use of extracts from different host trees is recommended, depending on the nature of the tumor. Phytotherapeutical mistletoe therapy has focused on extracts from mistletoes grown on poplar as a host tree. There is a great amount of literature on the medical application of different mistletoe extracts and also an abundance of publications on the ecological relations of mistletoe plants. The success of infection of a host tree depends on a number of ecological factors, infection rate, light, temperature, occurrence of suitable vectors, compatibility between host and parasite and so on. But as soon as germination has started, further development depends on biochemical factors: existence of enzymes for penetration of the wood of the host tree, recognition processes by lectins, synthesis of phytochemical defence substances and other interactions on the molecular biology level. Therefore, it is not surprising that mistletoes growing on different host trees will have – at least in part – different kinds and concentrations of secondary and even primary plant substances (e. g. proteins like mistletoe lectins). This may influence the pharmacological potency of the extracts, but unfortunately systematic surveys are missing.
The current knowledge is summarized in this short review, with emphasis on genetic variations allowing the distinction of different host races and on recognition processes by mistletoe lectins.

Keywords: Mistletoe, host tree specificity, mistletoe lectin, cell-cell-interaction

Einleitung

Eine Marktübersicht über die derzeit in Deutschland verfügbaren Mistelextraktpräparate zeigt eine enorme Vielfalt an Wirtsbäumen (Tab. 1), von denen die jeweiligen Misteln geerntet werden. Während im Bereich der anthroposophischen Präparate Mistelextrakte von verschiedenen Wirtsbäumen bei verschiedenen Tumorerkrankungen empfohlen werden, bevorzugen die Hersteller der phytotherapeutischen (bzw. lektinnormierten) Extrakte die Pappel als Wirtsbaum, da sie sich leicht in pharmazeutischen Gärtnereien anziehen und beimpfen lässt.

Tab. 1: Übersicht über die diversen Handelspräparate in Deutschland und die zugehörigen Wirtsbäume in Anlehnung an Saller *et al.* (2004/2005)

Präparat	Wirtbaumspektrum
abnobaVISCUM®	Ahorn, Apfel, Birke, Eiche, Esche, Kiefer, Mandel, Tanne, Weißdorn
Cefalektin®	Pappel
Eurixor®	Pappel
Helixor®	Apfel, Tanne, Kiefer
Iscador®	Apfel, Kiefer, Eiche, Tanne, Ulme
Lektinol®	Pappel

Damit entsteht aber eine Diskrepanz. Während einerseits aus therapeutischen Überlegungen heraus, andererseits mit Hinblick auf die pharmazeutische Qualität Mistelextrakte von verschiedensten Wirtsbäumen zum Einsatz kommen, fehlen systematische phytochemische Analysen, die Auskunft über die Veränderungen im Inhaltsstoffspektrum in Abhängigkeit vom Wirtsbaum geben könnten.

Sicherlich ist die Biologie der Misteln inzwischen in vielen Bereichen gut erforscht, und sowohl über (auch pharmakologisch relevante) Inhaltsstoffe (s. Kreis in diesem Band und Literatur dort) als auch über den Vorgang der Infektion und Besiedlung eines Wirtsbaumes liegen viele Informationen vor (Zuber, 2004). Es leuchtet auch unmittelbar ein, dass ein Halbparasit wie die Mistel in seinem Inhaltsstoff-Spektrum zumindest in gewissem Umfang variieren wird, je nachdem, auf welchem Wirtsbaum er sitzt. Auf der anderen Seite liegt eine Vielzahl von Publikationen aus dem Bereich der Klinik vor, von Kasuistiken über randomisierte klinische Studien bis zu epidemiologischen Kohortenstudien (s. Beiträge von Rostock und Kienle in diesem Band). Soweit es sich um Studien mit lektinnormierten Präparaten handelt, sind jeweils Pappelmistel-Extrakte der Prüfung unterzogen worden, bei solchen mit anthroposophischen Präparaten sind unterschiedliche Wirtsbäume die Grundlage. Im klinischen Bereich wurde also eine Art „therapeutischer Shortcut" genommen, basierend auf reichem Grundlagenmaterial aus der Erfahrungsmedizin, die sich dann aber durchaus auch klinisch bewährt hat.

Dennoch sollte man bestrebt bleiben, diese Lücke zu schließen, ungeachtet der guten klinischen Fundierung, die die Misteltherapie in der Onkologie inzwischen erfahren hat. Dies ist nicht nur deswegen interessant, weil damit mehr Licht auf einen komplexen und äußerst spannenden biologischen Prozess fällt, nämlich den biochemischen „Krieg" zwischen Mistel und Wirt (mit Implikationen auch für andere parasitologische Interaktionen zwischen verschiedenen Spezies), sondern auch weil sich daraus Hinweise auf mögliche Therapieoptimierungen im klinischen Setting ergeben könnten.

Zur Systematik der Misteln

Die Frage der Wirtsspezifität berührt natürlich unmittelbar die systematische Einteilung der Misteln. Während man in der Literatur häufig noch die Eingliederung der Gattung *Viscum* in die Familie *Santalaceae* bzw. *Loranthaceae* findet, ist derzeit die Eingliederung in eine Familie *Viscaceae* akzeptiert (Zuber, 2004). Die Gattung *Viscum* umfasst ca. 100 verschiedene Arten mit Verbreitungsschwerpunkt Afrika und Madagaskar, einer geringeren Anzahl in Südostasien und nur wenigen Vertretern in Australien, Europa und Amerika.

Die Art *Viscum album* selbst wird derzeit in drei Unterarten mit unterschiedlicher Wirtsspezifität eingeteilt, dazu kommt eine vierte, nur aus Kreta bekannte Art (Tab. 2).

Tab. 2: Einteilung der Art *Viscum album* (Weißbeerige Mistel) in vier Unterarten

Viscum album subsp. *album* L. auf dikotylen Bäumen syn. *V. album* L. *var. platyspermum* KELLER syn. *V. album* L. *var. mali* TUBEUF
Viscum album subsp. *abietis* (WIESB.) ABROMEIT auf *Abies* ssp. syn. *V. laxum var. abietis* (WIESB.) HAYEK syn. *V. austriacum* WIESB. *var. abietis* WIESB. syn. *V. abietis* (WIESB.) FRITSCH
Viscum album subsp. *austriacum* (WIESB.) VOLLMANN auf *Pinus* ssp., selten auf *Larix* sp. und *Picea* sp. syn. *V. austriacum* WIESB. syn. *V. laxum* BOISS. & REUT. syn. *V. laxum* BOISS. & REUT. *var. pini* (WIESB.) HAYEK syn. *V. album* L. *var. laxum* (B. & R.) FIEK
Viscum album subsp. *creticum* BÖHLING, ZUBER *et al.* auf *Pinus halepensis* subsp. *brutia* (Kreta)

Diese systematische Einteilung trennt somit auch in Bezug auf die Wirtsbäume: generell dikotyle Pflanzen einerseits, eingeschränkt auf Nadelbäume andererseits. Auf den ersten Blick erscheint das Bild somit völlig klar. Im Folgenden sollen daher drei Aspekte der Wirtsspezifität genauer beleuchtet werden, die diese scheinbare Klarheit in Frage stellen.

Genetisch festgelegte Wirtsspezifität

Bei einer systematischen Betrachtung bekannter Wirtsbaumarten fällt auf, dass das Spektrum an möglichen Wirtsbäumen auch quantitativ sehr ungleich auf die Unterarten verteilt ist. So werden folgende Angaben gemacht (Barney *et al.*, 1998):
- *Viscum album* subsp. *album*:   384 Arten (190 eingeführte Taxa)
- *Viscum album* subsp. *abietis*:   10 Arten (2 eingeführte Taxa)
- *Viscum album* subsp. *austriacum*: 16 Arten (3 eingeführte Taxa)

Einzig *Genista cinerea* fällt aus dem Rahmen, da er unter natürlichen Bedingungen sowohl von den Subspecies *austriacum* als auch *album* besiedelt wird.

Abgesehen vom Vorkommen auf einem bestimmten Wirtsbaum wird es sehr schwierig, diese Unterarten der Mistel präzise zu unterscheiden. Als morphologische differenzialdiagnostische Merkmale kommen die Charakteristika der reifen Pseudobeeren in Betracht, die aber nur zeitweise zur Verfügung stehen.

Damit bleiben nur aufwändige Kreuzinfektionsexperimente und die Bestimmung biochemischer Merkmale (Zuber und Widmer, 2000). So wurden Sequenzinformationen von internen transkribierten Spacer-Regionen der nukleären ribosomalen DNA und nicht-codierende Regionen des Chloroplasten-Genoms erfolgreich für solche Analysen eingesetzt. Die Ergebnisse der Sequenzanalysen stimmen dabei weitgehend überein; sie bestätigen die Unterscheidung der o. a. Unterarten, zeigen aber auch relativ geringe genetische Abweichungen als Hinweis auf eine erst jüngst erfolgte phylogenetische Trennung. *Viscum cruciatum* scheint zudem genetisch klar von den anderen unterschieden zu sein, während *Viscum album album* und *Viscum album abietis* sehr eng miteinander verwandt sind und *Viscum album austriacum* etwas abseits steht.

Umsteuerung des Wirtsstoffwechsels

Häufig werden auch Sequenz- und Konformationsanalysen von Makromolekülen wie Proteinen zur systematischen Analyse herangezogen. Die röntgenkristallographische Untersuchung des Komplexes aus dem Phytohormon Phloretamid (3-(*p*-Hydroxyphenyl)-propionsäureamid, PA) und Mistellektin I (ML I) aus *Viscum album* zeigte eine bislang nicht bekannte hydrophobe Höhlung zwischen den beiden Untereinheiten des Proteins (Meyer *et al.*, 2007). Andere Lektine weisen keine solche Höhlung auf. Es ist vorstellbar, dass die Bindung pflanzlicher Wachstumshormone durch ML I Teil eines Verteidigungsmechanismus darstellt, durch den der Parasit die Beeinflussung seines eigenen Wachstums durch vom Wirt zur Abwehr ausgesandte Phytohormone verhindert. Dies zeigt schlaglichtartig, wie wenig nach wie vor über den biochemischen Ablauf der Wirtsbesiedlung bekannt ist, also jenen Prozess, aus dessen Spezifität die Unterscheidung der Mistelunterarten abgeleitet wird.

Horizontaler Gentransfer zum Wirt

Das Bild wird noch komplexer, wenn man die Sequenzanalyse mitochondrialer Gene bei Gefäßpflanzen einbezieht. Der Farn *Botrychium virginianum* ist obligat mykotroph und in der Nordhalbkugel weit verbreitet. Drei gut untersuchte mitochondriale Genregionen stellen ihn – wie zu erwarten – mit anderen Farnen in die Familie *Ophioglossaceae*, zwei andere dagegen platzieren ihn in die Ordnung *Santalales*, also zu den Misteln (Davis *et al.*, 2005)! Nach Ausschluss diverser Fehlerquellen (z. B. Kontamination der zu untersuchenden Probe mit fremdem Genmaterial) erwies sich diese anomale phylogenetische Platzierung als durchaus robust.

Die Autoren gehen davon aus, dass es sich hierbei um den ersten Nachweis eines horizontalen Gentranfers von einer Angiosperme zu einem Farn handelt, entweder durch direkten Parasitismus (Wurzelparasitismus der *Loranthaceae*) oder über das Zwischenglied des verbindenden Pilzsymbionten.

Fazit

Insgesamt sollte man sich der Tatsache bewusst sein, dass die zur systematischen Unterscheidung der Mistelarten und -unterarten herangezogene Wirtsspezifität ein äußerst komplexes und derzeit noch nicht einmal in Ansätzen verstandenes Phänomen darstellt. Über den bereits erwähnten therapeutischen Shortcut und das inzwischen durchaus in reicher Menge existierende Datenmaterial aus der Klinik kann die Misteltherapie sinnvoll und sicher eingesetzt werden.

Dennoch sollte aus grundlagenwissenschaftlicher Sicht und ggfs. zur Ausschöpfung aller Möglichkeiten zur Therapieoptimierung eine systematische Analyse der Inhaltsstoffe in Abhängigkeit von den besiedelten Wirtsbäumen durchgeführt und der hoch komplexe Infektionsvorgang auch biochemisch und molekularbiologisch intensiv untersucht werden.

Literatur

Barney C. W., Hawksworth F. G., Geils B. W. (1998): Hosts of *Viscum album*, Eur. J. For. Path. 28: 187–208.

Davis C. C., Anderson W. R., Wurdack K. J. (2005): Gene transfer from a parasitic flowering plant to a fern, Proc. R. Soc. B 272: 2237–2242.

Meyer A., Rypniewski W., Celewicz L., Erdmann V. A., Voelter W., Singh T. P., Genov N., Barciszewski J., Betzel Ch. (2007): The mistletoe lectin I – Phloretamide structure reveals a new function of plant lectins, Biochem. Biophys. Res. Commun., doi: 10.1016/j.bbrc.2007.09.113.

Saller R., Iten F., Reichling J., Melzer J. (2004): Die Misteltherapie. Erwünschte und unerwünschte Wirkungen in der wissenschaftlichen Diskussion, Praxis-Magazin 21 Nr. 12/2004: 1 / 2005: 6–14.

Zuber D. (2004): Biological flora of Central Europe: *Viscum album* L., Flora 199: 181–203.

Zuber D., Widmer A. (2000): Genetic evidence for host specificity in the hemiparasitic *Viscum album* L. (*Viscaceae*), Mol. Ecol. 9: 1069–1073.

Korrespondenzadresse:
Dr. Günther Stoll
biosyn Arzneimittel GmbH
Schorndorfer Str. 32, D-70734 Fellbach
Guenther_Stoll@biosyn.de

Chronobiologische Phänomene und Jasmonatgehalt bei *Viscum album* L.

Chronobiological phenomena and jasmonate levels in *Viscum album* L.

Rolf Dorka, Otto Miersch, Bettina Hause, Peter Weik, Claus Wasternack

Zusammenfassung

Inhaltsstoffe der Mistel (*Viscum album* L.) zeigen in Bezug auf ihre Menge große jahreszeitliche Variationen, die mit chronobiologischen Phänomenen korrelieren. Während des heterochronen Entwicklungszyklus der Gabelsprosse zeigt die Mistel im Sommer zum einen circadiane Nutationsbewegungen mit kleiner Amplitude und zum anderen Nutationen mit einer höheren Amplitude und Periodenlängen von mehreren Tagen. Exogene und endogene Faktoren scheinen diese Bewegungen zu steuern. Mit dem Ende dieser Bewegungen während des Sommers ändern die Sprossen ihre anfänglich vertikale Position zu einer mehr radialen Ausrichtung.

Während dieser Ausbildung der typischen Kugelgestalt der Mistel akkumulieren das Pflanzenhormon Jasmonsäure und seine Vorstufe 12-Oxophytodiensäure. Der größte Teil der Jasmonsäure war (+)-7-*iso*-Jasmonsäure, was auf ihre Neubildung hinweist. Dies wiederum weist auf eine Rolle dieser Verbindungen in Nutationsbewegungen hin.

Diese im Jahr 2003 beobachteten jahreszeitlichen Änderungen des Jasmonatgehalts konnten im Zeitraum von 2004 bis 2006 erneut bestätigt werden. Auch unter konstanten Bedingungen in Klimakammern zeigten sich erhöhte Gehalte an Jasmonsäure und 12-Oxophytodiensäure. Die große Flexibilität der Mistel in Bezug auf ihre Jasmonatgehalte spiegelte sich ebenfalls in einer wund-induzierten Akkumulation von Jasmonaten, einem bekannten Phänomen bei vielen Pflanzen, wider.

Fingrut und Flescher (2002) zeigten, dass Jasmonsäure Apoptose induziert und die Zellproliferation in 15 verschiedenen menschlichen Krebszelllinien unterdrückt. Dies führte zu einer breiteren Akzeptanz der antikanzerogenen Wirkung von Jasmonaten. Unsere Daten legen eine Verbindung zwischen der bekannten antitumoralen Wirkung der Mistel und antikanzerogener Aktivität ihrer Jasmonate nahe.

Schlüsselwörter: Mistel, Jasmonate, Chronobiologie, Nutationen, antitumorales Heilmittel

Summary

Concentration of mistletoe compounds show large seasonal variation correlating with distinct chronobiological phenomena. During the heterochronical cycle of bifurcated shoot development mistletoe plants show nutational movements with circadian periods and higher amplitude nutations with periods of several days. Both exogenous and endogenous factors seem to control these movements. During summertime, the final stage of the nutational movements, the shoots change from a vertical position to a more radial one. During this change to the typical spherical shape high levels of the plant hormone jasmonic acid and its precursor 12-oxophytodienoic acid accumulate. Most of the jasmonic acid appeared as (+)-7-*iso*-jasmonic acid indicating its *de novo* synthesis. These results suggest a role of these compounds in nutational movement.

These seasonal changes in levels of jasmonate observed in 2003 were confirmed by analyses in 2004–2006. Under constant conditions in climate chambers we also found high levels of both jasmonic acid and 12-oxophytodienoic acid. The flexibility of mistletoe in terms of jasmonate levels is also supported by a wound-induced accumulation of jasmonate, a well-known phenomenon for most plants.

Fingrut and Flescher (2002) showed that jasmonic acid induces apoptosis and suppresses cell proliferation in 15 various human cancer cells. This led to a more public acceptance on the anticarcinogenic effect of jasmonates. Consequently, our data support a link between anti-tumor activity of mistletoe and anticarcinogenic activity of applied jasmonates.

Keywords: Mistletoe, jasmonates, chronobiology, nutations, anti-tumor remedy

Einleitung

Die morphologischen und chronobiologischen Besonderheiten der Weißbeerigen Mistel (*Viscum album* L.) treten nach einer nahezu synchronen Meristemdifferenzierung zu vegetativen und generativen Primordien (Organanlagen) in Erscheinung. Einerseits zeigen die anschließenden Organbildungen teilweise sowohl beschleunigte als auch verlangsamte Differenzierungsprozesse. Das hat zur Folge, dass die der Mistel eigenen Entwicklungsprozesse sich in besonderer Weise antizyklisch in den Jahreslauf mitteleuropäisch-gemäßigter Zonen eingliedern. Andererseits treten (ab dieser Meristemdifferenzierung) Pendelbewegungen (Nutationen) auf, die während des frühen Sommers die neugebildeten Sprossen (Gabelsprosse) aus ihrem negativ-gravitropen Wachstum in eine radiale Raumgestalt überleiten und zur typischen Kugelbuschbildung der Mistel beitragen (Dorka, 2006).

Wir prüften während der Phase dieser Nutationsbewegungen den Gehalt an Jasmonat. Dies ist insofern von Bedeutung, als dem Jasmonat eine zentrale physiologische Aufgabe bei der Bildung der Kugelgestalt der Mistel zukommen könnte, aber auch, weil Jasmonate einen antikanzerogenen Effekt aufweisen (Flescher, 2005). Jasmonsäure ist als Signal in Stressabwehr und in Entwicklungsprozessen bekannt. Sie wird, etwa nach Verwundung eines Blattes, aus α-Linolensäure chloroplastidärer Membranen gebildet (Wasternack *et al.*, 2006). Ein essentielles Enzym für die Bildung ist die Allenoxidcyclase (AOC). Sie katalysiert die Bildung jener enantiomeren Form des Jasmonatpräkursors 12-oxo-Phytodiensäure (OPDA), die in der Natur vorkommt (*cis*(+)-OPDA). Insofern hat die AOC eine besondere Bedeutung. Für Tomaten konnte ihr ausschließliches Vorkommen in den Leitbündeln gezeigt werden (Hause *et al.*, 2000). Meist korreliert in den Pflanzen hohes AOC-Protein-Vorkommen mit erhöhter Jasmonatbildung. Nach Verwundung wird vorrangig in den Leitbündeln Jasmonat gebildet (Stenzel *et al.*, 2003), was zusammen mit Pfropfungsexperimenten zu der Vermutung führte, dass Jasmonat als Signal zwischen lokalem Blatt (verwundet) und systemischem Blatt (unverwundet) vermittelt (Wasternack *et al.*, 2006; Wasternack, 2007). Diese Sachverhalte sind für die hier vorgestellten Korrelationen von Jasmonatgehalt und Nutationsbewegung von Bedeutung.

Material und Methode

Zur Bestimmung des Jasmonatgehalts im Jahreslauf wurden Freiland-Proben der sich entwickelnden jüngsten Gabelspross-Generation der Mistel (Wirtsbaum: *Malus domestica*) in wöchentlichem Abstand jeweils gegen 11:00 Uhr geerntet und nach spätestens 10 Minuten in flüssigem Stickstoff eingefroren. Die Analyse erfolgte wie bei Miersch *et al.* (2008) beschrieben.

Von Mitte Mai bis Anfang August wurden auch Proben von Misteln auf Apfelbäumchen aus Konstanträumen geerntet und analysiert. Die konstanten Bedingungen in der Licht-Klimakammer waren Dauerlicht, 70% ± 2% relative Luftfeuchtigkeit und eine Temperatur von 14 °C oder 24 °C ± 0,6 °C, wenn nicht anders erwähnt.

Viscum album wurde für die Licht-Klimakammer-Versuche auf jungen Apfelwirtsbäumen in Containerkultur herangezogen wie in Dorka (2006) beschrieben.

Untersuchungen auf Änderungen des Jasmonatgehaltes durch Verletzung des Pflanzenmaterials wurden an Freiland-Proben durchgeführt. Die Verwundung der Triebe erfolgte durch einmaliges Quetschen der zu untersuchenden Sprosse und Blätter mittels Pinzette. Der immunzytologische Nachweis der AOC wurde wie bei Isayenkov *et al.* (2005) beschrieben durchgeführt. Dazu wurden frisch entnommene Blattproben sofort mit Formaldehyd fixiert, nach Entwässerung in Wachs eingebettet und 2 µm dicke Schnitte hergestellt. Diese wurden mit einem spezifischen Antikörper gegen die AOC, gefolgt von einem fluoreszenzmarkierten, sekundären Antikörper, inkubiert und mittels Fluoreszenzmikroskopie ausgewertet.

Zur Untersuchung der Nutationsbewegungen von Mai bis Ende Juli siehe Dorka (2005). Die Differenzierung der Meristeme und die Entwicklung der Organe wurde histologisch mit dem Lichtmikroskop untersucht (Dorka, 2006).

Ergebnisse

Jasmonat- und OPDA-Gehalte in Abhängigkeit vom Jahreslauf

Um zu prüfen, ob bei den Nutationen und dem Übergang zur kugeligen Gestalt auch Jasmonat eine Rolle spielen könnte, wurde der Gehalt dieser Substanz und deren Vorstufe 12-Oxophytodiensäure in Sprossen und Blättern der Triebe zu verschiedenen Zeiten, d. h. vor, während und nach den Nutationen bestimmt. Die Untersuchungen von 2003 zeigen, wie Ende März, weit vor Beginn der Nutationen, die Jasmonsäuremengen in den Blättern der Mistel bei maximal 250 pMol und im Spross bei 2200 pMol pro g Frischgewicht liegen. Für 12-Oxophytodiensäure liegen die Werte zu diesem Zeitpunkt bei 150 pMol in den Blättern und bei 270 pMol in den Sprossen. Im Mai setzen üblicherweise die Nutationen ein. In 2003 steigt zu dieser Zeit die Jasmonatmenge bis auf das Hundertfache an. Verglichen mit der Vielzahl von Pflanzen, in denen Jasmonate bisher analysiert wurden (siehe Wasternack und Hause, 2002; Wasternack et al., 2006; Wasternack 2007; Miersch et al. 2008), zählen diese Gehalte zu den höchsten, die je in Pflanzen gefunden wurden.

Das erstaunliche Ergebnis wurde 2004 anhand des Gehalts der Jasmonate im Jahreslauf der Mistel überprüft und auf Grund der strengen Zweihäusigkeit der Mistel ab dem 28. Mai auch in männliche und weibliche Mistel-Proben differenziert. Abbildung 1 stellt die Ergebnisse dar.

Ab April konnten die sich gerade neu entwickelnden Triebe den nun bereits einjährigen Trieben gegenübergestellt werden (in der Abbildung markiert durch V = Vegetationssprung). Im Vergleich zeigt sich eine wesentliche Erhöhung der Jasmonate vom niedrigen Gehalt am 9. April mit 274 pMol Jasmonat und 147 pMol OPDA/g Frischgewicht auf den höheren von 4.755 pMol Jasmonat und den zweithöchsten von 5.168 pMol OPDA/g Frischgewicht am 16. April. Erst nach weiteren fünf Wochen der Entwicklung konnten, wie auch im Jahr zuvor, besonders hohe Jasmonatwerte gemessen werden. Ihren höchsten Jasmonatgehalt erreicht die männliche Mistel am 28. Mai mit 34.731 pMol und die weibliche am 4. Juni mit 24.650 pMol. Nach mehr oder weniger kontinuierlicher Abnahme der Gehalte sind dann ab August niedrige Niveaus wie Anfang April zu verzeichnen.

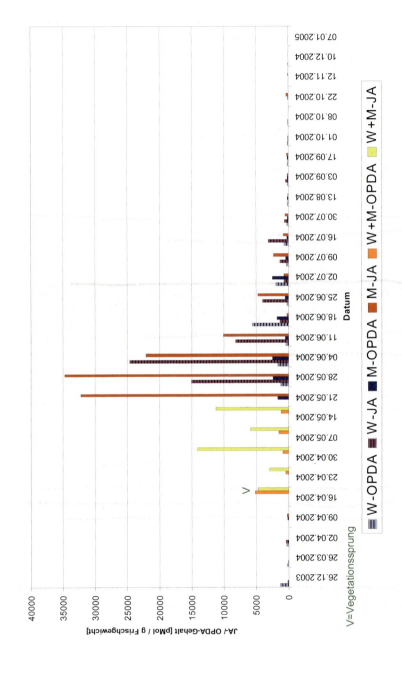

Abb. 1: Jahreslauf 2004; Jasmonat (JA) und 12-Oxophytodiensäure (OPDA) in pMol pro g Frischgewicht in weiblichen (W) und männlichen (M) Sprossen und Blättern von *Viscum album* L.

Höherer Jasmonatgehalt in männlichen Misteln korreliert mit vermehrtem Vorkommen von AOC-Protein in den Leitbündeln

Die AOC als „Markerprotein" der Jasmonatbiosynthese wurde vorrangig in den Leitbündeln, etwa von Tomate und *Medicago*, gefunden (Hause *et al.*, 2000; Isayenkov *et al.*, 2005). Dies trifft auch für die Mistel zu (Abb. 2). Da AOC-Proteinvorkommen und Jasmonatbildung in der Regel korrelieren, legt dies eine präferentielle Jasmonatbildung in den Leitbündeln nahe, wie es auch für Tomate gefunden wurde (Stenzel *et al.*, 2003). Solche präferentielle Jasmonatbildung in den Leitbündeln sollte Auswirkungen auf die Nutationsbewegungen haben, da sie mit den Jasmonatgehalten korrelieren. Diesem Argument entspricht das vermehrte AOC-Proteinvorkommen in den Leitbündeln männlicher Pflanzen (Abb. 2), die auch vermehrte Jasmonatgehalte haben (Abb. 1), während beides in den weiblichen Pflanzen geringer ist (Abb. 2 und Abb. 1).

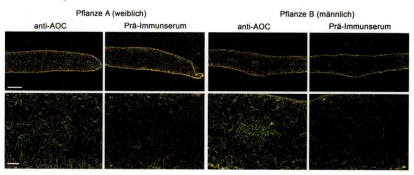

Abb. 2: Vorkommen der AOC im Blatt von *Viscum album* L.; Blattquerschnitte von weiblichen bzw. männlichen Pflanzen wurden mit einem Antikörper, der spezifisch an die AOC bindet, inkubiert. Die grüne Fluoreszenz weist auf das Vorkommen der AOC hin. In beiden Pflanzen ist die AOC im Leitgewebe zu finden, wobei die Menge in den männlichen Pflanzen höher ist. Als Kontrolle wurden Schnitte mit Prä-Immunserum inkubiert. Sie zeigen keine Markierung. Die Maßstäbe entsprechen in der oberen Reihe 500 µm, in der unteren 100 µm.

Jahresläufe 2004–2006

Die Ergebnisse der Jahreslaufuntersuchungen sind in Abbildung 3 dargestellt. Es handelt sich um Proben von weiblichen Misteln.

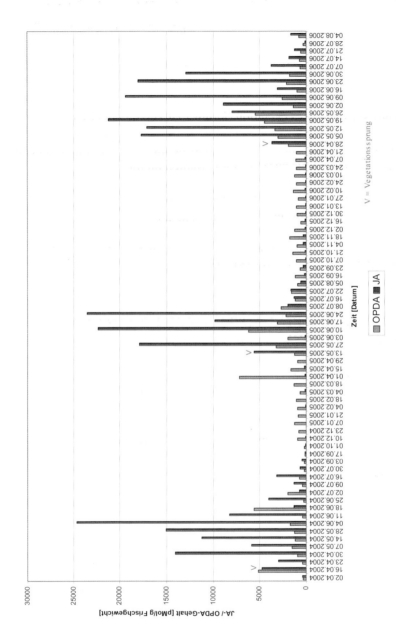

Abb. 3: Jahresläufe 2004–2006; Jasmonat (JA) und 12-Oxophytodiensäure (OPDA) in pMol pro g Frischgewicht in Sprossen und Blättern von *Viscum album* L.

Die männlichen Misteln haben zwar einen höheren Jasmonatgehalt, wie 2004 gezeigt wurde (Abb. 1), die weiblichen Misteln sind aber entschieden zahlreicher. In den Folgejahren wurden daher nur die weiblichen Misteln untersucht.

Während der drei Jahresläufe ist jeweils die sehr auffallende Erhöhung der Jasmonatwerte in einer Zeitspanne von sechs bis acht Wochen im Frühjahr/Frühsommer festzustellen. Immer ist eine Erhöhung beim Übergang auf das junge Material (Vegetationssprung) zu verzeichnen. Diese Mengen steigen dann, meist nach zwei Wochen, extrem an. Sie haben ihre Maxima 2004 am 4. Juni, 2005 am 24. Juni, 2006 bereits am 19. Mai, wobei hier eine sehr hohe Menge bis zum 30. Juni erhalten bleibt.

Zwischen Ende Juli und Anfang August werden dann stets wieder niedrige Werte erreicht. Dabei bleibt OPDA auf niedrigem Niveau, aber vielfach höheren Mengen als Jasmonat, das Jahr über erhalten. Ungewöhnlich ist der hohe OPDA-Gehalt von über 7.000 pMol am 1. April 2005. Insgesamt treten die extremen Erhöhungen von Jasmonat im Zeitraum der Nutationen deutlich in Erscheinung (Abb. 3).

Jasmonat- und OPDA-Gehalte unter konstanten Bedingungen in Klimakammern

Die Frage, ob die dargestellten Ergebnisse auch unter konstanten Bedingungen in Klimakammern erreicht werden, sollte klären, ob auch endogene Faktoren der Mistel die Jasmonatgehalte beeinflussen. Gleichzeitig wurden bei diesen Misteln die Nutationsbewegungen registriert. Abbildung 4 zeigt die Ergebnisse eines von zwei Exemplaren, die in getrennten Klimakammern untersucht wurden. Im Vergleich zu den Freilandversuchen wurden die Proben um nur weniger als 30 Minuten zeitversetzt geerntet. Die Bedingungen in den Klimakammern waren zu Beginn des Versuches in beiden Kammern die folgenden: Dauerlicht, 24 °C und 70 % Luftfeuchtigkeit. Vom 6. Juni bis 22. Juli wurde in Kammer 1 die Temperatur auf 14 °C abgesenkt und ab dem 22. Juli wieder auf 24 °C erhöht. In Kammer 2 wurde die Temperatur am 12. Juni von 24 °C auf 17 °C abgesenkt und am 28. Juni auf 27 °C erhöht.

In beiden Kammern sind die Jasmonatgehalte zur Zeit der Nutationsbewegungen erhöht. In den Klimakammern begann die Probennahme erst am 16. Mai, da nur wenige Triebe zusätzlich zu denen für die Bewegungsanalysen zur Verfügung standen. Die Misteln wurden erst Anfang Mai bzw. Mitte Mai den konstanten Bedingungen in den Kammern ausgesetzt. Es werden von Mitte Mai bis Anfang Juni hohe Werte erreicht, zum Teil über 20.000 pMol/g Frischgewicht. Bis Ende Juni fallen die Werte dann ab und erreichen am 7. Juli in beiden Kammern niedrige Jasmonatwerte um 700 pMol/g Frischgewicht und OPDA-Werte um 500 pMol/g Frischgewicht. Während der Temperaturänderungen treten keine Änderungen im Jasmonatgehalt auf.

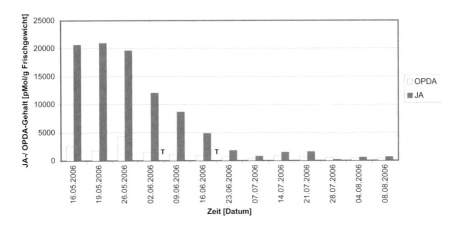

Abb. 4: Klimakammerproben 2006; Jasmonat (JA) und 12-Oxophytodiensäure (OPDA) in pMol pro g Frischgewicht in Sprossen und Blättern von *Viscum album* L.; T: Temperatursprung: - 6.6.2006 von 24 °C auf 14 °C
- 22.6.2006 von 14 °C auf 24 °C

Verwundungsuntersuchungen

Es ist bekannt, dass Verwundung bei Pflanzen die Jasmonatgehalte erhöht (Stenzel *et al.*, 2003; Wasternack *et al.*, 2006).

Um auszuschließen, dass die gemessenen Erhöhungen durch die Verletzungen bei der Probenabnahme verursacht werden, wurden die Misteln mittels Pinzette an Spross und Blatt gequetscht.

Das linke Diagramm vom 18. Juni 2004 in Abbildung 5 zeigt die Ergebnisse von Misteln, die alle gleichzeitig (innerhalb von zwei Minuten) um 8:25 Uhr verwundet wurden und dann in unterschiedlichen Intervallen geerntet und sofort in flüssigem Stickstoff eingefroren wurden. Der anfänglich hohe OPDA-Gehalt von 5.058 pMol ist in der 3. Probe, die eine halbe Stunde später um 9:00 Uhr abgenommen wurde, auf 1.030 pMol abgesunken. Er steigt dann bis 12:15 Uhr bei der 5. Probe wieder auf 3.062 pMol an. Die Jasmonatmenge beginnt um 8:27 Uhr auf sehr niedrigem Niveau von 118 pMol, ist um 9:00 Uhr bei 1.737 pMol und erreicht um 10:30 Uhr ihr Maximum von 2.309 pMol.

Damit Einflüsse aus dem Tagesgang ausgeschlossen werden können, wurden weitere Sprosse gleichzeitig um 13:00 Uhr gequetscht. Das rechte Diagramm in Abbildung 5 zeigt die Ergebnisse. Der OPDA-Gehalt ist um 13:00 Uhr bei 7.285 pMol, eine halbe Stunde später bei 1.820 pMol und um 16:57 Uhr bei 2.495 pMol.

Um 13:00 Uhr zeigt die Mistel einen Jasmonatgehalt von 387 pMol. Bereits fünf Minuten später wird ein Wert von 1.165 pMol erreicht, der nach weiteren 22 Minuten auf einen Höchstwert von 4.293 pMol ansteigt. Um 16:57 Uhr, 3,5 Stunden später, ist der Wert bei 3.670 pMol.

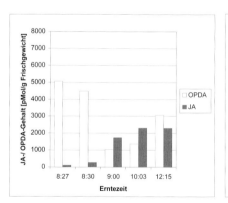 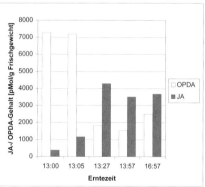

Abb. 5: Verwundungsversuch 1 und 2 (18.6.2004); Verletzung aller Sprosse gleichzeitig um 8:25 Uhr (linkes Bild), bzw. 13:00 Uhr (rechtes Bild), danach Abnahme in Intervallen; Jasmonat (JA) und 12-Oxophytodiensäure (OPDA) in pMol pro g Frischgewicht in Sprossen und Blättern von *Viscum album* L.

Ein weiterer Verwundungsversuch am 7. Oktober, bei dem ebenfalls zur gleichen Zeit die Verwundung vorgenommen wurde und dann in Intervallen die Probennahme erfolgte, zeigt ähnliche Ergebnisse auf niedrigerem Niveau (Abb. 6, linkes Diagramm). Ein Unterschied besteht allerdings auch in dem ziemlich konstanten OPDA-Gehalt. Der Gehalt an Jasmonat mit einem sehr niedrigen Wert von 7 pMol ist bereits 10 Minuten später auf 61 pMol angestiegen und erreicht mittags um 12:00 Uhr 97 pMol.

Am selben Tag (Abb. 6, rechtes Diagramm) wurden um 8:05 Uhr an einer anderen Mistel Verwundungen vorgenommen und dann aber sofort alle verwundeten Triebe abgenommen. Nach Lagerung bei Raumtemperatur (22 °C) wurden sie in Intervallen eingefroren. Sonderbarerweise ist die OPDA-Menge bei dieser Mistel bereits um 8:05 Uhr bei 683 pMol, was sich auch einigermaßen konstant hält. Auch der Jasmonatgehalt beträgt zu Beginn bereits 51 pMol. Bei den Messungen der 15 und 30 Minuten später eingefrorenen Proben sinkt er auf 35 pMol, um sich dann nach weiteren 90 Minuten um 10:00 Uhr auf 91 pMol nahezu zu verdoppeln und ist um 12:00 Uhr mit 151 pMol dreifach höher.

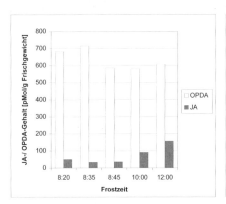 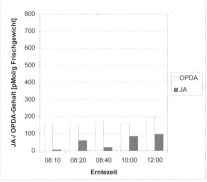

Abb. 6: Linkes Bild; Verwundungsversuch 3 (7.10.2004), Verwundung und Abnahme aller Sprosse gleichzeitig, Einfrieren in Intervallen; Jasmonat (JA) und 12-Oxophytodiensäure (OPDA) in pMol pro g Frischgewicht in Sprossen und Blättern von *Viscum album* L.; rechtes Bild; Verwundungsversuch 4 (7.10.2004), Verwundung aller Sprosse gleichzeitig um 8:10 Uhr, danach Abnahme in Intervallen; Jasmonat- und 12-Oxophytodiensäure in pMol pro g Frischgewicht in Sprossen und Blättern von *Viscum album* L.

Diskussion

Kugelbuschbildung und endogene Nutationen

Die Mistel zeigt beim Eintreten in die adulte Entwicklungsphase einen veränderten Gravitropismus. In jedem Jahr wird eine neue Generation von Gabelsprossen mit einer synchronen Differenzierung der Meristeme in vegetative und generative Organanlagen (Primordien) gebildet. Bei den meisten Samenpflanzen setzt hingegen typischerweise die generative Differenzierung erst nach einer längeren Phase vegetativen Wachstums ein. Die frühe generative Differenzierung geht gleichzeitig mit einer stark verlangsamten Gesamtentwicklung polarer Organe einher. So dauert es zwei Jahre bis zur Reife der Blüten und ein weiteres Jahr bis zur Fruchtreife. Zudem zeigt die Mistel keine Samenruhe. Diese auffälligen Heterochronien führen bei der Mistel zu einer recht ungewöhnlichen und spezifischen zeitlichen „Einpassung" der Organentwicklung in den Jahreslauf: Sie blüht und fruchtet zur gleichen Zeit, im Winter, und baut ihre typische vegetative Kugelgestalt im Sommer auf.

In diesen beiden Zeiträumen, sowohl im Winter wie auch im Sommer, wird die Mistel geerntet, um dann pharmazeutisch zu einem Gesamtpräparat verarbeitet zu werden.

An der Bildung der Kugelgestalt sind besonders langperiodische Nutationen der sich neu bildenden Gabelsprosse über eine mehrwöchige Phase (im Zeitraum Mai bis Juli) beteiligt. Sie lösen einen zuvor deutlich ausgebildeten Gravitropismus ab oder überlagern ihn zumindest sehr stark. Wahrscheinlich sind bei diesen Nutationen sowohl gravitrope als auch endogene Faktoren beteiligt. Die Änderung des Gravitropismus tritt nicht nur beim Übergang vom juvenilen zum adulten Stadium auf, sondern auch während der Entwicklung der jeweiligen Gabelsprosse. Die langperiodischen Nutationen sind nach unseren Befunden temperaturabhängig. Kurzperiodische Nutationen der Mistelsprosse zeigen circadiane Perioden, die temperaturkompensiert und nahezu über das ganze Jahr zu beobachten sind. Die Nutationen sind offensichtlich von einer circadianen Uhr und einem längerperiodischen Oszillator beeinflusst (Dorka *et al.*, 2005; Dorka, 2006).

Die Sommerernte der Mistel (für AbnobaVISCUM®) wird am Ende dieser Nutationsbewegungen durchgeführt.

Jasmonatgehalte und ihr Bezug zur Nutationszeit

Es ist bekannt, dass Jasmonat bei der Blütenentwicklung beteiligt ist (Wasternack und Hause, 2002; Wasternack, 2007) und die Morphogenese bei mehreren Pflanzen beeinflusst (Koda, 1992). Jasmonat beeinflusst rhythmische Prozesse (Engelmann et al., 1997), möglicherweise spielen Jasmonate auch bei den rhythmischen Nutationsbewegungen der Mistel, die erst nach der Blüteninduktion stattfinden, eine Rolle. Die hier vorgestellten Analysen unterstützen eine solche Annahme.

Der Gehalt an Jasmonat und seiner Vorstufe 12-Oxophytodiensäure erhöht sich in jedem der vier untersuchten, aufeinander folgenden Jahresläufe während der Nutationszeit um den Faktor 100. Dabei erhöhen sich die Werte in jedem Jahr beim Übergang in die neue Generation. Dies entspricht der vielfachen Beobachtung, dass meristematische Gewebe höhere Jasmonatgehalte aufweisen (Stenzel et al., 2008). Es ist aber bei der Mistel recht deutlich, dass die wirklich hohen Werte erst Wochen nach dem Vegetationsbeginn erreicht werden. Unsere früheren Untersuchungen zeigen, dass gerade die Nutationen immer erst beginnen, wenn die Triebe während des vegetativen, negativ gravitropen Wachstums bereits ein Viertel bis zur Hälfte ihrer gesamten Sprosslänge erreicht haben. So erhärtet sich mit den Ergebnissen der Jahreslaufuntersuchungen die Annahme einer Verbindung zwischen Jasmonaten und Nutationen. Dabei korreliert ein erhöhter Jasmonatgehalt der männlichen Pflanzen mit einem vermehrten Vorkommen des AOC-Proteins, einem essentiellen Enzym der Jasmonatbiosynthese. Zeitliche Unterschiede im Auftreten der Maxima der Jasmonate können vom Kleinklima am Standort beeinflusst sein.

Neuere Untersuchungen belegen ein abundantes Vorkommen von 12-Hydroxy-JA-Glukosid, einem Metabolit von JA, der an der 12-Hydroxy-Gruppe einen Glukoserest trägt (Miersch et al., 2008). Interessanterweise ist diese Verbindung für die Blattbewegung, etwa von *Albizia*, verantwortlich (Nakamura et al., 2006; Ueda und Nakamura, 2007). Sie konnte spezifisch in den Motorzellen sich bewegender Organe nachgewiesen werden. Diese Motorzellen, etwa der Mimosen, sind unter Beteiligung von Aquaporinen aktiv. Aquaporine sind Plasmamembran ständige Proteine, die Wasser transportieren (Uehlein und Kaldenhoff, 2008).

Für die Mistel ist zwar noch nicht bekannt, ob und wo 12-Hydroxy-JA-glukosid vorkommt, jedoch ist folgendes Szenario denkbar: JA wird in den Leitbündeln gebildet, wo – wie hier gezeigt – die AOC vorkommt. Es selbst oder nach Metabolisierung zu 12-Hydroxyjasmonat und weiter zu 12-Hydroxy-JA-Glukosid wird in jenes Gewebe der Mistel transportiert, das die Nutationsbewegungen auslöst. Die hier dargestellten Korrelationen von AOC-Vorkommen, JA-Gehalt und Nutationsbewegungen lassen einen derartigen Ablauf zu. Eine Gehaltsbestimmung von 12-Hydroxy-JA-Glukosid für die Mistel steht aus.

Untersuchungen unter konstanten Bedingungen

Die Analysen von Misteln, die in Klimakammern gehalten wurden, zeigen, dass Außenfaktoren wie Licht und Temperatur keinen wesentlichen Einfluss auf die absoluten Gehalte von Jasmonat und OPDA haben. Im Vergleich zu den Lichtverhältnissen im Freiland lag in den Kammern die Lichtmenge eines wolkenbedeckten Morgens kurz nach der Dämmerung vor. Dennoch liegen die Jasmonatwerte zu den Zeiten der Nutation oft über 20.000 pMol. Auch die Temperaturunterschiede von bis zu 10 °C ändern nicht die Jasmonatgehalte. Obwohl bei der ersten Messung am 16. Mai die Mistel in Kammer 1 bereits eine Woche unter konstanten Bedingungen gehalten wurde, waren die Ausgangswerte der Jasmonatmenge ähnlich wie bei der Mistel in Kammer 2, die erst am Tag der ersten Messung konstanten Bedingungen ausgesetzt worden war.

Verwundungsversuche

Die Vermutung, dass durch die Verwundungen während der Probennahme hohe Jasmonatgehalte erzeugt werden, kann schon dadurch etwas entkräftet werden, dass wir im Juli und August trotz der Zunahme an Verletzungen bereits wieder recht niedrige Werte erreichen. Trotzdem wurde ein Kontrollversuch vorgenommen. Er zeigt aber deutlich, dass selbst durch drastische Verwundung Anfang Juni, extreme Werte nicht induziert werden können. Selbst wenn die verletzten Triebe bis zu vier Stunden an der Mistel verbleiben, werden höchstens Werte um 4.200 pMol erreicht.

Im Oktober erreichen wir durch Verletzung noch Anstiege der Jasmonate bis auf ca. 2.100 pMol, wenn die Triebe nach der Verletzung an der Mistel verbleiben. Werden die Triebe aber nach der Verletzung sofort abgenommen, erhöht sich zwar nach vierstündiger Lagerung vor dem Einfrie-

ren der Ausgangswert um das Dreifache, bleibt jedoch auf einem sehr niedrigen Niveau von 150 pMol.
Dies zeigt deutlich, dass eine Verwundung durch die Probennahme keinen Einfluss auf die Jasmonatgehalte hat.

Wirkungen von Jasmonat auf Krebszellen

Die Ergebnisse von Fingrut und Flescher (2002) zeigen nicht nur die antikanzerogene Wirkung von Jasmonaten an 15 menschlichen Krebszelllinien, sondern auch die Eigenschaft, Apoptose zu induzieren. Ebenfalls erhöhen Jasmonate signifikant die Überlebensrate von Mäusen, die Lymphome aufweisen. Die hohe zytotoxische Wirkung auf Krebszellen bei kaum schädigender Auswirkung auf „normale" Lymphozyten und Erythrozyten (Fingrut und Flescher, 2002; Flescher, 2005) machen uns deutlich, dass wir diese Substanz in Bezug auf die antitumorale Aktivität der Mistel auch weiterhin zu beachten haben.

Die Sommermistel wird zwar zum Ende der Nutationen (also meist Mitte bis Ende Juni) geerntet, aber noch wissen wir nichts darüber, ob, und wenn, wie viel Jasmonat im Heilmittel vorhanden ist. Auch Fragen zu Synergien in der Wirksamkeit mit anderen Mistelinhaltsstoffen sind völlig offen.

Es ist bekannt, dass Jasmonatakkumulation in Pflanzen zur Bildung jasmonatinduzierter Proteine führt (Wasternack und Hause, 2002; Wasternack *et al.*, 2006). So sind zum Beispiel beim Tabak Jasmonat und Methyljasmonat an der vermehrten Synthese und Anreicherung von Lektinen maßgeblich beteiligt (Lannoo *et al.*, 2007). Da Mistellektine auch wichtige antikanzerogene Substanzen sind, sollte die Frage nach deren Zusammenhängen mit den Jasmonaten bearbeitet werden.

Danksagung

Wir danken der Hedwig Dobler-Stiftung, dem Humanus-Institut und der Software AG-Stiftung für ihre finanzielle Unterstützung. Frau Heide-Margrit Fischer danken wir für vielseitige Hilfe.

Literatur

Dorka R. (2006): Die endogenen Wachstumsbewegungen der Weißbeerigen Mistel (*Viscum album* L.), ihre Gestaltentwicklung und die synchrone Differenzierung ihrer Meristeme zu vegetativen und generativen Primordien, Martina Galunder Verlag, Nümbrecht.

Dorka R., Engelmann W., Hellrung W. (2005): Chronobiologische Untersuchungen an *Viscum album* L. und ihre pharmazeutische Relevanz, In: R. Scheer, R. Bauer, H. Becker, V. Fintelmann, F. H. Kemper, H. Schilcher (Hrsg.): Fortschritte in der Misteltherapie – Aktueller Stand und klinische Anwendung, KVC Verlag, Essen, 23–34.

Engelmann W., Sommerkamp A., Veit S., Hans J. (1997): Methyl-jasmonate affects the circadian petal movement of *Kalanchoe* flowers, Biol Rhythm Res 28: 377–390.

Fingrut O., Flescher E. (2002): Plant stress hormones suppress the proliferation and induce apoptosis in human cancer cells, Leukemia 16: 608–616.

Flescher E. (2005): Jasmonates – a new family of antic-cancer agents, Anti-Cancer Drugs 16: 911–916.

Hause B., Stenzel I., Miersch O., Maucher H., Kramell R., Ziegler J., Wasternack C. (2000): Tissue-specific oxylipin signature of tomato flowers – allene oxide cyclase is highly expressed in distinct flower organs and vascular bundles, Plant J 24: 113–126.

Isayenkov S., Mrosk C., Stenzel I., Strack D., Hause B. (2005): Suppression of allene oxide cyclase in hairy roots of *Medicago truncatula* reduces jasmonate levels and the degree of mycorrhization with *Glomus intraradices*, Plant Physiol 139: 1401–1410.

Koda Y. (1992): The role of jasmonic acid and related compounds in the regulation of plant development, International Rev Cytology 135: 155–199.

Lannoo N., Vandenborre G., Miersch O., Smagghe G., Wasternack C., Peumans W., Van Damme E. (2007): The jasmonate-induced expression of the *Nicotiana tabacum* leaf lectin, Plant Cell Physiol 48: 1207–1218.

Miersch O., Neumerkel J., Dippe M., Stenzel I., Wasternack C. (2008): Hydroxylated jasmonates are commonly occurring metabolites of jasmonic acid and contribute to a partial switch-off in jasmonate signaling, New Phytologist 177: 114–127.

Nakamura Y., Miyatake R., Matsubara A., Kiyota H., Ueda M. (2006): Enantio-differential approach to identify the target cell for glucosyl jasmonate-type leaf-closing factor, by using fluorescence-labeled probe compounds, Tetrahedron 62: 8805–8813.

Stenzel I., Hause B., Proels R., Miersch O., Oka M., Roitsch T., Wasternack C. (2008): The AOC promoter of tomato is regulated by developmental and environmental stimuli, Phytochemistry (im Druck).

Stenzel I., Hause B., Maucher H., Pitzschke A., Miersch O., Ziegler J., Ryan C., Wasternack C. (2003): Allene oxide cyclase dependence of the wound response and vascular bundle specific generation of jasmonates in tomato - amplification in wound-signalling, Plant J 33: 577–589.

Ueda M., Nakamura Y. (2007): Chemical basis of plant leaf movement, Plant Cell Physiol 48: 900–907.

Uehlein N., Kaldenhoff R. (2008): Aquaporins and plant leaf movements, Ann Bot 101: 1–4.

Wasternack C. (2007): Jasmonates: An update on biosynthesis, signal transduction and action in plant stress response, growth and development, Ann Bot 100: 681–697.

Wasternack C., Stenzel I., Hause B., Hause G., Kutter C., Maucher H., Neumerkel J., Feussner I., Miersch O. (2006): The wound response in tomato – Role of jasmonic acid, J Plant Physiol 163: 297–306.

Wasternack C., Hause B. (2002): Jasmonates and octadecanoids: Signals in plant stress responses and development, Progr Nucleic Acid Res Mol Biol 72: 165–221.

Dr. Rolf Dorka[1], Dr. Otto Miersch[2], Dr. Bettina Hause[3], Peter Weik[1], Prof. Dr. Claus Wasternack[2]

[1] Carl Gustav Carus-Institut, Gesellschaft zur Förderung der Krebstherapie e. V., Niefern-Öschelbronn

[2] Leibniz-Institut für Pflanzenbiochemie, Abt. Naturstoff-Biotechnologie, Halle (Saale)

[3] Leibniz-Institut für Pflanzenbiochemie, Abt. Sekundärstoffwechsel, Halle (Saale)

Korrespondenzadresse:
Dr. Rolf Dorka
Carl Gustav Carus-Institut
Am Eichhof 30, D-75223 Niefern-Öschelbronn
rolf.dorka@carus-institut.de

Räumliche und zeitliche Dynamik der Viscotoxin- und Mistellektingehalte in der Mistel (*Viscum album* L.)

Viscotoxin and mistletoe lectin contents in *Viscum album* L. – pharmaceutical implications

Konrad Urech, Christoph Jäggy, Gerhard Schaller

Zusammenfassung

Alle zugelassenen Präparate von *Viscum album* sind Gesamtextrakte. Die Zusammensetzung der pharmakologisch wichtigen Viscotoxine (VT) und Mistellektine (ML) in diesen Präparaten hängt wesentlich von der Herkunft des Pflanzenmaterials ab. Wir untersuchten deshalb die Wirtsspezifität der VT-Muster, VT- und ML-Konzentrationen der verschiedenen Organe und ihre jahreszeitliche Dynamik in der Pflanze *Viscum album*. Die VT-Muster unterschieden sich charakteristisch in den drei europäischen Unterarten von *Viscum album*, auch wenn diese gemeinsam auf dem einzigen bekannten „trivalenten" Sammelwirt, dem Ginster *Cytisus x praecox*, wuchsen. Hohe Konzentrationen von VT fanden sich in den generativen Kurztrieben, den Blättern und jungen Stängeln. Senker enthielten kein oder nur Spuren von VT. VT A2 und A3 waren in den Blättern und jungen Stängeln vorherrschend. VT B hingegen war das Hauptviscotoxin in den alten Stängeln und der einzige Vertreter in den Senkern. ML war mit maximalen Konzentrationen in den alten Stängeln und in den Senkern angehäuft. Hohe Konzentrationen von ML befanden sich auch in den generativen Kurztrieben. Im Jahreslauf der Mistelblätter erschien ein Peak von maximalen Konzentrationen bei den VT im Juni (20 mg/g Trockensubstanz, TS) und bei den ML im Dezember (bis 2 mg/g TS).

Die Resultate zur Dynamik von VT und ML in Raum und Zeit zeigen, dass es für die pharmazeutischen Verfahren notwendig ist, die Unterartspezifität zu berücksichtigen und definierte Organe des Mistelbusches und feste Erntezeiten zu benutzen, um die Variabilität des Pflanzenmaterials zu minimieren. Juni und Dezember als zwei hervorragende Momente unterschiedlicher physiologischer Zustände der Mistel werden in der anthroposophischen Pharmazie der

Iscadorpräparate berücksichtigt. Durch die Ernte der Mistel zu diesen Zeiten werden separate Extrakte aus Sommer- und Wintermisteln hergestellt, die schließlich zum Präparat gemischt werden.

Schlüsselwörter: *Viscum album*, Viscotoxine, Mistellektine, Unterarten von *Viscum album*, Jahreszeitliche Veränderungen, Pharmazeutische Implikationen

Summary
As all approved preparations of *Viscum album* are total extracts the origin of plant material might be decisive for their viscotoxin (VT) and mistletoe lectin (ML) composition. Therefore, we analysed host specificity of the VT-patterns, VT and ML contents of the different organs and followed their kinetic behaviour in the cycle of mistletoe.
The subspecies-specific patterns of the VT-isoforms in the three European subspecies of *Viscum album* were conserved also on the only collective host of *Cytisus x praecox*. VT was accumulated in high concentrations only in the generative short shoots, leaves and young stems. Sinkers contained no or only traces of VT. VT A2 and A3 represented the predominant isoform of VT in the leaves and young stems whereas VT B was the main VT in the old stems and the only one in the sinkers. ML was accumulated with maximum concentrations in the old stems and sinkers. High concentrations of ML were present also in the generative short shoots. In the cycle of mistletoe leaves VT showed a peak of maximum concentrations in June (20 mg/g dry weight, dw) and ML in December (up to 2 mg/g dw).
The results imply that these dynamics of ML and VT concentrations of *Viscum album* in space and time have to be considered in mistletoe pharmaceutics. With respect to host specificity, organ specificity and seasonal fluctuations of VT- and ML-contents defined hosts and organs and fixed harvesting seasons have to be used to minimize variabilities of the plant material. Anthroposophical pharmacy of the Iscador preparations consider June and December as the two exceptional months for ML- and VT-concentrations in the cycle of mistletoe physiology. In these months, mistletoe is harvested and extracted, the extracts are blended to create the final products.

Keywords: *Viscum album*, viscotoxins, mistletoe lectins, subspecies of *Viscum album*, seasonal variations, pharmaceutical implications

Einleitung

In der anthroposophischen Pharmazie werden Wirtsbäume, Organe und die jahreszeitliche Entwicklung der Mistel in differenzierter Weise berücksichtigt. Diese Herstellungsverfahren wurden aus einer ganzheitlichen Betrachtung der Mistel heraus festgelegt (Fintelmann, 2002). Das Vorkommen einzelner pharmakologisch wichtiger Substanzen der Mistelpflanze war bei der Festlegung der Verfahren noch weitgehend unbekannt. Heute sind drei verschiedene Gruppen von glykosylierten Isolektinen, Mistellektine I (ML I), ML II und ML III (Luther und Becker, 1987; Pfüller, 2000) und sieben verschiedene Viscotoxine (Viscotoxine A1, A2, A3, B, B2, C1, 1-PS; Schaller *et al.*, 1998; Kahle *et al.*, 2005; Romagnoli *et al.*, 2003) als pharmakologisch wichtige Eiweißverbindungen von *Viscum album* entdeckt und ihr Molekularbau gut untersucht.

Wenig aber ist bekannt über ihr Vorkommen in der Mistelpflanze. Als Gesamtextrakte sind alle kommerziellen Mistelpräparate in ihren Substanzkompositionen weitgehend abhängig vom naturgegebenen Zustand in der Mistelpflanze. Aus diesem Grunde untersuchten wir die räumliche und zeitliche Dynamik der ML- und VT-Gehalte der Mistel. Die Bedeutung dieser Dynamik für die pharmazeutischen Verfahren der Mistelpräparate wird diskutiert.

Material und Methoden

Probenahmen

Für die Analyse der Unterarten von *Viscum album* wurden Mistelzweige bestehend aus Blättern und zwei Generationen von Stängeln (*Viscum album* ssp. *album* auf *Malus, Populus, Robinia, Betula, Quercus, Ulmus* und *Cytisus x praecox* Bean; *Viscum album* ssp. *abietis* auf *Abies*; *Viscum album* ssp. *austriacum* auf *Pinus*) im Juni resp. Dezember geerntet. Zur Untersuchung der verschiedenen Organe des Mistelbusches wurden zwei Büsche im April und ein Busch im September in die unten angeführten Organe aufgetrennt. Für den jahreszeitlichen Verlauf wurden zweimal pro Monat Blätter von sechs größeren, gut gewachsenen Büschen während zwei Versuchsperioden von je fast zwei Jahren gepflückt.

Herstellung der Extrakte

Die Proben wurden sofort mit Mörser und Pistill in flüssigem N_2 zu feinem Pulver zerrieben, lyophilisiert und in evakuierten Röhrchen bei -20 °C aufbewahrt. Zur Bestimmung der Viscotoxine wurde zweimal in 0.2 M Essigsäure mit einem Polytron-Homogenisator und anschließender Zentrifugation extrahiert. Für die Mistellektine erfolgte eine erste Extraktion in PBS und zur Verhinderung allfälliger Bindungen an unlösliche Polysaccharide ein zweite mit 0.2 M Galaktose/0.2 M N-Acetylgalactosamin in PBS.

Analytische Methoden

Die quantitative Bestimmung der Gesamtmenge ML und der VT-Isoformen (A1, A2, A3, B, 1-PS und U-PS; PS-V ist die Summe von 1-PS und U-PS) erfolgte durch Methoden, die in unserem Labor entwickelt und validiert wurden (VT: HPLC nach Schaller *et al.*, 1998; ML: ELISA mit monoklonalen Antikörpern nach Jäggy *et al.*, 1995; U-PS wurde in die Auswertungen einbezogen, obwohl es sich um ein Gamma-Thionin zu handeln scheint, Kahle *et al.*, 2005). Die drei ML-Isoformen (ML I, ML II, ML III) wurden nach Auftrennung der gereinigten, reduzierten ML mit SDS-PAGE densitometrisch gemessen (Urech *et al.*, 2006).

Resultate

Viscotoxinmuster in *Viscum album* auf den natürlichen Wirten und auf *Cytisus x praecox* Bean

Unsere Untersuchungen zur Mistelkultivierung zeigten, dass der Gartenginster *Cytisus x praecox* als Sammelwirt für alle drei europäischen Unterarten von *Viscum album* (ssp. *album*, ssp. *abietis*, ssp. *austriacum*) dienen kann (Schaller *et al.*, 1998). Diese Entdeckung des ersten „trivalenten" Sammelwirtes gab die Möglichkeit zu überprüfen, ob die unterartspezifischen, charakteristischen VT-Muster erhalten bleiben, auch wenn die Nadelholzmisteln, *Viscum album* ssp. *abietis* und *Viscum album* ssp. *austriacum*, auf einem Laubholzwirt wachsen.

In der Tabelle 1 sind die VT-Muster der drei Unterarten auf den natürlichen Wirten denjenigen auf *Cytisus x praecox* gegenübergestellt. Auf den natürlichen Wirten wie auch auf dem Laubholzwirt *Cytisus x praecox* zeigte die Tannenmistel einen sehr hohen Anteil von VT A3 (über 70 %) sowie Anwesenheit von PS-V und die Kiefernmistel große Mengen von PS-V (ca. 80 %) sowie fehlendes A1. Erwartungsgemäß enthielt die Laubholzmistel auch auf dem Ginster relativ ausgeglichene Anteile der VT-Isoformen.

Tab. 1: Viscotoxinmuster in den drei europäischen Unterarten von *Viscum album* auf ihren natürlichen Wirten und auf dem Sammelwirt *Cytisus x praecox* (VT A1, A2, A3, B und PS-V in % der Gesamtviscotoxinmenge, Mittelwerte aus n Pflanzen, ± SD, nd = nicht detektierbar)

	Wirt	n	Viscotoxinanteil (%)				
Viscum album Unterart			A1	A2	A3	B	PS-V
album	Laubholz		16.2 ± 3.6	34.6 ± 6.5	39.7 ± 5.6	9.6 ± 3.6	n.d.
	Cytisus x praecox	6	13.9 ± 4.9	46.2 ± 8.5	31.4 ± 5.5	8.4 ± 5.1	n.d.
abietis	*Abies pectinata*	18	6.2 ± 2.4	0.5 ± 1.4	74.0 ± 4.3	4.8 ± 3.8	14.4 ± 3.5
	Cytisus x praecox	4	7.6 ± 3.2	n.d.	74.2 ± 7.3	0.6 ± 1.2	17.8 ± 4.9
austriacum	*Pinus sylvestris*	14	n.d.	1.8 ± 1.6	3.8 ± 2.3	14.4 ± 8.5	79.9 ± 7.1
	Cytisus x praecox	2	n.d.	0.9 ± 1.2	8.5 ± 7.4	n.d.	91.4 ± 7.1

Viscotoxine und Mistellektine in den verschiedenen Organen eines Mistelbusches

Die höchsten Konzentrationen von VT (bis über 8 mg/g TS) befanden sich in den peripheren Organen, den generativen Kurztrieben und den Blättern (Abb. 1). Mit zunehmendem Alter der Stängel verminderten sich die VT-Konzentrationen. Im zentralen Organ, im Senker, fehlten die VT ganz oder waren nur in Spuren vorhanden. Der zur Peripherie hinweisenden, zentrifugalen Geste der VT stand eine dazu polare zentripetale Tendenz der ML gegenüber.

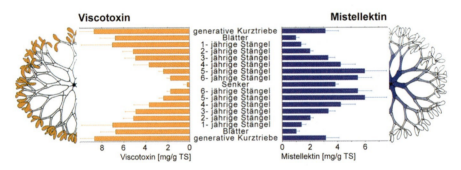

Abb. 1: Verteilung der Gesamtmengen von VT und ML im Busch von *Viscum album* ssp. *album* auf *Malus domestica*. VT und ML wurden in folgenden Organen quantitativ gemessen: Senkern, 1-, 2-, 3-, 4-, 5-, 6-jährigen Stängeln, Blättern und blütentragenden Kurztrieben (Mittelwerte aus drei verschiedenen Büschen, ± SD). Zur Veranschaulichung der Substanzverteilung im Mistelbusch wurden die Messwerte entsprechend der Anordnung der Organe im Mistelbusch dargestellt.

Die Blätter enthielten die geringsten ML-Konzentrationen. Die Stängel akkumulierten mit zunehmendem Alter steigende Mengen von ML. Höchste Konzentrationen (4–6 mg/g TS) befanden sich im Zentrum des Mistelbusches, in den alten Stängeln und im Senker. Die blütentragenden Kurztriebe enthielten ebenfalls relativ große Mengen von ML.

Die Analyse der VT-Isoformen in den verschiedenen Organen ergab das folgende Resultat (Abb. 2): Die % Anteile der VT A1, A2 und A3 nahmen gegen das Zentrum des Mistelbusches hin ab. Sie fehlten vollständig in den Senkern. Allfällige Vorkommen von VT in den Senkern bestanden zu 100 % aus VT B. In den Blättern und jungen Stängeln war sein Anteil unter 10 %. Mit zunehmendem Alter der Stängel fanden sich zunehmende Anteile von VT B.

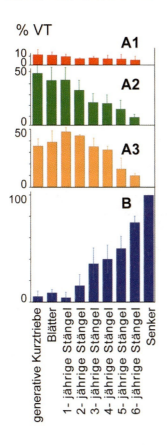

Abb. 2: Viscotoxinmuster (VT A1, A2, A3 und B in % der Gesamtmenge der Viscotoxine) in den verschiedenen Organen (Senker, Stängel, Blätter und blütentragende Kurztriebe) eines Busches von *Viscum album* ssp. *album* auf *Malus domestica* (Mittelwerte aus drei verschiedenen Büschen, ± SD)

Die Verteilung der ML-Isoformen im Mistelbusch zeigte folgende Charakteristika (Abb. 3): Im Fruchtfleisch der Beeren war ausschließlich ML I vorhanden. In den peripheren Organen (generative Kurztriebe, Blätter und junge Stängel) war ML I ca. viermal resp. zweimal geringer konzentriert als ML II resp. ML III. ML II erwies sich in den alten Stängeln und in den Senkern als Hauptvertreter der ML. Auch ML III war in den älteren Stängeln höher konzentriert als in den peripheren Organen.

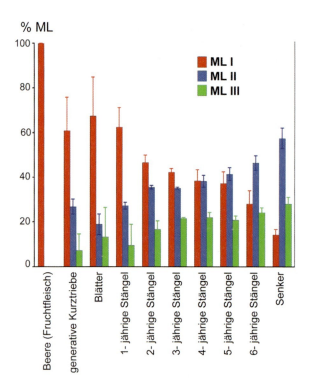

Abb. 3: ML-Isoformen in den verschiedenen Organen (Senker, Stängel verschiedenen Alters, Blätter, blütentragende Kurztriebe und Fruchtfleisch) eines Busches von *Viscum album* ssp. *album* auf *Malus domestica* (ML I, ML II und ML III in % der Gesamtmenge der ML, ± SD)

VT- und ML- Konzentrationen im Jahreslauf der Blätter von *Viscum album* ssp. *album*

In der vier Jahre umfassenden Untersuchung der jahreszeitlichen Verläufe der VT und ML-Konzentrationen wurden die Blätter der Mistel vom ersten Austreiben im April bis zum Blattfall im Sommer und Herbst des darauf folgenden Jahres verfolgt (Abb. 4). Das Blattwachstum wurde begleitet von einem steilen Anstieg der VT-Konzentration bis zu einem Maximum von durchschnittlich 20 mg/g TS im Juni. Dieses Maximum war gefolgt von einem schnellen Abfallen während der Monate Juli und August und einem flachen Verlauf durch den Herbst und Winter hindurch, um danach im Mai nochmals steil abzusinken, sodass die Blätter beim Blattfall ab dem Monat Juli nur noch geringe Konzentrationen von VT enthielten (weniger als 5 % des maximalen Gehaltes im Juni).

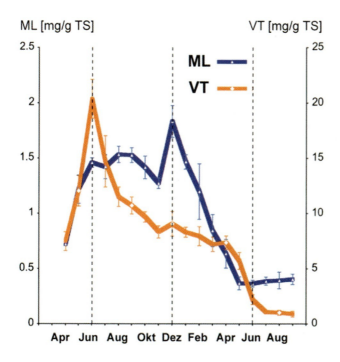

Abb. 4: Konzentration der Gesamtmenge der VT und ML (mg/g Trockensubstanz) im Lebenszyklus der Blätter von *Viscum album* ssp. *album* auf *Malus domestica*

Die Konzentration der Gesamtmenge der ML stieg ebenfalls während der Entwicklung der Blätter bis zum Juni an. Sie blieb danach auf hohem Niveau mit einem deutlichen Maximum von 1.9 mg/g TS im Dezember. Mit der Wintersonnenwende begann ein steiler Abfall der ML-Konzentration. Im Mai wurde ein Plateau von fast 0.4 mg/g TS (ca. 20 % des maximalen Gehaltes im Dezember) erreicht, das bis zum Blattfall erhalten blieb.

Diskussion

Die Zusammensetzung der VT und ML in der Mistelpflanze ist Grundlage pharmakologischer Wirksamkeit der Mistelgesamtextrakte, wie sie in der Misteltherapie eingesetzt werden. Wir untersuchten deshalb die Variabilität dieser pharmakologisch wichtigen Mistelproteine im Naturzusammenhang von *Viscum album*.

Die Herkunft der Mistelpflanze bezüglich Wirtsbaumart wird in der Mistelpharmazie streng beachtet. Tatsächlich gibt es drei Gruppen von charakteristischen Proteinmustern, die sich wirtsbaumabhängig voneinander unterscheiden (Schaller *et al.*, 1998). Die drei Gruppen entsprechen den drei europäischen Unterarten von *Viscum album*, von denen jede ihr eigenes Wirtsbaumspektrum besitzt. Durch die Entdeckung von Sammelwirten der Mistelunterarten (*Genista cinerea*, Grazi und Zemp, 1986; *Cytisus x praecox*, Schaller *et al.*, 1998) gelang es uns zu zeigen, dass die charakteristischen VT-Muster nicht auf einem direkten Einfluss des Wirtes beruhen, sondern von der Mistel selber in ihrer genetischen Prägung der Unterart festgelegt sind.

Die Auswahl der in die pharmazeutische Verarbeitung einbezogenen Organe der Mistel spielt eine wichtige Rolle. Dies zeigen unsere Resultate zu Konzentration und Isoform-Spektrum der VT und ML in den verschiedenen Organen eines Mistelbusches. VT- und ML-Isoformen werden in den verschiedenen Organen unterschiedlich exprimiert. So enthielt z.B. das Fruchtfleisch der Laubholzmistel ausschließlich ML I, während in den Senkern und alten Stängeln ML II Hauptvertreter der ML war. VT A2 und A3 waren in den peripheren Organen in relativ ausgeglichenen Verhältnissen vorhanden. Im Senker aber wird nur VT B exprimiert.

Bisherige Untersuchungen zum Jahreslauf der ML sind schwierig zu interpretieren, weil entweder die entscheidende Zusammensetzung der Organe (Anteil alter und junger Blätter im Extrakt) nicht beachtet wurde (Pfüller, 2000) oder die analytische Methode nur semiquantitativ war (Scheffler *et al.*, 1996). Unsere Untersuchung zum Verlauf von ML und VT in den Blättern verwendete besondere Sorgfalt auf die Probennahme (repräsentative Mischproben von den jeweils gleichen Büschen über den ganzen Lebenszyklus der Blätter), der Extraktherstellung (z.B. Verhinderung der ML-Bindung an unlösliche Polysaccharide) und der Quantifizierung von ML und VT (Verwendung von validierten Methoden). Es zeigte sich, dass die Zeitverläufe der Konzentrationen von ML und VT überraschend unterschiedlich sind. Die hervorragenden Momente im Jahreslauf der Mistel (Maximum der VT- Konzentration im Juni und dasjenige der ML im Dezember) decken sich mit den beiden Erntezeitpunkten, die zur Herstellung von Sommer- und Winterextrakten als Komponenten der Mistelpräparate Iscador in der anthroposophischen Pharmazie verwendet werden.

Literatur

Fintelmann V. (Hrsg.) (2002): Onkologie auf anthroposophischer Grundlage, Verlag J. Mayer, Stuttgart, Berlin.

Grazi G., Zemp M. (1986): *Genista cinerea* DC., ein natürlicher Sammelwirt für *Viscum album* L. ssp. *album* und *Viscum album* ssp. *austriacum* (Wiesb.) Vollmann, Ber. Dtsch. Bot. Ges.: 99, 99–103.

Jäggy C., Musielski H., Urech K., Schaller G. (1995): Quantitative determination of lectins in mistletoe preparations, Arzneim. Forsch./Drug Res. 45 (8): 905–909.

Kahle B., Debreczeni J. E., Sheldrick G. M., Zeeck A. (2005): Vergleichende Zytotoxizitätsstudien von Viscotoxin-Isoformen und Röntgenstruktur von Viscotoxin A3 aus Mistelextrakten, In: Fortschritte in der Misteltherapie. Aktueller Stand der Forschung und klinische Anwendung, R. Scheer, R. Bauer, H. Becker, V. Fintelmann, F. Kemper, H. Schilcher. (Hrsg.), KVC Verlag, Essen, 83–97.

Luther P., Becker H. (1987): Die Mistel, Botanik, Lektine, medizinische Anwendung, Springer-Verlag, Berlin.

Pfüller U. (2000): Chemical constituants of European mistletoe (*Viscum album* L.), In: Büssing A. (ed.): Mistletoe – The genus *Viscum,* Harwood Academic Publishers, Amsterdam, 101–122.

Romagnoli S., Fogolari F., Catalano M., Zetta L., Schaller G., Urech K., Giannattasio M., Ragona L., Molinari H. (2003): MR solution structure of viscotoxin C1 from *Viscum album* species *coloratum* Ohwi: toward a structure-function analysis of viscotoxins, Biochemistry 42 (43):12503–12510.

Schaller G., Urech K., Grazi G., Giannattasio M. (1998): Viscotoxin composition of the three European subspecies of *Viscum album,* Planta Med 64 (7): 677–678.

Scheffler A., Richter C., Beffert M., Errenst M., Scheer R. (1996): Differenzierung der Mistelinhaltsstoffe nach Zeit und Ort, In R. Scheer., H. Becker., P. A. Berg (eds.): Grundlagen der Misteltherapie, Hippokrates-Verlag, Stuttgart, 49–76.

Urech K., Schaller G., Jäggy C. (2006): Viscotoxins, mistletoe lectins and their isoforms in mistletoe (*Viscum album* L.) extracts Iscador – Analytical results on pharmaceutical processing of mistletoe, Arzneim. Forsch./Drug Res. 56 (6a): 428–434.

Dr. Konrad Urech, Christoph Jäggy, Dr. Gerhard Schaller
Verein für Krebsforschung, Institut Hiscia, Arlesheim, Schweiz

Korrespondenzadresse:
Dr. Konrad Urech
Institut Hiscia
Kirschweg 9, CH-4144 Arlesheim
urech@hiscia.ch

Glykanmotive der Mistellektine vom RIP II-Typ in ihrer biologischen Bedeutung

Glycan motivs of mistletoe lectins of the RIP II type and their biological relevance

Uwe Pfüller, Karola Pfüller, Maria Wahlkamp

Zusammenfassung

Die Europäische Mistel (*Viscum album* L.) enthält drei Gruppen von glykosylierten Isolektinen des RIP II-Typs, Mistellektin I (ML I), ML II und ML III, die Kohlenhydrate und Glykokonjugate mit endständigen Galactosyl- und/oder N-Acetyl-galactosamin-Gruppen erkennen. In Fortsetzung früherer Arbeiten über das Glykanmuster der Mistellektine wurden die Glykane der A- und B-Untereinheiten dieser Lektine untersucht und weitgehend identifiziert. Ziel der Untersuchungen ist es, den Einfluss der Glykanseitenketten auf das aktive und passive Bindungsverhalten der Lektine gegenüber Glykantargets sowie Mannose/Fucose spezifischen Lektinen und Antikörpern zu erkunden. Die Resultate belegen, dass neben wenigen dominanten Glykanstrukturen in Abhängigkeit von natürlichen Bedingungen und der Aufarbeitung des Pflanzenmaterials unterschiedlich glykosylierte Lektine vorliegen bzw. entstehen können. ML I and rML zeigen Glykotarget abhängiges Bindungsverhalten abhängig vom Sialinsäuregehalt der Glykokonjugate. Die rML B-Kette wird im Vergleich mit der nativen ML I-B-Kette in ihrer Bindung an Glykokonjugate effizienter durch GalNAc als durch Gal inhibiert. Aus dem komplexen Pool unterschiedlich glykosylierter Mistellektine konnten dominante Glykoformen isoliert und identifiziert werden. Der Vergleich ihrer aktiven und passiven Bindungseigenschaften zeigt deutliche Unterschiede im Bindungsverhalten gegenüber Glykokonjugaten und anderen (Pflanzen)Lektinen. In ihrem Glykanpart trunkierte Mistellektine können sich deutlich hinsichtlich des Bindungsverhaltens und damit auch der biologischen Aktivität unterscheiden.

Schlüsselwörter: *Viscum album*, Glykosylierung, Mistellektine, Glykanmotive, Biomolekulare Interaktions-Analyse, biologische Effekte

Summary

The European Mistletoe (*Viscum album* L.) contains three groups of glycosylated isolectins of the RIP II type, mistletoe lectin I (ML I) , ML II and ML III which recognize sugars and glycoconjugates containing galactose and/or N-acetyl-galactosamine groups. In order to identify the role of glycosylation glycan motivs of several native, deglycosylated native forms and non-glycosylated recombinant forms of ML were compared quantitatively. By comparison with the results of chemical and enzymatic deglycosylation of the denaturated lectins we show which lectin chains are glycosylated and how many sugar side chains form the glycan part of the lectins and which role plays truncation of the glycan chains. The recognition of glycoconjugates by mistletoe lectins is even more complex and also controlled by their own glycan part and the tendency to form dimers and oligomers as observed especially in the case of ML I. ML I and rML show target-depending differences in recognition of sialinic acid containing glycoconjugates. rML B chain is more efficiently inhibited by galNAc than by gal compared with ML I B chain. Removing sugar side-chains from the glycoproteins ML I, ML II and ML III results in an increase of the galNAc-binding ability and a decrease of gal binding. The main results are a) glycosylation degree and pattern of ML are influencing the recognition of galactosyl/acetylgalactosyl groups of the lectin targets, b) fucose and mannose binding plant lectins – serving as models for membrane bound cellular lectins – show a different binding pattern to the truncated ML glycoforms, and c) the recognition of ML glycoforms by a panel of monoclonal antibodies is not influenced markedly contrary to the results giving polyclonal antibodies. The results are discussed in their implication on biological properties and behaviour of mistletoe preparations used therapeutically.

Keywords: *Viscum album*, glycosylation, mistletoe lectins, glycan motive, biomolecular interaction analysis, biological effects

Einleitung

Mistelextrakte werden aufgrund ihrer immunstimulierenden aber auch zytotoxischen Eigenschaften in der adjuvanten Tumortherapie eingesetzt (Schumacher et al., 1996; Thies et al., 2005, Übersicht in Büssing, 2000). Biologisch wirksam sind vor allem die Isolektingruppen der Mistel (Pfüller, 2000) mit Ribosomen inaktivierender Wirkung der Typ-II-Familie und die Viscotoxine. Grundvoraussetzung für die biologische Wirksamkeit der Mistellektine ist ihre Fähigkeit, über die B-Untereinheiten selektiv bis spezifisch Kohlenhydratstrukturen in Lösungen und auf Zellmembranen zu erkennen. Die Isolektingruppen werden nach ihrem elektrophoretischen Verhalten und der Zuckererkennung (Wu et al., 1992; 1995a; 1995b; Müthing et al., 2004) in die Mistellektine I, II und III unterschieden. Während die Galaktose selektiven Isoformen ML I und das N-Acetylgalaktosamin selektive ML III genetisch determinierte Unterschiede aufweisen, ist die Struktur des ML II noch nicht geklärt. Alle Isoformen der Mistellektine kommen abhängig von natürlichen Bedingungen – Wirtspflanzen, Erntezeitpunkt, Verbreitungsgebiet u.a. – in unterschiedlichen Glykoformen vor (Debray et al., 1992, Zimmermann et al., 1996). Die Glykoformen können quantitativ die Erkennung von Gykokonjugaten beeinflussen und auf passive Weise selbst Target von körpereigenen Lektinen sein.

Material und Methoden

Isolierung der Mistellektine und ihrer Glykoformen

Die Mistellektine ML I, ML II und ML III wurden aus luftgetrocknetem Pflanzenpulver *von Viscum album*, in Einzelfällen aus frischem Presssaft nach Eifler *et al.* (1994) isoliert und affinitätschromatografisch an immobilisierten Lektinen (Concanavalin A (Con A), mannose-spezifisch; *Aleuria aurantia* Lektin (AAL), fucose-spezifisch; Weizenkeim-Agglutinin (WGA), N-Acetylglucosamin-spezifisch) getrennt isoliert.

Analytik

Aus den Hololektinen bzw. den A/B-Untereinheiten wurden hydrolytisch die Oligosaccharide abgespalten. Mit der HPTLC (Hochleistungsdünnschichtchromatografie), der HPLC und durch Vergleich mit authentischen Proben wurde die Struktur der Glykane ermittelt (Zimmermann *et al.*, 1996; Zimmermann und Pfüller, 1998; Kobata und Yamashita, 1993).

Biomolekulare Interaktionsanlyse (BIACORE)

Die Sensorgramme wurden mit dem BIAcore X der Fa. Pharmacia aufgenommen. ASF (Asialofetuin II, Sigma) und andere Lektintargets wurden wie beschrieben (Zimmermann *et al.*, 1996) auf den Sensorchips immobilisiert und eingesetzt.

Ergebnisse

Aus den in einer Reinheit > 96 % isolierten Mistellektinen ML I, II und III konnten affinitätschromatografisch einheitliche Glykoform-Fraktionen erhalten werden, die durch Vergleich mit authentischen Oligosacchariden und durch HPTLC-Kohlenhydratanalysen den in Tab. 1 angegebenen Strukturen zugeordnet wurden.

Interaktion der ML-Glykoformen mit immobilisierten Targets

Bindungsexperimente isolierter Glykoformen der Hololektine bzw. Untereinheiten belegen deren unterschiedliche Erkennbarkeit durch Mannoseerkennende Lektine wie Concanavalin A (Con A), Abb. 2.

Glykanmotive der Mistellektine vom RIP II-Typ

Tab. 1: Resultate der Isolation dominanter Mistellektin-Glykoformen (Affinitätschromatographie an ConA und AAL; HPTLC, Hydrolyse)

Glykoform	A-Kette	B-Kette
ML I-1	[(Man)1-2Man(Xyl)-GlcNAc-GlcNAc(Fuc)-] 1x	[(Man)4-5Man(Xyl)-GlcNAc-GlcNAc(Fuc)-] 2x
ML I-2	[(Man)0-2-Man-GlcNAc-GlcNAc(Fuc)-]	[(Man)0-2Man-GlcNAc-GlcNAc-] 2x
ML II	[(Man)2-3-Man-GlcNAc-GlcNAc(Fuc)-]	[(Man)0-2-Man-GlcNAc-GlcNAc-]
ML III-1 ML III-2	Keine Glykosylierung, keine Glykoformen	[(Man)0-2Man(Xyl)-GlcNAc-GlcNAc(Fuc)-] [(Man)0-2Man(Xyl?)-GlcNAc-GlcNAc-]

Die Abbildung 1 zeigt das Resultat der affinitätschromatografischen Trennung der beiden Isoformen der isolierten ML I-B-Kette.

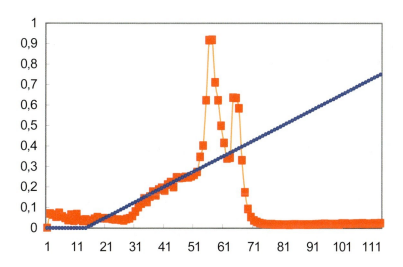

Abb. 1: Affinitätschromatographie der ML I B-Kette-Isoformen an Con A-Sepharose 4B (FPLC-Modus/Shimadzu-HPLC-System)

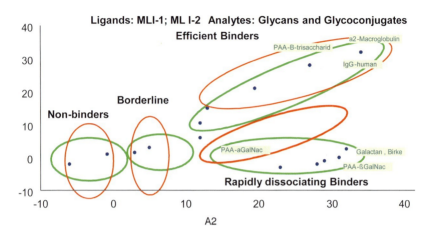

Abb. 2: Unterschiede der immobilisierten Glykoformen ML I-1 (rot) und ML I-2 (grün) in der Effizienz der Bindung von Glykokonjugaten. Die Bindungscharakteristik ist dargestellt als Abhängigkeit der RU-Werte für die Assoziation (Ordinate) und der Dissoziation nach 180 Sekunden (Abszisse).

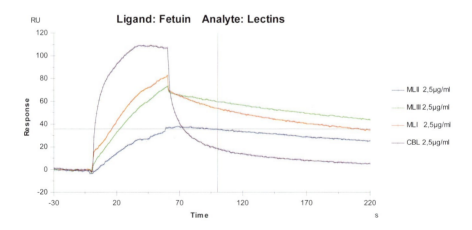

Abb. 3: Bindung der Mistellektine an immobilisierte Glykokonjugate mit freien (Asialofetuin) und sialinisierten endständigen Galaktosylgruppen (Fetuin)

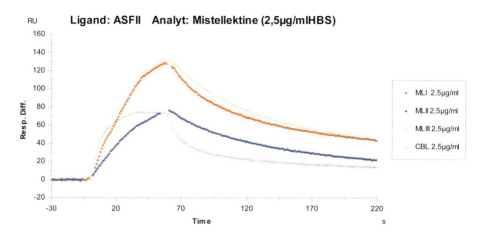

Abb. 4: Sensorgramme der Bindung von Glykoisoformen der ML I B-Kette (Glykoformen gf 1 und gf 2) an immobilisiertes Mannose-bindendes Lektin Con A

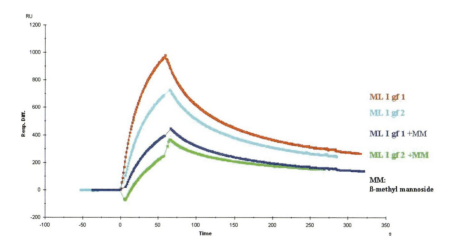

Abb. 5: Sensorgramme der Bindung von Glykoisoformen der ML I A-Kette an das immobilisierte Fucose-bindende AAL *(Aleuria aurantia* Lektin*)*; Glykanstrukturen, vgl. Tab.1

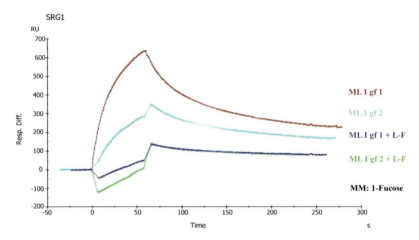

Abb. 6: Sensorgramme der Bindung von Glykoisoformen der ML III B-Kette an immobilisiertes Mannose-bindendes Lektin Con A; Glykanstrukturen, vgl. Tab.1

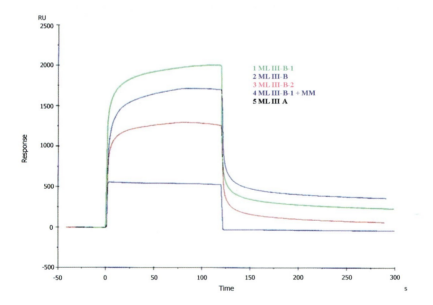

Abb. 7: Bindung der Glykoformen ML I-1, ML I-2 und des glykanfreien rML I (Pfüller et al., 2001) an immobilisierte polyklonale, Protein A-gereinigte Anti-ML-Antikörper (c_{Lektin} = 10 µg/ml HBS)

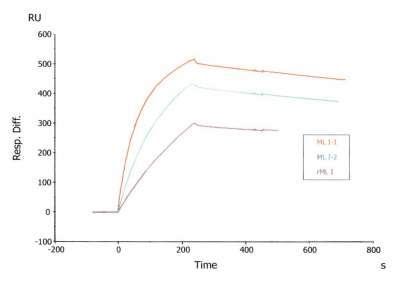

Abb. 8: Erkennung der ML I B-Ketten-Isoformen durch monoklonale anti-ML-Antikörper (Tonevitsky *et al.*, 1995; 1996; 1999) c_{Kette} = 10 µg/ml PBS

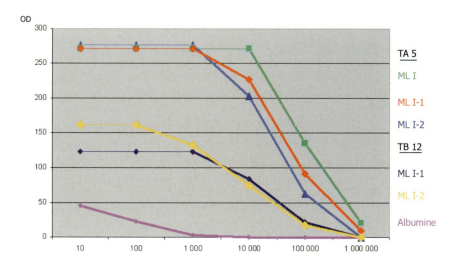

Abb. 9: Erkennung der ML-Hololektine ML I, ML I-1 und ML I-2 durch die monoklonalen Antikörper TA5 und TB12 (Tonevitsky *et al.*, 1995; 1996; 1999)

Diskussion

Der Glykosylierungsgrad und die Struktur der Glykanseitenketten der A- und B-Ketten der Mistellektine wurden weitgehend aufgeklärt, nachdem 1992 von Debray *et al.* erstmals die Glykanketten des Hololektins ML I identifiziert wurden. Wie bereits von Debray *et al.* beschrieben, wurden auch in dieser Untersuchung nur dominante Glykoformen berücksichtigt. Das tatsächliche Glykanmuster der Mistellektine ist deutlich komplexer. Die Glykoformen der Mistellektine zeigen gegenüber Glykokonjugaten ein unterschiedliches Bindungsverhalten (Verhalten als Lektin, Abb. 1–3). Damit ist belegt, dass der Glykananteil der Mistellektine die Zuckerbindungsfähigkeit und damit die Erkennung von Targetmolekülen beeinflusst (Pfüller *et al.*, 2001). Auch als Targets für Mannose/Fucose/GlucNac erkennende Lektine zeigen die Glykoformen der Mistellektine ein differenziertes Bindungsverhalten (Verhalten als Glykokonjugat, Abb. 5–7). Polyklonale anti-Mistellektin-Antikörper (Tonevitsky *et al.*, 1999; Stein *et al.*, 1999) binden unterschiedlich die Glykoformen der Mistellektine (Abb. 7), während monoklonale Antikörper die ML I Isoformen ML I-1 und ML I-2 mit markanten Unterschieden in der Glykosylierung der A-Kette kaum diskriminieren (Abb. 8 und 9).

Für die Glykoformen und das recombinante rML I wurden um den Faktor 2–5 unterschiedliche Zytotoxizitäten gegenüber Molt4-Zellen bestimmt (Daten nicht gezeigt).

Mistellektine, isoliert aus Frischpflanzen, sind in der Regel höher glykosyliert. Lektine, die aus Trockenmaterial isoliert wurden, weisen geringere Gehalte an Xylose und Fucose auf.

Daraus ergibt sich, dass das Glykoform-Spektrum der Lektine in Mistelpräparaten Schwankungen unterworfen ist, die Einfluss nehmen auf die Bildung multimolekularer Wirkkomplexe (Edlund *et al.*, 2000) und somit auf die biologische Gesamtwirkung gegenüber Targetmolekülen und Target-Zellen.

Danksagung

Wir danken dem Bundesministerium für Bildung und Forschung, WTZ RUS, Projekte 2004–2008, der Arbeitsgruppe Industrieforschung (AIF) und der Helixor Heilmittel GmbH & Co. KG für die Förderung dieser Untersuchungen.

Literatur

Büssing A. (Ed.) (2000): Mistletoe – The genus *Viscum*, Harwood Academic Publishers, Amsterdam.

Debray H., Wieruszeski J.-M., Strecker G., Franz H. (1992): Structural Analysis of the Carbohydrate Chains Isolated from Mistletoe (*Viscum album*) Lectin I, Carbohydrate Res. 236: 135.

Edlund U., Hensel A., Fröse D., Pfüller U., Scheffler A. (2000): Polysaccharides from fresh *Viscum album* L. berry extract and their interaction with *Viscum album* agglutinin I, Arzneim.-Forsch./Drug Res. 50: 645–651.

Eifler R., Pfüller K., Göckeritz W., Pfüller U. (1993): Improved procedures for isolation of mistletoe lectins and their subunits: lectin pattern of the European Mistletoe, In J. Basu, M. Kundu, P. Chakrabarti (eds.): Lectins: Biology, Biochemistry, Clinical Biochemistry, volume 9, Wiley Eastern Ltd., India: 144–155.

Kobata A., Yamashita K. (1993): Fractionation of oligosaccharides by serial affinity chromatography with use of immobilized lectin columns, In M. Fukuda and A. Kobata (eds.): Glycobiology: A practical approach, IRL Press, Oxford, United Kingdom: 103–126.

Müthing J., Meisen I., Bulau P., Langer M., Witthohn K., Lentzen H., Neumann U., Peter-Katalinić J. (2004): Mistletoe lectin I is a sialic acid-specific lectin with strict preference to gangliosides and glycoproteins with terminal Neu5Ac alpha 2-6Gal beta 1-4GlcNAc residues, Biochemistry 43: 2996–3007.

Pfüller U. (2000): Chemical constituents of European Mistletoe (*Viscum album* L. In A. Büssing (ed.): Mistletoe – The genus *Viscum*, Harwood Academic Publishers, Amsterdam: 101–122.

Pfüller U., Mengs U., Schwarz T., Witthohn K., Pfüller K. (2001): Natürliche Mistellektine und das rekombinante Mistellektin im Vergleich – Biochemische und Biologische Eigenschaften, In R. Scheer, R. Bauer, H. Becker, P. A. Berg, V. Fintelmann (Hrsg.): Die Mistel in der Tumortherapie, KVC Verlag, Essen, 3–13.

Schumacher U., Schumacher D., Schwarz T., Pfüller U. (1996): Cell biological and immunopharmacological investigations on the use of mistletoe lectin I (MLI), In: D. Loew, N. Rietbrock (Hrsg.): Phytopharmaka II, Steinkopfverlag, Darmstadt, 199–204.

Stein G. M., Pfüller U., Berg P. A. (1999): Recognition of different antigens of mistletoe extracts by antimistletoe lectin antibodies, Cancer Lett 135, 165–170.

Thies A., Nugel D., Pfüller U., Moll I., Schumacher U. (2005): Influence of mistletoe lectins and cytokines induced by them on cell proliferation of human melanoma cells *in vitro*, Toxicology 207: 105–116.

Tonevitsky A. G., Rakhmanova V. A., Agapov I. I., Shamshiev A. T., Usacheva E. A., Prokoph'ev S. A., Denisenko O. N., Alekseev Yu. O., Pfüller U. (1995): The interaction of anti-MLI monoclonal antibodies with isoforms of the lectin from *Viscum album*, Immunology Lett. 44, 31–34; Mol. Biol. 30, No 2 (1996): Part 2, 248–253; Arzneim.-Forsch./Drug Res. 49 (1999): 970–976.

Wu A. M., Song S. C., Hwang P. Y., Wu J. H., Pfüller U. (1995a): Interaction of mistletoe toxic lectin-I with sialoglycoproteins, Biochem. Biophys. Res. Comm. 214: 396–402.

Wu A. M., Song S. C., Wu J. H., Pfüller U., Chow L. P., Lin J. Y. (1995b): A sheep hydatid cyst glycoprotein as receptors for three toxic lectins, as well as *Abrus precatorius* and *Ricinus communis* agglutinins, Biochim. Biophys. Acta 1243: 124–128.

Wu A. M., Chin L. K., Franz H., Pfüller U., Herp A. (1992): Carbohydrate Specificity of the Receptor sites of Mistletoe Toxic Lectin I, Biochim. Biophys. Acta 1117: 232–234.

Zimmermann R., Wahlkamp M. Göckeritz W., Pfüller U. (1996): Glycosylation Pattern of Mistletoe Lectins, In E. van Driessche, P. Rougé, S. Beeckmans, T. C. Bøg-Hansen (eds.): Lectins: Biology, Biochemistry, Clinical Biochemistry, Vol. 11, Textop, Hellerup (Denmark), 123–126.

Zimmermann R., Pfüller U. (1998): Glycosylation Pattern of Mistletoe Lectins. In: COST 98, Effects of antinutrients on the nutritional value of legume diets. Vol. 5: 55–62, Official Report of the EEC, Bruxelles.

Prof. Dr. Uwe Pfüller, Dr. Karola Pfüller, Maria Wahlkamp
Institut für Phytochemie, Private Universität Witten/Herdecke gGmbH

Korrespondenzadresse:
Professor Dr. Uwe Pfüller
Institut für Phytochemie, Fakultät für Biowissenschaften,
Private Universität Witten/Herdecke gGmbH,
Stockumer Straße 10, D-58453 Witten
uwep@uni-wh.de

Selbstspaltung von Mistellektin I in die A- und B-Kette durch eine Thiol-Disulfid-Austauschreaktion

Self-cleavage of mistletoe lectin I into the A and B subunits by thiol-disulfide exchange reaction

Uwe Pfüller, Karola Pfüller

Zusammenfassung

Die Lektine ML I, ML II und ML III der Mistel zeigen die typische A-S-S-B-Struktur der Ribosomen inaktivierenden Proteine vom Typ II und erkennen Glykokonjugate mit endständigen Galaktosyl- bzw. N-Acetylaminogalaktosyl-Resten. Die Untereinheiten A und B sind über eine interchenare Disulfidbrücke verbunden; die B-Kette enthält außerdem vier intrachenare Disulfidbrücken. Die interchenare Disulfidbrücke des ML I wird überraschenderweise auch bei Abwesenheit reduzierender Agentien gespalten, wie die SDS-PAGE unter nichtreduzierenden Bedingungen zeigt. Diese Selbstspaltung lässt sich durch Thiolgruppen modifizierende Reagentien vollständig inhibieren. In der vorliegenden Arbeit wird gezeigt, dass die Selbstspaltung des Hololektins ML I Resultat einer Thiol-Disulfid-Austauschreaktion ist, die unter denaturierenden Bedingungen begünstigt wird. Voraussetzung dafür ist eine freie Thiolgruppe in Nachbarschaft zur interchenaren Disulfidbrücke. Im nativen ML I konnten tatsächlich bis zu 0,4 Thiolgruppen pro Mol Monomer nachgewiesen werden.
Selektive Fluoreszenzmarkierung freier Thiolgruppen im ML I belegt eindeutig das Vorliegen freier Thiolgruppen ausschließlich in der B-Untereinheit. Die Relevanz dieses Befundes für die Handhabung, Formulierung und Anwendung von Mistellektinen und Mistelpräparaten wird diskutiert. Ungeklärt bleibt die Frage, warum ML I einer Selbstspaltung unterliegen kann, nicht aber das ML II oder das ML III. Die Thiol-Disulfid-Isomerisierung des ML I kann seine aktuelle Konzentration in Extrakten und Präparationen und die Funktionalität als Hololektin beeinflussen.

Schlüsselwörter: *Viscum album,* Mistel, Lektin, BIACORE, Thiol-Disulfid-Austauschreaktion, Selbstspaltung, Untereinheiten, Elektrophorese, SDS, biologische Effekte

Summary

Mistletoe has been shown to contain three groups of lectins of therapeutic interest belonging to class II of ribosome-inactivating proteins (RIP II). The lectins ML I, ML II and ML III share the typical A-S-S-B structure of RIP II and recognize galactoside/N-acetyl-galactosaminide containing glycoconjugates. The subunits are connected via an interchenar disulfide bond which can easily be broken in the absence of reducing agents as shown by SDS-PAGE electrophoresis. The self cleavage of interchenar disulfide bond is completely inhibited by thiol-oxidizing or -blocking reagents like iodacetamide. The cleavage of the hololectin into the A and B subunits is the result of an intra-protein thiol-disulfide exchange reaction by which a disulfide bond is formed and rearranged in a protein. A thiol group (as thiolate) located close to the interchenar disulfid bond attacks this own disulfide bond. The content of free thiol groups in native ML I of different origin amounts up to 0.4 per monomer molecule. Using fluorescence labelling techniques and thiol specific reagents the critical free thiol group was localized in the B chain which contains four disulfide bonds. The labelled ML I isoforms were analyzed by sodium dodecyl sulfate-polyacrylamide gel electrophoresis (SDS-PAGE). Obviously one disulfide bridge in the B chain can be open to a small extent. Effects and agents driving and facilitating the thiol/disulfide exchange reaction are higher temperature, denaturating agents like SDS, chaotropic ions, and basic conditions. Therefore, we examined the effect of these agents at pH 7–9 and at moderately enhanced temperatures on purified ML I isoforms. There remains the question whether disulfide bond isomerization is going on in ML I but not in ML II and ML III. Thiol-disulfide isomerization in ML I may affect the actual concentration in extracts and preparations and even the function of this hololectin. Possible implications for the formulation and handling of mistletoe extracts and preparations were discussed.

Keywords: *Viscum album*, lectin, BIACORE mistletoe lectin I, thiol-disulfide exchange, self-cleavage, subunits, electrophoresis, SDS, biological effects

Einleitung

Die Lektine ML I, ML II und ML III der Mistel zeigen die typische Struktur A-S-S-B der Ribosomen inaktivierenden Proteine vom Typ II und erkennen Glykokonjugate mit endständigen Galaktosyl- bzw. N-Acetylaminogalaktosyl-Resten. Die Untereinheiten A und B sind über eine interchenare Disulfidbrücke verbunden; die B-Kette enthält außerdem vier intrachenare Disulfidbrücken. Die interchenare Disulfidbrücke des ML I kann überraschenderweise auch bei Abwesenheit reduzierender Agentien gespalten werden, wie die SDS-PAGE unter nichtreduzierenden Bedingungen zeigt. Selbstspaltung über Thiol-Disulfidaustauschreaktionen ist ein allgemeines Phänomen in der Proteinchemie (Gilbert, 1990).

Material und Methoden

Isolierung der Mistellektine

Die Mistellektine ML I, ML II and ML III aus *Viscum album* L. und die Untereinheiten wurden wie beschrieben isoliert und charakterisiert (Eifler *et al.*, 1994).

Markierung und Blockierung der Thiolgruppen

Die Lektine wurden mit Iodacetamid (Sigma) blockiert sowie mit Pyrenylmaleinimid fluoreszenzmarkiert (Molecular Probes Inc.).

Ergebnisse

Von allen RIP II-Mistellektinen wird nur ML I unter den Probenvorbereitungs-Bedingungen der SDS-PAGE bis zu 40 % in die Untereinheiten in Abwesenheit von Reduktionsmitteln wie Mercaptoethanol gespalten (Abb. 1, Spur 2 von links). Nach Blockierung freier Thiolgruppen mit Iodacetamid vor der Zugabe von SDS-Probenpuffer werden keine freien Ketten mehr beobachtet (Spur 5).

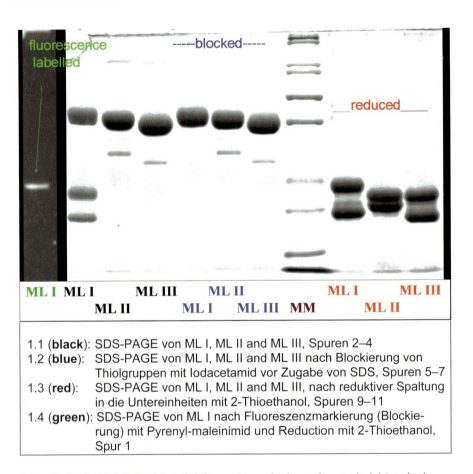

Abb. 1: SDS-PAGE der Mistellektine unter reduzierenden und nicht-reduzierenden Bedingungen nach Laemmli (1970) (Spuren 1-11; MM: Molmarker)

1.1 (**black**): SDS-PAGE von ML I, ML II and ML III, Spuren 2–4
1.2 (**blue**): SDS-PAGE von ML I, ML II and ML III nach Blockierung von Thiolgruppen mit Iodacetamid vor Zugabe von SDS, Spuren 5–7
1.3 (**red**): SDS-PAGE von ML I, ML II and ML III, nach reduktiver Spaltung in die Untereinheiten mit 2-Thioethanol, Spuren 9–11
1.4 (**green**): SDS-PAGE von ML I nach Fluoreszenzmarkierung (Blockierung) mit Pyrenyl-maleinimid und Reduction mit 2-Thioethanol, Spur 1

Tab. 1: Gehalt der Mistellektine an freien Thiolgruppen

Lektin	Gehalt an Thiolgruppen
ML I	0.1–0.4 Mol SH/Mol
ML II	<< 0.05 Mol SH/Mol
ML III	<< 0.05 Mol SH/Mol

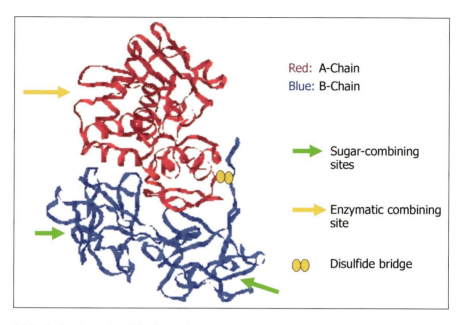

Abb. 2: Struktur des RIP II Lektins ML I (Niwa *et al.*, 2003; Sweeney *et al.*, 1998; Voelter *et al.*, 2001)

Diskussion

Innerhalb der Isolektingruppen des RIP II-Typs der Mistel zeigt nur das ML I das Phänomen der Selbstspaltung in die Untereinheiten A und B unter denaturierenden Bedingungen (Abb. 1). Thiolgruppen blockierende Reagentien inhibieren diese Reaktion vollständig. Diese Selbstspaltung des Hololektins ML I ist das Ergebnis einer Thiol-Disulfid-Austauschreaktion. Voraussetzung dafür ist das Vorliegen einer freien Thiolgruppe in der Nähe der interchenaren Disulfidbrücke in Gegenwart von denaturierenden Reagentien wie SDS. Die Thiolgruppe (als Thiolat) spaltet reduktiv die interchenare Disulfidbrücke und wird selbst Teil einer intrachenaren Disulfidbrücke. Der Gehalt an freien Thiolgruppen in nativen ML I-Chargen unterschiedlicher Herkunft liegt bei maximal 0.4 Mol SH pro Mol Monomer ML I (Tab. 1). Über die Fluoreszenzmarkierung mit einem fluoreszierenden Thiolgruppen blockierenden Reagenz konnte die freie Thiolgruppe ausschließlich in der B-Kette von ML I lokalisiert werden (Abb. 1). Offensichtlich ist im nativen ML I in der B-Kette eine Disulfidbrücke zu einem geringen Anteil geöffnet. Begünstigt wird die Thiol/Disulfid-Austauschreaktion durch denaturierende Einflüsse wie SDS, höhere Temperatur, chaotrope Ionen und basische Bedingungen bei pH > 7,5. Offen ist die Frage, warum ML II und ML III die beschriebene Selbstspaltung nicht zeigen. Die Thiol/Disulfid-Austauschreaktion in ML I kann die aktuelle Konzentration von biologisch aktivem ML I in Extrakten und Präparationen sowie die Funktion dieses Hololektins beeinflussen und besonders bei niedrigen Konzentrationen zu Lektinverlusten führen.

Danksagung

Wir danken dem Bundesministerium für Bildung und Forschung und der EU COST 98/Short terme scientific mission für die Förderung der Arbeiten.

Literatur

Eifler R., Pfüller K., Göckeritz W., Pfüller U. (1994): Improved procedures for isolation of mistletoe lectins and their subunits: lectin pattern of the European mistletoe, In J. Basu, M. Kundu, P. Chakrabarty (eds.): Lectins: Biology, Biochemistry, Clinical Biochemistry, Wiley Eastern Limited, New Delhi, India, 144–151.

Gilbert H. F. (1990): Molecular and Cellular Aspects of Thiol-Disulfide Exchange, Adv Enzymol Relat Areas Mol Biol 63: 69–172; (1995) Method Enzymol 251: 8–28.

Laemmli U. K. (1970): Cleavage of structural proteins during the assembly of the head of bacteriophage T_4, Nature 227: 680–685.

Niwa H., Tonevitsky A. G., Agapov I., Saward S., Pfüller U., Palmer R. (2003): Crystal structure at 3 A of mistletoe lectin I, a dimeric type- II ribosome-inactivating protein, complexed with galactose, Eur J Biochem. 270: 2739–2749.

Pfüller U. (2000): Chemical constituents of European mistletoe (*Viscum album* L.). Isolation and characterisation of the main relevant ingredients: lectins, viscotoxins, oligo-/polysaccharides, flavonoides. In A. Büssing (ed.): Mistletoe. The *Genus Viscum*. Harwood Academic Publishers, Amsterdam, 101–122.

Sweeney E. C., Tonevitsky A. G., Palmer R., Niwa H., Pfüller U., Eck J., Lentzen H., Kirpichnikov M. P. (1998): Mistletoe lectin I forms a double trefoil structure, FEBS 431: 367–370.

Voelter W., Maier T, Wacker R, Franz M., Stoeva S. (2001): Mistellektin I – neuer Aspekte zur Glycosylierung, Primär- und Sekundärstruktur, In R. Scheer, R. Bauer, H. Becker, P. A. Berg, V. Fintelmann (Hrsg.): Die Mistel in der Tumortherapie – Grundlagenforschung und Klinik, KVC Verlag Essen, 15–34.

Prof. Dr. Uwe Pfüller, Dr. Karola Pfüller
Institut für Phytochemie, Private Universität Witten/Herdecke gGmbH

Korrespondenzadresse:
Professor Dr. Uwe Pfüller
Institut für Phytochemie, Fakultät für Biowissenschaften
Private Universität Witten/Herdecke gGmbH
Stockumer Straße 10, D- 58453 Witten
uwep@uni-wh.de

Interaktion von Mistellektin I mit Arabino-galaktan-Proteinen aus *Echinacea purpurea* L. Moench

Interaction of lectin from *Viscum album* L. with arabinogalactan-proteins from *Echinacea purpurea* L. Moench

Birgit Classen, Bernadette Herbst, Wolfgang Blaschek, Karola Pfüller, Uwe Pfüller

Zusammenfassung

Aus dem Presssaft von *Echinacea purpurea* wurde nach Tangentialflussfiltration (MWCO 50 kDa) durch spezifische Fällung mit β-glucosyl Yariv Reagenz ein hochmolekulares Arabinogalaktan-Protein (AGP) isoliert. Die Strukturanalyse des Kohlenhydratanteils des AGPs zeigte typische Charakteristika eines Typ II Arabinogalaktans: ein Rückgrat aus 1,3-verknüpfter β-D-Galaktose, welche häufig in Position 6 1,6-verknüpfte β-D-Galaktopyranosyl-Seitenketten trägt. Diese Galaktose-Seitenketten sind wiederum verzweigt und tragen terminale und 1,5-verknüpfte α-L-Arabino-furanosen sowie terminale β-D-Glukuronsäuren. Eine milde saure Partialhydrolyse führte zum Verlust der meisten Arabinosereste an der Peripherie des Moleküls und somit zu einem Galaktan-Protein (GP). Um neue Erkenntnisse über die Bindungskapazitäten von Mistellektin I (ML I) zu gewinnen, wurde das AGP aus *Echinacea purpurea* mit Hilfe der biomolekularen Interaktionsanalyse (BIACORE) auf Interaktion mit ML I getestet. Parallel dazu wurden GP sowie ein synthetisch hergestelltes Ara-Gal-Oligosaccharid im gleichen Testsystem untersucht. Alle drei Saccharide führten zu einer Reduktion der Bindung von ML I an den immobilisierten Liganden Asialofetuin, wobei GP die stärkste Affinität zu ML I aufwies.

Schlüsselwörter: *Viscum album*, *Echinacea purpurea*, Arabinogalaktan-Protein, Strukturaufklärung, Lektin, BIACORE

Summary

From pressed juice of *Echinacea purpurea*, a high-molecular-weight arabinogalactan-protein (AGP) was isolated by tangential cross flow filtration (MWCO 50 kDa), followed by specific precipitation with β-glucosyl-Yariv reagent.

Structural analyses of the polysaccharide moiety of AGP revealed typical features of a type II arabinogalactan: the backbone is composed of 1,3-linked β-D-galactose, highly branched at position 6 to 1,6-linked β-D-galactopyranosyl side chains. These side chains are substituted with terminal and 1,5-linked α-L-arabinofuranose and terminal β-D-glucuronic acid residues.

Partial acid hydrolysis of the AGP led to loss of most arabinose residues at the periphery of the molecule, resulting in a galactan-protein (GP).

In order to gain new information about binding capacities of mistletoe lectin I (ML I), the AGP from *Echinacea purpurea* was tested for interaction with ML I using biomolecular interaction analysis (BIACORE). In comparison, GP and a synthetic Ara-Gal-oligosaccharide were investigated in the same test system. All three saccharides caused reduction of binding of ML I to the immobilized ligand asialofetuin, GP showing the strongest affinity to ML I.

Keywords: *Viscum album*, *Echinacea purpurea*, arabinogalactan-protein, structure elucidation, lectin, BIACORE

Einleitung

Aufgrund ihrer immunstimulierenden Eigenschaften spielen Mistelextrakte heute eine wichtige Rolle in der adjuvanten Tumortherapie. Für die Wirkung werden hauptsächlich die Mistellektine verantwortlich gemacht, bei denen es sich um Ribosomen inaktivierende Proteine vom Typ II handelt. Klinische Studien haben u.a. gezeigt, dass Mistellektin I in der Lage ist, die Sekretion von Zytokinen und Interleukinen zu steigern und die Anzahl natürlicher Killerzellen zu erhöhen. Der erste notwendige Schritt auf dem Weg zu einer biologischen Aktivität ist die Erkennung und Bindung der Lektine an Kohlenhydratepitope auf der Oberfläche immunkompetenter Zellen. Das Wissen über die Bindungskapazitäten von Mistellektinen ermöglicht daher eine bessere Abschätzung ihres medizinischen Potentials. Aus diesem Grund wurde die Interaktion des ML I mit einem Arabinogalaktan-Protein aus *Echinacea purpurea* mit Hilfe der biomolekularen Interaktionsanalyse (BIACORE) untersucht. Arabinogalaktan-Proteine (AGPs) gehören zur Klasse der hydroxyprolinreichen pflanzlichen Glykoproteine. Sie besitzen einen geringen Proteinanteil von meist unter 10 %, an den durch O-Glykosylierung von Hydroxyprolinresten Arabinogalaktane gebunden sind. Vergleichend wurden auch die Affinitäten des partialhydrolysierten AGPs sowie eines synthetisch hergestellten Ara-Gal-Oligosaccharids zu ML I getestet.

Material und Methoden

Isolierung des AGPs

Aus dem Presssaft der oberirdischen Teile von *Echinacea purpurea* (Madaus AG, Köln) wurde mit β-glucosyl Yariv Reagenz ein AGP ausgefällt (Classen *et al.*, 2000).

Synthese des Oligosaccharids

Ein 1,6-verknüpftes Galaktose-Nonasaccharid, welches mit drei Arabinoseresten substituiert ist, wurde in der Arbeitsgruppe von Prof. F. Kong synthetisiert (Li und Kong, 2004).

Uronsäurereduktion

Die Reduktion der Carboxylgruppen des AGPs wurde mit N-Cyclohexyl-N`-[2-(N-methylmorpholino)-ethyl]-carbodiimid-4-toluolsulphonat und Natriumbordeuterid durchgeführt (Taylor und Conrad, 1972).

Partialhydrolyse

Das AGP wurde in 12,5 mM Oxalsäure erhitzt (100 °C, 5 h), abgekühlt und durch Zugabe von Ethanol bis zu einer Endkonzentration von 80 % (V/V) bei 4 °C ausgefällt. Nach dem Abzentrifugieren (20000 g, 10 min) wurde das partialhydrolysierte AGP (= GP) zweimal mit Ethanol gewaschen und anschließend gefriergetrocknet.

Methylierungsanalyse

Die Verknüpfungen der Monosaccharide des Kohlenhydratteils des uronsäurereduzierten sowie des partialhydrolysierten AGPs wurden nach Methylierungsanalyse (Harris et al., 1984) durch GLC-MS mit einer Permabond® OV-1701-Säule (25 m L, 0,25 mm ID) (Macherey & Nagel, Deutschland) bestimmt.

BIACORE

Die biomolekularen Interaktionsanalysen wurden mit einem BIACORE System von Pharmacia (Upsala, Schweden) nach Edlund et al., 2000, durchgeführt. Als bindender Ligand diente Asialofetuin; die Analyten wurden in HEPES gepufferter Kochsalzlösung, pH 7.4, in folgenden Konzentrationen gelöst: ML I 50 µg/ml, AGP, GP, Ara-Gal-Oligosaccharid 0,5 mg/ml. Alle Bindungsexperimente wurden bei einer Flussrate von 10 µl/s mit einem Injektionsvolumen von 20 µl durchgeführt; zur Desorption wurde $MgCl_2$ (2 mol/l) verwendet.

Ergebnisse

Durch Fällung mit dem β-Glucosyl Yariv Reagenz, welches spezifisch AGPs bindet, wurde aus dem Presssaft von *Echinacea purpurea* ein AGP mit einer Ausbeute von 0,4 % (bez. auf das Trockengewicht des Presssaftes) gewonnen.

Analytik des Kohlenhydratteils

Methylierung

Die Methylierungsanalyse ermöglicht Aussagen über die im Polysaccharid vorkommenden Monosaccharide und ihren Verknüpfungstyp. Dabei werden zunächst alle im Polysaccharid frei vorliegenden Hydroxylgruppen methyliert und dann nach Hydrolyse und Reduktion alle aus glykosidischer Bindung und Halbacetalbildung freigesetzten Hydroxylgruppen acetyliert. Die entstehenden PMAAs (partiell methylierte Alditolacetate) werden per GLC-MS analysiert. Anhand der Lage von Methyl- und Acetylgruppen kann gefolgert werden, wo sich im Ausgangsmolekül freie OH-Gruppen bzw. Bindungsstellen befunden haben. Abbildung 1 zeigt die Totalionenchromatogramme der aus AGP und GP entstandenen PMAAs. Die Partialhydrolyse führt zum Verlust des größten Teils der Arabinose, während der Hauptteil der Galaktose im Polysaccharid verbleibt.

Im AGP aus *Echinacea* kommt Galaktose ausschließlich in pyranosidischer Form und hauptsächlich als Verzweigungspunkt in 1,3,6-Verknüpfung vor. Weiterhin tritt die Galaktose in größeren Mengen auch in 1,6- sowie in 1,3-Verknüpfung auf. Arabinose liegt stets furanosidisch vor und ist hauptsächlich terminal, z. T. auch 1,5-verknüpft. Damit kann der Polysaccharidanteil dieses AGPs dem Arabinogalaktan Typ II zugeordnet werden (Aspinall, 1973).

Der Vergleich von AGP und GP zeigt, dass der Verlust der Arabinosereste zu einem Anstieg der terminalen sowie der 1,6-verknüpften Galaktosereste führt. Während der Gehalt an 1,3-verknüpfter Galaktose in AGP und GP ungefähr gleich bleibt, nimmt der Anteil an 1,3,6-verknüpfter Galaktose bei Arabinoseverlust ab. Insgesamt lässt sich schließen, dass Mono- bzw. Oligosaccharide aus Arabinose im nativen AGP hauptsächlich an die 3-Position der 1,3,6-Galaktose bzw. in geringerem Umfang an die 6-Position von 1,6-Galaktose gebunden waren. Da der Gehalt an 1,3-Galaktose gleich bleibt, ist dieser Baustein wahrscheinlich Bestandteil des Polysaccharidrückgrates und nicht mit Arabinosen verknüpft. Da Glukuronsäure nach der Partialhydrolyse noch vorhanden ist, muss sie an Galaktose gebunden sein. Die Auswertung über FID ergab die in Tabelle 1 dargestellten Verknüpfungstypen der Monosaccharide.

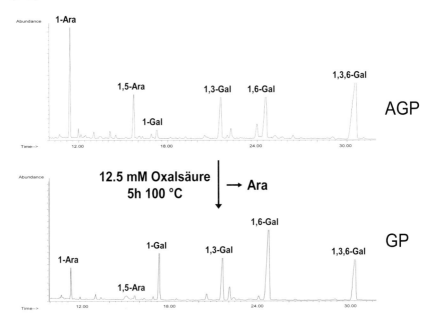

Abb. 1: Totalionenchromatogramme von AGP und GP nach GLC-MS

Tab. 1: Bindungstypanalyse des Kohlenhydratteils von AGP und GP

Monosaccharid	Verknüpfung	AGP [mol%]	GP [mol%]
Ara$f$	terminal	23,7	7,2
Ara$f$	5-	8,7	2,2
Gal$p$	terminal	1,9	13,9
Gal$p$	3-	10,9	15,0
Gal$p$	6-	14,7	35,9
Gal$p$	3,6-	30,0	20,4
GlcAp	terminal	5,3	vorhanden*
andere		4,8	5,4

* qualitativer Nachweis mittels HPTLC

BIACORE

Bekanntermaßen weist Mistellektin I hohe Affinität zu Asialofetuin auf. Um die Bindungskapazitäten von ML I bzgl. des Arabinogalaktan-Proteins zu analysieren, wurde Asialofetuin auf einem Biosensor Chip immobilisiert und die Interaktion mit ML I in Ab- oder Anwesenheit von AGP, GP und des Ara-Gal-Oligosaccharids (OS) getestet. Alle drei Saccharide führten zu einer deutlichen Reduktion der Bindung von ML I an Asialofetuin, so dass man folgern kann, dass ML I Affinität zu den auf diesen Sacchariden vorhandenen Zuckerepitopen besitzt. Das durch Partialhydrolyse gewonnene Galaktan-Protein zeigte dabei die stärkste Bindung an ML I und reduzierte dessen Bindung an Asialofetuin um ca. 70 % (Abbildung 2).

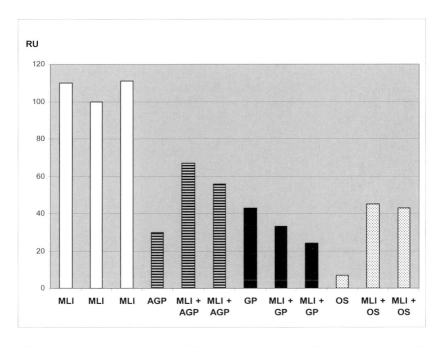

Abb. 2: Bindungsaffinität von ML I zu Asialofetuin in Ab- und Anwesenheit von Arabinogalaktan-Protein (AGP), Galaktan-Protein (GP) und Ara-Gal-Oligosaccharid (OS)

Diskussion

Abbildung 3 zeigt die Struktur des synthetischen Oligosaccharids bzw. Strukturvorschläge für die Polysaccharidanteile von AGP und GP.

= Galaktose   ◯ = Arabinose   ⦂ = Glukuronsäure

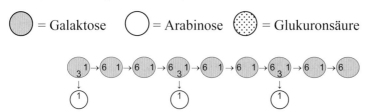

Abb. 3a: Struktur des synthetischen Ara-Gal-Oligosaccharids (OS)

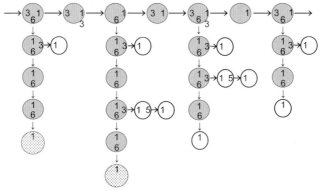

Abb. 3b: Strukturvorschlag für den Polysaccharidanteil des AGPs

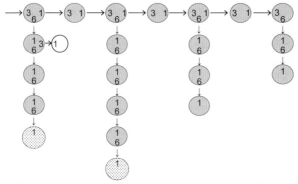

Abb. 3c: Strukturvorschlag für den Polysaccharidanteil des GPs

Bei der B-Kette des ML I handelt es sich um ein Galaktose- und/oder Sialinsäure-spezifisches Lektin mit zwei oder sogar mehr Zuckerbindungsstellen (Müthing et al., 2004; Mikeska et al., 2005). Es konnte auch gezeigt werden, dass ML I an saure Rhamnogalakturonane aus Mistelbeeren bindet (Edlund et al., 2000) und mit Arabinogalaktan-Proteinen aus Mistelkraut interagiert (siehe Herbst et al., Beitrag in diesem Buch). Ein aus dem Pressaft von *Echinacea purpurea* isoliertes AGP, welches strukturelle Ähnlichkeit zu dem AGP aus Mistelkraut aufweist, bindet ebenfalls an ML I. Nach Abspaltung der Arabinosereste durch saure Partialhydrolyse verstärkte sich die Bindungsaffinität. Dieses Ergebnis bestätigt die Spezifität des ML I für Galaktose. Nach Lee et al. (1992) ist vor allem eine freie OH-Gruppe an Position 4 der Galaktose entscheidend für die Interaktion mit ML I, so dass AGPs vermutlich auch deshalb gute Liganden für ML I sind, weil diese OH-Gruppe stets frei zugänglich ist. Auch die Beobachtung, dass höhermolekulare Galaktose-Liganden höhere Affinität zu ML I aufweisen als reine Galaktose (Lee et al., 1992), wird durch unsere Ergebnisse gestützt. Es lässt sich schließen, dass ML I gute Bindungskapazitäten für 1,3,6-, 1,3- sowie vor allem für 1,6-verknüpfte Galaktoseoligomere aufweist, wie sie in den Seitenketten vieler Arabinogalaktan-Proteine vorkommen.

Danksagung

Wir danken Herrn Prof. Dr. F. Kong (Chinese Academy of Sciences, Beijing, China) für die Bereitstellung des synthetischen Oligosaccharids.

Literatur

Aspinall G. O. (1973): Carbohydrate polymers of plant cell walls, In: F. Loewus (Ed.): Biogenesis of plant cell wall polysaccharides. Academic Press, New York, 95.

Blakeney A. B., Harris P. J., Henry R. J., Stone B. A. (1983): A simple and rapid preparation of alditol acetates for monosaccharide analysis, Carbohydr Res 113: 291–299.

Classen B., Witthohn K., Blaschek W. (2000): Characterization of an arabinogalactan-protein isolated from pressed juice of *Echinacea purpurea* by precipitation with the β-glucosyl Yariv reagent, Carbohydr Res 327: 497–504.

Edlund U., Hensel A., Fröse D., Pfüller U., Scheffler A. (2000): Polysaccharides from fresh *Viscum album* L. berry extract and their interaction with *Viscum album* agglutinin I, Arzneim.-Forsch/Drug. Res. 50 (II), Nr. 7: 645–651.

Harris P. J., Henry R. J., Blakeney A. B., Stone B. A. (1984): An improved procedure for the methylation analysis of oligosaccharides and polysaccharides, Carbohydr Res 127: 59–73.

Lee R. T., Gabius H.-J., Lee Y. C. (1992): Ligand binding characteristics of the major mistletoe lectin, J Biol Chem 267: 23722–23727.

Li A., Kong F. (2004): Syntheses of arabinogalactans consisting of beta-(1→6)-linked D-galactopyranosyl backbone and alpha-(1→3)-linked L-arabinofuranosyl side chains, Carbohydr Res 339: 1847–1856.

Mikeska R., Wacker R., Arni R., Singh T. P., Mikhailov A., Gabdoulkhakov A., Voelter W., Betzel C. (2005): Mistletoe lectin I in complex with galactose and lactose reveals distinct sugar-binding properties, Acta Cryst F 61: 17–25.

Müthing J., Meisen I., Bulau P., Langer M., Witthohn K., Lentzen H., Neumann U., Peter-Kataliníc J. (2004): Mistletoe lectin I is a sialic acid-specific lectin with strict preference to gangliosides and glycoproteins with terminal Neu5Ac alpha 2-6Gal beta 1-4GlcNAc residues, Biochemistry 43: 2996–3007.

Taylor R. L., Conrad H. E. (1972): Stoichiometric depolymerization of polyuronides and glycosaminoglycuronans to monosaccharides following reduction of their carbodiimide-activated carboxyl groups, Biochemistry 11: 1383–1388.

Bernadette Herbst[1], PD Dr. Birgit Classen[1], Prof. Dr. Wolfgang Blaschek[1], Dr. Karola Pfüller[2], Prof. Dr. Uwe Pfüller[2]

[1] Pharmazeutisches Institut, Christian-Albrechts-Universität zu Kiel
[2] Phytochemisches Institut, Private Universität Witten/Herdecke gGmbH

Korrespondenzadresse:
PD Dr. Birgit Classen
Pharmazeutisches Institut, Christian-Albrechts-Universität zu Kiel
Gutenbergstraße 76, D-24118 Kiel
bclassen@pharmazie.uni-kiel.de

Immuno-PCR – Hochempfindlicher Proteinnachweis: Ergebnisse der Analytik von nativem Mistellektin in humanen Serumproben

Immuno-PCR – Highly Sensitive Protein Detection: Results of the Detection of Native Mistletoe Lectin in Human Serum Samples

Michael Adler, Jürgen Eisenbraun

Zusammenfassung
Die Kombination der robusten ELISA-Analytik mit der hochempfindlichen PCR-Signalverstärkung zur „Immuno-PCR" erlaubt eine 100–10.000fache Verstärkung der Nachweisempfindlichkeit konventioneller Testverfahren. Eine entsprechende Imperacer® Immuno-PCR Methode zum Nachweis von nativem Mistellektin im Serum nach subkutaner Injektion des Mistelextraktes abnobaVISCUM® Fraxini wurde von Chimera Biotec entwickelt, validiert und an verschiedenen Patientenproben zum Einsatz gebracht.

Schlüsselwörter: ELISA, Immuno-PCR, Imperacer®, Mistellektin, Pharmakokinetik

Summary
The combination of the robust ELISA technique with the highly sensitive signal amplification by PCR increases conventional assay sensitivity by factor 100 to 10,000. This method is termed "Immuno-PCR". A tailored Imperacer® Immuno-PCR for the detection of native mistletoe lectin in serum after subcutaneous injection of the mistletoe extract abnobaVISCUM® Fraxini was developed, validated and applied by Chimera Biotec for the detection of the target antigen in different patient samples.

Keywords: ELISA, Immuno-PCR, Imperacer®, Mistletoe lectin, Pharmacokinetics

Einleitung

ELISA-Analytik, Immuno-PCR-Signalverstärkung und Imperacer®-Anwendung

Der zunehmende Fortschritt im Verständnis und der Anwendung sowohl neuartiger als auch altbewährter Arzneimittel führt zu einer stetigen Steigerung ihrer therapeutischen Effizienz. Mit der Entdeckung, Erforschung und Anwendung hocheffizienter Wirkstoffe steigt aber zugleich auch der Bedarf für eine entsprechende Nachweistechnologie, die es erlaubt, sowohl Funktionsweise als auch kinetische Parameter wie beispielsweise Anreicherung oder Abbau im Detail zu studieren.

Eine Schlüsseltechnologie für den gezielten Nachweis therapeutischer Wirkstoffe sind dabei immunologische Verfahren, die durch den Einsatz maßgeschneiderter Antikörper ihr jeweiliges Ziel-Antigen auch in Körperflüssigkeiten wie Serum- bzw. Plasmaproben hochspezifisch identifizieren können. Für die eigentliche Analytik wird dabei zusätzlich eine enzymatische Signalverstärkung herangezogen, die das Bindungsereignis z.B. durch eine messbare Farbreaktion erst auswertbar macht. In dieser Form ist der ELISA (Enzyme Linked Immuno Sorbent Assay, Abb. 1) zu einem Standardverfahren geworden, dass durch methodische Einfachheit Antikörper für fast beliebige Zielverbindungen, hohe Robustheit sowie einheitliche Formate der benötigten Materialien und Geräte weite Verbreitung gefunden hat (Crowther, 1995; Raem und Rauch, 2007). Allerdings ist festzuhalten, dass bei „konventionellen" enzymatischen Signalverstärkungs-Reaktionen immer nur eine lineare Signalverstärkung erfolgt – aus einem Molekül eines nicht-farbigen Substrates wird auch nur genau ein Molekül eines farbigen Produktes erzeugt.

Die bei weitem stärkste enzymatische Signalverstärkung findet sich im Gegensatz dazu für ein eher außergewöhnliches Substrat: Im Zuge der Prozessierung der DNA, dem Trägermolekül der Erbinformation, kommt es zu einer Verdopplung des Moleküls. Führt man diese Reaktion in einem sich wiederholenden Zyklus mehrfach hintereinander durch, wobei die Produkte einer Verdopplung jeweils wieder als Ausgangsmaterial der nachfolgenden Verdopplung dienen, ist eine exponentielle Signalverstärkung zugänglich. Dieser Effekt ist von dem Gedankenexperiment bekannt, auf einem Schachbrett mit einem Reiskorn auf Feld A1 zu beginnen und pro Feld die

Zahl der Reiskörner zu verdoppeln – nach 64 Feldern übersteigt die Zahl der benötigten Reiskörner diejenige der Sterne im bekannten Universum. Die Anwendung dieser außerordentlich effizienten Vervielfältigbarkeit einzelner DNA-Moleküle hat sich in Form der Polymerase-Kettenreaktion (PCR) als Initialzündung für die ganze Bandbreite moderner Nukleinsäureanalytik erwiesen (Mullis und Faloona, 1987; Newton und Graham, 1994). Allerdings ist die „Molekülvervielfältigung" der PCR naheliegenderweise auch auf Nukleinsäuremoleküle beschränkt, da nur für diese ein entsprechender Satz von Enzymen verfügbar ist.

In der Methode der Immuno-PCR (Sano *et al.*, 1992) ist erstmals die exponentielle Signalverstärkung der PCR mit dem flexiblen Antigen-Nachweis beliebiger Zielverbindungen eines ELISA verbunden worden: Hierbei wurden die im ELISA typischen Antikörper-Enzymkonjugate durch Antikörper-DNA-Konjugate ersetzt und in einem nachfolgenden PCR-Schritt – analog zur Enzymreaktion eines „konventionellen" ELISAs – die Antigen gebundenen DNA-Moleküle vervielfältigt (Abb. 1). Mit diesem Ansatz konnte in einer Reihe von Modellstudien eine im Mittel ca. 1000fache Steigerung der Nachweisempfindlichkeit der jeweiligen ELISAs erreicht werden.

Die Anwendung der Immuno-PCR stieß dabei in der Praxis allerdings auf zwei massive Hindernisse, die in der Anfangsphase ihre Verbreitung auf einen sehr eingeschränkten Nutzerkreis limitierten:
1. Die Verknüpfung von Antikörpern und DNA ist ein nicht-triviales synthetisches Problem, das entweder durch eine anspruchsvolle und entsprechende Erfahrung sowie Ausrüstung voraussetzende Kopplungschemie (Hendrickson *et al.*, 1995) oder durch ein in der Handhabung aufwändiges mehrstufiges Kopplungsverfahren (Zhou *et al.*, 1993) gelöst werden kann.
2. Der Nachweis der DNA, die im Gegensatz zu den im konventionellen ELISA genutzten Farbreaktionen eben nicht farbig ist, erfordert einen zusätzlichen Analyseschritt, um die erzeugten Signalmoleküle quantifizieren zu können (Niemeyer *et al.*, 1997).

Die in jüngster Zeit erfolgte Weiterentwicklung der Immuno-PCR-Technologie zur Imperacer® Analytik (Chimera Biotec GmbH) hat sich dieser Herausforderungen angenommen. Durch die unter standardisierten Bedingungen entwickelten und gefertigten kompletten Kit-Lösungen sowie durch eine real-time-Erfassung der DNA-Moleküle mittels Produkt-DNA

spezifischer Fluoreszenzsonden noch während ihrer Vervielfältigung (Adler *et al.*, 2003) erlaubt sie erstmals einem breiteren Nutzerkreis die Anwendung des hochempfindlichen Verfahrens (Adler, 2005; Niemeyer *et al.*, 2005; Niemeyer *et al.*, 2007). Imperacer® bedeutet dabei:
1. Erhöhte Sensitivität im Vergleich mit konventionellen Assays, nutzbar für bessere Nachweisempfindlichkeit und/oder kleinere Probenvolumina.
2. Großer (linear-)dynamischer Bereich für quantitative Nachweise.
3. Erhöhte Robustheit durch die Möglichkeit, biologisches Probenmaterial zur Minimierung von Hintergrundeffekten in stabilisierenden Puffern verdünnen zu können.
4. Vereinfachung der klassischen Immuno-PCR-Methodik durch angepasste Protokolle, Reagenzien und SOPs.

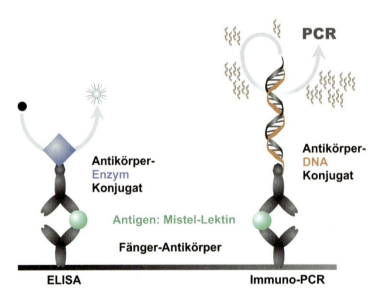

Abb. 1: Vergleich der ELISA (Enzyme Linked Immuno Sorbent Assay) und der Imperacer® Immuno-PCR Technologie. Während im konventionellen ELISA (links) ein Antikörper-Enzymkonjugat zur Signalerzeugung eingesetzt wird, verwendet die Imperacer®-Technologie ein Antikörper-DNA-Konjugat und zyklische DNA-Vervielfältigung. Für Details siehe Text.

abnobaVISCUM® – Natives Mistellektin als Zielverbindung für Imperacer®

Mit dem unter GMP-Bedingungen hergestellten Mistelpräparat abnobaVISCUM® Fraxini 20 mg liegt ein seit Jahrzehnten bewährtes Arzneimittel vor, dessen besondere Eigenschaften sich vor allem durch den Extraktionsprozess mit Hilfe eines Pressverfahrens unter einer Schutzatmosphäre begründen.

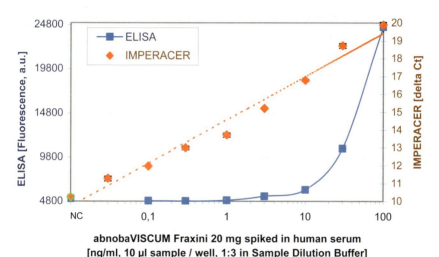

Abb. 2: Vergleich von Fluoreszenz-ELISA und Imperacer®-Ergebnissen zum Nachweis des nativen Mistellektins in gespikten humanen Serumproben. Während der konventionelle ELISA nur ein kleines Nachweisfenster von hohen Konzentrationen des Lektins zulässt, erlaubt der Imperacer® einen sehr breiten Nachweisbereich mit hoher Linearität des Konzentration/Signalverhältnisses und einer Nachweisgrenze unter 100 pg/ml (1 pg absolut). Imperacer® Signale sind bezogen auf die Zunahme eines produktspezifischen Fluoreszenzsignals während der real-time PCR („delta Ct").

Für die weitergehende Untersuchung des Einsatzes von abnobaVISCUM® Fraxini 20 mg, speziell der subkutanen Anwendung in der ergänzenden Behandlung von Krebspatienten, ergab sich der Bedarf einer studienbegleitenden Lektin-Analytik, die den Herausforderungen einer verträglichen

Dosierung sowie dem im zeitlichen Verlauf deutlich abnehmendem Gehalt des Mistellektins in Serum/Plasmaproben während einer pharmakokinetischen Studie begegnen konnte. Da entsprechende Arbeiten zum Nachweis des rekombinanten Mistellektins in Patienten-Plasmaproben mit einer modifizierten Immuno-PCR-Anwendung bereits erfolgreich durchgeführt werden konnten (Adler *et al.*, 2005; Schoffski *et al.*, 2004), lag die Entwicklung einer maßgeschneiderten Imperacer®-Analytik auch für das native Mistellektin in abnobaVISCUM® Fraxini 20 mg Extrakten nahe. Durch die methodischen Fortschritte der Imperacer®-Technologie konnte dabei auch eine weitere Verbesserung der Sensitivität und Robustheit erreicht werden, wie sie für die erwarteten niedrigen Serumspiegel nach einer subkutanen Anwendung erforderlich sein würde.

Material und Methoden

Die Entwicklung und Anpassung einer Imperacer®-Analytik an eine neue Zielverbindung folgt einem standardisierten Ablaufschema, das nacheinander die verschiedenen Herausforderungen des Nachweises in biologischen Systemen bearbeitet:

In einer ersten Machbarkeitsstudie wird die generelle Kompatibilität der Kombination aus Zielverbindung und biologischer Matrix mit den Imperacer®-Reagenzien untersucht. Ein lektinspezifisches Antikörper DNA-Konjugat wurde synthetisiert und getestet. Dabei wurden erwartungsgemäß für Mistellektin und Human-Serumproben keine Komplikationen beobachtet und ein Satz an Startbedingungen für die nachfolgende Assay-Optimierung konnte festgelegt werden.

Die Optimierung der Methodik ist der Hauptteil der Analytik-Entwicklung, in dem durch systematische Parametervariation (z.B. Reagenzienkonzentrationen, Pufferzusammensetzung, Dauer und Bedingungen von Inkubationsphasen, Ermittlung einer geeigneten Eichreihe, etc.) die einzelnen Arbeitsschritte auf maximale Effizienz und Sensitivität sowie einfache und robuste Handhabkeit an die jeweilige Fragestellung angepasst werden. Als entscheidend beim Umgang mit biologischem Probenmaterial (z. B. Blut, Serum, Plasma) erweist sich dabei eine Probenverdünnung in einem geeigneten Puffer zur Minimierung von störenden Hintergrundeffekten. Während konventionelle Nachweisverfahren durch eine Probenverdünnung zwar auch robuster werden, dabei jedoch erheblich an Nachweisempfindlichkeit verlieren, ermöglicht die deutlich gesteigerte Sensitivität der Imperacer® Technologie in Verbindung mit ihrem großen dynamischen Bereich eine Probenverdünnung ohne nennenswerte Verluste an Nachweisempfindlichkeit. Dementsprechend wurde für den Nachweis des Mistellektins unter Verwendung gespiketer menschlicher Serumproben (sowohl standardisiertes Serum als auch individuell unterschiedliche Einzelproben) ein maßgeschneiderter Imperacer®-Assay entwickelt, der im direkten Vergleich mit einem unter identischen Bedingungen durchgeführtem Kontroll-ELISA eine ca. 100fache Steigerung der Sensitivität des Quantifizierungsbereiches erlaubt (Abb. 2). Die pro Probe (Doppelbestimmung) erforderliche Menge an Serum belief sich dabei aufgrund einer 1+2 (1:3) Verdünnung in Puffer auf lediglich ca. 20 µl (je 10 µl Probe in total 30 µl Assayvolumen/ well). Für die Bestimmung des Quantifizierungsbereiches wurde an dieser Stelle auch erstmals eine reale Probe einer subkutanen abnobaVISCUM® Fraxini 20 mg Anwendung mittels Imperacer® untersucht. Hierbei wurden Konzentrationen des Lektins von 300 pg/ml – 1,1 ng/ml gefunden, weswegen eine hochauflösende kurze Eichreihe von 100 pg/ml–6 ng/ml für die nachfolgenden Quantifizierungen als Standard festgesetzt wurde. Da sich bemerkbare Unterschiede in der Höhe des Hintergrundsignals wie auch in der Steigung der Eichreihen verschiedener Individuen zeigten, wurde im Interesse einer individuell möglichst präzisen Bestimmung festgelegt, dass die Kinetik-Proben eines Patienten jeweils mit einer zugehörigen Eichreihe desselben Patienten, hergestellt aus Nullserum des Patienten vor Gabe des Mistelextraktes, bestimmt werden sollten. Dieses bewährte Verfahren, für das pro Patient ca. 500 µl Nullserum benötigt werden, ermöglicht eine Kompensierung individueller Abweichungen, die z. B. bei einer Eichreihe in standardisiertem Serum nur begrenzt möglich ist.

Ergebnisse und Diskussion

Assayvalidierung und Anwendung

Es konnte gezeigt werden, dass eine stabile und lineare Eichreihe im angestrebten Untersuchungsbereich für alle fünf untersuchten Patienten (Abb. 3) sowie für vier als Vergleichsgruppe betrachtete gesunde individuelle Probanden-Referenzproben erhalten wird.

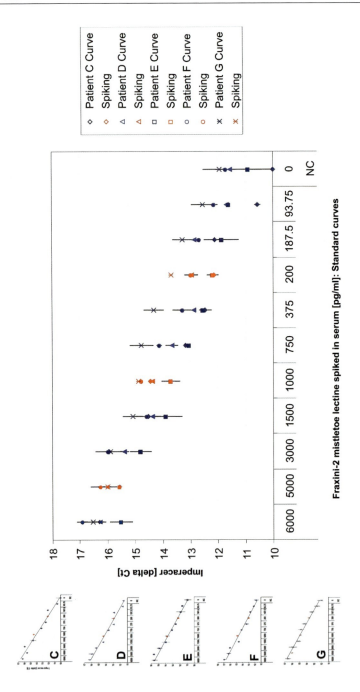

Abb. 3: Eichreihen und Spikingproben des nativen Mistellektins in fünf individuellen Patientenproben. Die Eichreihe wurde aus dem großen dynamischen Bereich des Assays (siehe Abb. 2) für diese Anwendung ausgewählt. Für alle Patienten wurden jeweils eine stabile individuelle Eichgerade (links) und eine gute Wiederfindung der Eichreihe sowie der drei zusätzlichen Spikingproben (rot) erhalten.

Darüber hinaus wurden anhand von systematischen Mehrfachbestimmungen folgende Parameter bei der Validierung erhalten:

Intra-Assay Präzison (Fehler einer Doppelbestimmung):	$1.73 \pm 0.66\%$
Inter-Assay Präzision (Fehler einer 6fach-Bestimmung):	$2.9 \pm 0.9\%$
Inter-Individuelle Präzision (zwei Individuen):	$2.13 \pm 1.66\%$
Mittlere Wiederfindung gespikter Proben:	$95 \pm 8\%$
Bestimmtheitsmaß (R^2) der linearen Eichreihe:	0.99

Entscheidender Test für die reale Leistungsfähigkeit des neu entwickelten Nachweisverfahrens war die Bestimmung des Lektingehalts in fünf Patientenproben nach subkutaner Gabe von abnobaVISCUM® Fraxini 20 mg. Bei der Untersuchung von Serum-Proben, die zur Bestimmung der Pharmakokinetik des Lektins nach verschiedenen Zeitpunkten genommen und anhand der vorstehend beschriebenen individuellen Eichreihen quantifiziert wurden, konnte einheitlich sowohl das Vorhandensein der Zielverbindung im Serum nach subkutaner Injektion als auch die deutliche Abnahme des Lektinspiegels im Serum mit fortschreitender Zeit nachgewiesen werden (Abb. 4).

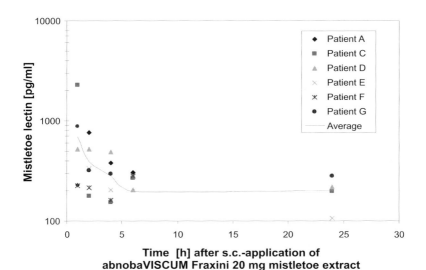

Abb. 4: Bestimmung des Mistellektin-Gehalts in Patienten-Serumproben nach subkutaner Gabe von abnobaVISCUM® Fraxini 20 mg. Für alle Patientenproben wurde nach kurzfristigem Anstieg des Lektin-Gehalts eine deutliche Abnahme beobachtet.

Diese kann beispielsweise durch Abbau des Lektins oder durch eine nur kurze Verweildauer des Proteins im Serum begründet sein: Nach der erfolgreichen Erfassung des Konzentrationsverlaufs mit der neuen Imperacer®-Technologie ist somit die Grundlage für eine weitergehende Analyse der Behandlung von Patienten mit abnobaVISCUM® gelegt. Darauf aufbauende Studien sollten helfen, das Verständnis der Lektin-Kinetik sowie der damit verbundenen Wirkungsweise des Mistelpräparates zu vertiefen.

Ausblick

Mit der hochempfindlichen Imperacer®-Analytik steht ein neues Werkzeug zur Verfügung, um geringe Mengen einer Zielverbindung auch in komplexer biologischer Matrix nachweisen zu können. Durch ein standardisiertes Optimierungsprogramm kann das Nachweisverfahren in definierten Schritten an beliebige neue Fragestellungen angepasst werden. Die Eignung dieser Methodik für den Nachweis von Mistellektin in Mengen, wie sie beispielsweise nach subkutaner Applikation im Serum vorliegen, konnte mit der hier vorgestellten Methodenentwicklung eindeutig belegt werden.

Aufbauend auf den hier vorgestellten Arbeiten wurde daher der neue Mistellektin-Imperacer® bereits in einer klinischen Studie zum Einsatz gebracht (siehe Beitrag Huber *et al.* in diesem Buch). Durch die hohe Nachweisempfindlichkeit des hier vorliegenden Testsystems sind somit detaillierte Untersuchungen möglich geworden, die genaueren Aufschluss über Verteilung und Abbau des Mistellektins im biologischen System erlauben. Die hier vorgestellten Arbeiten sind selbstverständlich nur ein erster Schritt in der verbesserten Analytik bei der Anwendung von Mistelpräparaten: Eine Übertragung dieses Verfahrens auch auf andere Inhaltsstoffe der Mistel bzw. auf andere Probenmaterialien (Vergleich verschiedener Pflanzenextrakte, Untersuchung von Vollblut- oder Gewebeproben, weitere Patienten- und Probandenproben bei unterschiedlicher Applikation des Extraktes etc.) ist dabei ebenso ein möglicher Ansatzpunkt für die weitere Forschung wie auch die Vertiefung der Untersuchungen der für das Wirkungsverständnis von Mistelextrakten erforderlichen kinetischen Studien.

Essentiell wird hierbei ohne Frage auch die biologische und medizinische Interpretation der neu gewonnenen Daten sein, wobei sich Methoden-Anpassung, Einsatz und Optimierung aufgrund der nun zugänglichen Informationen stetig ergänzen: Die Imperacer®-Technologie bietet den

Schlüssel zum Erkenntnisgewinn – die so zugänglichen Ergebnisse bereiten den Weg für zukünftige Forschung, Entwicklung und Anwendung.

Literatur

Adler M. (2005): Immuno-PCR as a clinical laboratory tool, Adv Clin Chem, 39: 239–292.

Adler M., Langer M., Witthohn K., Wilhelm-Ogunbiyi K., Schoffski P., Fumoleau P., Niemeyer C. M. (2005): Adaptation and performance of an immuno-PCR assay for the quantification of Aviscumine in patient plasma samples, J Pharm Biomed Anal, 39: 972–982.

Adler M., Wacker R., Niemeyer C. M. (2003): A real-time immuno-PCR assay for routine ultrasensitive quantification of proteins, Biochem Biophys Res Commun, 308: 240–250.

Crowther J. R. (1995): ELISA; Theory and Practice, Humana Press Inc., Totowa, New Jersey.

Hendrickson E. R., Hatfield Truby T. M., Joerger R. D., Majarian W. R., Ebersole R. C. (1995): High Sensitivity Multianalyte Immunoassay Using Covalent DNA-Labeled Antibodies and Polymerase Chain Reaktion, Nucleic Acids Res., 23: 522–529.

Mullis K. B., Faloona F. (1987): Specific synthesis of DNA in vitro via a polymerase-catalyzed chain reaction, Methods Enzymol, 155: 335–350.

Newton C. R., Graham A. (1994): Focus PCR. Spektrum Akademischer Verlag.

Niemeyer C. M., Adler M., Wacker R. (2007): Detecting antigens by quantitative immuno-PCR, Nat Protoc, 2: 1918–1930.

Niemeyer C. M., Adler M., Wacker R. (2005): Immuno-PCR: high sensitivity detection of proteins by nucleic acid amplification, Trends Biotechnol, 23: 208–216.

Niemeyer C. M., Adler M., Blohm D. (1997): Fluorometric Polymerase Chain Reaction (PCR) Enzyme-Linked Immunosorbent Assay for Quantification of Immuno-PCR Products in Microplates, Anal Biochem, 246: 140–145.

Raem A. M., Rauch P. (2007): Immunoassays, ELSEVIER Spektrum Akademischer Verlag, Munich.

Sano T., Smith C. L., Cantor C. R. (1992): Immuno-PCR: very sensitive antigen detection by means of specific antibody-DNA conjugates, Science, 258: 120–122.

Schoffski P., Riggert S., Fumoleau P., Campone M., Bolte O., Marreaud S., Lacombe D., Baron B., Herold M., Zwierzina H., Wilhelm-Ogunbiyi K., Lentzen H., Twelves C. (2004): Phase I trial of intravenous aviscumine (rViscumin) in patients with solid tumors: a study of the European Organization for Research and Treatment of Cancer New Drug Development Group, Ann Oncol, 15: 1816–1824.

Zhou H., Fisher R. J., Papas T. S. (1993): Universal immuno-PCR for ultrasensitive target protein detection, Nucleic Acids Res, 21: 6038–6039.

Dr. Michael Adler[1], Dr. Jürgen Eisenbraun[2]
[1] Chimera Biotec GmbH, Dortmund, Germany
[2] ABNOBA GmbH, Pforzheim, Germany

Korrespondenzadresse:
Dr. Michael Adler
Chimera Biotec GmbH
Emil-Figge-Str. 76a, D-44227 Dortmund
info@chimera-biotec.com

Charakterisierung von Arabinogalaktan-Proteinen aus *Viscum album* L. Beeren und Kraut

Characterization of arabinogalactan-proteins from *Viscum album* L. berries and herb

Bernadette Herbst, Birgit Classen, Wolfgang Blaschek

Zusammenfassung

Arabinogalaktan-Proteine (AGPs) sind Hydroxyprolin reiche Glykoproteine, die immunmodulatorische Eigenschaften aufweisen können. Daher wurden AGPs aus Mistelkraut und Mistelbeeren isoliert und charakterisiert.

AGPs wurden aus der hochmolekularen Gewichtsfraktion eines wässrigen Extraktes nach Proteinentfernung, Tangentialflussfiltration (Molecular Weight Cut Off 30kDa), Dialyse und Fällung mit β-Glucosyl-Yariv-Reagenz gewonnen. Um die chemische Struktur des Kohlenhydratanteils der AGPs zu charakterisieren, wurden Acetylierungs- und Methylierungsanalysen durchgeführt. Die Methylierungsanalyse für Beeren- und Kraut-AGPs ergab als Hauptkomponenten 1,3,6-Gal*p* und 1,3-Gal*p*, in den Seitenketten 1,5-Ara*f* und terminale 1-Ara*f*. Beeren-AGP hatte einen Gesamtgehalt von Arabinose: Galaktose von 1:0,7; Kraut-AGP hingegen von 1:1,8. Die Bestimmung der Uronsäuren im Kraut-AGP zeigte 1,4-GalA*p* und 1-GlcA*p*. Als einzige Uronsäure fand sich nur terminale GlcA*p* im Beeren-AGP.

Beide AGPs wurden in einem kompetitiven ELISA auf Kreuzreaktivität mit monoklonalen Antikörpern, die gegen *Echinacea purpurea* AGP generiert worden waren, getestet, um mehr Informationen zur Struktur zu erhalten. Kraut-AGP und *Echinacea*-AGP zeigten ähnliche Reaktivität; dies beweist die Existenz von vergleichbaren Kohlenhydratepitopen in beiden AGPs.

Aus der Analytik des Proteinanteils wurde auf eine Verunreinigung der AGPs mit Mistellektinen (ML) geschlossen. Es konnte nachgewiesen werden, dass ML an AGP binden und somit zusammen mit diesen isoliert worden waren. Beeren-AGP- und Kraut-AGP-Präparationen zeigten immunologische Aktivität; sie stimulierten den Toll-like Rezeptor 4.

Schlüsselwörter: *Viscum album*, Arabinogalaktan-Protein, Strukturaufklärung, AGP-Antikörper, immunologische Aktivität, Toll-like Rezeptor 4

Summary

Arabinogalactan-proteins (AGPs) are hydroxyprolin-rich glycoproteins with potential immunomodulating activity. Therefore, AGPs from mistletoe herb and berries were purified and characterized.

AGPs were isolated from the high-molecular-weight fraction of an aqueous extract after removal of protein, tangential flow filtration (molecular weight cut off 30 kDa), dialysis and precipitation with β-glucosyl Yariv reagent. Acetylation and methylation analysis were performed to characterize the chemical structure of the carbohydrate moiety of the AGPs. Methylation analysis of AGPs from berries and herb revealed as main components 1,3,6-Gal*p* and 1,3-Gal*p*, in the side chains 1,5-Ara*f* and terminal 1-Ara*f*. AGP from berries had a total arabinose:galactose ratio of 1:0.7, AGP from herb of 1:1.8. Determination of uronic acids showed 1,4-GalA*p* and 1-GlcA*p* to be the acidic compounds in AGP from herb. Terminal GlcA*p* is the only uronic acid found in AGP from berries.

Both AGPs were tested in a competitive ELISA for cross-reactivities with monoclonal antibodies raised against *Echinacea purpurea* AGP, to gain further information on structural details. AGP from herb and *Echinacea*-AGP showed similar reactivity, demonstrating the existence of comparable epitope regions on both AGPs.

The characterization of protein components showed a contamination of AGPs with mistletoe lectins, which were linked to AGPs and isolated together with them.

AGP preparations from berries and herb were immunologically active by stimulating toll-like receptor 4.

Keywords: *Viscum album*, arabinogalactan-protein, structure elucidation, AGP-antibody, immunological activity, toll-like receptor 4

Einleitung

Arabinogalaktan-Proteine (AGPs) gehören zur Klasse der hydroxyprolinreichen pflanzlichen Glykoproteine. AGPs befinden sich in der Extrazellulärmatrix und kommen ubiquitär im Pflanzenreich vor (Clarke *et al.*, 1979). Der Proteinanteil liegt in der Regel unter 10 %. Durch O-Glykosylierung von Hydroxyprolin-Resten werden Proteinteil und Kohlenhydratteil miteinander verknüpft. AGPs besitzen Funktionen in physiologischen Pflanzenprozessen wie z. B. Wachstum, Differenzierung und spielen eine Rolle bei der Interaktion mit Mikroorganismen (Seifert *et al.*, 2007).

Für AGPs, insbesondere von *Echinacea*, wurden immunmodulatorische Eigenschaften zumindest *in vitro* nachgewiesen (Classen *et al.*, 2006). Mistelextrakte spielen heutzutage aufgrund ihrer immunstimulatorischen Eigenschaften eine bedeutende Rolle in der Krebstherapie (Büssing, 1999). Neben Lektinen wurde verschiedenen Polysacchariden eine Beteiligung an der *in vivo* Aktivität zugeschrieben (Stein *et al.*, 1999). Aus diesem Grund wurden AGPs aus Mistelbeeren und Mistelkraut isoliert, charakterisiert und auf immunmodulatorische Aktivität untersucht.

Material und Methoden

Extraktion und AGP-Isolierung

Frische Mistelbeeren (zerkleinert) oder Mistelkraut (*Visci albi* herba conc., pulverisiert, 800 µm) wurden mit Aqua dem. (1:10) 18 h extrahiert und anschließend ausgepresst. Proteine wurden denaturiert (90 °C; 10 min) und durch Zentrifugation (5.000 g, 10 min) entfernt. Nach Tangentialflussfiltration (MWCO, molecular weight cut off, 30 kDa) wurde das Rentenat zur weiteren Aufreinigung dialysiert (MWCO 12-14 kDa) und die AGPs aus dem dialysierten Retentat mit dem β-Glucosyl-Yariv-Reagenz gefällt (Kreuger *et al.*, 1995). Die AGPs aus Beeren und Kraut wurden gefriergetrocknet und als Ausgangsmaterial für die folgenden Versuche verwendet.

Acetylierungsanalyse

Die Bestimmung der Neutralzuckerzusammensetzung wurde nach Acetylierungsanalyse (Blakeney et al., 1983) durch GLC auf einer Optima-225®-Säule (25 ml, 0,25 mm ID; Macherey & Nagel, Deutschland) gemessen.

Uronsäurereduktion

Die Reduktion der Carboxylgruppen der jeweiligen AGP-Fraktion (10 mg) wurde mit N-Cyclohexyl-N`-[2-(N-methylmorpholino)-ethyl]-carbodiimid-4-toluolsulfonat und Natriumbordeuterid durchgeführt (Taylor et al., 1972).

Methylierungsanalyse

Die Bindungstypanalyse des Kohlenhydratteils der Uronsäure reduzierten AGPs wurde nach Methylierungsanalyse (Harris et al., 1984) durch GLC-MS auf einer Permabond® OV-1701 Säule (25 ml, 0,25 mm ID; Macherey & Nagel, Deutschland) bestimmt.

Zusätzlich wurde die Methylierungsanalyse mit partialhydrolysierten AGPs (Gleeson et al., 1979) durchgeführt.

Kompetitiver ELISA

Mikrotiterplatten (Nunc, Dänemark) wurden über Nacht mit AGP aus *Echinacea purpurea* Presssaft beschichtet. Verschiedene Konzentrationen an AGP-Proben wurden mit monoklonalem *Echinacea*-AGP-Antikörper inkubiert und für den kompetitiven ELISA (Classen et al., 2004) verwendet.

Aminosäureanalytik

Die jeweilige AGP-Fraktion wurde mit 2 M Salzsäure 22 h bei 110 °C hydrolysiert. Der ausgefallene Kohlenhydratanteil wurde durch Zentrifugation (10.000 g, 20 min) entfernt. Der einrotierte, gefriergetrocknete Überstand wurde in 20 % Acetonitril gelöst (1 mg/150 µl). Ein Aliquot von 15 µl wurde dann der Konversion zu den Phenylthiocarbamylderivaten unterworfen und über HPLC analysiert.

Lektintestung

Die jeweilige AGP-Fraktion wurde in reduzierendem Probenpuffer aufgenommen (10:1), im Wasserbad vier Minuten gekocht und anschließend zentrifugiert. Der Überstand wurde für die Elektrophorese verwendet. Es wurden SDS-Page und Blots mit polyklonalem Anti-Mistellektinantikörper durchgeführt.

Testung an Toll-like Rezeptoren (TLRs)

Zur LPS-Entfernung mittels Affinitätschromatographie wurde die jeweilige AGP-Präparation in Endotoxin freiem Wasser gelöst (1 mg/ml) und über eine Endo Trap® Säule (Profos, Deutschland) gegeben.

Zur Entfernung von Lipopeptiden wurden die AGP-Präparationen nach LPS-Entfernung mit Lipoproteinlipase behandelt (37 °C, 16 h) (Hashimoto et al., 2006).

Human-Embryonic-Kidney (HEK)293-Zellen wurden mit Polyfect (Fa. Qiagen, Germany) in Anlehnung an die Herstelleranweisung mit pREP9Flag-TLR2 und -TLR4/MD2/CD14 Expressions-Plasmiden transfiziert, um sowohl HEK293-TLR2-Zellen, die auf Lipopeptide ansprechen, als auch HEK293-TLR4/MD2/CD14-Zellen, die auf LPS ansprechen, zu erhalten. Nach Inkubation (6 h) wurden die Zellen gewaschen und 24 h mit Lipopeptid (Positivkontrolle für TLR2), LPS (Positivkontrolle für TLR4) oder den AGP-Präparationen (nach LPS-Entfernung und nach LPS- und Lipopeptid-Entfernung) aktiviert. Der Interleukin (IL)-8 Gehalt in den Überständen der Kulturen wurde durch ELISA (Biosource, Camarillo, USA) vermessen.

Ergebnisse

Bei der Fällung aus dem dialysierten Retentat mit β-Glucosyl-Yariv-Reagenz, das spezifisch nur an AGPs bindet, wurden erstmals Mistelkraut-AGP (0,05 % bez. auf das TG) und Mistelbeeren-AGP (0,5 % bez. auf das TG) nachgewiesen und gewonnen.

Analytik des Kohlenhydratteils

Acetylierungsanalyse

Es wurde die Neutralzuckerzusammensetzung der AGP-Fraktionen mittels Acetylierungsanalyse bestimmt. Tabelle 1 zeigt die erhaltenen Massenprozente der Neutralzucker.

Tab. 1: Neutralzuckerzusammensetzung der AGPs

Neutralzucker	Beeren-AGP [% m/m]	Kraut-AGP [% m/m]
Arabinose	50	30
Galaktose	33	53
Glucose	9	7
Rhamnose	3	7
Mannose	3	2
Xylose	1	-
Fucose	1	1
Ara : Gal	1 : 0,7	1 : 1,8

Methylierungsanalyse

Aus der Methylierungsanalyse ergaben sich die in Tabelle 2 dargestellten Verknüpfungstypen der Monosaccharide.

Aus den Daten der Kohlenhydratanalytik ergab sich für Beeren-AGP mengenmäßig mehr Arabinose als Galaktose, für Kraut-AGP mehr Galaktose als Arabinose. Hauptkomponenten in den AGPs waren 1,3-Gal*p* und 1,3,6-Gal*p* und in den Seitenketten 1,5-Ara*f* und terminale Ara*f*. Als Uronsäure war im Beeren-AGP nur terminale Glucuronsäure enthalten, Kraut-AGP enthielt zusätzlich noch fast 8 % 1,4-Galakturonsäure. Beeren-AGP ist somit strukturell anders aufgebaut als Kraut-AGP.

Tab. 2: Bindungstypanalyse des Kohlenhydratteils der AGPs

Monosaccharid	Verknüpfung	Beeren [% mol]	Kraut [% mol]
Ara*f*	terminal	29,8	17,1
Ara*f*	5-	26,6	15,6
Ara*f*	3-	2,1	1,2
Ara*f*	3,5-	-	1,6
Rha*p*	terminal	-	4,7
Hexose*p*	2-	3,8	-
Hexose*p*	4-	3,7	-
Gal*p*	terminal	1,3	1,2
Gal*p*	3-	8,4	12,6
Gal*p*	6-	8,1	10,4
Gal*p*	3,6-	13,3	23,7
GalA*p*	4-	-	7,8
GlcA*p*	terminal	2,9	4,1

ELISA

Die aus der Bindungstypanalyse und der Partialhydrolyse erhaltenen Strukturdaten ergeben für Kraut-AGP Ähnlichkeit mit *Echinacea*-AGP.

Um dieses Resultat zu bestätigen, wurde die Reaktivität von Beeren- und Kraut-AGP im Vergleich zu *Echinacea*-AGP mit einem monoklonalen Antikörper, der gegen Kohlenhydratepitope aus *Echinacea*-AGP generiert worden war, im kompetitiven ELISA getestet. Im kompetitiven ELISA wird eine zunehmende Reaktivität durch eine abfallende Absorptionskurve angezeigt. Mistelkraut-AGP und *Echinacea*-AGP weisen vergleichbare Kohlenhydratepitope auf (Abb. 1). Beeren-AGP zeigte eine deutlich stärkere Reaktivität mit dem monoklonalen *Echinacea*-AGP-Antikörper.

Analytik des Proteinteils

Der Proteinteil im Kraut-AGP betrug 12,5 %.

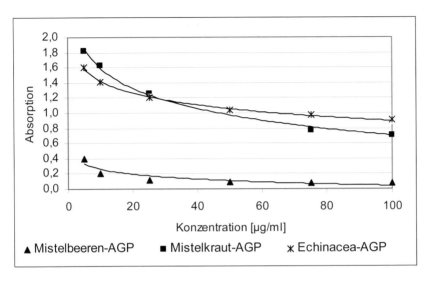

Abb. 1: Reaktivität der AGPs mit monoklonalen *Echinacea*-AGP-Antikörpern

Aminosäureanalytik

Die Aminosäurebestimmung des Proteinteils für Kraut-AGP lieferte folgende Zusammensetzung [% m/m]: Glx (13,1), Asx (11,2), Leu (9,7), Ala (8,5), Val (7,5), Arg (7,3), Pro (6,8), Thr (6,1), Gly (5,9), Ile (5,8), Phe (5,7), Ser (5,1), Tyr (2,8), His (2,2), Met (2,0), Hyp (0,3).

Der geringe Hydroxyprolinanteil ist untypisch für ein AGP, da normalerweise über Hydroxyprolin der Proteinteil mit dem Kohlenhydratteil verknüpft wird. Vergleicht man die Aminosäure-Zusammensetzung im Kraut-AGP mit der, die für Mistellektin I (ML I) bestimmt wurde (Luther *et al.*, 1987), so ergibt sich eine Ähnlichkeit.

Lektintestung

Um den Verdacht einer ML-Kontamination zu bestätigen, wurde nach elektrophoretischer Trennung auf ML getestet. Die Ergebnisse der Blots mit polyklonalem Anti-Mistellektinantikörper zeigten für Beeren-AGP Spuren, für Kraut-AGP deutlichere Banden im ML-Kettenbereich.

Die AGPs binden somit Lektine und können also nicht selektiv mit dem β-Glucosyl-Yariv-Reagenz gefällt werden. Daher wird im Folgenden nicht mehr der Begriff AGP, sondern AGP-Präparation verwendet.

Testung auf immunologische Aktivität

Aktivität an TLR2 Zellen

Es wurde die Aktivierung von TLR2 transfizierten HEK-Zellen zur Zytokinausschüttung durch AGP-Beeren- und AGP-Kraut-Präparationen getestet. Die Kraut-AGP-Präparation stimulierte die Zellen zur IL-8 Ausschüttung. Nach Lipoproteinlipasebehandlung war allerdings keine Aktivierung der Zellen mehr nachweisbar. Folglich war die Aktivierung der Zellen durch eine Verunreingung der AGP-Präparationen mit Lipopeptiden verursacht worden.

Aktivität an TLR4 Zellen

Ebenso wurde die Aktivierung von TLR4/MD2/CD14 transfizierten HEK-Zellen zur Zytokinausschüttung durch AGP-Beeren- und AGP-Kraut-Präparationen getestet. LPS aktiviert diese Zellen, weshalb kontaminierendes LPS durch Affinitätschromatographie entfernt wurde. Die Ergebnisse zeigten eine konzentrationsabhängige Aktivierung von TLR4/MD2/CD14 transfizierten HEK-Zellen zur Zytokinausschüttung (IL-8) durch die AGP-Beeren- und AGP-Kraut-Präparationen (Abb. 2).

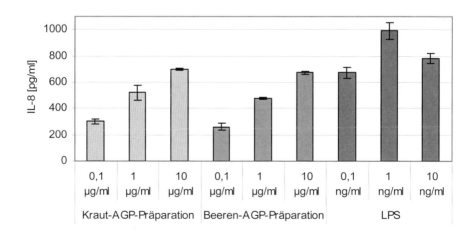

Abb. 2: Interaktion der AGP-Präparationen mit dem TLR4

Diskussion

Erstmals wurde gezeigt, dass Mistelbeeren und Mistelkraut AGPs enthalten. Aus früheren Untersuchungen war lediglich bekannt, dass Mistelextrakte Polysaccharide vom Typ der Arabinogalaktane enthalten (Jordan *et al.*, 1986).
Die Analytik ergab, dass Beeren-AGP und Kraut-AGP unterschiedliche Strukturen aufweisen. Aus den Strukturdaten und der Untersuchung im kompetitiven ELISA ergaben sich für Kraut-AGP und *Echinacea purpurea*-AGP, dessen immunmodulatorische Aktivität *in vitro* nachgwiesen ist (Classen *et al.*, 2006), Stukturähnlichkeiten in Bezug auf Kohlenhydratepitope. Es konnte gezeigt werden, dass Mistel-AGPs Lektine binden und somit nach Fällung mit dem für AGPs spezifischen β-Glucosyl-Yariv-Reagenz keine reinen AGPs erhalten werden konnten. Lektine interagieren somit mit AGPs (s. Classen *et al.*, Beitrag in diesem Buch). Lektininteraktionen mit Arabinogalaktanen aus *Viscum album* sind bei Wagner *et al.* (1988) beschrieben.
Die immunstimulatorischen Eigenschaften der AGP-Präparationen wurden an Toll-like Rezeptoren (TLRs) getestet, die ihre Aufgabe im angeborenen Immunsystem in der Signalübertragung haben. Eine Stimulation von TLR2 Zellen wurde nur durch Verunreinigung der AGP-Präparation mit Lipopeptiden verursacht. Die Untersuchung zeigt, wie wichtig es ist, bei biologischen Testungen potentielle Verunreinigungen bakteriellen Ursprungs ausschließen zu können. Kraut-AGP- und Beeren-AGP-Präparationen stimulierten hingegen konzentrationsabhängig TLR4 Zellen zur Zytokinausschüttung (IL-8).
Somit enthalten wässrige Mistelextrakte AGPs. AGPs können Mistellektine binden. Diese Komplexe aktivieren TLR4 Zellen. Es bleibt zu untersuchen, welche der beiden Komponenten die Aktivierung auslöst, und welche Relevanz diese für die Wirkung der Mistelextrakte hat.

Danksagung

Wir danken Herrn Prof. Dr. U. Pfüller (Universität Witten/Herdecke, Witten) für die Lektintestung und Herrn Prof. Dr. A. J. Ulmer (Research Center, Borstel) für die Testung auf immunologische Aktivität.

Literatur

Blakeney A. B., Harris P. J., Henry R. J., Stone B. A. (1983): A simple and rapid preparation of alditol acetates for monosaccaride analysis, Carbohydr Res 113: 291–299.
Büssing A. (1999): Biologische Wirkungen der Mistel, Dtsch. Z. Onkol. 31: 35–43.
Clarke A. E., Anderson R. L., Stone B. A. (1979): Form and function of arabinogalactans and arabinogalactan-proteins, Phytochemistry 18: 521–540.
Classen B., Thude S., Blaschek W., Wack M., Bodinet C. (2006): Immunomodulatory effects of arabinogalactan-proteins from *Baptisia* and *Echinacea*, Phytomedicine 13: 688–694.
Classen B., Csávás M., Borbás A., Dingermann T., Zündorf I. (2004): Monoclonal antibodies against an arabinogalactan-protein from pressed juice of *Echinacea purpurea*, Planta Med 70: 861–865.
Gleeson P. A., Clarke A. E. (1979): Structural studies on the major component of *Gladiolus* style mucilage, an arabinogalactan-protein, Biochem J 181: 607–621.
Harris P. J., Henry R. J., Blakeney A. B., Stone B. A. (1984): An improved procedure for the methylation analysis of oligosaccharides and polysaccharides, Carbohydr Res 127: 59–73.
Hashimoto M., Tawaratsumida K., Kariya H., Aoyama K., Tamura T., Suda Y. (2006): Lipoprotein is a predominant toll-like receptor 2 ligand in *Staphylococcus aureus* cell wall components, Int Immunol 18: 355–362.
Jordan E., Wagner H. (1986): Structure and properties of polysaccharides from *Viscum album* (L.), Oncology 43/S 1: 8–15.
Kreuger M., van Holst G. J. (1995): Arabinogalactan-protein epitopes in somatic embryogenesis of *Daucus carota* L, Planta 197: 135–141.
Luther P., Becker H. (1987): Die Mistel – Botanik, Lektine, medizinische Anwendung, Springer-Verlag, Berlin Heidelberg New York.
Seifert G. J., Roberts K. (2007): The biology of arabinogalactan proteins, Annu Rev Plant Biol 58: 137–161.
Stein G. M., Edlund U., Pfüller U., Büssing A., Schietzel M. (1999): Influence of polysaccharides from *Viscum album* L. on human lymphocytes, monocytes and granulocytes *in vitro*, Anticancer Res 19: 3907–3914.
Taylor R. L., Conrad H. E. (1972): Stoichiometric depolymerization of polyuronides and glycosaminoglycuronans to monosaccharides following reduction of their carbodiimide-activated carboxyl groups. Biochemistry 11: 1383–1388.
Wagner H., Jordan E. (1988): An immunologically active arabinogalactan from *Viscum album* 'berries', Phytochemistry 27: 2511–2517.

Bernadette Herbst, PD Dr. Birgit Classen, Prof. Dr. Wolfgang Blaschek
Pharmazeutisches Institut, Christian-Albrechts-Universität zu Kiel

Korrespondenzadresse:
Bernadette Herbst
Pharmazeutisches Institut, Christian-Albrechts-Universität zu Kiel
Gutenbergstraße 76, D-24118 Kiel
bherbst@pharmazie.uni-kiel.de

Charakterisierung und Quantifizierung von Polysacchariden in Extrakten aus *Viscum album* L. mittels CE-UV

Characterisation and quantification of polysaccharides in extracts from *Viscum album* L. with CE-UV

Sebastian Jäger, Markus Beffert, Katharina Hoppe, Armin Scheffler

Zusammenfassung

In wässrigen Mistelextrakten sind Arabinogalaktan-Polysaccharide enthalten, die immunmodulierende Eigenschaften aufweisen. Die hier vorgestellte Analysemethode ermöglicht eine schnelle Quantifizierung solcher hydrolysierbarer Polysaccharide. Nach Hydrolyse werden die Monosaccharide derivatisiert und kapillarelektrophoretisch quantifiziert. Die vor und nach Hydrolyse quantifizierten Monosaccharide zeigen die gemittelte Zusammensetzung und Konzentration aller hydrolysierbaren Zuckerverbindungen. Mit dieser Methode werden weder Informationen über die absolute Größe eines Polysaccharids noch über verschiedene Polysaccharide gewonnen.

Schlüsselwörter: Polysaccharide, Monosaccharide, Hydrolyse, CE-UV

Summary

Polysaccharides from *Viscum album* L., which are characterized as arabinogalactans, are present in aqueous mistletoe preparations, and it is known that they have immune modulating properties. Here we present an easy method to determine hydrolysable polysaccharides. They are quantified after hydrolysis to monosaccharides and derivatization to UV-detectable substances by capillary electrophoresis. The difference between the quantified monosaccharides before and after hydrolysis displays the averaged composition and concentration of all hydrolysable saccharides.
However, no information on the total size or the composition of different polysaccharides is gained.

Keywords: Polysaccharides, monosaccharides, hydrolysis, CE-UV

Einleitung

Polysaccharide der Mistel (*Viscum album* L.) sind in wässrigen Mistelextrakten enthalten. Es handelt sich dabei um Arabinogalaktane, die immunmodulierende Eigenschaften aufweisen (Edlund *et al.*, 2000) und galenische Bedeutung hinsichtlich der Bioverfügbarkeit anderer Mistelinhaltsstoffe haben. Um die pharmazeutische Qualität von Mistelextrakten besser bestimmen zu können, wäre es wünschenswert, die enthaltenen Polysaccharide charakterisieren und quantifizieren zu können. Die Bestimmung von Polysacchariden stellt ein analytisches Problem dar, da sie als intakte Moleküle nur sehr schwierig analysiert werden können. Nach Hydrolyse werden sie meist acetyliert und gaschromatographisch quantifiziert (Edlund *et al.*, 2000; Wagner und Jordan, 1988), was zeitaufwändig ist. Für die Quantifizierung von Zellwandpolysacchariden aus Früchten ist eine CE-UV Methode bekannt, die deutlich weniger aufwändig ist (Fügel *et al.*, 2004). Auch hier werden die Polysaccharide nach Hydrolyse als Monosaccharide quantifiziert. Da Arabinose und Galactose typische Bestandteile von Polysacchariden sind, ist deren Freisetzung nach Hydrolyse ein deutlicher Hinweis auf die Zusammensetzung und den Gehalt von Arabinogalaktan-Polysacchariden. Die Monosaccharide werden durch reduktive Aminierung mit 4-Aminobenzoesäureethylester zu einem sekundären Amin derivatisiert und anschließend kapillarelektrophoretisch getrennt. Neben Polysacchariden sind auch Arabinogalactan-Proteine der Mistel bekannt, die Arabinose und Galactose enthalten (Herbst *et al.*, 2007; siehe auch Beitrag in diesem Buch). Als Summenparameter aller hydrolysierbaren Zuckerverbindungen werden sie bei dieser Methode mit erfasst.

Material und Methoden

Polysaccharide wurden aus reifen Mistelbeeren extrahiert und aufgereinigt (Edlund *et al.*, 2000).

Der Gehalt an hydrolysierbaren Zuckerverbindungen wurde am Handelspräparat abnobaVISCUM® Betulae 20 mg (Ch.-B. 603 C32; Abnoba GmbH) bestimmt. Das Analysesystem wurde mit Glucose-, Arabinose- und Galactose-Standards im Konzentrationsbereich von 0,01 bis 1 mg/ml kalibriert.

Derivatisierungsreagenz: ABEE (4-Aminobenzoesäureethylester); 100 g/l ABEE mit 100 g/l Essigsäure und 10 g/l Natriumcyanoborhydrid in Methanol
Boratpuffer: 250 mM Borsäure mit Natronlauge auf pH 10,0 eingestellt

Zur Hydrolyse wurden zu 1 ml vakuumgetrockneter Probe 0,1 ml Schwefelsäure (96 %) und 0,1 ml Wasser gegeben und die Probe für 1 h auf 80 °C erhitzt. Anschließend wurde die Probe mit 0,525 ml Wasser verdünnt und mit 0,275 ml Ammoniumhydroxydlösung (25 %) neutralisiert.

Zu 0,2 ml hydrolysierter- oder nicht hydrolysierter Probe und zu 0,2 ml Standardlösung wurden je 0,05 ml einer 2-Desoxy-D-Riboselösung (1 g/l) als interner Standard (IS) gegeben. Anschließend wurden 0,3 ml ABEE Reagenz zugegeben und die Proben für 1 h auf 80 °C erhitzt. Nach Abkühlen auf Raumtemperatur wurden 0,85 ml Boratpuffer zugegeben und die Proben auf -2 °C abgekühlt, um überschüssiges Derivatisierungsreagenz auszufällen. Vor der elektrophoretischen Trennung wurden die Proben filtriert (0,45 µm).

Die Trennung fand kapillarelektrophoretisch mit der folgenden Methode statt. Die Tabelle 1 zeigt die Kenndaten der Validierung.

Gerät: HP 3D, Agilent Technologies
Kapillare: eff. Länge: 104 cm; ID: 75 µm, Zelle: Bubble
Trennpuffer: Boratpuffer
Temperatur: 25 °C
Injektion: 500 mbar · s
Polarität: Injektor: positiv, Detektor: negativ
Stromstärke: konstant, 125 µA, Spannung: Systemlimit
Detektion: 306 nm

Tab. 1: Kenndaten der Validierung

Validierungsparameter	Ergebnis
Präzision (n=6)	Arabinose: ± 4,6 % Galactose: ± 3,6 %
Linearität	Arabinose: r = 0,997 Galactose: r = 0,997
Richtigkeit (Wiederfindung nach Standardaufstockung mit Gummi arabicum)	Arabinose: 101 % Galactose: 93 %

Ergebnisse und Diskussion

Polysaccharide aus reifen Mistelbeeren wurden quantifiziert und mit publizierten Ergebnissen verglichen (Wagner und Jordan, 1988), deren Daten auf einer GC-Bestimmung nach Acetylierung beruhen. Der Vergleich in Tabelle 2 zeigt, dass die Monosaccharide Glucose, Arabinose und Galactose durch beide Analysemethoden ähnlich bestimmt werden. Nicht bestimmt wurden Rhamnose und Galacturonsäure. Diese können durch die hier vorgestellte Methode nicht erfasst werden. Die relativ geringen Unterschiede im Gehalt können durch unterschiedliches Probenmaterial hervorgerufen sein. Damit konnte gezeigt werden, dass die hier beschriebene Methode zu vergleichbaren Ergebnissen führt.

Tab. 2: Zusammensetzung von Polysacchariden aus reifen Mistelbeeren

Monosaccharid	Polysaccharid mittels CE-UV	Polysaccharid nach Wagner und Jordan 1988
Glucose	1,2 %	1 %
Arabinose	30,9 %	33 %
Galactose	18,8 %	22 %
Rhamnose	nicht bestimmt	2 %
Galacturonsäure	nicht bestimmbar	18 %

Um den Gehalt an hydrolysierbaren Zuckerverbindungen untersuchen zu können, wurden die Proben hydrolysiert. Die Achillesferse der vorgestellten Methode ist die Hydrolyse mit Schwefelsäure. Einerseits muss vollständig hydrolysiert werden, andererseits dürfen die Monosaccharide noch nicht abgebaut sein. Um die Hydrolysebedingungen auf die Pufferkapazität der Proben abzustimmen, wurde exemplarisch eine Cyclodextrinlösung mit drei unterschiedlichen Schwefelsäurekonzentrationen hydrolysiert (s. Abb. 1). Es sollte nur ein Glucosepeak entstehen, da β-Cyclodextrin aus sieben Gucosemolekülen besteht. Anhand von weiteren Peaks kann eine unvollständige Hydrolyse (s. Elektropherogramm Abb. 1a) bzw. eine bereits das Monosaccharid abbauende Hydrolyse (siehe Elektropherogramm Abb. 1c) erkannt werden.

Für das auf pH 7,3 gepufferte Handelspräparat war eine 50 %ige Schwefelsäure notwendig, um eine vollständige Hydrolyse zu erreichen.

Die Quantifizierung der Monosaccharide erfolgte vor und nach Hydrolyse (s. Abb. 2). Durch Subtraktion der Monosaccharide vor Hydrolyse von dem Gehalt nach Hydrolyse wurden die hydrolysierbaren Zuckerverbindungen bestimmt (s. Tab. 3).

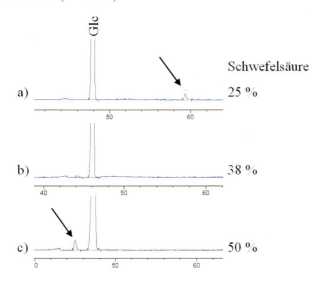

Abb. 1: Hydrolyse einer β-Cyclodextrinlösung mit 25 %, 38 % und 50 % Schwefelsäure.

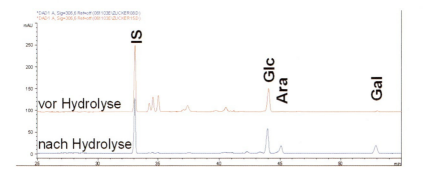

Abb. 2: Elektropherogramme der Monosaccharide vor und nach Hydrolyse. IS: interner Standard, Glc: Glucose, Ara: Arabinose, Gal: Galactose

Tab. 3: Gehalt von Monosacchariden vor und nach Hydrolyse

Monosaccharid	vor Hydrolyse [µg/ml]	nach Hydrolyse [µg/ml]	Hydrolysiert [µg/ml]
Glucose	141	146	5
Arabinose	4	45	41
Galactose	6	47	41

Das Handelspräparat enthielt also hydrolysierbare Zuckerverbindungen mit 5 µg/ml Glucose, 41 µg/ml Arabinose und 41 µg/ml Galactose. Wie im Polysaccharid aus Mistelbeeren, sind auch hier Arabinose und Galactose die dominanten Zucker. Dabei liegen sie in der hydrolysierbaren Zuckerverbindung in einem anderen Verhältnis vor als bei dem Polysaccharid aus den Mistelbeeren. Neben den Beeren enthalten auch die Mistelriebe Polysaccharide, wodurch sich das Zuckerspektrum ändert.

Da die hier vorgestellte Methode wenige Arbeitsschritte beinhaltet, lassen sich schnell Informationen über den Gehalt hydrolysierbarer Zuckerverbindungen (Polysaccharide) generieren, wobei keine Aussagen über die absolute Größe gewonnen werden können.

Danksagung

Wir danken dem Rudolf Steiner Fonds für wissenschaftliche Forschung für die finanzielle Unterstützung und der Abnoba GmbH für das Bereitstellen der Proben.

Literatur

Edlund U., Hensel A., Fröse D., Pfüller U., Scheffler A. (2000): Polysaccharides from fresh *Viscum album* L. berry extract and their interaction with *Viscum album* agglutinin I, Arzneim.-Forsch./Drug Res 50: 645–651.

Fügel R., Carle R., Schieber A. (2004): Eine neue Methode zur Qualitäts- und Authentizitätskontrolle fruchthaltiger Produkte durch Charakterisierung von Zellwandpolysacchariden, Mitt Lebensm Hyg 95: 597–617.

Herbst B., Classen B., Blaschek W. (2007): Characterisation of arabinogalactan-proteins from *Viscum album* L. berries and herb, Phytomedicine 14: 18.

Wagner H., Jordan E. (1988): An immunologically active arabinogalactan from *Viscum album* "berries", Phytochemistry 27: 2511–2517.

Dr. Sebastian Jäger, Markus Beffert, Katharina Hoppe, Dr. Armin Scheffler
Carl Gustav Carus-Institut, Gesellschaft zur Förderung der Krebstherapie e. V., Niefern-Öschelbronn

Korrespondenzadresse:
Dr. Sebastian Jäger
Carl Gustav Carus-Institut
Am Eichhof 30, D-75223 Niefern-Öschelbronn
sebastian.jaeger@carus-institut.de

Kolloidale Strukturbildung beim Tropfenaufprall in einem pharmazeutischen Strömungsverfahren

Formation of colloidal structures during drop impact in a pharmaceutical flow process

Marcel Vrânceanu, Karin Winkler, Reinhard Koehler, Gero Leneweit

Zusammenfassung
Seit Beginn der Krebstherapie mit Mistelpräparaten ab 1920 wurden Strömungsprozesse benutzt, um zwei Extrakte aus Pflanzen verschiedener Erntezeitpunkte zu mischen. Rudolf Steiner initiierte eine Forschung und technische Entwicklung, um eine „besondere Struktur" und einen „anderen Aggregatsprozess" der Mistelinhaltsstoffe durch die Verbindung in einem rotierenden Gefäß zu erzeugen. Verschiedene Implementierungen von Strömungsprozessen wurden seitdem verwirklicht.
Wir untersuchten, unter welchen Bedingungen bei der Berührung zweier Flüssigkeiten neue Kolloidstrukturen entstehen können. Wir studierten dafür die Dynamik zweier Phospholipid-Monoschichten, die durch schrägen Aufprall eines Tropfens auf eine Flüssigkeitsoberfläche in Kontakt kamen, sowie deren Bischichtbildung. Der Tropfenaufprall wurde mit einer Digital-Kamera visualisiert, die die Emission fluoreszenzmarkierter Monoschichten oder die der Tropfenflüssigkeit registrierte. Filmdruck, Oberflächenelastizität und –viskosität der Monoschichten wurden durch Tropfenkonturanalyse bestimmt.
Die Komposition und die mechanischen Eigenschaften der Monoschichten beeinflussen die Tropfen-Aufprallform und die Bischichtbildung stark. Monoschichten aus reinen Phospholipiden (gesättigt und ungesättigt) sowie Mischungen mit Cholesterol wurden verwendet. Wir zeigen, dass unter allen untersuchten Bedingungen Bischichtbildung stattfindet. Für den Nachweis wurde die Dichte der Tropfenflüssigkeit leicht erhöht, sodass die Tropfen innerhalb von 1–50 s nach dem Aufprall einsinken, nachdem der Tropfen nach ca. 100 ms zur Ruhe gekommen ist. Unter der Tropfenflüssigkeit bilden sich Bischichten aus den Monoschichten beider Flüssigkeiten, die durch Fluoreszenzmarkierung während des Absinkens visualisiert werden können. Unter geeigneten Bedingungen können asymmetrische Bischichten erzeugt werden. Wenn Tropfenaufprall-Prozesse in ein rotierendes System integriert

werden, erscheint es möglich, stabile liposomale Dispersionen aus den erzeugten Bischichten zu bilden.

Schlüsselwörter: Tropfenaufprall, Phospholipid Monoschichten, Bischicht-Bildung

Summary
From the very beginning of cancer treatment with preparations of mistletoe (*Viscum album* L.) in the 1920s, flow processes were used to mix plant extracts harvested at different seasons. Rudolf Steiner initiated their exploration and technical development to create "special structures" and new "aggregation processes" of mistletoe compounds while the two extracts are merged during drop impact in a rotating fluid vessel. Very diverse implementations of flow processes have been achieved until now.

We studied the conditions under which new colloidal structures can be formed during the merging of two liquids. This is exemplified with the dynamics of two phospholipid monolayers brought into contact by oblique drop impact on a liquid surface and bilayer formation. Drop impact is visualized with a digital camera, which records the light emission of fluorescent markers used in the drop or target liquid monolayers or drop bulk liquid. The monolayer film pressure, surface elasticity and surface dilational viscosity are determined by axisymmetric drop shape analysis. The composition and mechanical properties of the monolayers strongly influence the pattern of drop impact and bilayer formation. Monolayers of either pure phospholipids (saturated or unsaturated) or their mixtures with cholesterol were used.

We showed that under all studied conditions bilayer synthesis takes place. To prove this, the drop liquid density was set slightly higher than the target liquid density, so that the drop fluid sinks slowly within 1–50 s after impact, while the drop comes to rest about 100 ms after impact. Under the drop liquid, phospholipids from both drop and target liquid monolayers form bilayer phases which can be visualized with the fluorescent lipids during sinking. Thus, asymmetric bilayers can be produced by the coupling of drop and target monolayers. If drop impacts are suitably integrated in a complex flow process in a rotating system it appears possible to form stable liposomal dispersions from the bilayers formed during drop impact.

Keywords: Oblique drop impact, phospholipid monolayers, bilayer formation

Einleitung

Die Notwendigkeit von Strömungsprozessen für die Herstellung von Mistelpräparaten für die Krebstherapie beschreibt Rudolf Steiner in einem Vortrag in London am 3. September 1923 (Steiner, 1923):

„Wenn wir dasjenige, was nun im Mistelprozess wirkt, unmittelbar nehmen und dem Menschen einführen, so verändert es sich [...] zu stark. Und daher wird nun versucht, dasjenige, was im Mistelbildungsprozesse lebt, mit einer sehr komplizierten Maschine zu verarbeiten, die eine zentrifugale und eine radiale Kraft entfaltet [...]. Sodass man tatsächlich dasjenige, was im Mistelprozess wirkt, umgestaltet zu einem ganz anderen Aggregatsprozess und dadurch die Tendenzen in der mistelbildenden Kraft in einer konzentrierteren Weise verwenden kann, als sie heute, wo der Mistelprozess doch ein dekadenter Prozess ist, in diesem zutage tritt."

In einer Besprechung mit Ärzten am 22. April 1924 führt Rudolf Steiner aus (Steiner, 1924):

„Es handelt sich darum, dass man erreicht, dass der Mistelsaft tropft und im Tropfen durchkreist wird, sich verbindet in Horizontalkreisen wieder mit Mistelsaft, sodass bis in die kleinsten Kreise hinein eine besondere Struktur hervorgerufen wird. Das ist eigentlich erst das Heilende des *Viscums*, was da entsteht."

Die von Rudolf Steiner vorgeschlagenen Prozessschritte lassen sich, unter Berücksichtigung weiterer Aussagen zu den Erntezeitpunkten (Leroi, 1987), so zusammenfassen:
1. Erzeugen von Tropfen aus Sommer-Mistelsaft.
2. Rotieren des Winter-Mistelsafts.
3. Verbinden von Sommer- und Winter-Mistelsaft.
4. Erzeugen einer „besonderen Struktur", Erzeugen eines „anderen Aggregatsprozesses".
5. Dadurch ist eine konzentriertere Verwendung mit besonderer Heilwirkung möglich.

Aus diesen geisteswissenschaftlichen Forschungsergebnissen haben wir ein naturwissenschaftliches Forschungskonzept entwickelt, in dem Strömungen mit kolloidchemischen Prozessen interagieren (Abb. 1).

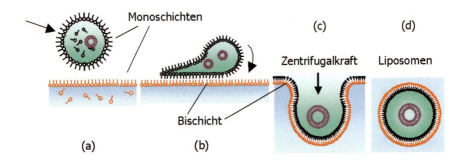

Abb. 1: (a) Amphiphile Stoffe der Mistel gelangen an die Oberflächen des Tropfens und der rotierenden Flüssigkeit und bilden Monoschichten. (b) Beim Aufprall der Tropfen auf die rotierende Flüssigkeit verbinden sich beide Monoschichten zu einer neuen Membran (Bischicht). (c) und (d) Die neue Membran schnürt sich zu kugelförmigen Liposomen ab.

Die in Liposomen eingebetteten Mistelinhaltsstoffe reichern sich im Tumor an (aufgrund der erhöhten Permeabilität der Tumorgefäße) und zeigen außerdem eine veränderte Immunreaktion (Woodle und Storm, 1998).

Zum Nachweis der Durchführbarkeit des Forschungskonzepts führten wir ein vereinfachtes Experiment durch. Wir untersuchten den Aufprall eines einzelnen, großen Tropfens. Dessen Strömungsbewegungen können nach den strömungsmechanischen Ähnlichkeitsgesetzen auf kleinere Tropfen übertragen werden. Anstelle hochkomplexer Mistelextrakte verwendeten wir zunächst nur reine Phospholipide und Cholesterol, um die Bedingungen zu bestimmen, unter denen während des Tropfenaufpralls neue Membranen gebildet werden können. Die gewonnenen Ergebnisse sollen, unterstützt durch weitere Experimente, auf die Strömung der Mistelsäfte in einem rotierenden System übertragen werden. Die experimentellen Bedingungen und Ergebnisse zum Tropfenaufprall sind in einer aktuellen Publikation (Vrânceanu *et al.*, 2008a) ausführlicher dargestellt. Sie werden hier nur überblickartig zusammengefasst. Die Möglichkeit zur Bildung liposomaler Membranvesikel aus Mistelinhaltsstoffen wird in Winkler et al. (2005a) und Winkler et al. (2005b) beschrieben.

Material, Methoden und Hypothesen

Material

Sowohl die Flüssigkeit des Tropfens als auch die der Flüssigkeitsschicht, auf die der Tropfen aufprallt, im Folgenden „Zielflüssigkeit" genannt, bestanden aus einer Mischung von 61 % Glycerol (w/w) mit bidestilliertem Wasser. Damit kann der Aufprall von ca. 20 µm großen Tröpfchen in einem rotierenden System durch ca. 2 mm große Einzeltropfen nach den strömungsmechanischen Ähnlichkeitsgesetzen dynamisch simuliert werden.

Monoschichten mit einem Filmdruck $\Pi = 30 \pm 1$ mN/m wurden entweder aus dem ungesättigten Phospholipid DOPC (Dioleoylphosphatidylcholin), DPPC (Dipalmitoylphosphatidylcholin) oder deren Mischungen mit Cholesterol hergestellt. Deren rheologische Eigenschaften, d.h. Oberflächenelastizität ε und -viskosität η, wurden ausführlich charakterisiert (Vrânceanu *et al.*, 2008b; Vrânceanu *et al.*, 2007). NBD-PE (N-(7-nitrobenz-2-oxa-1,3-diazol-4-yl)-1,2-dihexadecanoyl-sn-glycero-3-phosphoethanolamine) wurde als Fluoreszenz-Marker der Monoschichten verwendet. Zu Details von Material und Methoden wird auf Vrânceanu *et al.* (2008a) verwiesen.

Methoden

Abbildung 2 zeigt ein Schema des Versuchsaufbaus.

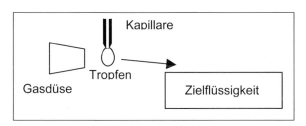

Abb. 2: Schema des Versuchsaufbaus

An der Kapillare eines Tropfen-Kontur-Tensiometers wird ein hängender Tropfen erzeugt. Zur Bildung einer Monoschicht auf der Oberfläche werden die in Chloroform gelösten Lipide mit einer 0,5 µL-Pipette aufgetragen. Die

Zielflüssigkeit befindet sich in einer Glasküvette, auf deren Oberfläche ebenfalls Lipide in Chloroform gespreitet werden. Nach Messung des Filmdrucks des hängenden Tropfens wird dieser mit einem kurzen Gasdruckstoß horizontal beschleunigt.

Der Tropfenaufprall wird simultan in vertikaler und horizontaler Perspektive durch eine Digital-Kamera mit 14 Bildern/s erfasst.

Das Objektiv ist mit einem Filter ausgestattet und erfasst nur das Fluoreszieren von NBD-PE bei 536 nm, angeregt durch eine Xenon Blitzlampe mit einem Bandpassfilter um 440 ± 20 nm. Es wird entweder die Monoschicht des Tropfens oder die der Zielflüssigkeit fluoreszenzmarkiert. Das Absinken der wasserunlöslichen Monoschichten des Tropfens oder der Zielflüssigkeit in die Tiefe der Zielflüssigkeit wurden in seitlicher Perspektive registriert. Dieses Absinken bildet einen Nachweis für eine vorangegangene Bischichtbildung, da Phospholipide nur in der Konformation einer Bischicht in wässrigen Lösungen dispergierbar sind (Gopal und Lee, 2001; Lipp *et al.*, 1998; Marrink und Mark, 2003; Ridsdale *et al.*, 2001).

Hypothesen

In einer vorangegangenen Untersuchung wurde nachgewiesen, dass Tropfen bei flachen Aufprallwinkeln und kleinen Aufprallgeschwindigkeiten (dimensionslosen Weber-Zahlen) eine flache Schicht auf einer flüssigen Unterlage bilden, ohne sich mit der Zielflüssigkeit zu durchmischen (Leneweit *et al.*, 2005).

Die mögliche Grenzflächendynamik beim Tropfenaufprall auf eine Flüssigkeit mit Monoschichten auf beiden Oberflächen lässt sich in zwei Hypothesen zusammenfassen, die in Abbildung 3 dargestellt sind. Die Aufgabe der experimentellen Untersuchung besteht im Nachweis, welche der beiden Hypothesen (oder eine Kombination beider) in Abhängigkeit der gewählten Parameter auftritt. Abbildung 3 A zeigt die erste Hypothese, bei der die Ziel-Monoschicht ausreichenden mechanischen Widerstand (Oberflächenelastizität ε und -viskosität η) aufweist, sodass er nicht verdrängt wird. Der aufprallende Tropfen rollt ab und breitet sich auf der Zielflüssigkeit aus. Dadurch sollten sich asymmetrische Bischichten in der Kontaktzone zwischen Tropfen- und Zielflüssigkeit bilden lassen. Abbildung 3 B stellt die zweite Hypothese dar, bei der die Monoschicht der Zielflüssigkeit verdrängt wird, sodass Tropfen- und Zielflüssigkeit ohne dazwischen liegende Monoschichten in Kontakt kommen. Die Zielmonoschicht wird in diesem Fall an der Tropfenfront komprimiert. Die Kompression kann zur Faltenbildung mit symmetrischen Lipid-Multischichten führen, was in Abbildung 3 C dargestellt ist. Aus diesen können sich ebenfalls Bischichten ablösen, die sich zu Vesikeln abschnüren (Gopal und Lee, 2001).

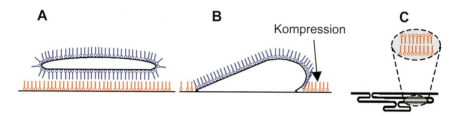

Abb. 3: Zwei Hypothesen zur Monoschicht-Dynamik während des streifenden Tropfenaufpralls

Ergebnisse und Diskussion

Nachweis der Bischichtbildung unter der Tropfenflüssigkeit

Für den Nachweis der Bischichtbildung wurde die Dichte der Tropfenflüssigkeit im Vergleich zur Zielflüssigkeit um ca. 1 % erhöht. Durch das langsame Absinken der Tropfenflüssigkeit nach dem Aufprall wird die zwischen Tropfen- und Zielflüssigkeit liegende Kontaktgrenzfläche in die Tiefe mitgeführt. Abbildung 4 zeigt das Absinken der Tropfenflüssigkeit in seitlicher Perspektive. Die mitgeführte fluoreszenzmarkierte Monoschicht der Zielflüssigkeit muss unter der Tropfenflüssigkeit liegen, um mitgerissen zu werden. Identische Aufnahmen lassen sich auch generieren, wenn die Tropfenoberfläche fluoreszenzmarkiert ist. Aufgrund dieser Tatsache und dem Faktum, dass Phospholipide in wässrigen Lösungen nur als Bischichten dispergierbar sind, kann gefolgert werden, dass hier zumindest partiell Bischichtbildung entsprechend Hypothese A stattgefunden hat. Im Folgenden wurde anhand verschiedener Lipidmischungen geprüft, für welche oberflächenrheologischen Bedingungen Hypothese A oder B, oder eine Kombination beider, eintritt.

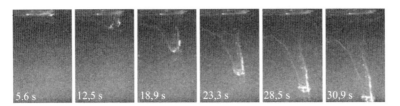

Abb. 4: Absinken der Tropfenflüssigkeit in seitlicher Perspektive

Tropfenaufprall auf Monoschichten binärer Mischungen gesättigter und ungesättigter Phospholipide mit Cholesterol

Tropfenaufprall mit Monoschichten ungesättigter Phosopholipide

A. DOPC-Monoschichten ohne Cholesterol

Bei Markierung der Monoschicht der Zielflüssigkeit erscheinen helle Areale zunächst seitlich entlang der sich ausbreitenden Tropfenflüssigkeit, siehe die vertikale Ansicht in Abbildung 5; 0,04 s nach dem Aufprall. Diese hellen Areale sind vermutlich durch Kompression und Multischichtbildung entstanden und verbleiben auch nach über 100 s an der Oberfläche. Nur die unter der Tropfenflüssigkeit befindlichen Monoschichten sinken langsam ab, siehe Pfeile auf die als „Schlierenmuster" absinkenden Bischichten in Abbildung 5.

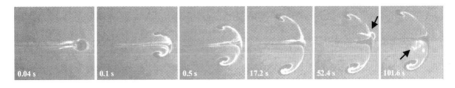

Abb. 5: Tropfenaufprall in vertikaler Perspektive, Zielmonoschicht: DOPC mit 3 mol% NBD-PE; Tropfenmonoschicht: DOPC mit 3 mol% DPPE; ε = 120 mN/m; η = 40 mN s/m

Die an der Oberfläche verbleibenden hellen Areale werden als Multischichtbildung entsprechend Hypothese B interpretiert, die absinkenden als Bischichtbildung entsprechend Hypothese A.
Abbildung 6 zeigt den Tropfenaufprall unter nahezu identischen Bedingungen wie Abbildung. 5, nur mit Markierung der Tropfenmonoschicht. Das Absinken der Tropfenmonoschicht ist ebenfalls zu erkennen (siehe Pfeil in Abbildung 6), aufgrund der Flächenvergrößerung der Tropfenmonoschicht jedoch schwächer.

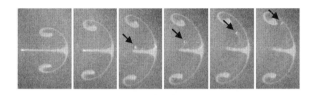

Abb. 6: Wie Abb. 5, nur Tropfenmonoschicht mit 3 mol% NBD-PE markiert

B. Monoschichten aus DOPC und 60 mol% Cholesterol

In der Vertikalansicht in Abbildung 7 ist die Monoschicht der Zielflüssigkeit markiert. Helle Areale bilden sich im zentralen Bereich der „Ankerform" des aufprallenden Tropfens. Da alle hellen Areale mit der Tropfenflüssigkeit absinken (siehe Pfeile), wird gefolgert, dass sie sich unter der Tropfenflüssigkeit befinden. Im Unterschied zu Abbildung 5 bleiben keine hellen Areale an der Oberfläche zurück, was so interpretiert wird, dass eine Bischichtbildung nur entsprechend Hypothese A stattfindet und nicht entsprechend Hypothese B.

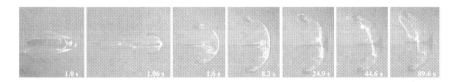

Abb. 7: Tropfenaufprall in vertikaler Perspektive, Zielmonoschicht: DOPC/Cholesterol/NBD-PE = 37/60/3 (molar); Tropfenmonoschicht: DOPC/Cholesterol/DPPE = 37/60/3 (molar); ε = 250 mN/m; η = 140 mN s/m

Tropfenaufprall mit gesättigten Monoschichten

A. DPPC Monoschichten ohne Cholesterol

Abbildung 8 zeigt den Tropfenaufprall für DPPC bei markierter Tropfen-Monoschicht. Die Ausbreitung der Tropfenflüssigkeit zeigt starke Ähnlichkeit mit der auf einer festen Unterlage. Anders als die flüssigen DOPC- und DOPC/Cholesterol-Monoschichten hat eine DPPC-Monoschicht den Zustand eines Festkörpers (Vrânceanu et al., 2008b). Die Zielmonoschicht bleibt praktisch unbewegt, es bildet sich keine „Ankerform". In lateraler Ansicht kann das Absinken der markierten Tropfenmonoschicht beobachtet werden. Es kommt zur Bildung heller „spots", vermutlich Bruchstücke fester DPPC-Bischichten.

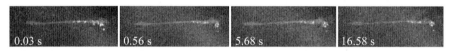

Abb. 8: Tropfenaufprall in vertikaler Perspektive, Zielmonoschicht: DPPC/DPPE = 97/3 (molar); Tropfenmonoschicht: DPPC/NBD-PE = 97/3 (molar); ε = 80 mN/m; η = 95 mN s/m

B. Monoschichten mit DPPC und 60 mol% Cholesterol

Im Gegensatz zu den in den Abbildungen 7 und 8 gezeigten Monoschichten ist die in Abbildung 9 gezeigte Monoschicht aus DPPC und 60 mol% Cholesterol flüssig und die Tropfenfließform symmetrisch. Es werden einige helle „spots" gebildet, die entweder absinken oder sich spontan auflösen, vermutlich durch Reintegration der Bischicht des „spots" in die Zielmonoschicht, da die Bischichtbildung reversibel ist.

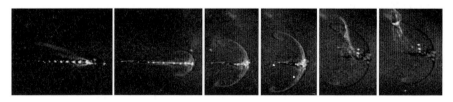

Abb. 9: Tropfenaufprall in vertikaler Perspektive, Zielmonoschicht: DPPC/Cholesterol/NBD-PE (37/60/3 molar), Tropfenmonoschicht: DPPC/Cholesterol/DPPE (37/60/3 molar); ε = 670 mN/m; η = 530 mN/(m s)

Schlussfolgerungen

Lipid-Bischichten sind das "tragende Gerüst" biologischer Membranen und damit ein grundlegendes Werkzeug der Organisation des Lebendigen. Experimentell konnten wir die Bildung neuer Bischichten aus zwei initial getrennten Monoschichten an Wasser/Luft-Grenzflächen während des streifenden Aufpralls eines Tropfens auf eine Flüssigkeit nachweisen. Die Dynamik dieses Strömungs- und Kolloidbildungsprozesses zeigt eine starke Sensitivität sowohl von strömungsphysikalischen (Leneweit *et al.*, 2005), als auch von oberflächenrheologischen Einflüssen (Vrânceanu *et al.*, 2008a; Vrânceanu *et al.*, 2008b). Reines ungesättigtes Lecithin (DOPC) bietet keinen ausreichenden Fließwiderstand, es entsteht eine Faltenbildung der Monoschichten durch Kompression. Reines gesättigtes Lecithin (DPPC) ist zu fest, die Monoschicht bildet Risse; vermutlich wird die neugebildete Bischicht in Bruchstücke zerteilt. Mischungen von Lecithinen mit Cholesterol haben die richtigen rheologischen Eigenschaften für eine Bischichtbildung. Daraus ergibt sich für die zukünftige Forschung auf der Basis von Rudolf Steiners Anregungen zu einem pharmazeutischen Strömungsverfahren die Frage: Welche Mischungen aus Phospholipiden, Sterolen und Proteinen der Mistel sind am besten geeignet, um neue Membranen und Liposomen zu bilden? Die hier gezeigten Untersuchungen hatten den Nachweis zum Ziel, dass Strömungsprozesse unter geeigneten Bedingungen neue Membranen bilden können. Auf dieser Erkenntnis aufbauend können sich weitere Untersuchungen zu Strömungsprozessen von Mistelextrakten auf die Optimierung der Membran- und Liposomen-Bildung und deren therapeutischen Wirkungen fokussieren.

Danksagung

Die Autoren danken der Deutschen Forschungsgemeinschaft für die gewährte Sachbeihilfe (LE 1119/3-1,2) und Walter Oswald, Ralf Augenstein, Stefan Nikolaus und Peter Wandrés für die hervorragende technische Unterstützung.

Literatur

Gopal A., Lee K. Y. C. (2001): Morphology and Collapse Transitions in Binary Phospholipid Monolayers, J Phys Chem B 105: 10348–10354.

Leneweit G., Koehler R., Roesner K. G., Schäfer G. (2005): Regimes of drop morphology in oblique impact on deep fluids, J Fluid Mech 543: 303–331.

Leroi R. (1987): Die Mischung der Mistelsäfte – Angaben Rudolf Steiners, Beitr Erw Heilk 5: 238–247.

Lipp M. M., Lee K. Y. C., Takamoto D. Y., Zasadzinski J. A., Waring A. J. (1998): Coexistence of Buckled and Flat Monolayers, Phys Rev Lett 81: 1650–1653.

Marrink S. J., Mark A. E. (2003): Molecular Dynamics Simulation of the Formation, Structure, and Dynamics of Small Phospholipid Vesicles, J Am Chem Soc 125: 15233–15242.

Ridsdale R. A., Palaniyar N., Possmayer F., Harauz G. (2001): Formation of folds and vesicles by dipalmitoylphosphatidylcholine monolayers spread in excess, J Membr Biol 180: 21–32.

Steiner R. (1924): Physiologisch-Therapeutisches auf Grundlage der Geisteswissenschaft, Aus: Besprechungen mit praktizierenden Ärzten vom 22.04.1924; GA 314. Rudolf Steiner-Verlag, Dornach.

Steiner R. (1923): Anthroposophische Menschenerkenntnis und Medizin, Vortrag vom 2. + 3.09.1923 in London: GA 319, Rudolf Steiner-Verlag, Dornach, 34–78.

Vrânceanu M., Leneweit G., Winkler K., Nikolaus S., Nirschl H. (2008a): Influence of the monolayers composition on bilayer formation during oblique drop impact on liquids, Progr Colloid Polymer Sci 134: 80–89.

Vrânceanu M., Winkler K., Nirschl H., Leneweit G. (2008b): Surface Rheology and Phase Transitions of Monolayers of Phospholipid/Cholesterol Mixtures, Biophys J 94: 3924–3934.

Vrânceanu M., Winkler K., Nirschl H., Leneweit G. (2007): Surface rheology of monolayers of phospholipids and cholesterol measured with axisymmetric drop shape analysis, Coll Surf, A. Physicochem Eng Aspects 311: 140–153.

Winkler K., Leneweit G., Kimpfler A., Schubert R. (2005a): Charakterisierung von Vesikeln in Mistelextrakten, In: R. Scheer, R. Bauer, H. Becker, V. Fintelmann, F.H. Kemper, H. Schilcher (Hrsg.): Fortschritte in der Misteltherapie – aktueller Stand der Forschung und klinische Anwendung, KVC Verlag, Essen, 145–157.

Winkler K., Leneweit G., Schubert R. (2005b): Characterization of membrane vesicles in plant extracts, Coll Surf, B. Biointerfaces, 45: 57–65.

Woodle M. C., Storm G. (1998): Long circulating liposomes, Springer, Berlin.

Dipl.-Ing. Marcel Vrânceanu, Dr. Karin Winkler, Dr. Reinhard Koehler, Dr. Gero Leneweit
Carl Gustav Carus-Institut, Niefern-Öschelbronn

Korrespondenzadresse:
Dr. Gero Leneweit
Carl Gustav Carus-Institut
Am Eichhof 30, D-75223 Niefern-Öschelbronn
gero.leneweit@carus-institut.de

Spezifisches Targeting von Liposomen mit Mistellektin I

Specific targeting of liposomes with mistletoe lectin I

Vanessa Bunjes, Karin Winkler, Regine Peschka-Süss, Rolf Schubert

Zusammenfassung

Liposomen stellen sphärische Vesikel aus einem Lipidbilayer dar, die als attraktive Drug Carrier Systeme als Folge ihrer Biokompatibilität und ihrer Kapazität, sowohl hydrophobe als auch hydrophile Wirkstoffe verkapseln zu können, genutzt werden. Liposomen können durch die Kopplung von Proteinen an der Oberfläche modifiziert werden, so dass ein aktives Targeting zu bestimmten Zellen erreicht werden kann.

Mistellektine können spezielle Kohlenhydratstrukturen auf Zelloberflächen erkennen und an diese binden. Anschließend nimmt die Zelle das Mistellektin mitsamt den anhängenden Komponenten durch Endozytose auf.

In diesem Projekt wird dieser endozytotische Prozess für das aktive Targeting von Liposomen zu MOLT4-Zellen ausgenutzt. Das Protein wird über einen Maleimido-Polyethylenglykol-Cholesterol Anker (Mal-PEG-Chol) an die Liposomenmembran gebunden. Dieser Anker wird aus den Edukten PEG-bis-amin und Cholesterylchloroformat synthetisiert, die zu dem Zwischenprodukt Chol-PEG-Amin reagieren. Die Einführung der Maleinimidgruppe erfolgt anschließend über die Reaktion des Zwischenprodukts mit *N*-[ß-maleimidopropyloxy]succinimid (BMPS). Das Cholesterol lagert sich in die Liposomenmembran ein und präsentiert die PEG-Kette und somit das Maleinimid nach außen. Nach Spaltung des Mistellektins in A- und B-Kette wird die B-Kette an den Maleinimidrest über die freie Sulfhydrylgruppe bei Raumtemperatur gebunden. Die Liposomenmembranen sind fluoreszenzmarkiert, und die Aufnahme von modifizierten und nicht-modifizierten Liposomen in MOLT-4 Zellen kann mittels Durchflusszytometrie und Spectral Imaging (Fourier-transformierte Mikroskopie) bestimmt werden.

Schlüsselwörter: Mistellektin I, Liposomen, spezifisches Targeting, Mal-PEG-Chol Anker, B-Kette

Summary

Liposomes, which are spherical vehicles formed by a phospholipid bilayer, are attractive drug carriers due to their biocompatibility and capacity to carry both hydrophobic and hydrophile drugs. Liposomes can be modified by coupling proteins to their surface so that active targeting to certain cells is achieved.

Mistletoe lectins are able to recognize and bind to carbohydrate structures on cellular surfaces. Afterwards the cells take up the mistletoe lectin together with components attached to it. This endocytotic mechanism is used for active targeting of liposomes to MOLT4 cells within this project.

The protein is bound to the liposomal membrane using a maleimido-polyethylenglycol-cholesterol anchor (Mal-PEG-Chol anchor). It is synthesized by coupling PEG-bis-amine to cholesteryl chloroformate. Afterwards the maleimido group is linked to the PEG-cholesterol derivative via N-[ß-maleimidopropyloxy]succinimide (BMPS). The cholesterol moiety is incorporated into the membrane and the mistletoe lectin is bound via disulfide bond to the activated maleimido group at room temperature. The PEG spacer enhances the ability of the lectin presented on the liposomal surface to interact with the biomembrane. The liposomal membrane and the contents are labelled with a fluorescent dye. Therefore the uptake of modified and non-modified liposomes into MOLT4 cells can be characterized by means of flow cytometry and spectral imaging (Fourier-transformed microscopy).

Keywords: Mistletoe lectin I, liposome, specific targeting, Mal-PEG-Chol anchor, B-chain

Einleitung

Liposomen werden auch als Drug Carrier- oder Drug Delivery-Systeme bezeichnet. Sie sind aus einer lipophilen Lipidmembran aufgebaut, die einen hydrophilen Innenraum umschließt (Bangham, 1963; Bangham et al., 1964). Die Herstellung von Liposomen in einem erwünschten Größenbereich um 100–150 nm erfolgt auf verschiedenen Wegen, wie zum Beispiel durch Extrusion einer Lipiddispersion durch definierte Poren einer Filtermembran.

Der Vorteil der Nutzung von Liposomen liegt darin, dass es sowohl möglich ist, lipophile Wirkstoffe in der Lipidmembran zu inkorporieren als sie auch in den Innenraum zu verkapseln (Gregoriadis, 1976a/b). Ein weiterer Vorteil ist, dass Liposomen zum aktiven Targeting eingesetzt werden können. So können durch in der Lipidmembran eingebaute Membrananker Moleküle (z.B. Antikörper) nach außen präsentiert werden, welche dann mit spezifischen Strukturen auf der Zelloberfläche interagieren können (Torchilin et al., 1994). Zusätzlich werden die Liposomen durch die PEG-haltigen Membrananker nach außen abgeschirmt (*Stealth*-Effect), wodurch die Zirkulationsdauer im Blut im Vergleich zu unmodifizierten Liposomen verlängert wird (Blume und Cevc, 1990).

Ziel ist es nun, die B-Kette des Mistellektins mittels Mal-PEG-Chol als Membrananker an Liposomen zu koppeln und somit nach außen zu präsentieren. Dadurch soll ein aktives Targeting insbesondere zu Tumorzellen, die verstärkt α 2,6-sialyl-Neolactoganglioside auf ihrer Oberfläche darbieten, ermöglicht werden (Müthing et al., 2005). Bekannt ist, dass das Mistellektin mittels Endozytose in die Zellen aufgenommen wird und somit das gekoppelte Liposom mit in die Zelle gelangen kann, wo der verkapselte Wirkstoff freigesetzt wird.

Material und Methoden

Zur Herstellung unilamellarer Liposomen wird die Extrusion angewandt. Zunächst wird ein Lipidfilm aus den Lipiden SPC (Soja-Phosphatidylcholin) und Cholesterol (7 : 3; mol/mol) hergestellt. Dazu werden die Substanzen in Methanol gelöst in einen Rundkolben gegeben und das Lösungsmittel unter Vakuum abrotiert. Der entstandene Lipidfilm wird getrocknet und anschließend mit HEPES Puffer (10 mM, 150 mM NaCl, pH 7,4) rehydratisiert. Die Dispersion wird zunächst 21mal durch eine Polycarbonatmembran mit Poren von 200 nm, anschließend 21 mal durch 80 nm Poren extrudiert. Es entstehen vorwiegend unilamellare Liposomen mit einem durchschnittlichen Durchmesser von 120 nm (bestimmt durch dynamische Lichtstreuung). Die Lipidquantifizierung erfolgt mittels Bartlett und liegt durchschnittlich bei 20 mM (Bartlett, 1959).

In die Lipidmembran können verschiedene Membrananker eingelagert werden. Eine Möglichkeit besteht in der Verankerung eines Cholesterolankers in die Liposomenmembran. An den lipophilen Rest ist eine Polyethylenglykolkette (PEG-Kette) gebunden, deren Kettenlänge im Allgemeinen zwischen 1 und 5 kDa (Woodle und Lasic, 1992; Woodle *et al.*, 1994) liegt. In diesem Beispiel ist eine Kettenlänge von 3 kDa gewählt worden. Die PEG-Kette fungiert gewissermaßen als Abstandshalter zum Liposom, an dessen Ende eine funktionelle Gruppe, das Maleinimid, gebunden ist.

Die Synthese des Maleimido-Polyethylenglykol-Cholesterol Ankers (Abb. 1) erfolgt mit wenigen Abwandlungen nach Pan *et al.* (2007). Die Synthese verläuft in zwei Schritten. Zunächst wird PEG_{3000}-bis-amin (335 mg) in wasserfreiem Dichlormethan (30 ml) und Tetrahydrofuran (THF, 14 µl) gelöst. Anschließend wird Cholesterylchloroformat (49 mg; 1,1 Äquivalente), ebenfalls gelöst in wasserfreiem Dichlormethan (2 ml) tropfenweise hinzu gegeben und vier Stunden unter Stickstoffatmosphäre im Dunkeln bei Raumtemperatur gerührt.

Anschließend wird mittels Dünnschichtchromatographie auf die erfolgreiche Umsetzung zum Reaktionsprodukt Cholesterol-PEG-Amin (Chol-PEG-NH_2) (1) sowie auf das mögliche Nebenprodukt Cholesterol-PEG-Cholesterol (Chol-PEG-Chol) und nicht reagiertes PEG-bis-amin untersucht. Die mobile Phase besteht aus Chloroform/Methanol/Wasser (3 : 1 : 0,2). Nach der Entwicklung werden die Substanzen mittels Dragendorff Reagenz visualisiert. Nachfolgend wird das Reaktionsgemisch am Rotavapor auf ca. 5 ml eingeengt, auf eine Kieselgelsäule gegeben und mittels Gradientenelution aus Methanol und (0–20 %) Chloroform eluiert. Die Fraktionen, die ausschließlich das Chol-PEG-NH_2 enthalten, werden vereint und am Rotationsverdampfer sowie am Hochvakuum getrocknet. Die weitere Analytik des Zwischenprodukts erfolgt mittels ^{1}H-NMR.

Der zweite Schritt erfolgt durch Zugabe von BMPS (*N*-[*β*-maleimidopropyloxy]succinimid) zum Chol-PEG-NH_2 (30 mg), wobei die Substanzen in 10 ml wasserfreiem Dichlormethan unter Zusatz von THF gelöst werden.

Aufgrund der Hydrolyseempfindlichkeit des BMPS wird unter Stickstoffatmosphäre gearbeitet. Die Reaktion läuft über 72 Stunden im Dunkeln ab. Anschließend wird das Reaktionsgemisch auf ca. 2 ml am Rotavapor eingeengt, auf eine Sephadex LH-20 Säule gegeben und mit einem Gemisch aus Dichlormethan und Methanol (1 : 1, v/v) eluiert. Das Endprodukt Mal-PEG-Chol (2) wird mittels DC und anschließender Dragendorff-Färbung nachgewiesen. Eine weitere Identifizierung erfolgt über ^{1}H-NMR.

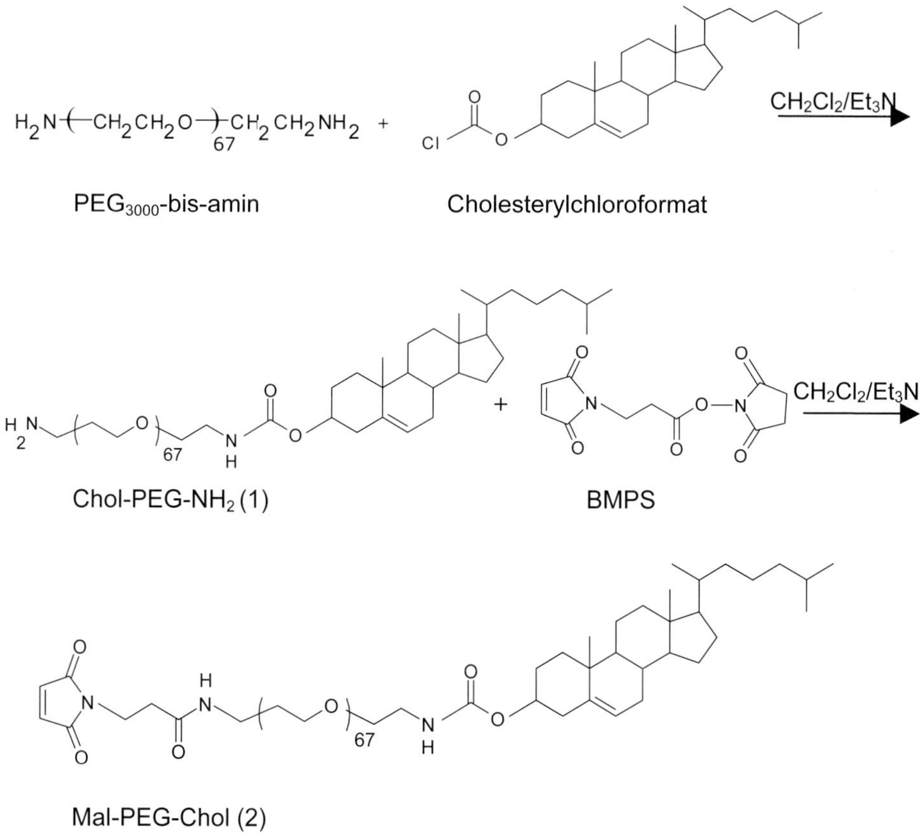

Abb. 1: Synthese des Mal-PEG-Chol Ankers

Die Fraktionen, die ausschließlich Mal-PEG-Chol enthalten, werden vereint und am Rotavapor sowie am Hochvakuum getrocknet. Der Anker wird bei -27 °C gelagert.

Zur Überprüfung der Einlagerung des Mal-PEG-Chols in SPC/Chol Liposomen (7/3, mol/mol) werden FRET (Fluorescence Resonance Energy Transfer) Versuche durchgeführt. Als FRET-Partner dienen NBD-PE (N-(7-nitrobenz-2-oxa-1,3-diazol-4-yl)-1,2-dihexadecanoyl-sn-glycero-3-phosphoethanolamin) als Donor und Rhodamin-PE als Akzeptor, die in die Lipidmembran bei der Herstellung des Lipidfilms eingebracht werden. Die Energie des Donor-Fluorophors wird dabei strahlungsfrei auf den Akzeptor übertragen. Je nach Abstand der beiden Partner zueinander ändert sich die Intensität der Fluoreszenz (Förster, 1949; Düzgünes, N. *et al.*, 1987). Zunächst werden die mit den Fluorophoren markierten Liposomen in eine Küvette vorgelegt. Nachfolgend wird der Anker (7,5 mol % bezogen auf das Gesamtlipid) hinzupipettiert und die Fluoreszenzintensität verfolgt.

Das Mistellektin I ist aus zwei verschiedenen Ketten aufgebaut, die A- und die B-Kette, wobei die Ketten unterschiedliche Funktionen übernehmen. Die A-Kette bindet an das Ribosom, und es kommt zu einer rRNA-Desadenylierung. Die B-Kette hingegen bindet an spezifische Strukturen an der Zelloberfläche, vor allem an Neolactoganglioside und bewirkt eine Aufnahme des Moleküls in die Zelle durch Endozytose (Niwa *et al.*, 2003). Aus diesem Grund ist die B-Kette optimal zum aktiven Targeting einsetzbar.

Die Trennung erfolgt durch Kombination der von Eifler *et al.* (1994) und Vervecken *et al.* (1999) mittels DTT (Dithiothreitol, 50 mM) als Reduktionsmittel beschriebenen Methoden. Das Mistellektin I wird in PBS Puffer (pH 8,5), der 3 mM Na-EDTA enthält, aufgenommen. Die Inkubation erfolgt zwei Stunden bei 37 °C im Dunkeln. Anschließend wird das Gemisch auf eine Lactosylsepharose-Säule gegeben, die mit PBS Puffer (pH 7,4) äquilibriert ist. Die A-Kette wird mit PBS Puffer (pH 7,4), der 3 mM Na-EDTA sowie 0,5 % (m/V) *N*-Lauroylsarcosin enthält, eluiert. Die B-Kette interagiert mit den Lactosylresten im Gelmaterial und verbleibt auf der Säule. Anschließend wird die B-Kette mittels PBS Puffer (pH 7,4), der 3 mM Na-EDTA sowie 0,5 M Galactose enthält von der Säule gespült. Das Eluat wird in Vivaspin Röhrchen aufgefangen und kann somit nach abgeschlossenem Säulengang in der Zentrifuge aufkonzentriert werden (5000 rpm, 45 min). Alle hier verwendeten Puffer werden zunächst entgast und anschließend mit Stickstoff gespült. Zum Schluss wird ein Aufreinigungsschritt mit Anti-ML I-(A-Kette) Antikörper eingefügt. Dazu wird der Antikörper 30 Minuten auf einer 96-well Platte inkubiert, das Eluat aufgetragen und weitere 30 Minuten inkubiert. Die verbliebenen A-Ketten interagieren mit dem auf der Platte gebundenen Antikörper und verbleiben daher auf der Platte. Die Reinheit der B-Kette wird mittels SDS-PAGE bestimmt und der Gehalt mittels Bradford Proteinassay mit Mistellektin I als Standard.

Ergebnisse

Der Mal-PEG-Chol Anker stellt einen Anker dar, der unter einer Michael-Addition an der Maleinimidgruppe mit freien Sulfhydrylgruppen reagiert. Die Ausbeute der Synthese beträgt ca. 72 %. Die Reinheit des synthetisierten Ankers liegt bei ca. 80 %, da noch ungefähr 20 % Chol-PEG-NH$_2$ enthalten sind. Dieses Nebenprodukt ist jedoch unreaktiv und müsste zur Reaktion über die Aminogruppe zunächst mit THF aktiviert werden. Von daher wurde auf eine weitere Aufreinigung verzichtet. Das Chol-PEG-NH$_2$ dient neben dem Einsatz weiterer unfunktionalisierter Anker (wie z. B. Chol-PEG) zur Erzielung des Stealth® Effekts.

Die FRET Versuche zeigen, dass sich der Anker innerhalb weniger Minuten in die Liposomen einlagert.

In Abbildung 2 ist bei ca. 200 Sekunden ein Anstieg der Fluoreszenz des Donors auf ca. 380 zu erkennen. Dies entspricht der Zugabe der Fluoreszenzmarkierten Liposomen. Nach einer Einpendlungsphase werden die Anker hinzugegeben, was in einem steilen Anstieg der Fluoreszenz bei 500 Sekunden zu erkennen ist. Der Abstand zwischen dem Fluorophorenpaar nimmt ab, und der Donor kann seine Energie an den Akzeptor abgeben. Die Einlagerung erfolgt innerhalb von ca. einer Minute. Über die Messung von weiteren 25 Minuten bleibt die Fluoreszenz konstant. Nach ungefähr 30 Minuten wird Triton X 100 (1 : 10 verdünnt) zur Zerstörung der Liposomen und somit zur Messung des 100 %-Werts hinzupipettiert.

Aus der Messung kann nun gefolgert werden, dass der Mal-PEG-Chol Anker in die Liposomen eingelagert wird. Es kommt zu einer Fluoreszenzzunahme von ca. 20 Einheiten (von 380 auf 400), was einer Zunahme der Fluoreszenz von ca. 4 % entspricht.

Die Reinheit der B-Kette wird mittels SDS-PAGE bestimmt, nachdem nach der Säulentrennung ein Aufreinigungsschritt mit Anti-MLI-(A-Kette) Antikörper eingefügt wird.

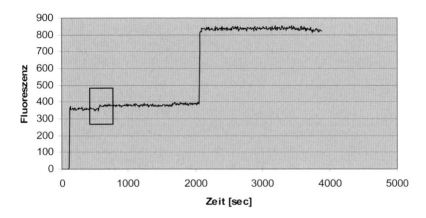

Abb. 2: Einlagerung des Mal-PEG-Chol Ankers in SPC/Chol Liposomen

Abb. 3: Mistellektin I B-Kette nach der Aufreinigung (Angabe in kDa)

Es ist zu erkennen, dass die B-Kette in freier Form vorliegt, d. h. keine Neuausbildung einer Disulfidbrücke zwischen zwei B-Ketten stattgefunden hat. In dem Fall wäre eine Proteinbande bei ca. 70 kDa zu erkennen. Außerdem ist keine Proteinbande bei der A-Kette (ca. 28 kDa) und beim Mistellektin I (ca. 62 kDa) zu erkennen. Es ist also von der reinen Form der B-Kette des Mistellektin I auszugehen. Quantifiziert wird der Gehalt an der

B-Kette mittels Bradford Proteinassay mit Mistellektin I als Standard. Bei einem Einsatz von 0,77 mg/ml Mistellektin I wird ein durchschnittlicher Gehalt an B-Kette von 0,23 mg/ml gemessen. Dies entspricht ca. 30 % der Ausgangskonzentration.

Zusammenfassung und Ausblick

Die Synthese des Mal-PEG-Chol Ankers konnte wie die Trennung der A- und B-Kette erfolgreich durchgeführt werden. Im Weiteren erfolgt nun die Kopplung der B-Kette an die Maleinimidgruppe des Ankers über die *Post Functionalisation Technique* (PFT) (Steenpaß, 2004). Dabei werden zunächst Liposomen hergestellt sowie der Anker mit der B-Kette des Mistellektin I inkubiert. Abschließend erfolgt die Inkubation des Anker-Protein-Konjugats mit den Liposomen. Die Bestimmung der Kopplungseffizienz erfolgt nach Markierung der B-Kette mit ^{125}Iod. Als Vergleich werden DSPE-PEG (1,2-distearoyl-sn-glycero-3-phosphoethanolamin-N[poly(ethylen)glykol] bzw. DSPE-PEG-Mal Anker eingesetzt.

Literatur

Bangham A. D., Dingle J. T., Lucy J. A. (1964): Studies on the mode of action of excess of vitamin A 9. Penetration of lipid monolayers by compounds in the vitamin A series, Biochem J 90 (1): 133–140.
Bangham A. D. (1963): Physical structur and behaviour of lipids and lipid enzymes, Adv Lipid Res 64: 65–104.
Bartlett G. R. (1959): Phosphorous assay in the column chromatography, J Biol Chem 234: 466.
Blume G., Cevc G. (1990): Liposomes for the sustained drug release *in vivo*, Biochim Biophys Acta 1029 (1): 91–97.
Düzgünes N., Allen T. M., Fedor J., Papahadjopoulos D. (1987): Lipid mixing during membrane aggregation and fusion: why fusion assays disagree, Biochem 26: 8435–8442.
Eifler R., Pfüller K., Göckeritz W., Pfüller U. (1994): Improved procedures for isolation of mistletoe lectins and their subunits: lectin pattern of the European mistletoe, Biol Biochem Clin Biochem 9: 144–151.
Förster T. (1949): Experimentelle und theoretische Untersuchung des zwischenmolekularen Übergangs von Elektronenanregungsenergie, Z Naturforschung 4a: 321–327.

Gregoriadis G. (1976a): The carrier potential of liposomes in biology and medicine (second of two parts), N Engl J Med 295 (14): 765–770.

Gregoriadis G. (1976b): The carrier potential of liposomes in biology and medicine (first of two parts), N Engl J Med 295 (13): 704–710.

Müthing J., Meisen I., Bulau P., Langer M., Witthohn K., Lentzen H., Neumann U., Peter-Katalinic J. (2004): Mistletoe lectin I is a sialic acid-specific lectin with strict preference to gangliosides and glycoproteins with terminal Neu5Ac alpha 2-6Gal beta 1-4GlcNAc residues, Biochem 43 (11): 2996–3007.

Müthing J., Burg M., Möckel B., Langer M., Metelmann-Strupat W., Werner A., Neumann U., Peter-Katalinic J., Eck J. (2002): Prefential binding of the anticancer drug rViscumin (recombinant mistletoe lectin) to terminally alpha2-6-sialylated neolacto-series gangliosides, Glycobiol12 (8): 485–497.

Niwa H., Tonevitsky I. I., Agapov I. I., Saward S., Pfüller U., Palmer R. A. (2003): Crystal structure of 3 A of mistletoe lectin 1, a dimeric type-2 ribosome-inactivating protein, complexed with galactose, Eur J Biochem 270: 2739–2749.

Pan X., Wu G., Yang W., Barth R., Tjarks W., Lee R. J. (2007): Synthesis of Cetuximab-Immunoliposomes via cholesterol-based membrane anchor for targeting of EGFR, Bioconj Chem 18 (2007): 101–108.

Steenpaß T. (2004): PEGylierte Sterole zur Funktionalisierung liposomaler Oberflächen, Dissertation Albert-Ludwigs-Universität-Freiburg.

Torchilin V. P. (2005): Recent Advanes with liposomes as pharmaceutical carriers, Nature Reviews, Drug Discovery 6: 145–160.

Vervecken W., Kleff S., Pfüller U., Büssing A. (1999): Induction of apoptosis by mistletoe lectin I and its subunits. No evidence for cytotoxic effects caused by isolated A- and B-chains, IJBCB 32: 317–326

Vanessa Bunjes[1], Dr. Karin Winkler[2], Prof. Dr. Regine Peschka-Süss[1], Prof. Dr. Rolf Schubert[1]
[1] Institut für Pharmazeutische Wissenschaften, Universität Freiburg
[2] Carl Gustav Carus-Institut, Gesellschaft zur Förderung der Krebstherapie e. V., Niefern-Öschelbronn

Korrespondenzadresse:
Vanessa Bunjes
Lehrstuhl für Pharmazeutische Technologie und Biopharmazie
Hermann-Herder-Str. 9, D-79104 Freiburg i.Br.
Vanessa.Bunjes@pharmazie.uni-freiburg.de

Wechselwirkungen zwischen Viscotoxinen und Membranvesikeln

Interactions of viscotoxins with vesicles of genuine membranes of mistletoe

Karin Winkler, Sebastian Jäger, Gero Leneweit, Rolf Schubert

Zusammenfassung
Bei der Herstellung von Pflanzenextrakten mittels einer Press-Spalt-Technik entstehen kolloidal dispergierte Vesikel aus den Membranen der Zellwände und Zellorganellen des Pflanzenmaterials. Die quantitative Bestimmung der Vesikel erfolgte über eine der Hauptkomponenten der Membranen, den Phospholipiden. Viscotoxine sind kationische Peptide in *Viscum album* L. Zwischen isolierten Viscotoxinen und liposomalen Membranen sind ebenso Interaktionen in der Literatur beschrieben, wie zwischen Viscotoxinen und DNA.
In dieser Arbeit werden die Wechselwirkungen zwischen Viscotoxinen und vesikulären Membranen in Extrakten aus *Viscum album* L. anhand von Gelchromatographie und Zentrifugationsexperimenten charakterisiert. Es konnte klar nachgewiesen werden, dass Interaktionen mit den vesikulären Membranen im Multikomponentensystem eines pflanzlichen Extrakts bevorzugt werden. Eine Interaktion zwischen Viscotoxinen und DNA ist vernachlässigbar.

Schlüsselwörter: Viscotoxine, Membranbindung, Vesikel, *Viscum album* L.

Summary
During the preparation of plant extracts with a press-slit-technique membranes of cell walls and cell organelles of the plant material form vesicles which are dispersed as colloids. The quantification of vesicles was established using an analysis of phospholipids which are the main components of membranes. Viscotoxins are cationic peptides of *Viscum album* L. In the literature, interactions of isolated viscotoxins with liposomal membranes as well as with DNA are described.

In our study the interaction of viscotoxins and vesicular membranes in extracts of *Viscum album* L. are characterized by means of gel permeation chromatography and centrifugation experiments. It could be clearly shown that the interaction with the vesicular membranes in the multicomponent system of a plant extract is preferred. An interaction of viscotoxins and DNA is negligible.

Keywords: Viscotoxins, membrane equilibrium binding, vesicles, *Viscum album* L.

Einleitung

Viscotoxine (VT) sind kationische Polypeptide, die in der Europäischen weißbeerigen Mistel (*Viscum album* L.) enthalten sind. Viscotoxine besitzen ein Molekulargewicht von rund 5 kDa und gehören zur Gruppe der pflanzlichen Thionine. Sieben verschiedene Isoformen der Viscotoxine wurden bislang beschrieben: Viscotoxin VT A1, A2, A3, B, B2, 1-PS und C1 (Girmann, 2002; Orru *et al.*, 1997; Romagnoli *et al.*, 2003). Aufgrund der Struktur der Viscotoxine sind Interaktionen mit DNA (Hermann *et al.*, 2005) sowie mit Membranstrukturen (Coulon *et al.*, 2003; Coulon *et al.*, 2002; Giudici *et al.*, 2003) möglich. In der vorliegenden Arbeit werden die Interaktionen zwischen Viscotoxinen und Membranvesikeln in Mistelextrakten, sowie aus Mistelextrakten isolierten Vesikeln charakterisiert.

Methoden

Die Untersuchungen erfolgten auf Basis von Gelpermeationschromatographie (GPC) und Zentrifugation (Abb. 1). Der Viscotoxingehalt wurde jeweils per HPLC/UV bestimmt.

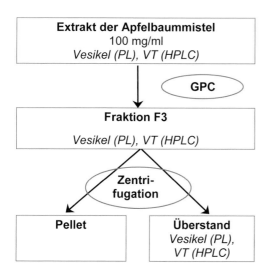

Abb. 1: Fließdiagramm zur durchgeführten Analytik

Mit GPC lassen sich DNA und Vesikel nicht vollständig trennen. Bei den gewählten Zentrifugationsbedingungen werden nur die Vesikel, nicht die DNA abzentrifugiert.
Die Fraktion F3 wurde mit verschiedenen Mengen Viscotoxin aufgestockt.

Ergebnisse

Die Vesikeloberflächen in Mistelpresssäften sind mit Viscotoxinen gesättigt. Die Bindung ist reversibel, und es liegt ein Gleichgewicht zwischen gebundenem und ungebundenem Viscotoxin vor. Bei geringer Viscotoxinkonzentration, wie im Fall der isolierten Vesikel, sind rund 52 % der Viscotoxine an Vesikel gebunden (Tab. 1). Werden Viscotoxine zudotiert, so dass ein Viscotoxinüberschuss vorliegt, so sind rund 64 µg/ml der Viscotoxine an Vesikel gebunden (Abb. 3). Die Bindung an DNA (Hermann et al., 2005) ist im Presssaft vernachlässigbar. VT A3 bindet deutlich intensiver an die Membranstrukturen als VT A2 und VT A1.

Tab. 1: Anteil der Viscotoxin-Isoformen im Überstand nach der Zentrifugation bei 20.000 x g, c (VT) < 30 µg/ml, n = 9

	VT_{frei} / VT_{total}	
	VT_{frei} / VT_{total}	SD
VT (Mittelwert von A1, A2, A3)	51,7 %	8,7 %
VT A1	57,3 %	7,1 %
VT A2	53,2 %	8,8 %
VT A3	44,5 %	5,2 %

Extrakt der Apfelbaummistel
Vesikel: 0,30 mM Phospholipide
VT: 244 µg/ml
An Vesikel gebunden: 56,2 µg/ml (23 %)

Fraktion F3

Vesikel:	0,14 mM Phospholipide
VT:	37 µg/ml, aufgestockt bis 730 µg/ml
An Vesikel gebunden:	52 % im ungesättigten Zustand bis max. 64,2 µg/ml im gesättigten Zustand
Sättigung:	ab 70–80 µg/ml Gesamt-VT für VT A1 und VT A2, ab 250 µg/ml Gesamt-VT für VT A3

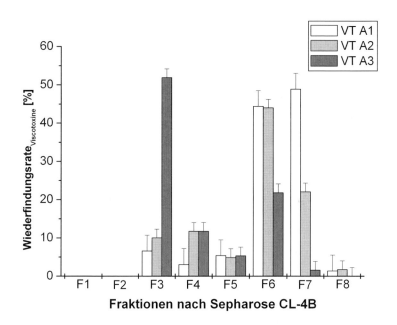

Abb. 2: Fraktionierung eines Mistelpresssaftes mit 244 µg/ml VT über Sepharose CL-4B. Vesikel eluieren in Fraktion F3, ungebundene VT und andere niedermolekulare Substanzen in den Fraktionen F6 und F7
Wiederfindungsraten: VT A1: 105,5 %, VT A2: 98,9 %, VT A3 91,9 %
Fehlerbalken: Standardabweichung (n = 2)

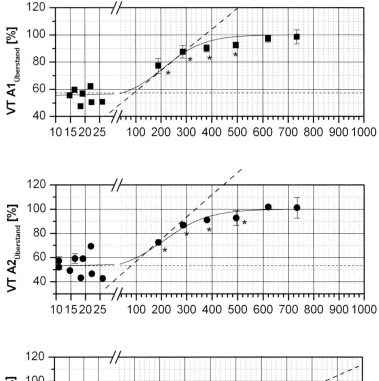

Abb. 3: VT A1, VT A2 und VT A3-Gehalt im Überstand bezogen auf den Gesamt-VT-Gehalt. Fehlerbalken: Standardabweichung (n=2). * = Werte wurden zur Berechnung der Menge von gebundenem VT an gesättigte Vesikel verwendet.

Danksagung

Die Autoren danken Katharina Hoppe und Markus Beffert für die analytische Arbeit. Diese Arbeit wurde finanziell durch die Mahle-Stiftung unterstützt.

Literatur

Coulon A., Mosbah A., Lopez A., Sautereau A. M., Schaller G., Urech K., Rouge P., Darbon H. (2003): Comparative membrane interaction study of viscotoxins A3, A2 and B from mistletoe *(Viscum album)* and connections with their structures, Biochem J 374: 71–78.

Coulon A., Berkane E., Sautereau A.-M., Urech K., Rouge P., Lopez A. (2002): Modes of membrane interaction of a natural cysteine-rich peptide: Viscotoxin A3, Biochim Biophys Acta 1559: 145–159.

Girmann B. (2002): Beiträge zur Isolierung und Sturkturaufklärung der Viscotoxine aus *Viscum album* L. sowie von cytotoxischen Komponenten der Gilvocarcin-Reihe aus Streptomyceten, Dissertation Georg-August-Universität Göttingen.

Giudici M., Pascual R., de la Canal L., Pfüller K., Pfüller U., Villalain J. (2003): Interaction of viscotoxins A3 and B with membrane model systems: implications to their mechanism of action, Biophys J 85: 971–981.

Hermann L., Pfüller U., Scheffler A. (2005): Nachweis der Wechselwirkungen zwischen misteleigener DNA und Viscotoxinen. Evidence of interactions between mistletoe DNA and viscotoxins, In: R. Scheer, R. Bauer, H. Becker, P. A. Berg, V. Fintelmann (Hrsg.): Fortschritte in der Misteltherapie, KVC Verlag, Essen, 109–118.

Orru S., Scaloni A., Giannattasio M., Urech K., Pucci P., Schaller G. (1997): Amino acid sequence, S-S bridge arrangement and distribution in plant tissues of thionins from *Viscum album*, Biol Chem 378: 989–996.

Romagnoli S., Fogolari F., Catalano M., Zetta L., Schaller G., Urech K., Giannattasio M., Ragona L., Molinari H. (2003): NMR solution structure of viscotoxin C1 from *Viscum album species Coloratum* ohwi: toward a structure-function analysis of viscotoxins, Biochemistry 42: 12503–12510.

Winkler K., Jäger S., Leneweit G., Schubert R. (2008): Interactions of viscotoxins with vesicles of genuine plant membranes, Planta Med 74: 163–167.

Der vorliegende Beitrag gibt den Inhalt eines Posters wieder, das beim Mistelsymposium (08.–10. November 2007 in Nonnweiler Otzenhausen) vorgestellt wurde. Der Inhalt wurde ausführlich in Planta Medica (Winkler *et al.*, 2008) publiziert.

Dr. Karin Winkler[1,2], Dr. Sebastian Jäger[1], Dr. Gero Leneweit[1], Prof. Dr. Rolf Schubert[2]

[1] Carl Gustav Carus-Institut, Gesellschaft zur Förderung der Krebstherapie e. V., Niefern-Öschelbronn

[2] Lehrstuhl für Pharmazeutische Technologie und Biopharmazie, Universität Freiburg

Korrespondenzadresse:
Dr. Karin Winkler
Carl Gustav Carus-Institut
Am Eichhof 30, D-75223 Niefern-Öschelbronn
winkler@abnoba.de

Wässrige Mistelpräparationen mit hoher Oleanolsäure- und Betulinsäurekonzentration

Aqueous mistletoe preparations with a high content of oleanolic acid and betulinic acid

Sebastian Jäger, Markus Beffert, Katharina Hoppe, Armin Scheffler

Zusammenfassung

Die pharmakologischen Wirkungen von Betulinsäure (BA) und Oleanolsäure (OA) ergänzen durch eine andere Induktion der Apoptose als durch Mistellektine, nämlich durch antiangiogenetische, gewebedifferenzierende und antiinflammatorische Wirkungen, das antitumorale Spektrum der übrigen Mistelwirkstoffe. Die Mistel enthält OA und BA bis zu 3,5 % in der Trockenmasse, aber in wässrigen Mistelextrakten sind weniger als 5 % davon wegen der geringen Wasserlöslichkeit enthalten. Die Löslichkeit der Triterpensäuren steigt im basischen pH-Bereich der wässrigen Lösung und durch organische Lösungsmittel. Allerdings hydrolysieren Proteine in alkalischen Medien, und organische Lösungsmittel wirken fällend auf sie. Daher ist bis heute eine gemeinsame Extraktion der Triterpensäuren mit den Proteinen der Mistel nicht gelungen. Um das antitumorale Potential der Mistel vollständig nutzen zu können, sollten somit auch die Triterpensäuren in einem Präparat für die Tumortherapie enthalten sein.

Ein durch Lösungsmittelextraktion hergestellter Triterpen-Trockenextrakt wurde basisch gelöst und mit Cyclodextrinen komplexiert. Unter Neutralisation kann die basische Triterpensäurelösung mit einem wässrigen Mistelextrakt gemischt werden. Dabei wird als zusätzlicher galenischer Effekt die natürliche Flockung des wässrigen Mistelextraktes durch die solubilisierten Triterpensäuren erheblich gehemmt. Eine Langzeitstabilisierung dieser Präformulierung konnte durch Lyophilisierung erreicht werden. Die Stabilitätsdaten nach 16 Monaten werden gezeigt.

Schlüsselwörter: Oleanolsäure, Betulinsäure, Löslichkeit, Solubilisierung, Stabilität

Summary

The pharmacological effects of triterpene acids betulinic acid (BA) and oleanolic acid (OA) complement the antitumoral effects of other mistletoe substances, namely by their different induction of apoptosis in comparison to lectins as well as their anti-angiogenic, differentiating, and anti-inflammatory effects. Mistletoe contains OA and BA up to 3.5 % of dry matter. However, with aqueous mistletoe preparations less than 5 % are extracted. The aqueous solubility of triterpene acids is marginal, yet they are soluble in alkaline solution or organic solvents. Unfortunately, as proteins tend to hydrolyse or coagulate under these conditions, it seems impossible to extract triterpene acids simultaneously with active protein ingredients. In order to use the full antitumoral capacity of mistletoe a comprehensive mistletoe preparation for tumor therapy should contain satisfying amounts of OA and BA.

A dry triterpene extract was prepared from mistletoe by solvent extraction and its triterpene acids were solubilized in alkaline solution and with cyclodextrins. Stabilized this way the triterpene acids remain solubilized under neutralisation when mixed with an aqueous mistletoe extract. In addition, the natural precipitation of aqueous mistletoe preparations was drastically inhibited by the solubilized triterpene acids. Lyophilisation of this parenterally applicable preformulation enabled long-term stabilisation over 16 months.

Keywords: Oleanolic acid, betulinic acid, solubility, solubilisation, stability

Einleitung

Die jungen, äußeren Teile der Mistel sind reich an Oleanolsäure (OA) und Betulinsäure (BA) (Krzaczek, 1977; Scher et al., 2006). Entsprechend enthalten einjährige Triebe und vor allem Kurztriebe in der Trockenmasse bis zu 3,5 g/100 g OA und BA. Einjährige Triebe werden auch zur Herstellung wässriger Mistelpräparate eingesetzt. Wie die Molekülstruktur der Triterpensäuren schon vermuten lässt, sind sie schwer wasserlöslich (< 0,02µg/ml) und deshalb in Mistelpräparationen kaum enthalten (Abb. 1).

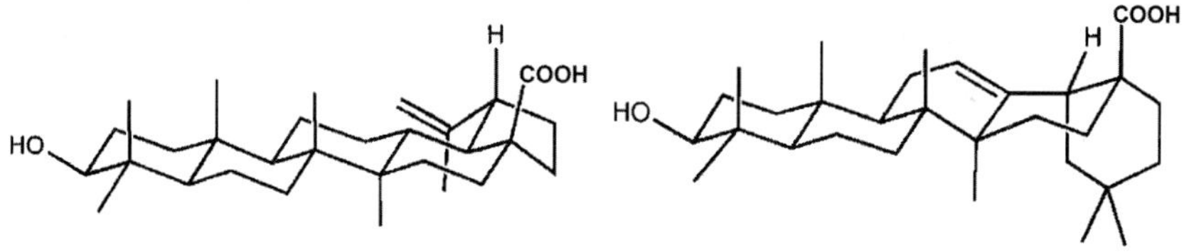

Abb. 1: Betulinsäure (BA, links) und Oleanolsäure (OA, rechts), Strukturformeln entnommen aus Jäger et al. (2006)

Diverse pharmakologische Effekte der Triterpensäuren sind bekannt, und die Anzahl der in Pubmed gelisteten Publikationen steigt seit 1990 stetig. Neben ihrer antientzündlichen (Safayhi und Sailer, 1997) und antiviralen Wirkung (Aiken und Chen, 2005; Mengoni et al., 2002) sind vor allem die antitumoralen Effekte von Oleanolsäure und Betulinsäure hervorzuheben (Alakurtti et al., 2006; Cichewicz und Kouzi, 2004; Eiznhamer und Xu, 2004; Ovesna et al., 2004). Beide Säuren induzieren den apoptotischen Zelltod von Tumorzellen (Laszczyk et al., 2006; Martin et al., 2007; Urech et al., 2005). Sie regen Melanomzellen bzw. Keratinozyten zur Zelldifferenzierung an (Galgon et al., 2005; Hata et al., 2002; Lee et al., 2006) und können die Angiogenese hemmen (Kwon et al., 2002; Sohn et al., 1995). Diese Multifunktionalität macht sie zu potenten Inhaltsstoffen der Mistel, die in Mistelpräparaten enthalten sein sollten. In dieser Arbeit wird eine galenische Innovation vorgestellt, durch die die Triterpensäuren der Mistel in wässrige Präparate integriert werden können.

Material und Methoden

Für die Quantifizierung der Triterpensäuren in der Mistel sowie die Bestimmung des Gehaltes in dem daraus hergestellten wässrigen Extrakt wurden einjährige Triebe der Apfelmistel verwendet, die im April 2004 geerntet wurden. Die einjährigen Triebe für den wässrigen Mistelextrakt wurden im Juli 2005 geerntet. Das Pflanzenmaterial wurde jeweils bis zur Nutzung in flüssigem Stickstoff gelagert. Für den Mistelextrakt mit solubilisierten Triterpensäuren wurden getrocknete einjährige Triebe der Apfelmistel verwendet, die im März 2006 geerntet wurden.

Wässrige Mistelextrakte wurden durch Druck-Spalt-Extraktion (Feles *et al.*, 1991) mit Natriumphosphat zu einem Droge/Extraktverhältnis (DEV) von 1:25 extrahiert. Der pH-Wert des Extraktes betrug jeweils pH 7,4 ± 0,1 (Jäger *et al.*, 2007).

Der Triterpenoidgehalt des Pflanzenmaterials wurde nach beschleunigter Lösungsmittelextraktion gaschromatographisch bestimmt (Jäger *et al.*, 2007).

Die Quantifizierung der Triterpenoide in wässrigen Lösungen erfolgte nach Flüssig-Flüssig-Extraktion ebenfalls gaschromatographisch (Jäger *et al.*, 2007).

Durch beschleunigte Lösungsmittelextraktion mit n-Heptan wurde aus einjährigen Trieben der Mistel ein Trockenextrakt gewonnen. Dieser wurde mit Trinatriumphosphatlösung (pH 12) extrahiert, wodurch sich die Triterpensäuren lösten. In Gegenwart von β-Cyclodextrin (4 g/L) wurde der Extrakt mit solubilisierten Triterpensäuren mit dem wässrigen Extrakt und Phosphorsäure neutralisiert. Dabei wurde der wässrige Mistelextrakt zu einem DEV von 1:50 und der Mistelextrakt mit solubilisierten Triterpensäuren 1:4 verdünnt. Die Stabilisierung der Präparation erfolgte durch Lyophilisierung. Nach Resuspendieren in dem originären Volumen mit Wasser und Filtration durch einen 0,22 µm Filter wurde der Gehalt an Oleanol- und Betulinsäure bestimmt. Weiterhin wurden Lyophilisate für 16 Monate bei 25 °C und für 6 Monate bei 40 °C zur Stabilitätsprüfung eingelagert. Regelmäßig wurden Proben gezogen und der Triterpenoidgehalt der resuspendierten Lösung bestimmt.

Für die Untersuchung des Flockungsbeginns wurden Mistelpräparationen nach dem oben angegebenen Verfahren mit unterschiedlichen Konzentrationen an basisch gelösten Triterpensäuren und Cyclodextrinen hergestellt. Die Lagerung fand bei Raumtemperatur statt, und der Flockungsbeginn wurde täglich (± 2 Tage) visuell beurteilt. Die Interaktionsanalyse von Triterpensäuren mit anderen Mistelinhaltsstoffen wurde mit einer 80 µg/mL OA und 5 µg/mL BA enthaltenden Mistelpräparation durchgeführt, die mit 2 g/L β-Cyclodextrin nach dem oben angegebenen Verfahren hergestellt wurde. Die Mistelpräparation wurde gelchromatographisch getrennt und der Triterpensäuregehalt in 8 Fraktionen bestimmt (Jäger *et al.*, 2007).

Ergebnisse und Diskussion

Der Triterpensäuregehalt des wässrig extrahierten Pflanzenmaterials betrug 0,04 g/100 g BA und 0,29 g/100 g OA. Der daraus hergestellte wässrige Extrakt (DEV 1 : 25) enthielt 0,2 µg/mL BA und 0,4 µg/mL OA. Entsprechend wurden aus dem Pflanzenmaterial lediglich 0,3 % OA und 1,4 % BA extrahiert. Mit isolierter OA und BA konnte die Löslichkeit in Wasser auf jeweils ≤ 0,02 µg/mL bestimmt werden, was die schlechte Extraktionsausbeute erklärt. Andererseits müssen andere Extraktstoffe lösungsvermittelnd wirken, denn im wässrig gepufferten Mistelextrakt liegt ein um den Faktor 10 erhöhter Gehalt gegenüber der reinen wässrigen Lösung vor (Jäger *et al.*, 2007). Abbildung 2 zeigt, wie sich die Löslichkeit mit steigendem pH-Wert erhöht. Dabei wurden je 100 µg/mL der Triterpensäuren vorgelegt, so dass die Löslichkeitsgrenze von OA bei pH 11,8 noch nicht erreicht ist. Insgesamt weist OA im Alkalischen eine höhere Löslichkeit auf als BA.

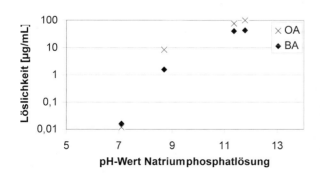

Abb. 2: Löslichkeit von Oleanolsäure und Betulinsäure in alkalischen Natriumphosphatlösungen

Ziel des Vorhabens war es, die Triterpensäuren in einen wässrigen Mistelgesamtextrakt zu integrieren, um ihr pharmakologisches Potential der Misteltherapie zugänglich zu machen. Dies ist durch alkalische Extraktion möglich. Jedoch hydrolysieren Proteine unter alkalischen Bedingungen. Ähnlich verhält es sich mit organischen Lösungsmitteln, die zwar die Triterpensäuren lösen, auf Proteine aber denaturierend wirken. Bis heute wurde eine gemeinsame Extraktion von Proteinen und Triterpensäuren nicht beschrieben.

Triterpensäuren können jedoch separat extrahiert, solubilisiert und anschließend mit dem wässrigen Mistelextrakt gemischt werden. Dazu wurden getrocknete einjährige Triebe mit einem OA-Gehalt von 1,36 g/100 g und einem BA-Gehalt von 0,15 g/100 g zu einem Trockenextrakt (83,2 % OA und 5,7 % BA) verarbeitet. Basisch wurden die Triterpensäuren aus dem Trockenextrakt gelöst und mit β-Cyclodextrin solubilisiert. Dieser Mistelextrakt konnte mit dem wässrigen Mistelextrakt gemischt werden, wobei der pH-Wert mit Phosphorsäure auf pH 7,5 und das DEV des wässrigen Mistelextraktes auf 1 : 50 eingestellt wurde. Die solubilisierten Triterpensäuren dieses Mistelgesamtextraktes nehmen Einfluss auf sein Flockungsverhalten. Der Flockungsbeginn wurde bei Raumtemperatur über 56 Tage beobachtet und war direkt abhängig von der Triterpen- und Cyclodextrinkonzentration, wie Abbildung 3 zeigt. Je mehr von beiden Substanzen in der Präparation enthalten war, desto später begann die Flockung.

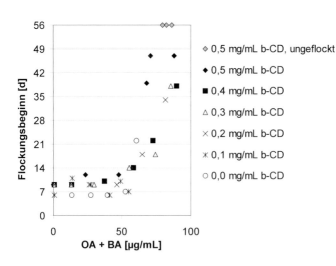

Abb. 3: Flockungsbeginn triterpenreicher Mistelpräparationen in Abhängigkeit von der Triterpen- und β-Cyclodextrin (b-CD)- Konzentration bei Raumtemperatur

Die Verminderung der Flockung könnte durch Interaktionen der solubilisierten Triterpensäuren mit an der Flockung beteiligten Inhaltsstoffen des Mistelextraktes oder durch Hemmung enzymatischer Veränderungen bewirkt sein. Um diese Möglichkeiten zu unterscheiden, wurde eine Mistelpräparation mit 80 µg/mL OA und 0,5 mg/mL β-CD gelchromatographisch getrennt und das Interaktionsverhalten der Triterpensäuren zu großen Molekülen und Aggregaten untersucht. Insgesamt wurden nach chromatographischer Trennung 70 % OA und 50 % BA wieder gefunden (siehe Abb. 4). Vor allem in der Fraktion 3 an der oberen Ausschlussgrenze, wo auch liposomenartige Vesikel und große Moleküle eluieren (Jäger *et al.*, 2007), wurden die Triterpensäuren gefunden. Da die Triterpen-Cyclodextrinkomplexe deutlich kleiner sind und an der unteren Ausschlussgrenze eluieren müssten, deutet dies auf die Interaktion mit großen Molekülen und Aggregaten, vermutlich Membransystemen, hin.

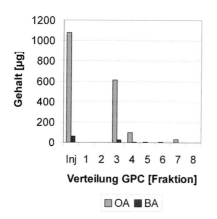

Abb. 4: Verteilung der Triterpensäuren, Lektine und Viscotoxine in Fraktionen der GPC.
Inj: Injizierte Menge der Triterpensäuren in dem Mistelgesamtextrakt

Eine dauerhafte Stabilisierung ohne die Bildung von Flocken scheint jedoch trotz der erheblichen Flockungsverzögerung nicht möglich. Daher wurde die Präparation lyophilisiert. Aus dem Lyophilisat konnten 18 µg/mL Lektine, 45 µg/mL OA und 2 µg/mL BA wieder mikrofiltrierbar in Lösung gebracht werden.

Für 16 Monate wurde die Präparation bei 25 °C und für sechs Monate bei 40 °C zur Stabilitätsprüfung eingelagert und alle drei Monate der Triterpensäuregehalt bestimmt. Die Wiederholbarkeit der Lektinbestimmung lässt keine Aussage über die Stabilität der Lektine zu, weshalb sie nicht bestimmt wurden. Mit < 2 % relativer Vergleichsstandardabweichung ist die Bestimmung der Triterpensäuren geeignet, um die Stabilität zu untersuchen (Jäger *et al.*, 2007). Abbildung 5 zeigt das Stabilitätsprofil des Mistelgesamtextraktes, bestimmt über den Gehalt an Triterpensäuren nach Resuspendieren.

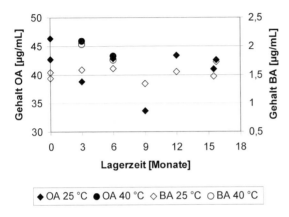

Abb. 5: Stabilitätsprofil einer lyophilisierten Präparation nach 16 monatiger Lagerung bei 25 °C und sechsmonatiger Lagerung bei 40 °C

Die Streuung der Triterpensäuregehalte lässt sich durch die noch unvollkommene Lyophilisatqualität erklären. Sie kann durch geeignete Lyophilisierungsbedingungen deutlich verbessert werden, was sich auch in einer geringeren Streuung bei parallel gezogenen Proben zeigt. Die hier dargestellten trend- und ausreißerfreien Werte (α = 0,05) schwanken unabhängig von der Lagertemperatur um 42,03 ± 2,61 µg/mL OA und um 1,60 ± 0,14 µg/mL BA (die Schwankungsbreite zeigt das Konfidenzintervall α = 0,05). Damit konnte gezeigt werden, dass der Mistelgesamtextrakt mit Triterpensäuren über sechs Monate bei 40 °C und über 16 Monate bei 25 °C stabil ist.

Mit dieser Methode lassen sich Triterpensäuren also stabil in eine wässrige Mistelpräparation einarbeiten. Der Triterpensäuregehalt lag mehr als 100fach über der Triterpensäurekonzentration des wässrigen Mistelextraktes. Um dies zu erreichen, ist es bisher notwendig, die Triterpensäuren getrennt von dem proteinreichen, wässrigen Mistelextrakt zu extrahieren. Komplexiert mit Cyclodextrin können sie mit dem wässrigen Mistelextrakt gemischt werden. Je mehr komplexierte Triterpensäuren in der Präparation enthalten waren, desto flockungsstabiler wird der proteinreiche wässrige Mistelextrakt. Es konnte gezeigt werden, dass die Triterpensäurekomplexe in Interaktion mit großen Molekülen oder Membransystemen des wässrigen

Mistelextraktes stehen. Dies wird gestützt durch anderweitige Publikationen (Ying und Simon, 1991), die zeigen, dass Triterpensäuren an Proteine und großmolekulare Aggregate in Mistelextrakten binden können.

Danksagung

Wir danken der Software AG-Stiftung für die finanzielle Unterstützung.

Literatur

Aiken C., Chen C. H. (2005): Betulinic acid derivatives as HIV-1 antivirals, Trends Mol Med, 11: 31–36.
Alakurtti S., Mäkelä T., Koskimies S., Yli-Kauhaluoma J. (2006): Pharmacological properties of the ubiquitous natural product betulin, Eur J Pharm Sci 29, 1: 1–13.
Cichewicz R. H., Kouzi S. A. (2004): Chemistry, Biological Activity, and Chemotherapeutic Potential of Betulinic Acid for the Prevention and Treatment of Cancer and HIV Infections, Med Res Rev 24: 90–114.
Eiznhamer D. A., Xu Z. Q. (2004): Betulinic acid: a promising anticancer candidate, IDrugs 7: 359–373.
Feles M., Koehler R., Scheffler A. (1991): Verfahren und Vorrichtung zur Herstellung von Presssaft aus Pflanzen, Europäisches Patent Nr. 0288603.
Galgon T., Wohlrab W., Drager B. (2005): Betulinic acid induces apoptosis in skin cancer cells and differentiation in normal human keratinocytes, Exp Dermatol 14: 736–743.
Hata K., Hori K., Takahashi S. (2002): Differentiation- and apoptosis-inducing activities by pentacyclic triterpenes on a mouse melanoma cell line, J Nat Prod 65: 645–648.
Jäger S., Winkler K., Pfüller U., Scheffler A. (2007): Solubility Studies of Oleanolic Acid and Betulinic Acid in Aqueous Solutions and Plant extracts of *Viscum album* L., Planta Med 73: 157–162.
Jäger S., Scheffler A., Schmellenkamp H. (2006): Naturstoffforschung – Pharmakologie ausgewählter Terpene, Pharm Ztg 22: 15–27.
Krzaczek T. (1977): Pharmacobotanical research on the sub-species *Viscum album* L. III. terpenes and steroles, Ann Univ Mariae Curie Sklodowska 32: 125–134.
Kwon H. J., Shim J. S., Kim J. H., Cho H. Y., Yum Y. N., Kim S. H., Yu, J. (2002): Betulinic acid inhibits growth factor-induced in vitro angiogenesis via the modulation of mitochondrial function in endothelial cells, Jpn J Cancer Res 93: 417–425.

Laszczyk M., Jäger S., Simon-Haarhaus B., Scheffler A., Schempp C. M. (2006): Physical, chemical and pharmacological characterization of a new oleogel-forming triterpene extract from the outer bark of birch (betulae cortex), Planta Med 72: 1389–1395.

Lee H. K., Nam G. W., Kim S. H., Lee S. H. (2006): Phytocomponents of triterpenoids, oleanolic acid and ursolic acid, regulated differently the processing of epidermal keratinocytes via PPAR-alpha pathway, Exp Dermatol 15: 66–73.

Martin R., Carvalho J., Ibeas E., Hernandez M., Ruiz-Gutierrez V., Nieto M. L. (2007): Acidic triterpenes compromise growth and survival of astrocytoma cell lines by regulating reactive oxygen species accumulation, Cancer Res 67: 3741–3751.

Mengoni F., Lichtner M., Battinelli L., Marzi M., Mastroianni C. M., Vullo V., Mazzanti G. (2002): In vitro anti-HIV activity of oleanolic acid on infected human mononuclear cells, Planta Med 68: 111–114.

Ovesna Z., Vachalkova A., Horvathova K., Tothova D. (2004): Pentacyclic triterpenoic acids: new chemoprotective compounds. Minireview, Neoplasma 51: 327–333.

Safayhi H., Sailer E.R. (1997): Anti-inflammatory actions of pentacyclic triterpenes, Planta Med 63: 487–493.

Scher J., Urech K., Becker H. (2006): Triterpene in der Mistel *Viscum album* L., Mistilteinn (Zeitschrift des Vereins für Krebsforschung, Arlesheim) 7: 16–29.

Sohn K. H., Lee H. Y., Chung H. Y., Young H. S., Yi S. Y., Kim K. W. (1995): Anti-angiogenic activity of triterpene acids, Cancer Lett 94: 213–218.

Urech K., Scher J. M., Hostanska K., Becker H. (2005): Apoptosis inducing activity of viscin, a lipophilic extract from *Viscum album* L., J Pharm Pharmacol 57: 101–109.

Ying Q. L., Simon S. R. (1991): Ursolic Acid and Its Triterpenoid Analogs Are Natural Slowly Binding Inhibitors of Plasmin, J Cell Biochem Suppl 15: 127.

Dr. Sebastian Jäger, Markus Beffert, Katharina Hoppe, Dr. Armin Scheffler
Carl Gustav Carus-Institut, Gesellschaft zur Förderung der Krebstherapie e. V., Niefern-Öschelbronn

Korrespondenzadresse:
Dr. Sebastian Jäger
Carl Gustav Carus-Institut
Am Eichhof 30, D-75223 Niefern-Öschelbronn
sebastian.jaeger@carus-institut.de

III. Präklinik: Immunologie, Zytotoxizität, *in vitro*- und *in vivo*-Untersuchungen

Effekt von Mistelextrakten auf immunkompetente Zellen *in vitro* und *in vivo*

Effects of mistletoe extracts on immunocompetent cells *in vitro* and *in vivo*

Reinhild Klein

Zusammenfassung
Der Einfluss von Mistelextrakten auf immunkompetente Zellen sowohl des angeborenen wie des erworbenen Immunsystems *in vivo* und *in vitro* ist heute zweifelsfrei belegt. Ursprünglich wurde in erster Linie das Mistellektin I (ML I) für die verschiedenen immunologischen Reaktionen verantwortlich gemacht, es ist aber inzwischen bekannt, dass nicht nur weitere Mistellektine (wie ML III, chitinbindendes [cb] ML), sondern auch andere Komponenten der Mistelextrakte wie Viscotoxine, Oligo- und Polysaccharide oder Vesikel immunstimulatorische Wirkungen ausüben. Wenn man den Effekt von Mistelextrakten auf immunkompetente Zellen in vivo bei Patienten oder gesunden Probanden analysieren will, wird man mit mehreren komplexen Systemen konfrontiert (verschiedene Komponenten des Immunsystems, alterierte Immunantwort bei Tumorpatienten, unterschiedliche Antigene in den Mistelextrakten etc.). Moderne Technologie ermöglichte es jedoch mittlerweile, den Effekt der verschiedenen Komponenten auf definierte Zellpopulationen zu untersuchen, wie natürliche Killer (NK)-Zellen, neutrophile Granulozyten, B-Zellen oder T-Zell-Subtypen. So wurde gezeigt, dass unter Behandlung Antikörper gegen verschiedene Antigene in den entsprechenden Extrakten gebildet werden, dass Antigen präsentierende Zellen (APC), NK-Zellen und T-Zellen aktiviert werden und verschiedene Zytokine freigesetzt werden, Mechanismen, die für die verschiedenen positiven aber auch die – wenn auch sehr selten beobachteten – Nebenwirkungsreaktionen verantwortlich sein könnten.
Trotz aller Anstrengungen in den vergangenen 20–30 Jahren, den Effekt von Mistelextrakten auf immunkompetente Zellen zu untersuchen, ist immer noch nicht zweifeslfrei belegt, dass Misteltherapie tatsächlich einen positiven Effekt auf die Tumorabwehr und das Überleben von Tumorpatienten hat.

Schlüsselwörter: Misteltherapie, angeborenes Immunsystem, erworbenes Immunsystem, Antikörper, T-Zell-Subpopulationen, Zytokine

Summary
Today, there is no more doubt about the effect of mistletoe extracts on immune reactions *in vivo* and *in vitro*, and it is clear that different antigens present in these extracts can modulate various cell types of the innate and the adaptive immune system.
Especially mistletoe lectin (ML I) has been shown to be responsible for a variety of immunological reactions, but meanwhile it is known, that not only further MLs (such as ML III, chitin-binding [cb] ML) but also other components of mistletoe extracts such as viscotoxins, oligo- and polysaccharides or vesicles exert immunostimulatory properties. When analysing, therefore, the effect of mistletoe extracts on immunocompetent cells *in vivo* in tumour patients or healthy volunteers or even *in vitro* one is confronted with an equation with many unknown variables (different components of the immune system, altered immune system in tumour patients, different antigens in the mistletoe extracts etc.). The modern techniques of immunology made it, however, possible to analyse the effect of different components of the extracts on specific cell subtypes such as natural killer (NK) cells, neutrophils, B-cells, or subpopulations of T-cells. It became evident that antibodies to different kinds of antigens in these extracts are produced during therapy depending on the amount of these antigens in the respective extracts (for instance antibodies to ML I, -3, cb ML, viscotoxins). Also, an activation of antigen-presenting cells, NK-cells and T-cells is obvious, and a release of different cytokines may be responsible for the various beneficial clinical effects but also the – although rarely observed – adverse reactions during this kind of therapy.
Despite all these efforts to analyse the effect of mistletoe extracts on immunocompetent cells during the last 20–30 years it is still an unanswered question whether the observed alterations of immunological reactions during mistletoe therapy have indeed a positive effect on the tumour defence and survival of tumour patients.

Keywords: Mistletoe therapy, innate immune system, adaptive immune system, antibodies, T-cell subpopulations, cytokines

Einleitung

Seit ca. 20 Jahren wird der Einfluss verschiedener Mistelextrakte auf Zellen des natürlichen und des spezifischen Immunsystems in *vitro* und *in vivo* untersucht, in der Hoffnung, eine Basis für den postulierten Anti-Tumor-Effekt zu bekommen. Dieser konnte zwar immer noch nicht eindeutig in Studien belegt werden (Berg und Stein, 2001; Stauder und Kreuser, 2002), aber es gibt jetzt doch eindeutige Hinweise, dass Misteltherapie zumindest die Lebensqualität – insbesondere unter Chemotherapie – signifikant verbessert (Kienle und Kiene, 2007; Grossarth-Maticek und Ziegler, 2007). Es bestehen auch keine Zweifel mehr, dass verschiedene Komponenten der Mistelextrakte tatsächlich immunmodulierende Eigenschaften besitzen, und diese sollen im Folgenden kurz dargestellt werden.

Klinische/laborchemische Hinweise auf einen Effekt von Mistelextrakten auf immunkompetente Zellen

Bereits die klinische Beobachtung weist darauf hin, dass die Gabe von Mistelextrakten beim Menschen immunkompetente Zellen beeinflusst. So beobachtet man an der Injektionsstelle eine lokale Rötung, Schwellung sowie Juckreiz oder Schmerzen und unter der Therapie einen Temperaturanstieg (Gorter *et al.*, 1998; Gorter *et al.*, 1999; Huber *et al.*, 2002; Huber *et al.*, 2006b). In sehr seltenen Fällen (ca. 2 auf 4×10^6 Anwendungen) wurden auch systemische allergische Reaktionen beobachtet (Stein und Berg, 1999; Hutt *et al.*, 2001).

Ein laborchemisches Korrelat zeigt sich in einem Anstieg der Leukozyten- und Granulozytenzahlen unter der Therapie und einer teilweise recht ausgeprägten Eosinophilie, während die Lymphozyten nicht signifikant beeinflusst werden (Kuehn und Fornalski, 1996; Huber *et al.*, 2002; Huber *et al.*, 2006b) (Abb. 1 und 2).

Das Ausmaß dieser klinischen und laborchemischen Veränderungen ist aber unterschiedlich und hängt von der Galenik und der Zusammensetzung der einzelnen Präparate ab.

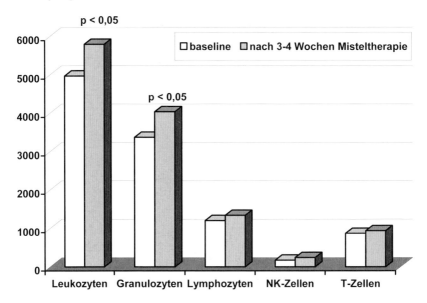

Abb. 1: Verhalten der Leukozyten bei 25 Patientinnen mit Mammakarzinom nach 3–4 Wochen Misteltherapie (modifiziert nach Kuehn und Fornalski, 1996)

Bei der Beurteilung eines Effektes von Mistelextrakten auf das Immunsystem ist man daher mit zwei komplexen Systemen konfrontiert: den zahlreichen unterschiedlichen Mistelextrakt-Zusammensetzungen und den verschiedenen Formen immunkompetenter Zellen. Die meisten Untersuchungen wurden ursprünglich mit Extrakten der Europäischen Mistel (*Viscum album* L.) durchgeführt, weitgehend identische Befunde wurden aber in den letzten Jahren mit der Koreanischen Mistel (*Viscum album* L. ssp. *coloratum*) erhoben (Pryme *et al.*, 2006).

Zur Vereinfachung soll daher vor allem die Wirkungsweise von Lektinen und Viscotoxinen als den Hauptbestandteilen der Europäischen Mistel auf Zellen des natürlichen Immunsystems (Eosinophile, Granulozyten, natürliche Killerzellen, Makrophagen, antigenpräsentiere Zellen [APC]) und des spezifischen Immunsystems (B-Zellen, T-Zellen) beschrieben werden.

Effekt von Mistelextrakten auf immunkompetente Zellen

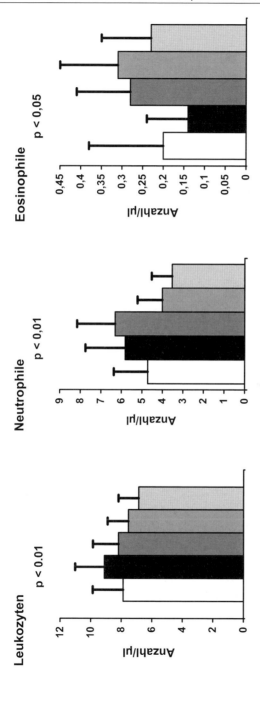

Abb. 2: Blutbildveränderungen bei gesunden Probanden (n=10), die mit einem lektinreichen Mistelextrakt (Iscador Quercus, IQ) behandelt worden waren (modifiziert nach Huber et al., 2006b)

☐ vor Exposition, ■ 2 Wochen, ■ 4 Wochen, ■ 6 Wochen, ▨ 8 Wochen unter Exposition

Einfluss von Mistelextrakten auf Zellen des natürlichen Immunsystems

Bereits vor 20 Jahren wurde gezeigt, dass Mistelextrakte *in vitro* und *in vivo* die Aktivität der natürlichen Killer-(NK)Zellen verstärken (Abb. 3) und bei Tumorpatienten zu einer Phagozytosesteigerung der Granulozyten führen (Abb. 4) (Hamprecht *et al.*, 1987; Haijto *et al.*, 1989; Stein *et al.*, 1999). Auch gibt es eindeutige Hinweise, dass die Gabe von Mistelextrakten einer postoperativen Suppression von Granulozyten und NK-Zellen entgegenwirkt (Schink *et al.*, 2007; sein Beitrag in diesem Buch; Büssing, 2006).

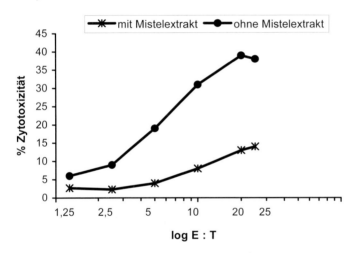

Abb. 3: Effekt eines Mistelextraktes (50 µg/ml) auf die NK-Zell-Aktivität humaner PBMC (peripheral blood mononuclear cells) (Target cells: K 562) (modifiziert nach Hamprecht *et al.*, 1987)
E = Effektor-Zellen (PBMC), T = Targetzellen (K 562)

Auch ein Anstieg von inflammatorischen Zytokinen wie Tumor-Nekrose-Faktor (TNF) α, IL-1 oder IL-6 konnte sowohl *in vitro* als auch *in vivo* unter Exposition mit Mistelextrakten – und zwar sowohl mit lektinreichen wie auch lektinarmen bzw. viscotoxinreichen Extrakten – verzeichnet werden (Hajto *et al.*, 1990; Ribereau-Gayon *et al.*, 1996; Boneberg und Hartung, 2001; Heinzerling *et al.*, 2006; Huber *et al.*, 2006b) (Abb. 5).

Effekt von Mistelextrakten auf immunkompetente Zellen

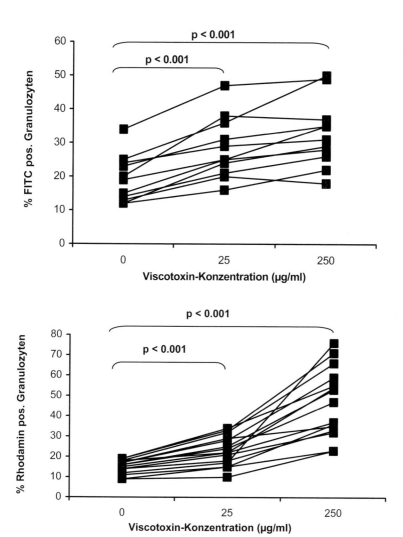

Abb. 4: Viscotoxin induzierte Steigerung der Phagozytose (n=12) und des E. coli aktivierten ‚respiratory burst' (n=18) durch humane Granulozyten von gesunden Probanden (modifiziert nach Stein *et al.*, 1999). Die Phagozytose wurde mittels Aufnahme FITC konjugierter *Escherichia coli*-Bakterien gemessen, der ‚respiratory burst' über die Oxidation von Dihydrorhodamin 123 zu Rhodamin 123.

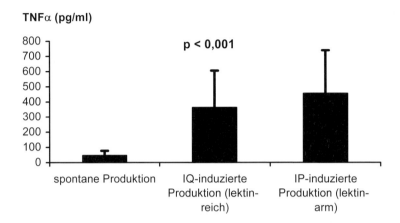

Abb. 5a: Einfluss von Mistelextrakten mit unterschiedlichem Lektingehalt (IQ = Iscador Quercus, lektinreich; IP = Iscador Pini, lektinarm) auf die TNFα-Produktion von PBMC gesunder Probanden *in vitro* (n=48). Angegeben sind Mittelwerte und Standardabweichungen (modifiziert nach Huber *et al.*, 2006b).

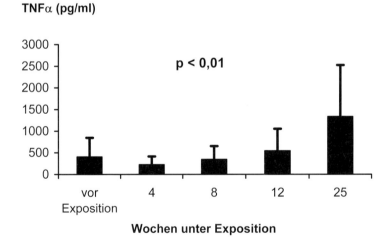

Abb. 5b: Einfluss der subkutanen Injektion eines lektinreichen Mistelextraktes bei gesunden Probanden über 12 Wochen auf die spontane TNFα-Produktion durch PBMC (*in vitro*). Exposition erfolgte über 12 Wochen, nochmalige Kontrolle 13 Wochen später (Woche 25) (modifiziert nach Huber *et al.*, 2006b).

Eine Zellpopulation, die an der Schwelle zwischen dem natürlichen und dem erworbenen Immunsystem steht, da sie MHC unabhängig Antigene aufnimmt, und nach entsprechender intrazellulärer Aufarbeitung zusammen mit MHC-Komplexen den Zellen des spezifischen Immunsystems präsentiert, ist die Population der professionellen Antigen-präsentierenden Zellen (APC). Hierzu gehören in erster Linie Makrophagen, dendritische Zellen (DC), aber auch B-Zellen (Nalbandian und Kovats, 2005; Savina und Amigorena, 2007). Gerade für die DC konnte eine Aktivierung durch Mistelextrakte – zumindest *in vitro* – belegt werden (Stein *et al.*, 2002).

Erklären lässt sich die Aktivierung von Zellen des natürlichen Immunsystems durch die Beobachtung, dass vor allem Exposition mit einem lektinreichen Extrakt *in vivo* zu einer signifikanten Zunahme der Produktion von ‚granulocyte-macrophage-colony-stimulating factor' (GM-CSF) führte (Huber *et al.*, 2005) (Abb. 6), betrachtet man dessen vielfältige Wirkungen wie die verstärkte Freisetzung von Eosinophilen und Neutrophilen aus dem Knochenmark, die Aktivierung von APC und NK-Zellen und die verstärkte Freisetzung von Monozyten/Makrophagen-Zytokinen (TNFα, IL-1, IL-6) (Buchsel *et al.*, 2002; Metcalf, 2008).

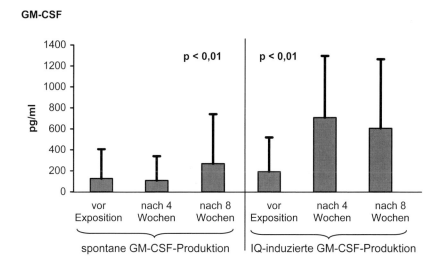

Abb. 6: Spontane und IQ-induzierte Produktion von GM-CSF durch PBMC gesunder Probanden (n=13), die über acht Wochen einen lektinreichen Mistelextrakt (IQ) erhalten hatten (modifiziert nach Huber *et al.*, 2005)

Einfluss von Mistelextrakten auf Zellen des erworbenen Immunsystems

Die Aktivierung von dendritischen Zellen durch Mistelextrakte legt nahe, dass auch eine Stimulation von Zellen des **erworbenen** Immunsystems erfolgt, d. h. dass Mistelextrakt spezifische T- oder B-Zellen induziert werden. Die Bildung von Anti-ML-I-Antikörpern unter subkutaner Mistelextrakt-Therapie wurde schon sehr früh beobachtet (Stettin *et al.*, 1990), und in den folgenden Jahren konnte gezeigt werden, dass auch gegen andere Komponenten wie z.B. Viscotoxine oder das chitinbindende-Lektin (cbML) Antikörper gebildet werden, und zwar sowohl bei Patienten, die mit Mistelextrakten behandelt wurden (Abb. 7), als auch bei gesunden Probanden, die im Rahmen einer Studie Mistelextrakte erhielten (nicht dargestellt) (Klein *et al.*, 2002a; Klein *et al.*, 2002b; Klein *et al.*, 2004).

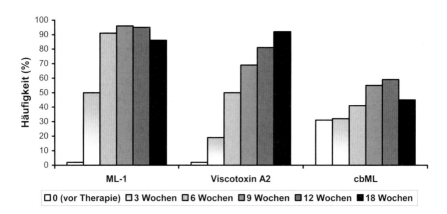

Abb. 7: Häufigkeit von Antikörpern gegen ML I, Viscotoxin A2 und cbML bei 26 Tumorpatienten vor und während Therapie mit abnobaVISCUM ® Mali (modifiziert nach Klein *et al.*, 2002b, Klein *et al.*, 2004)

Ferner führt Mistelextrakt-Therapie zu einer spezifischen Proliferation von Lymphozyten (Schultze *et al.*, 1991; Berg und Stein, 2001; Stein und Berg, 1994; Huber *et al.*, 2006a) (Abb. 8).

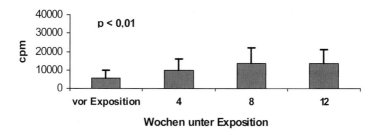

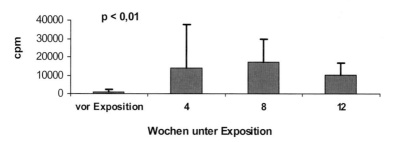

Abb. 8: Zunahme der Lymphozytenproliferation *in vitro* gegenüber IP (a) und IQ (b) bei 16 bzw. 15 gesunden Probanden, die 12 Wochen lang subkutan IP (a) bzw. IQ (b) injizierten (modifiziert nach Huber *et al.*, 2006a)

Diese Induktion einer spezifischen Immunantwort wurde ebenfalls primär dem Mistellektin I zugeschrieben. Inzwischen konnte aber auch eindeutig eine Reaktivität gegenüber anderen Mistellektinen sowie gegenüber Viscotoxinen nachgewiesen werden (Stein und Berg, 1994; Fischer *et al.*, 1997) (Abb. 9). Auch gegenüber dem chitinbindenden Lektin gibt es eine proliferative Antwort (unveröffentlichte Beobachtung); während die Reaktion gegenüber ML I aber ausschließlich bei Individuen zu beobachten ist, die bereits Mistelextrakte erhalten haben, findet man eine Reaktion gegenüber Viscotoxinen oder dem cbML auch bei solchen, die noch nie mit solchen Extrakten in Kontakt gekommen sind. Hierfür könnten Kreuzreaktionen verantwortlich sein, da z. B. das cbML eine hohe Strukturähnlichkeit mit dem Hevein aufweist, das etwa in Latex und verschiedenen Pflanzen oder Früchten vorkommt (Stoeva *et al.*, 2001).

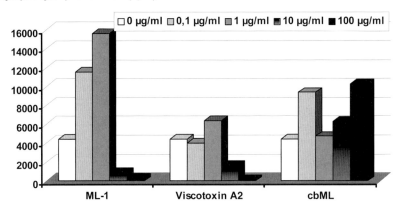

Abb. 9a: Nachweis einer dosisabhängigen Lymphozytenproliferation gegenüber ML I, Viscotoxin A2 und cbML bei einem Tumorpatienten unter Therapie mit abnobaVISCUM® Mali (unveröffentlichte Beobachtung, Zusammenarbeit mit Dr. von Laue, Niefern-Öschelbronn und Dr. R. Scheer, ABNOBA GmbH)

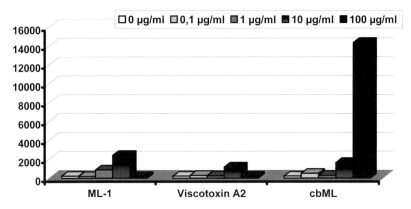

Abb. 9b: Lymphozytenproliferation gegenüber ML I, Viscotoxin A2 und cbML bei einer nicht-exponierten Kontrollperson (unveröffentlichte Beobachtung, Zusammenarbeit mit Dr. von Laue, Niefern-Öschelbronn und Dr. R. Scheer, ABNOBA GmbH). Bei der exponierten Person findet sich eine dosisabhängige Proliferation vor allem gegenüber ML I und diskret gegenüber Viscotoxin A2 und cbML, bei der Kontrollperson nur gegen cbML.

Effekt von Mistelextrakten auf immunkompetente Zellen

Die Wirkung von Mistelextrakten auf T-Zellen wird auch sichtbar, wenn man Zytokine bestimmt, die von diesen Zellen gebildet werden. So bilden TH1-Zellen vor allem die Zytokine Interferon gamma (IFNγ) und Tumor-Nekrose-Faktor beta (TNFβ), TH2-Zellen in erster Linie IL-5 und IL-13 (Romagnani, 2006). Sowohl mit einem lektinreichen, als auch mit einem lektinarmen Extrakt fand sich *in vitro* und *in vivo* ein signifikanter Anstieg der IFNγ-Produktion durch Lymphozyten (Abb. 10a), während die Sekretion von IL-5 nicht beeinflusst wurde bzw. bei der Gruppe, die mit dem lektin-armen Extrakt behandelt worden war, sogar signifikant abnahm (Huber *et al.*, 2006a; Huber *et al.*, 2006b) (Abb. 10b).

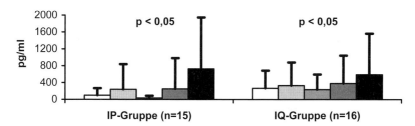

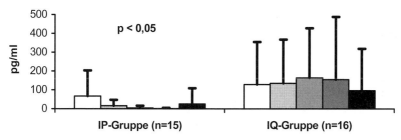

Abb. 10: Produktion von IFNγ (a) und IL-5 (b) durch PBMC gesunder Probanden, die über 12 Wochen einen lektinarmen (IP; n=15) bzw. einen lektinreichen (IQ; n=16) Mistelextrakt injizierten (modifiziert nach Huber *et al.*, 2006a)

Zusammenfassung und Schlussfolgerung

Der Effekt von Mistelextrakten bzw. ihren einzelnen Komponenten auf immunkompetente Zellen ist wissenschaftlich eindeutig belegt, und die Befunde weisen auf eine ‚Stärkung' des natürlichen Immunsystems sowie des TH1-, d.h. des zytotoxischen T-Zell-Systems hin. Ein positiver Effekt auf Tumorerkrankungen wäre daher durchaus vorstellbar, auch wenn er bisher weiterhin nicht sicher belegt werden konnte. Die immunologischen Befunde erklären jedoch verschiedene klinische Beobachtungen unter Misteltherapie, wie z.b. die Verbesserung der Lebensqualität oder den Anstieg der Neutrophilen – insbesondere bei Patienten mit adjuvanter Chemotherapie –, woraus künftig auch ein spezifischerer Einsatz bestimmter Mistelextrakte oder Mistelextrakt-Komponenten resultieren könnte.

Literatur

Berg P. A., Stein G. M. (2001): Beeinflusst die Misteltherapie die Abwehr epithelialer Tumoren? Eine kritische immunologische Analyse, Dtsch Med Wschr 126: 339–345.

Boneberg E. M., Hartung T. (2001): Mistletoe-lectin 1 increases tumor necrosis factor-alpha release in lipopolysaccharide-stimulated whole blood via inhibition of interleukin-10 production, J Pharmacol Exp Ther 298: 996.

Buchsel P. C., Forgey A., Grape F. B., Hamann S. S. (2002): Granulocyte macrophage colony-stimulating factor: current practice and novel approaches, Clin J Oncol Nurs 6: 198–205.

Büssing A. (2006): Immune modulation using mistletoe (*Viscum album* L.) extracts Iscador, Arzneim.-Forsch./Drug Res 56: 508–515.

Fischer S., Scheffler A., Kabelitz D. (1997): Oligoclonal in vitro response of CD4 T cells to vesicles of mistletoe extracts in mistletoe-treated cancer patients, Cancer Immunol Immunother 44: 150–156.

Gorter R. W., van Wely M., Reif M., Stoss M. (1999): Tolerability of an extract of European mistletoe among immunocompromised and healthy individuals, Altern Ther Health Med 5: 37–47.

Gorter R. W., van Wely M., Stoss M., Wollina U. (1998): Subcutaneous infiltrates induced by injection of mistletoe extracts (Iscador), Am J Ther 5: 181–187.

Grossarth-Maticek R., Ziegler R. (2007): Prospective controlled cohort studies on long-term therapy of cervical cancer patients with a mistletoe preparation (Iscador), Forsch Komplement Med 14: 140–147.

Hajto T., Hostanska K., Frei K., Rordorf C., Gabius H.J. (1990): Increased secretion of Tumour Necrosis Factor a, Interleukin 1, and Interleukin 6 by human mononuclear cells exposed to b-galactoside-specific lectin from clinically applied mistletoe extract, Cancer Res 50: 3322–3326.

Hajto T., Hostanska K., Gabius H. J. (1989): Modulatory potency of the b-galactoside-specific lectin from mistletoe extract (Iscador) on the host defense system *in vivo* in rabbits and patients, Cancer Res 49: 4803–4809.

Hamprecht K., Handgretinger R., Voetsch W., Anderer F.A. (1987): Nediation of human NK-activity by components in extracts of *Viscum album*, Int J Immunopharmacol 9: 199–209.

Heinzerling L., von Baehr V., Liebenthal C., von Baehr R., Volk H.D. (2006): Immunologic effector mechanisms of a standardized mistletoe extract on the function of human monocytes and lymphocytes *in vitro, ex vivo*, and *in vivo*, J Clin Immunol 26: 347–359.

Huber R., Claßen K., Werner M., Klein R. (2006a): *In vitro* immunoreactivity towards Lectin-rich or viscotoxin-rich mistletoe (*Viscum album* L.) extracts Iscador applied to healthy individuals. Arzneim-Forsch/Drug Res 56: 447–456.

Huber R. Rostock M., Goedl R. Lüdtke R., Urech K. Klein R. (2006b): Immunologic effects of mistletoe lectins: a placebo-controlled study in healthy subjects. J Soc Integr Oncol 4: 3–7.

Huber R., Rostock M., Goedl R., Lüdtke R., Urech K., Buck S., Klein R. (2005): Mistletoe treatment induces GM-CSF- and IL-5 production by PBMC and increases blood granulocyte- and eosinophil counts: a placebo controlled randomized study in healthy subjects. Eur J Med Res 10: 411–418.

Huber R., Klein R., Berg P.A., Lüdtke R., Werner M. (2002): Effects of a lectin- and a viscotoxin-rich mistletoe preparation on clinical and hematologic parameters: A placebo-controlled evaluation in healthy subjects. J Alternat Complement Med 8: 857–866.

Hutt N., Kopferschmitt-Kubler M., Cabalion J., Purohit A., Pauli G. (2001): Anaphylactic reactions after therapeutic injection of mistletoe (*Viscum album* L.). Allergol Immunopathol 29: 201–203.

Kienle G.S., Kiene H. (2007): Complementary cancer therapy: a systematic review of prospective clinical trials on anthroposophic mistletoe extracts. Eur J Med Res 12: 103–119.

Klein R., Franz M., Wacker R., Claßen K., Scheer R., von Laue H.B., Stoeva S., Voelter W. (2004): Demonstration of antibodies to the chitin-binding mistletoe lectin (cbML) in tumor patients before and during therapy with an aqueous mistletoe extract. Eur J Med Res 9: 316–322.

Klein R., Claßen K., Berg P.A., Lüdtke R., Werner M., Huber R. (2002a): *In vivo*-induction of antibodies to mistletoe lectin-1 and viscotoxin by exposure to aqueous mistletoe extracts: a randomised double-blinded placebo controlled phase I study in healthy individuals, Eur J Med Res 7: 155–163.

Klein R., Claßen K., Fischer S., Errenst M., Scheffler A., Stein G. M., Scheer R., von Laue H.B. (2002b): Induction of antibodies to viscotoxins A1, A2, A3 and B in tumor patients during therapy with an aqueous mistletoe extract, Eur J Med Res 7: 359–367.

Kuehn J. J., Fornalski M. (1996): Beeinflussung immunkompetenter Zellen des peripheren Blutes durch *Viscum album* (Iscador®M) bei Patientinnen mit Mammakarzinom, In: R. Scheer, H. Becker, P. A. Berg (Hrsg,): Grundlagen der Misteltherapie, Hippokrates Verlag Stuttgart, 366–379.

Metcalf D. (2008): Hematopoietic cytokines, Blood 15: 485–491.

Nalbandian G., Kovats S. (2005): Understanding sex biases in immunity: effects of estrogen on the differentiation and function of antigen-presenting cells, Immunol Res 31: 91–106.

Pryme I.F., Bardocz S., Pusztai A., Ewen S.W. (2006): Suppression of growth of tumor cell lines *in vitro* and tumours *in vivo* by mistletoe lectins, Histol Histopathol 21: 285–299.

Ribéreau-Gayon G., Dumont S., Muller C., Jung M.L., Poindron P., Anton R. (1996): Mistletoe lectins I, II and III induce the production of cytokines by cultured human monocytes, Cancer Lett 109: 33–38.

Romagnani S. (2006): Regulation of the T cell response, Clin Exp Allergy 36: 1357–1366.

Savina A., Amigorena. (2007): Phagocytosis and antigen presentation in dendritic cells, Immunol Rev 219: 143–156.

Schink M., Tröger W., Dabidian A., Goyert A., Scheuerecker H., Meyer J., Fischer I.U., Glaser F. (2007): Mistletoe extract reduces the surgical suppression of natural killer cell activity in cancer patients. A randomized phase III trial, Forsch Komplement Med 14: 9–17.

Schultze J., Stettin A., Berg P. A. (1991): Demonstration of specifically sensitized lymphocytes in patients treated with an aqueous mistletoe extract (*Viscum album* L.), Klin Wschr 69: 397–403.

Stauder H., Kreuser E.D. (2002): Mistletoe extracts standardised in terms of mistletoe lectins (ML 1) in oncology: Current state of clinical research, Onkologie 25: 374–380.

Stein G. M., Büssing A., Schietzel M. (2002): Stimulation of the maturation of dendritic cells in vitro by a fermented mistletoe extract, Anticancer Res 22: 4215–4219.

Stein G. M., Berg P. A. (1999): Characterisation of immunological reactivity of patients with adverse effects during therapy with an aqueous mistletoe extract, Eur J Med Res 4: 169–177.

Stein G.M., Schaller G., Pfüller U., Wagner M., Wagner B., Schietzel M., Büssing A. (1999): Characterisation of granulocyte stimulation by thionins from European mistletoe and from wheat, Biochem Biophys Acta 1426: 80–90.

Stein G. M., Berg P. A. (1994): Non-lectin component in a fermented extract from *Viscum album* L. grown on pines induces proliferation of lymphocytes from healthy and allergic individuals *in vitro*, Eur J Clin Pharmacol 47: 33–38.

Stettin A., Schultze J.L., Stechemesser E., Berg P. A. (1990): Anti-mistletoe lectin antibodies are produced in patients during therapy with an aqueous mistletoe extract derived from *Viscum album* L. and neutralize lectin-induced cytotoxicity *in vitro*, Klin Wschr 68: 896–900.

Stoeva S., Franz M., Wacker R., Krauspenhaar R., Guthöhrlein E., Mikhailov M., Betzel C., Voelter W. (2001): Primary structure, isoforms, and molecular modeling of a chitin-binding mistletoe lectin, Arch Biochem Biophys 392: 23–31.

Korrespondenzadresse:
Prof. Dr. Reinhild Klein
Universität Tübingen
Immunpathologisches Labor, Medizinische Klinik II
Otfried-Müller-Str. 10, D-72076 Tübingen
reinhild.klein@med.uni-tuebingen.de

Die Wirkung von *Viscum album*-Extrakt und Vincristin auf die Proliferation in mehreren multiplen Myelom-Zelllinien – Funktion von IL-6 und IL-10 in der Proliferation

The effect of *Viscum album* extract and vincristine on the proliferation in several multiple myeloma cell lines – Function of IL-6 and IL-10 in the proliferation

Eva Kovacs, Susanne Link, Ulrike Toffol-Schmidt

Zusammenfassung
Hintergrund: Multiples Myelom (MM) ist eine klonale B-Zell Neoplasie. Die Proliferation von diesen bösartigen Zellen hängt von den Zytokinen ab. IL-6 ist der wichtigste Wachstumsfaktor. Wir untersuchten im ersten Teil dieser Studie den Effekt von IL-6 auf die Produktion von IL-10 in zehn multiplen Myelom-Zelllinien. Zusätzlich testeten wir den proliferierenden Effekt von beiden Zytokinen. Im zweiten Teil der Studie untersuchten wir *Viscum album*/Qu (VA/Qu)-Extrakt (2000 ng Lektin + 6µg Viscotoxin/ml) und Vincristin auf die Proliferation sowie auf mit IL-6 in Zusammenhang stehende Parameter.
Resultate: (1) Exogen zugegebenes IL-6 erhöhte die spontane IL-10-Produktion bis auf das Zehnfache. IL-6 Rezeptor-Antagonist (IL-6 RA) senkte diese hohen Werte bis auf das Niveau der unbehandelten Proben ab. Sowohl exogen zugegebenes IL-6 und IL-10 erhöhten deutlich die spontane Proliferation von multiplen Myelom-Zellen. (2) VA/Qu-Extrakt hemmte die spontane Proliferation in fünf von sieben MM-Zelllinien, Vincristin in allen Zelllinien. VA/Qu-Extrakt und Vincristin blockierten die Membran-Expression von IL-6 Rezeptoren. Es gab einen eindeutigen Zusammenhang zwischen diesem Effekt und der Hemmung bezüglich der Proliferation. VA/Qu-Extrakt und Vincristin hemmen zudem noch die IL-10 Produktion, stimuliert durch exogen zugegebenes IL-6. **Schlussfolgerung**: Der Komplex von IL-6/IL-6-Rezeptor führt zu einer erhöhten Produktion von IL-10 und trägt damit zu einer gesteigerten Proliferation der multiplen Myelom-Zellen bei. VA/Qu-Extrakt und Vincristin haben den gleichen hemmenden Effekt in diesem System. Aufgrund dieses Befundes schlagen wir einen therapeutischen Einsatz von VA/Qu-Extrakt bei dieser hämatologischen Krankheit vor.

Schlüsselwörter: Multiples Myelom, *Viscum album*/Qu-Extrakt, Vincristin, Proliferation, IL-6, IL-10

Summary
Background: Multiple myeloma (MM) is a clonal B cell neoplasm. The proliferation of these malignant cells depends on cytokines. IL-6 is the most important growth factor. In the first part of our study we investigated the effect of IL-6 on the production of IL-10 in ten multiple myeloma cell lines. Additionally we tested the proliferative effect of both cytokines. In the second part of the study we investigated *Viscum album*/Qu (VA/Qu) extract (2000 ng lectin+6 µg viscotoxin/ml) and vincristine on proliferation and IL-6 related parameters. **Results:** 1) Exogenous IL-6 increased the spontaneous IL-10 production up to ten times. IL-6 receptor antagonist (IL-6RA) decreased these high values down to control levels. Both exogenous IL-6 and exogenous IL-10 increased the spontaneous proliferation of multiple myeloma cells markedly. 2) VA/Qu extract inhibited the spontaneous proliferation in five out of seven MM cell lines and vincristine in all cell lines. Both VA/Qu extract and vincristine blocked the membrane expression of IL-6 receptor. There was a clear relationship between this effect and the inhibition of proliferation. VA/Qu extract and vincristine also inhibited the IL-10 production induced by exogenous IL-6. **Conclusion:** The complex IL-6/IL-6 receptor plays a key role in the increased production of IL-10 in MM cell lines leading to proliferation. VA/Qu extract and vincristine have the same inhibitory effects in this system, suggesting the therapeutic use of VA/Qu extract in this haematological disorder.

Keywords: Multiple myeloma, *Viscum album*/Qu extract, vincristine, proliferation, IL-6, IL-10.

Dr. Eva Kovacs, Susanne Link, Ulrike Toffol-Schmidt
Verein für Krebsforschung, Arlesheim

Korrespondenzadresse:
Dr. Eva Kovacs
Verein für Krebsforschung
Kirschweg 9, CH-4144 Arlesheim
evakovacsbenke@hotmail.com

Antitumorale Aktivität von Mistelpräparaten und Ausschluss einer Tumorstimulation *in vitro*

Antitumor activity of mistletoe products and absence of tumor growth stimulation in human tumor cell lines *in vitro*

Gerhard Kelter, Imma U. Fischer, Heinz-Herbert Fiebig

Zusammenfassung

In den letzten Jahren wurde auf eine potentielle Tumorstimulation durch Mistelextrakte hingewiesen, vor allem bei hämatologischen Malignitäten. Es wurde der direkte Einfluss der Mistelpräparate HELIXOR® A, M und P auf das Wachstum von 38 humanen Tumorzelllinien untersucht. Mistellektin I, Adriamycin und Interleukin-6 dienten als Referenzsubstanzen. Alle drei Mistelpräparate zeigten zytotoxische Aktivität bei einer mittleren IC50 (Konzentration, die zur 50 %igen Hemmung führt) von 68 µg/ml (HELIXOR® P), 114 µg/ml (HELIXOR® M) und 133 µg/ml (HELIXOR® A). Die mittleren IC50 Werte von ML I und Adriamycin lagen bei 0.026 und 0.069 µg/ml. In 37 der 38 Zelllinien wurden keinerlei Hinweise auf Stimulation des Wachstums (Test/Kontrolle > 125 %) gefunden. Lediglich in der Kolonkarzinom-Zelllinie HCC2998 wurde eine marginale Wachstumsstimulation durch HELIXOR® M (T/C =128 %) und ML I (T/C = 131 %) in einer der fünf Testkonzentrationen gemessen. Weitere Untersuchungen an dieser Zelllinie (fünf verschiedene Proliferations-Assays, modifizierte Zellkulturbedingungen, zusätzliche Prüfung einer anderen Charge) konnten allerdings diesen Effekt nicht bestätigen, was auf einen statistischen Zufall hinweist. Ebenso wie in einer Reihe früherer wissenschaftlich basierter Untersuchungen unterstreichen diese Testungen die zytotoxische Aktivität von HELIXOR®-Präparaten und ML I *in vitro*, wohingegen eine Stimulation der Tumorproliferation nicht gefunden wurde.

Schlüsselwörter: Humane Tumorzelllinien, Mistelextrakte, Zytotoxizität, HELIXOR, Stimulation des Tumorwachstums

Summary

Recent reports suggest potential stimulation of tumor growth by mistletoe extracts, particularly in hematological malignancies.

The mistletoe products HELIXOR® A, M and P were investigated for growth inhibitory and stimulatory effects in a panel of 38 human tumor cell lines *in vitro*. As reference substances mistletoe lectin I (ML I), adriamycin and interleukin-6 (IL-6) were used. All three mistletoe products showed cytotoxic activity, exhibiting mean IC50 (50 % inhibitory concentration) values in the 38 cell lines of 68 µg/ml (HELIXOR® P), 114 µg/ml (HELIXOR® M) and 133 µg/ml (HELIXOR® A). The mean IC50 values of ML I and adriamycin were 0.026 and 0.069 µg/ml, respectively.

Importantly, none of the human tumor cell lines in the panel showed growth stimulation (test/control [T/C] > 125 %) by the mistletoe products or ML I, apart from two exceptions in the colon carcinoma cell line HCC-2998 in which a marginal stimulation was detected by HELIXOR® M (T/C = 128 %) and ML I (T/C = 131 %) at one concentration only. Further investigations into the latter effect of HELIXOR® M and ML I in the HCC-2998 line (using five different proliferation assays, modified cell culture conditions, and two different batches of HELIXOR® M) did not confirm the previous observation. It was concluded that the marginal stimulation found in the earlier experiments was a statistical coincidence. In accordance with previous scientifically based observations on aqueous mistletoe extracts, this study showed that HELIXOR® mistletoe products as well as ML I have cytotoxic activity and do not stimulate tumor cell proliferation *in vitro*.

Keywords: Human tumor cells, mistletoe extracts, cytotoxic activity, HELIXOR, tumor growth stimulation

Einleitung

Die antitumorale Wirksamkeit von Mistelextrakten ist vor allem den Mistellektinen zuzuschreiben und beruht zum einen auf einer direkten Inhibition des Tumorwachstums, zum anderen auf einer Modulation von immunologischen Reaktionen. Der Zelltod der Tumorzellen erfolgt konzentrationsabhängig durch Apoptose oder Nekrose (Janssen *et al.*, 1993; Büssing *et al.*, 1999; Maier und Fiebig, 2002; Burger *et al.*, 2001a). Bei transplantablen murinen Tumormodellen konnte eine antitumorale Aktivität *in vivo* gezeigt werden (Burger *et al.*, 2001b). Dagegen führen Mistelpräparate im Niedrig-Dosisbereich zur Stimulation immunologisch relevanter Effektorzellen wie Makrophagen, Killerzellen, sowie B- und T-Lymphozyten (Hajto *et. al.*, 1989; Schink *et al.*, 1997; Elsässer-Beile *et al.*, 2000), verbunden mit der Freisetzung von Zytokinen (Hajto *et al.*, 1990; Ribéreau-Gayon *et al.*, 1996; Joller *et al.*, 1996). In jüngster Zeit wird allerdings auch von einer möglichen Stimulation des Tumorwachstums durch Mistelextrakte berichtet. Dies könnte einerseits auf einer direkten Stimulation von Tumorzellen oder auf der Freisetzung von Zytokinen beruhen. Bei hämatologischen Neoplasien und soliden Tumoren, die auf eine Immuntherapie ansprechen, zum Beispiel Melanome und Nierenkarzinome, könnte theoretisch das größte Risiko bestehen (Rüdiger *et al.*, 2001; Hagenah *et al.*, 1998). *In vitro* wurde von einer leichten Erhöhung des Tumorwachstums bei von Sarkomen und Melanomen abgeleiteten Zelllinien durch isoliertes Mistellektin I berichtet (Gabius *et al.*, 2001). Ebenso wurde eine Stimulation von hämatologischen Zelllinien *in vitro* sowie leukämischer Zellen von ALL- und AML-Patienten *ex vivo* beschrieben (Styczynski *et al.*, 2006).

In den hier vorgestellten Untersuchungen ist der Einfluss von drei wässrigen Mistelextrakten (HELIXOR® A, M und P) sowie von Mistellektin I (ML I) auf das Wachstum von 38 humanen Tumorzelllinien *in vitro* beschrieben. Die Testmodelle umfassten hämatologische Zelllinien, Zelllinien abgeleitet von Nierenkarzinomen und Melanomen sowie die fünf von Gabius *et al.* 2001 als durch ML I stimulierbar beschriebenen Zelllinien.

Material und Methoden

Zelllinien

Die Zelllinien und ihre Herkunft sind in Tabelle 1 zusammengefasst. Zehn Zelllinien wurden aus humanen Xenografts abgeleitet (Roth *et al.*, 1999).

Die Kultur der Zellen erfolgte bei 37°C in einer befeuchteten Atmosphäre (95 % Luft, 5 % CO_2) in RPMI 1640 Zellkulturmedium (Invitrogen, Karlsruhe, Deutschland), versetzt mit 10 % fötalem Kälberserum (Sigma, Deisenhofen, Deutschland) und 0,1 mg/ml Gentamycin (Invitrogen).

Tab. 1: 38 humane Tumorzellen zur Testung der HELIXOR®-Präparate

Typ	Zelllinie	Herkunft	Typ	Zelllinie	Herkunft
Darm	DLD-1	NCI[1]	Melanom	HT-144	ATCC
	HCC-2998	NCI		Malme-3M	NCI
	HCT 116	NCI		SK-MEL-28	NCI
	HT-29	NCI	Myelom	L-363	DSMZ
Blase	T24	ATCC[2]		NCI-H929	DSMZ
	BXF 1218L	Xenograft, FR[3]		RPMI 8226	NCI
Brust	MCF7	NCI	Niere	RXF 486L	Xenograft, FR
	MDA-MB-231	ATCC		RXF 944L	Xenograft, FR
	MDA-MB-468	ATCC	Ovar	OVXF 1619L	Xenograft, FR
	MAXF 401NL	Xenograft, FR		OVXF 899L	Xenograft, FR
Leukämien/ Lymphome	CCRF-CEM	NCI	Pankreas	PANC-1	ATCC
	HL-60	NCI		PAXF 1657L	Xenograft, FR
	Jurkat	DSMZ	Prostata	DU145	NCI
	Daudi	ATCC		PC-3M	NCI
	HUT-78	ECACC[4]	Sarkom	Hs729.T	ATCC
	Raji	ATCC		SK-LMS-1	ATCC
	U-937	ATCC	Uterus	SK-UT-1B	ATCC
Lunge	NCI-H460	NCI			
	LXFA 526L	Xenograft, FR			
	LXFA 629L	Xenograft, FR			
	LXFL 529L	Xenograft, FR			

[1] National Cancer Institute, Bethesda, MD, USA
[2] ATCC: American Type Culture Collection, Rockville, MD, USA
[3] Zelllinie etabliert in Freiburg aus einem humanen Xenograft; Roth et al., 1999
[4] ACC: European Collection of Culture Cells, Salisbury, Wiltshire, UK

Zellproliferations-Assays

Als Standardmethode wurde ein modifizierter Propidiumiodid (PI)-Assay (Dengler et al., 1995) – ein zellulärer Proliferations- und Zytotoxizitätstest, der die Anzahl lebender Tumorzellen bestimmt – verwendet. Das rotfluoreszierende Propidiumiodid bindet an die DNA der Zellen. Der Fluoreszenzmesswert ist proportional zur Anzahl der Zellen, die die Behandlung überlebten. Die Wirksamkeit der Testsubstanzen bei einer bestimmten Testkonzentration wird angegeben als der Test/Control Wert (% T/C)

Vier weitere kolorimetrische Assays wurden verwendet, um individuelle Resultate des PI-Assays zu bestätigen. Diese Assays basieren entweder auf der Konversion eines Tetrazoliumsalzes durch metabolisch aktive Zellen in das Formazansalz (XTT, WST-1 und CellTiter96® Assays) oder auf der Inkorporation von 5-Bromo-2'-Desoxyuridin (BrdU) in die DNA proliferierender Zellen anstelle von Thymidin. Eine detaillierte Beschreibung dieser Assays findet sich bei Kelter et al., 2007.

Statistik

Für jede Testkomponente und für jede Testkonzentration wurden drei unabhängige Experimente für den PI-Assay durchgeführt. In allen Experimenten mit Testsubstanzen (Verumgruppen) wurden die einzelnen Untersuchungen jeweils dreifach ausgeführt, für die Kontrollgruppen erfolgte eine sechsfache Durchführung. In allen anderen Assays wurden die Experimente der Verumgruppen sechsfach und die der Kontrollgruppen zwölffach durchgeführt. Die Messwerte der einzelnen Konzentrationen jeder Verumgruppe wurden wie oben beschrieben gegenüber dem Leerwert normalisiert (T/C-Wert). Bei Normalverteilung der T/C-Werte wurde für den Vergleich *Verum versus* Kontrolle der Student-t-Test angewandt, bei Vorliegen großer Varianzen der Mann-Whitney-Rangsummen-Test. Das Testniveau wurde global auf $\alpha=0.05$ festgelegt, die Anpassung an das multiple Testproblem erfolgte nach Bonferroni-Holm. Die statistische Analyse wurde mit SigmaStat für Windows Version 30.0.1 durchgeführt.

Mistelpräparate und Referenzsubstanzen

Als Mistelpräparate wurden HELIXOR® A (lot 040263), HELIXOR® M (lot 030954) und HELIXOR® P (lot 030902) der Firma HELIXOR Heilmittel GmbH & Co. KG (Rosenfeld) verwendet. Die Ampullen enthielten den Auszug aus 50 mg *Viscum album* L. Frischpflanze/ml. ML I wurde durch das Institut für Phytochemie an der Universität Witten-Herdecke zur Verfügung gestellt, Adriamycin wurde von Medac (Hamburg) und das rekombinante IL-6 (#206-IL) von R&D Systems (Wiesbaden) bezogen. Das Material wurde bei -20 °C aufbewahrt.

In einem Folgeexperiment wurden von HELIXOR® M parallel zwei Chargen (lot 030954 und 050152) geprüft. Die absolute Menge von ML/ml in den HELIXOR®-Extrakten war wie folgt: HELIXOR® A, 390,6 ng/ml (2,6 ng/ml ML I, 388 ng/ml ML-3); HELIXOR® P, 1199 ng/ml (0 ng/ml ML I, 1199 ng/ml ML-3); HELIXOR® M lot 030954, 499,7 ng/ml (22,7 ng/ml ML I, 477 ng/ml ML-3), und lot 050152, 283 ng/ml (16 ng/ml ML I, 267 ng/ml ML III).

Ergebnisse

Unter den drei Mistelpräparaten zeigte HELIXOR® P die höchste zytotoxische Aktivität (mittlerer IC50 = 68,4 µg/ml), gefolgt von HELIXOR® M (mittlerer IC50 = 114 µg/ml) und HELIXOR® A (mittlerer IC50 = 133 µg/ml).

Tab. 2: Antitumorale Wirksamkeit der HELIXOR®-Präparate *in vitro* (mittlere IC-Werte von 38 Zelllinien)

Präparat/Substanz	IC_{50} (µg/ml)	IC_{70} (µg/ml)
HELIXOR® P	68,4	112,0
HELIXOR® M	114,0	144,0
HELIXOR® A	133,0	>150,0
ML I	0,026	0,054
Adriamycin	0,069	0,280

HELIXOR® P war in der höchsten Konzentration (150 µg/ml) in 15 von 38 Zelllinien zytotoxisch wirksam (T/C < 30 %), HELIXOR® M in sechs von 38 und HELIXOR® A in 4 von 38 Zelllinien. In einem Konzentrationsbereich von 0,015–1,5 µg/ml zeigten die Präparate keinerlei Zytotoxizität. Die beiden Referenzsubstanzen ML I und Adriamycin (ADR) zeigten ihr typisches antitumorales Wirkprofil bei mittleren IC50-Werten von 0,026 µg/ml (ML I) und 0,069 µg/ml (ADR). Die zytotoxische Aktivität der drei HELIXOR®-Präparate korrelierte mit dem Anteil an Gesamtmistellektin. Darüber hinaus zeigten die drei HELIXOR®-Präparate Ähnlichkeiten in ihren Wirkprofilen untereinander sowie zum Profil von ML I, im Gegensatz zu Adriamycin. In Abbildung 1 sind die Dosis-Wirkungskurven der drei HELIXOR®-Präparate sowie von ML I dargestellt.

A. HELIXOR® A

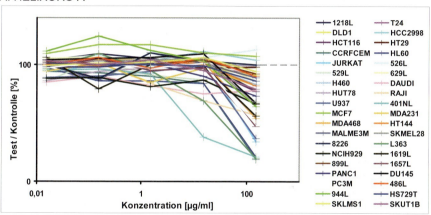

B. HELIXOR® M

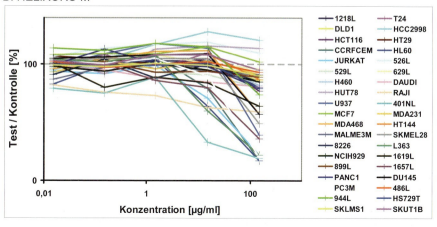

C. HELIXOR® P

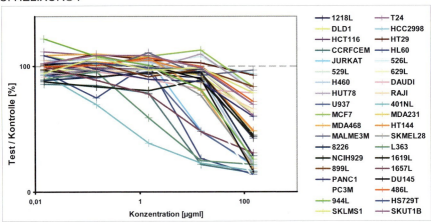

D. Mistellektin I

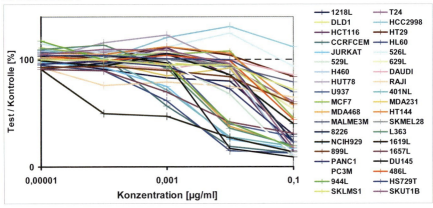

Abb. 1: Einfluss der HELIXOR®-Präparate auf das Wachstum von 38 humanen Tumorzelllinien *in vitro*. Die Zellen wurden für 96 h mit HELIXOR® inkubiert. Anschließend wurde mittels PI-Assay das Wachstum der Zellen bestimmt. Aufgetragen sind T/C-Werte für jede Testkonzentration, wobei jede Linie eine der 38 Zelllinien repräsentiert. Angegeben sind die Mittelwerte aus drei unabhängigen Experimenten.

Bezüglich einer möglichen Wachstumsstimulation durch HELIXOR® oder ML I in den 38 Tumorzelllinien wurde – mit zwei Ausnahmen – bei keinem Präparat der kritische Wert von T/C > 125 % (vs. 100 % Kontrolle) überschritten. Die fünf von Gabius *et al.* (2001) als stimulierbar zitierten Tumorzelllinien waren in den Untersuchungen eindeutig nicht stimulierbar. Die Mistelextrakt- und die ML I resistente Kolonkarzinom-Zelllinie HCC-2998 war durch HELIXOR® M bei einem T/C-Wert von 128 % lediglich bei einer Konzentration von 15 µg/ml (p < 0,005) und durch ML I (T/C = 131 %) bei einer Konzentration von 0,01 µg/ml (p < 0,05) marginal stimulierbar. Alle weiteren HELIXOR® M- und ML I-Konzentrationen zeigten im Test gegen die Zelllinie HCC-2998 keine T/C-Werte > 125 %.

Im Gegensatz dazu induzierte IL-6 statistisch signifikant ein konzentrationsabhängiges Tumorwachstum in sechs Zelllinien mit T/C-Werten bis zu 167 %, worunter sich auch vier hämatologische Tumorzelllinien befanden (Abb. 2).

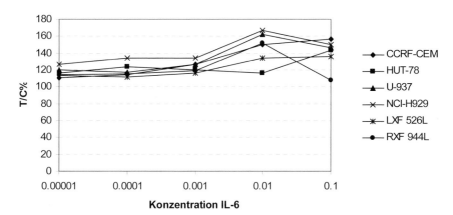

Abb. 2: Konzentrationsabhängige Wachstumsstimulation durch IL-6 bei sechs von 38 humanen Tumorzelllinien *in vitro*. Wachstumsstimulation ist ab T/C >125 % definiert [NCI-H929 (myeloma), U-937 (histiocytic lymphoma), CCRF-CEM (acute lymphoblastic leukemia), HUT-78 (T-cell lymphoma), LXF 526L (lung cancer) and RXF 944L (renal cancer)].

Zur genaueren Untersuchung der Stimulierbarkeit der Kolonkarzinom-Zelllinie HCC-2998 durch Mistelextrakt wurde das Experiment sowohl unter gleichen als auch unter geänderten Bedingungen wiederholt (Tab. 3).

Dabei wurde neben der exakten Reproduktion der vorhergehenden Untersuchungen HELIXOR® M in zwei verschiedenen Chargen (Ch.-B. 030954 [ursprüngliche Charge] und Ch.-B. 050152 [neue Charge]) mit vier weiteren Proliferationsassays getestet. Als Referenzsubstanzen wurden wieder ML I und Adriamycin verwendet. Der marginal stimulierende Effekt von HELIXOR® M des vorhergehenden Experimentes (T/C 128 % bei 15 µg/ml) konnte sowohl für die beiden Herstellungschargen von HELIXOR® M als auch für ML I nicht bestätigt werden. Eine Erhöhung der HELIXOR® M-Konzentration von 150 µg auf bis zu 5.000 µg/ml zeigte hingegen eine marginale Hemmung des Zellwachstums. Außerdem führten weder eine Modifizierung der Standardkulturbedingungen durch einen veränderten FCS-Gehalt des Zellkulturmediums, noch die Verlängerung der Wirkstoff-Exposition von vier auf sieben Tage zu einer signifikanten Stimulation des Tumorwachstums. Zusammenfassend konnte die im initialen Experiment gefundene marginale Stimulation der Zelllinie HCC-2998, die nur bei jeweils einer Konzentration von HELIXOR® M und ML I im PI-Assay auftrat, nicht bestätigt werden. Auch Untersuchungen unter modifizierten Zellkulturbedingungen zeigten keinerlei Anhalt für Tumorwachstumsstimulation.

Tab. 3: Effekte des FCS-Gehalts des Kulturmediums und der Verlängerung der Inkubationszeit auf die Proliferation von HCC-2998 Zellen durch HELIXOR® M

FCS %	T/C % bei HELIXOR® M Konzentration (µg/ml)				
	0,015	0,15	1,5	15	150
Initiales Experiment 4 Tage Expositionszeit 10 % FCS	95	104	117	**128**	121
Folgeexperiment 4 Tage Expositionszeit 10 % FCS	96	104	96	108	105
5 % FCS	96	108	102	103	107
2 % FCS	92	99	96	106	95
1 % FCS	95	88	107	113	99
7 Tage Expositionszeit 10 % FCS	93	105	103	101	96

Diskussion

Der Einfluss der Mistelpräparate HELIXOR® A, M und P auf das Tumorwachstum (Inhibition/Stimulation) wurde an 38 menschlichen Tumorzelllinien *in vitro* untersucht und mit der Aktivität von Mistellektin I (ML I), Adriamycin und Interleukin-6 (IL-6) verglichen. Die getesteten Zelllinien umfassten alle wesentlichen Tumorarten und insbesondere solche, bei denen eine mögliche Wachstumsstimulation durch Mistelpräparate diskutiert wird: Leukämien, maligne Lymphome, multiples Myelom, Melanom und Nierenkarzinom. Mit Ausnahme jeweils einer einzigen Konzentration von HELIXOR® M (15 µg/ml) und ML I (0,01 µg/ml) bei der Kolonkarzinom-Zelllinie HCC-2998 (marginale Stimulation) wurde bei keinem der Experimente eine Wachstumsstimulation gefunden. Allerdings konnte diese minimale Wachstumsinduktion in weiterführenden Untersuchungen an exakt dieser Kolonkarzinom-Zelllinie nicht bestätigt werden. Unter Verwendung verschiedener Proliferationsassays zeigten HELIXOR® M und ML I weder unter exakt denselben noch unter variierenden Versuchsbedingungen eine Tumorstimulation. Hier kann davon ausgegangen werden, dass es sich bei dem einmaligen Ergebnis um eine statistische Koinzidenz handelt (Kelter *et al.*, 2007).

Die *in vitro*-Untersuchungen, die auf eine mögliche Induktion der Tumorzellproliferation durch Mistellektine hinwiesen (Gabius *et al.*, 2001), konnten auch durch andere unabhängige Arbeitsgruppen weder mit Mistellektinen (Büssing *et al.*, 2004; Thies *et al.*, 2005) noch mit Mistelpräparaten (ISCADOR®) reproduziert werden (Büssing *et al.*, 2004; Maier und Fiebig, 2002). Auch mit dem lektinnormierten Mistelpräparat LEKTINOL® konnte kein Tumorenhancement aufgezeigt werden (Burger *et al.*, 2001a). Die zitierte Arbeit aus der Universitätsklinik Hamburg-Eppendorf (Thies *et al.*, 2005) untersuchte nicht nur den Einfluss der Mistellektine I, II und III auf sechs humane Melanomzelllinien, die Gabius *et al.* (2001) untersucht hatten, sondern auch den Einfluss der durch diese Lektine freigesetzten Zytokine TNFα, IL-1 und IL-6 auf die Zellproliferation. Alle drei Mistellektine führten zu einer dosisabhängigen Proliferationshemmung und – auch in sehr niedriger Konzentration – zu keiner Wachstumsstimulation. Darüber hinaus wirkten die Zytokine nicht proliferationsfördernd. Damit ist auch die eingangs erwähnte Hypothese, Mistellektine bzw. Mistelpräparate könnten durch Freisetzung entsprechender Zytokine das Tumorwachstum stimulieren, widerlegt.

In den Diskussionen der Arbeiten, die die Gabiusschen Experimente nicht reproduzieren konnten, werden Zellkultur-Artefakte als Ursache für die widersprüchlichen Ergebnisse angenommen. Eine ausführliche Kritik der Gabiusschen Experimente findet sich bei Kienle und Kiene (2003). Insbesondere wird kritisiert, dass eine Steigerung des Wachstums meist nur zu einem einzigen Zeitpunkt und ohne klare Dosis- oder Zeitabhängigkeit gefunden wurde.

Schlussfolgerung

Die *in vitro*-Experimente, die eine Tumorzellproliferation unter Mistellektinen bzw. Mistelextrakten zeigten, konnten von anderen unabhängigen Forschergruppen unter identischen Versuchsbedingungen nicht reproduziert werden. Die in den Publikationen enthaltenen Angaben zur Statistik sind wissenschaftlich fragwürdig. Es fehlen die international üblichen Angaben: type of distribution, students t-test, Mann-Whitney rank sum test, Bonferroni-Holm-correction for multiple testing. Bei den Abweichungen der Zellproliferationen unter Mistellektin I-Inkubation von der Kontrolle konnte keine Dosisabhängigkeit festgestellt werden. Dies widerspricht geltenden pharmakologischen Prinzipien, welche für einen belegbaren Wirkmechanismus klare Dosis-Wirkungs-Zeitabhängigkeiten voraussetzen.

Literatur

Burger A. M., Mengs U., Schüler J. B., Fiebig H. H. (2001a): Antiproliferative Activity of an Aqueous Mistletoe Extract in Human Tumor Cell Lines and Xenografts *in Vitro*, Arzneim.-Forsch./Drug Res 51 (9): 748–757.

Burger A. M., Mengs U., Schuler J. B., Fiebig H. H. (2001b): Anticancer activity of an aqueous mistletoe extract (AME) in syngeneic murine tumor models, Anticancer Res 21:1965–1968.

Büssing A., Schietzel D., Schietzel M., Schink M., Stein G. M. (2004): Keine Stimulation in-vitro-kultivierter Tumorzellen durch Mistellektin, Dtsch Z Onkol 36: 66–70.

Büssing A., Schietzel M. (1999): Apoptosis-Inducing Properties of *Viscum album* L. Extracts from Different Host Trees, Correlate with Their Content of Toxic Mistletoe Lectins, Anticancer Res 19 (1A): 23–28.

Dengler W. A., Schulte J., Berger D. P., Mertelsmann R., Fiebig H. H. (1995): Development of a Propidium Iodide Fluorescence Assay for Proliferation and Cytotoxicity Assays, Anticancer Drug 6 (4): 522–532.

Elsässer-Beile U., Voss M., Schuhle R., Wetterauer U. (2000): Biological Effects of Natural and Recombinant Mistletoe Lectin and an Aqueous Mistletoe Extract on Human Monocytes and Lymphocytes *in Vitro*, J Clin Lab Anal 14 (6): 255–259.

Gabius H. J., Darro F., Remmelink M,, André S., Kopitz J., Danguy A., Gabius S., Salmon I., Kiss R. (2001): Evidence for Stimulation of Tumor Proliferation in Cell Lines and Histotypic Cultures by Clinically Relevant Low Doses of the Galactoside-Binding Mistletoe Lectin, A Component of Proprietary Extracts, Cancer Invest 19 (2): 114–126.

Hagenah W., Dorges I., Gafumbegete E., Wagner T. (1998): Subcutaneous Manifestations of a Centrocytic Non-Hodgkin Lymphoma at the Injection Site of a Mistletoe Preparation, Dtsch Med Wochenschr 123 (34–35): 1001–1004.

Hajto T., Hostanska K., Frei K., Rordorf C., Gabius H.J. (1990): Increased Secretion of Tumor Necrosis Factor-α, Interleukin-1, and Interleukin-6 by Human Mononuclear Cells Exposed to β-Galactoside-specific Lectin from Clinically Applied Mistletoe Extract, Cancer Res 50 (11): 3322–3326.

Hajto T., Hostanska K., Gabius H.J. (1989): Modulatory Potency of the β-Galactoside-specific Lectin from Mistletoe Extract (Iscador) on the Host Defense System *in Vivo* in Rabbits and Patients, Cancer Res 49 (17): 4803–4808.

Janssen O., Scheffler A., Kabelitz D. (1993): *In Vitro* Effects of Mistletoe Extracts and Mistletoe Lectins. Cytotoxicity towards Tumor Cells due to Induction of Programmed Cell Death (Apoptosis), Arzneim.-Forsch./Drug Res 43 (11): 1221–1227.

Joller P. W., Menrad J. M., Schwarz T., Pfüller U., Parnham M. J., Weyhenmeyer R., Lentzen H. (1996): Stimulation of Cytokine Production via a Special Standardized Mistletoe Preparation in an *in Vitro* Human Skin Bioassay, Arzneim.-Forsch./Drug Res 46 (6): 649–653.

Kelter G., Schierholz J. M., Fischer I. U., Fiebig H. H. (2007): Cytotoxic activity and absence of tumor growth stimulation of standardized mistletoe extracts in human tumor models *in vitro*, Anticancer Res 27: 223–233.

Kienle G. S., Kiene H. (2003): Die Mistel in der Onkologie. Fakten und konzeptionelle Grundlagen, Stuttgart, New York: Schattauer.

Maier G., Fiebig H. H. (2002): Absence of Tumor Growth Stimulation in a Panel of 16 Human Tumor Cell Lines by Mistletoe Extracts *in vitro*, Anticancer Drug 13 (4): 373–379.

Ribéreau-Gayon G., Dumont S., Muller C., Jung M. L., Poindron P., Anton R. (1996): Mistletoe Lectins I, II, III Induce the Production of Cytokines by Cultured Human Monocytes, Cancer Lett 109 (1–2): 33–38.

Roth T., Burger A. M., Dengler W. A., Willmann H., Fiebig H. H. (1999): Human tumor cell lines demonstrating the characteristics of patient tumors as useful models for anticancer drug screening. In: H.H. Fiebig, A.M. Burger (eds). Relevance of Tumor Models for Anticancer Drug Development, Contrib Oncol. Basel: Karger 54: 145–156.

Rüdiger H., Gabius S., Gabius H. J. (2001): Von der Diabetestherapie mit Glucobay® zur Alternativen Krebsbehandlung mit Mistelextrakt, Z Pytother 22: 182–192.

Schink M. (1997): Mistletoe Therapy for Human Cancer: The Role of Natural Killer Cells, Anticancer Drug 8 (Suppl. 1): S47–S51.

Styczynski J., Wysocki M. (2006): Alternative Medicine Remedies Might Stimulate Viability of Leukemic Cells. Pediatr, Blood Cancer 46 (1): 94–98.

Thies A., Nugel D., Pfüller U., Moll I., Schumacher U. (2005): Influence of mistletoe lectins and cytokines induced by them on cell proliferation of human melanoma cells *in vitro*, Toxicology 207: 105–116.

Dr. Gerhard Kelter[1], Dr. Imma U. Fischer[2], Prof. Dr. Heinz-Herbert Fiebig[1]
[1] Oncotest GmbH, Institut für experimentelle Onkologie, Freiburg
[2] Büro für Biostatistik, Tübingen

Korrespondenzadresse:
Prof. Dr. Heinz-Herbert Fiebig
Oncotest GmbH, Institut für experimentelle Onkologie
D-79108 Freiburg
gerhard.kelter@oncotest.de

Langanhaltende zytotoxische Effekte auf Blasenkrebszelllinien bei einmaliger Applikation von wässrigen Extrakten aus getrockneten Misteln (*Viscum album* L.) in einem *in vitro*-System

Long-lasting cytotoxic effects of a single application of aqueous extracts from dried *Viscum album* L. on bladder cancer cells in an *in vitro* system

A. Paula Simões-Wüst, Nicole Hunziker-Basler, Tycho J. Zuzak, Jenny Eggenschwiler, Lukas Rist, Angelika Viviani

Zusammenfassung

Extrakte aus *Viscum album* (VAE), welche häufig in der komplementärmedizinischen Krebstherapie eingesetzt werden, besitzen nicht nur immunmodulatorische, sondern auch zytotoxische Eigenschaften. Die Effekte wässriger Extrakte aus getrockneten ganzen Mistelsträuchern verschiedener Wirtsbäume wurden auf das Wachstum von Blasenkarzinomzellen in einem *in-vitro*-System untersucht. Dafür wurden insgesamt fünf Blasenkarzinomzelllinien mit den verschiedenen VAE behandelt. Anschließend wurde das Zellwachstum mit einem kolorimetrischen Verfahren erfasst. Die Extrakte besaßen zytotoxische/wachstumshemmende Eigenschaften, welche abhängig von der Konzentration und dem Wirtsbaum waren. Die Behandlung der Blasenkrebszellen mit dem VAE aus Weißdorn (VAE-Crataegi) führte zu den stärksten zytotoxischen Effekten, gefolgt vom VAE der Linde (VAE-Tiliae). Bei allen getesteten Zelllinien waren die Effekte einer zweistündigen Behandlung mit einem dieser zwei VAE mindestens sechs Tage anhaltend. Andere VAE zeigten schwächere Auswirkungen auf das Zellwachstum und die Fähigkeit einiger Zelllinien, sich von der Behandlung zu erholen. Zusammenfassend zeigen die Ergebnisse, dass die VAE von Weißdorn und der Linde stark das Wachstum der Blasenkrebszellen auf eine dauerhafte

Art und Weise hemmen können. Die Daten deuten auf die Anwendung dieser VAE im Rahmen eines Instillationsverfahren zur Verhinderung des erneuten Auftretens von oberflächlichem Blasenkrebs.

Schlüsselwörter: Mistel, *Viscum album*, Tumortherapie, Blasenkrebs, Lektin, Instillation

Summary
Viscum album extracts (VAE) which are often used as a cancer therapy in the complementary medicine possess not only immunomodulatory, but also cytotoxic properties. We studied the effects of aqueous extracts from dried whole mistletoe bushes harvested from different host trees on the *in vitro* growth of various bladder cancer cell lines. This was achieved by treating five different bladder cancer cells with the various VAE. Thereafter, the cell growth was determined using colorimetric assays. The extracts possessed concentration-dependent cytotoxic properties whose extent varied with the host tree and with the cell line. Treatment of the cells with VAE from hawthorn (VAE-Crataegi) led to the strongest cytotoxic effects, followed by the treatment with VAE from lime tree (VAE-Tiliae). An application of VAE-Crataegi or of VAE-Tiliae for two hours was able to trigger a strong cytotoxic effect on each of the tested cell lines, which lasted up to at least six days. The other VAE revealed quantitatively smaller effects on cell growth and the ability of some cell lines to recover from the treatment. in conclusion our observations show that VAE-Crataegi and VAE-Tiliae are able to inhibit the growth of bladder cancer cells in a long-lasting way. Our data suggest the use of these VAE during an instillation procedure to prevent the recurrence of superficial bladder cancer.

Keywords: Mistletoe, *Viscum album*, tumor therapy, bladder cancer, lectin, instillation

Einleitung

Blasenkrebs ist die sechst häufigste bösartige Erkrankung (Roach *et al.*, 2001). Obwohl die meisten (ca. 75 %) Patienten an einem oberflächlichen und entsprechend entfernbaren Blasenkrebs leiden, ist die Rezidivrate sehr hoch (American Cancer Society, 2005; Roach *et al.*, 2001). Zur Rezidivprophylaxe findet nach transurethraler Resektion eines oberflächlichen Blasenkrebses meistens eine Instillationstherapie statt. Die Instillationen können mit Chemotherapeutika durchgeführt werden. Sehr wirksam und häufig eingesetzt werden Instillationen mit Bacillus Calmette-Guerin (BCG), deren Wirkung auf einer lokalen Aktivierung des Immunsystems beruht, die aber mit erheblichen Nebenwirkungen belastet sind.

Die *Viscum album*-Extrakte (VAE) können sowohl immunstimulierend (Huber *et al.*, 2005; Stein *et al.*, 1998), als auch einer Vielzahl von Krebszellen gegenüber zytotoxisch wirken (Knopfl-Sidler *et al.*, 2005; Zuzak *et al.*, 2006). Deswegen sind VAE vielversprechend für Instillationstherapien von Blasenkrebspatienten. Ein deutlicher Vorteil der Instillationen mit VAE gegenüber Instillationstherapien mit Chemotherapeutika oder mit BCG ist, dass VAE kaum Nebenwirkungen aufweisen. Das wurde bereits in einer klinischen, prospektiv angelegten Studie bestätigt, in der die Instillationstherapie mit einem lektinstandardisierten phytotherapeutischen Mistelextrakt durchgeführt wurde (Elsässer-Beile *et al.*, 2005). Darüber hinaus konnte im Vergleich mit einer mit BCG behandelten historischen Kontrollgruppe eine vergleichbare Wirkung hinsichtlich der Rezidivrate nachgewiesen werden (Elsässer-Beile *et al.*, 2005).

Material und Methoden

Materialien und Zelllinien

Die wässrigen Extrakte aus getrockneten Misteln (Iscucin, Stärke H, 5 %, Heilmittel GmbH, Deutschland) wurden vom Hersteller zur Verfügung gestellt. Alle Zelllinien wurden bei 37 °C in feuchter Atmosphäre mit 5 % CO_2 kultiviert.

Zellwachstumstest

Für den Zellwachstumstest wurden 100 µl Zellsuspension mit einer Dichte von 5 x 10^5 Zellen/ml in 96 Well-Mikrotiterplatten ausgesät und bei 37 °C für 24 Stunden inkubiert. Parallel dazu wurden Blanks nur mit Medium mitgeführt. Danach erfolgte die Zugabe von 100 µl Mistelextrakt (oder frisches Medium beim Blank- und den Kontroll-Proben). In einigen Experimenten (s. Abb. 1) wurde nach 48 Stunden der Zellwachstumstest durchgeführt. Bei anderen Experimenten wurden die Zellen aber nur für zwei Stunden mit höheren Extraktkonzentrationen behandelt (s. Abb. 2 und 3). Nach der Entfernung der Überstände wurde das Kulturmedium durch frisches Medium ersetzt und die Zellwachstumstests nach 24, 48, 72 und 144 Stunden wie folgt durchgeführt: In jedes Well wurden 20 µl von 3-(4, 5-dimethylthiazol-2-yl)-2, 5-diphenyltetrazolium bromide (MTT)-Lösung mit einer Konzentration von 5 mg MTT/ml PBS pipettiert. Innerhalb von 4 Stunden bildeten sich bei 37 °C durch die Aktivität der mitochondrialen Dehydrogenasen violette Formazan-Kristalle. Sorgfältig wurde das Medium entfernt und 200 µl Dimethylsulfoxid (DMSO) zugegeben. Für zehn Minuten wurden auf dem Mikroplattenschüttler die Formazan-Kristalle gelöst. Vor der Messung wurde jeder Probe 25 µl Sörensen's Glycin-Puffer, bestehend aus 0.1 M Natriumchlorid und 0.1 M Glycin mit einem pH-Wert von 10.5, dazupipettiert. Die Messung der Absorption erfolgte 30 min nach der DMSO-Zugabe bei 570 nm gegen eine Referenz von 620 nm. Die gemessene Absorption der Proben wurde mit jener der unbehandelten Kontroll-Zellen prozentual verglichen, um die relative Dehydrogenase-Aktivität, d. h. das relative Zellwachstum zu bestimmen. Jedes Experiment beinhaltete eine achtfache Mehrfachbestimmung und die Daten werden als Mittel ± S.D. (n = 3) gezeigt.

Ergebnisse

1. VAE-Crataegi hemmt das Wachstum unterschiedlicher Zelllinien am stärksten.
VAE verschiedener Wirtsbäume konnten das Wachstum der Blasenkrebszellen VM-CUB1 hemmen (Abb. 1). Niedrigere Konzentrationen (0.01–0.0001 mg/ml) der VAE zeigten keine Wirkung auf das Wachstum dieser Zelllinie. Am stärksten wirkte VAE-Crataegi mit 34 % Hemmung, gefolgt

von VAE-Tiliae (29 %). Der Lektingehalt verschiedener VAE zeigte markante Unterschiede. Auch wenn die zwei am stärksten wirkenden Extrakte relativ hohe Lektingehalte aufweisen, korreliert die Hemmung des Zellwachstums nicht mit dem Lektingehalt der VAE, was auf die Existenz anderer Wirkstoffe hindeutet. Der Lektingehalt von VAE-Crataegi, das am stärksten das Zellwachstum hemmt, beträgt nur 61 % des Lektingehalts von VAE-Tiliae. Diese Experimente wurden zwar mit einer VAE-Konzentration (0.1 mg/ml) durchgeführt, die niedriger ist als diejenigen, welche bei einer Instillationstherapie in Frage kämen, lieferten aber Hinweise darüber, welche Extrakte am stärksten gegen Blasenkrebszellen wirken könnten.

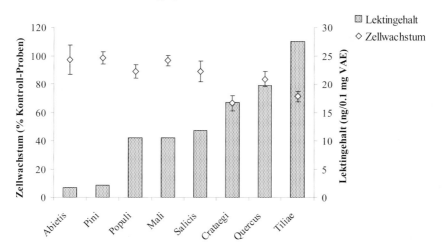

Abb. 1: VAE-Wirkung auf das Wachstum der Zelllinien VM-CUB1 in Korrelation mit dem Lektingehalt der Extrakte. Die Zellen wurden für 48 Stunden mit den verschiedenen VAE inkubiert. Anschließend erfolgte der Zellwachstumstest. Die Lektingehalte der verschiedenen Extrakte wurden bestimmt und sind hier dargestellt.

2. Der wachstumshemmende Effekt einer zweistündigen Applikation von VAE-Crataegi oder von VAE-Tiliae auf Blasenkrebszelllinien ist anhaltend.

In den nachfolgenden Experimenten wurden die experimentellen Bedingungen so angepasst, dass sie einer Blaseninstillation so gut wie möglich entsprechen. Deshalb wurden die Blasenkrebszellen nur für zwei Stunden mit den VAE behandelt. Nach der Behandlung erfolgte eine Inkubation aller Zelllinien von bis zu sechs Tagen. Dies diente dazu abzuklären, ob eine nachhaltige Wirkung auf die Tumorzellen stattfindet, da ein solcher lang anhaltender Effekt weitere Hinweise auf die klinische Relevanz geben könnte. Um sicher zu sein, dass die Ergebnisse nicht auf Besonderheiten der VM-CUB1 Zelllinie zurückzuführen sind, wurden vier weitere Blasenkrebszelllinien mituntersucht: TCC-SUP, T-24, J82 und UM-UC-3. Aus praktischen Gründen haben wir dabei die Anzahl der Extrakte reduziert. Ausgewählt wurden die drei Extrakte, welche in den oben erwähnten Experimenten am stärksten das Zellwachstum der Zellen VM-CUB1 hemmten (VAE-Crataegi, -Quercus und -Tiliae) sowie ein Präparat mit sehr schwacher Wirkung (VAE-Abietis) und eines mit mittlerer Wirkung (VAE-Populi). Es stellte sich heraus, dass die kurze Behandlung mit höheren, aber durchaus klinisch erreichbaren Konzentrationen je nach Präparat und Zelllinie äußerst wirksam sein konnte. In Abbildung 2 sind die Daten dargestellt, welche die Behandlung der Zelllinien mit VAE-Crataegi oder mit VAE-Tiliae betreffen.

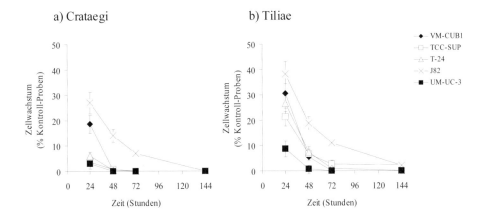

Abb. 2: Anhaltende Wirkung der VAE auf das Zellwachstum unterschiedlicher Blasenkrebszelllinien. Die Effekte von VAE-Crataegi und VAE-Tiliae wurden auf das Wachstum der Blasenkarzinomzelllinien VM-CUB1, TCC-SUP, T-24, J82 und UM-UC-3 untersucht. Alle Zellen wurden zwei Stunden bei 37 °C und mit einer Extraktkonzentration von 8 mg/ml behandelt. Nach der Entfernung der Überstände wurde das Kulturmedium durch frisches Medium ersetzt. Die Zellwachstumstests wurden nach 24, 48, 72 und 144 Stunden durchgeführt.

Bei diesen zwei VAE konnte ein starker und bis sechs Tage anhaltender Effekt bei allen fünf Zelllinien festgestellt werden. Vergleicht man diese zwei sehr wirksamen VAE miteinander, so fällt wiederum der ausgeprägte Effekt von VAE-Crataegi auf. Dagegen zeigten die Experimente mit VAE-Abietis, dass die TCC-SUP und T-24 Zelllinien kaum auf die Behandlung ansprachen, während bei den anderen Zelllinien eine zeitlich begrenzte, wachstumshemmende Wirkung festgestellt werden konnte. Bei VAE-Populi nahm der wachstumshemmende Effekt während der ersten 72 Stunden zu, verminderte sich aber nachher bei einigen Zelllinien wieder, als ob diese sich erholt hätten. Ein sehr ähnliches Muster konnte nach der Behandlung mit VAE-Quercus beobachtet werden.

3. Die Konzentration von 8 mg/ml VAE-Crataegi führt zu einem anhaltenden wachstumshemmenden Effekt auf alle fünf Blasenkarzinomzelllinien.

Abbildung 3 stellt die Ergebnisse von Experimenten dar, die mit unterschiedlichen Konzentrationen von VAE-Crateagi durchgeführt wurden. Die niedrigste zu einem vollständigen Wachstumsstopp aller fünf Zelllinien führende Konzentration war 8 mg/ml. Eine Konzentration höher als 8 mg/ml (16 mg/ml) zeigte bei allen fünf Zelllinien einen früheren hemmenden Effekt des Zellwachstums auf, niedrigere Konzentrationen (4 und 2 mg/ml) hingegen konnten das Wachstum jeder Zelllinie noch verringern, das Ausmaß der Hemmung war aber vermindert.

Diskussion

Das Wachstum der Blasenkrebszelllinie VM-CUB1 ließ sich durch mehrere VAE hemmen, auch wenn die Effekte im Allgemeinen schwächer waren als solche, welche mit Tumorzellen anderen Ursprungs beobachtet wurden (Zuzak *et al.*, 2004; Zuzak *et al.*, 2006). Wir gehen davon aus, dass weitere Mistel-Inhaltsstoffe, wie z.B. die Viscotoxine (Urech *et al.*, 2006), für die Wirkung der VAE relevant sind.

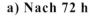
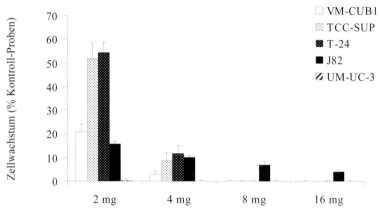

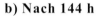
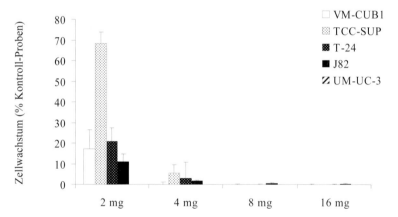

Abb. 3: Anhaltende Wirkung verschiedener Konzentrationen von VAE-Crataegi auf das Zellwachstum unterschiedlicher Blasenkrebszelllinien. Die Effekte von 2, 4, 8 und 16 mg/ml VAE-Crataegi auf das Wachstum der Blasenkarzinomzelllinien VM-CUB1, TCC-SUP, T-24, J82 and UM-UC-3 wurden untersucht (n = 3, 16-fach Bestimmungen pro Experiment). Die Zellen wurden für zwei Stunden mit den unterschiedlichen Konzentrationen von VAE-Crataegi behandelt. Nach der Entfernung der Überstände wurde das Kulturmedium durch frisches Medium ersetzt. Anschließend wurden die Zellwachstumstests nach 72 und 144 Stunden durchgeführt.

Warum einige der Extrakte nur auf bestimmte Zelllinien einen anhaltenden Effekt ausüben, ist noch nicht klar. Solche Abweichungen sind aber auch bei anderen Tumorarten und Mistel-Extrakten schon festgestellt worden und bilden eher die Regel als die Ausnahme. Unterschiedliche molekulare Eigenschaften der Zellen könnten eine Erklärung dafür sein, aber zum jetzigen Zeitpunkt verfügen wir noch nicht über die entsprechenden Daten. Die Tatsache, dass bezüglich der Blasenkrebszelllinien immer die gleichen VAE die stärksten Effekte zeigen, ist daher besonders bemerkenswert. Ob eine ähnliche Wirkung von VAE-Crataegi (und VAE-Tiliae) auch in Patienten beobachtet werden kann, sollte so schnell wie möglich geklärt werden. Es ist dabei natürlich zu erwarten, dass die Patienten-Variabilität diejenige aus dem Labor übertreffen wird.

Zusammenfassend zeigen die Daten, dass eine zweistündige Behandlung mit VAE-Crataegi (oder mit VAE-Tiliae) bei einer Konzentration von 8 mg/ml oder höher zu einem mehrere Tage anhaltenden hemmenden Effekt auf das Zellwachstum verschiedener Blasenkarzinomzelllinien führt. Interessanterweise sind die dafür notwendigen Bedingungen (zwei Stunden, 8 mg/ml) problemlos in die Klinik übertragbar. Die Anwendung der VAE im Rahmen der Behandlung und Rezidivprophylaxe von Blasenkrebs braucht entsprechende klinische Studien.

Danksagung

Wir danken der Wala Heilmittel GmbH, Deutschland, besonders Herrn Dr. Ulrich Meyer, für die finanzielle Unterstützung. Die Bestimmung des Lektingehalts wurde freundlicherweise von Dr. Ulrich Riegert durchgeführt.

Literatur

American Cancer Society (2005): Cancer Facts and Figures 2005. Atlanta.

Elsässer-Beile U., Leiber C., Wetterauer U., Buhler P., Wolf P., Lucht M., Mengs U. (2005): Adjuvant intravesical treatment with a standardized mistletoe extract to prevent recurrence of superficial urinary bladder cancer, Anticancer Res 25: 4733–4736.

Huber R., Rostock M., Goedl R., Lüdtke R., Urech K., Buck S., Klein R. (2005): Mistletoe treatment induces GM-CSF- and IL-5 production by PBMC and increases blood granulocyte- and eosinophil counts: a placebo controlled randomized study in healthy subjects, Eur J Med Res 10: 411–418.

Knopfl-Sidler F., Viviani A., Rist L., Hensel A. (2005): Human cancer cells exhibit in vitro individual receptiveness towards different mistletoe extracts, Pharmazie 60: 448–454.

Roach M., Small E., Reese D. M., Carroll P. (2001): Urologic and male genital cancers. In: Rubin, P. (Hrsg.): Clinical oncology, a multidisciplinary approach for physicians and students, New York.

Stein G., Henn W., von Laue H., Berg P. (1998): Modulation of the cellular and humoral immune responses of tumor patients by mistletoe therapy, Eur J Med Res 3: 194–202.

Urech K., Schaller G., Jäggy C. (2006): Viscotoxins, mistletoe lectins and their isoforms in mistletoe (Viscum album L.) extracts Iscador, Arzneimittelforschung 56: 428–434.

Zuzak T. J., Rist L., Eggenschwiler J., Grotzer M. A., Viviani A. (2006): Paediatric medulloblastoma cells are susceptible to Viscum album (Mistletoe) preparations, Anticancer Res 26: 3485–3492.

Zuzak T., Rist L., Viviani A., Eggenschwiler J., Mol C., Riegert U., Meyer U. (2004): Das Mistelpräparat Iscucin- Herstellung, Analytik, Wirkung in vitro, Der Merkurstab 57: 467–473.

Dr. A. Paula Simões-Wüst[1], Nicole Hunziker-Basler[2], Dr. Tycho J. Zuzak[1,2], Jenny Eggenschwiler[2], Dr. Lukas Rist[1], Prof. Dr. Angelika Viviani[2]
[1] Paracelsus Hospital, Research Department, Richterswil, Switzerland
[2] ZHAW University of Applied Sciences, School of Life Sciences and Facility Management, Institute of Biotechnology, Department of Cell Biology, Wädenswil, Switzerland

Korrespondenzadresse:
Dr. A. Paula Simões-Wüst
Paracelsus-Spital Richterswil, Forschungsabteilung
Bergstrasse 16, CH-8805 Richterswil
simoes@paracelsus-spital.ch

Hemmende Effekte solubilisierter Triterpensäuren von *Viscum album* L. auf murine und humane Hautzelllinien

Inhibitory effects of solubilized triterpene acids from *Viscum album* L. on murine and human skin cell lines

Christian Strüh, Sebastian Jäger, Christoph Schempp, Armin Scheffler, Stefan F. Martin

Zusammenfassung

Die Mistel (*Viscum album* L.) enthält mit der Oleanolsäure und der Betulinsäure zwei prominente Vertreter der Triterpene. Beide sind beinahe wasserunlöslich und gehen normalerweise während der Herstellung wässriger Mistelextrakte verloren. Durch Komplexierung mit Cyclodextrinen haben wir in Wasser solubilisierte Triterpene der Mistel gewinnen können, deren biologische Effekte wir untersucht haben, ohne dabei auf toxische Lösungsmittel wie DMSO zurückgreifen zu müssen. Verschiedene neutral- und basischwässrige Triterpen-Cyclodextrin-Lösungen hemmen die Zellviabilität und induzieren Apoptose an humanen und murinen Haut- und Hautkrebszellen. Wir konnten darüber hinaus zeigen, dass es möglich ist, wässrige Mistelextrakte mit solubilisierten Triterpensäuren der Mistel anzureichern, die herkömmlichen Mistelextrakten bezüglich der Zellviabilitätshemmung bei der humanen Plattenepithelkarzinom Zelllinie Cal39 überlegen waren. Diese Ergebnisse deuten darauf hin, dass durch die Rekonstitution wässriger Mistelextrakte mit solubilisierten Triterpensäuren deren biologische Wirksamkeit erhöht werden kann. Weitere Experimente sollen zeigen, ob mit diesen neuen Extrakten die Apoptose von Tumorzellen wirksamer ausgelöst werden kann und ob auch *in vivo* zusätzliche Effekte darstellbar sind.

Schlüsselwörter: Triterpene, Oleanolsäure, Betulinsäure, Solubilisierung, Apoptose, Zellviabilität

Summary

Mistletoe (*Viscum album* L.) contains triterpenes such as oleanolic acid and betulinic acid which are almost insoluble in water and are normally lost during the preparation of aqueous *Viscum* extracts. In our study we obtained water solubilized triterpenes from *Viscum album* by complexation with cyclodextrins. They display biological activity in absence of toxic solvents like DMSO. Different neutral and alkaline aqueous triterpene-cyclodextrin solutions inhibit cell viability and induce apoptosis of human and murine skin-derived cell lines. Further, we could show the possibility to reconstitute aqueous *Viscum album* extracts with *Viscum album* derived triterpene-cyclodextrin complexes. These extracts were superior to normal mistletoe extracts with respect to the inhibition of the human squamous carcinoma cell line Cal39. These data indicate that the reconstitution of *Viscum album* extracts with solubilized triterpenes enhances their biological efficacy. Further experiments will reveal whether these new extracts are more potent in the induction of tumor cell apoptosis and display beneficial effects *in vivo*.

Keywords: Triterpenes, oleanolic acid, betulinic acid, solubilisation, apoptosis, cell viability

Einleitung

Die Mistel (*Viscum album* L.) enthält neben Mistellektinen, Viscotoxinen und Polysacchariden mit Oleanolsäure (OA) und Betulinsäure (BA) auch zwei prominente Vertreter aus der Familie der Triterpene (Krzaczek, 1977; Scher *et al.*, 2006; Urech *et al.*, 2005). Da sie schwer wasserlöslich sind (Jäger *et al.*, 2007), sind sie in wässrigen Mistelextrakten kaum enthalten. In der Fachliteratur sind antitumorale, aber auch antiinflammatorische (Safayhi und Sailer, 1997), hepatoprotektive (Liu *et al.*, 1995), differenzierungsfördernde (Galgon *et al.*, 2005; Hata *et al.*, 2002; Lee *et al.*, 2006) und antivirale Effekte (Aiken und Chen, 2005; Mengoni *et al.*, 2002) für die beiden Triterpensäuren beschrieben.

Bei den antitumoralen Effekten durch OA und BA handelt es sich um antiproliferative Effekte (Laszczyk *et al.*, 2006; Martin *et al.*, 2007), Inhibierung der Angiogenese (Kwon *et al.*, 2002; Sohn *et al.*, 1995) und Induktion der Apoptose (Eiznhamer und Xu, 2004; Liu, 1995; Urech *et al.*, 2005), wobei der genaue Mechanismus der Apoptoseinduktion noch nicht bekannt ist. Für OA und BA wird eine Aktivierung des intrinsischen Signalwegs der Apoptose beschrieben. Bei der Apoptoseinduktion durch OA sind reaktive Sauerstoffspezies beteiligt, es kommt zur Abnahme des mitochondrialen Membranpotentials (Martin *et al.*, 2007), und die Aktivierung der intrinsischen Caspasekaskade konnte ebenfalls gezeigt werden (Zhang *et al.*, 2007). Für die BA wird beschrieben, dass die Apoptose über den Verlust des mitochondrialen Membranpotentials (Fulda *et al.*, 1998) und die Freisetzung von Cytochrom C ins Cytosol induziert wird (Raisova *et al.*, 2001).

Wegen ihrer geringen Wasserlöslichkeit ($\leq$ 0,02 µg/ml) (Jäger *et al.*, 2007) wurden Triterpensäuren bisher meist mit Dimethylsulfoxid (DMSO) gelöst, in dem sie nur mäßig löslich sind. Ein gutes Lösungsmittel ist Tetrahydrofuran, das aber für Zellversuche relativ toxisch ist. Auch durch DMSO treten im Zellversuch bei Konzentrationen von über 1 % toxische Effekte auf, und für die parenterale Applikation ist DMSO als Lösungsvermittler von schwerlöslichen Substanzen ungeeignet.

Die Wasserlöslichkeit der Triterpensäuren kann durch Komplexierung mit Cyclodextrinen deutlich erhöht werden, was bisher jedoch nur für die orale Anwendung (Kozai *et al.*, 1999) und zur Verbesserung der Triterpenanalytik (Guo *et al.*, 2003) genutzt wurde. Deshalb kam die Frage auf, ob einerseits die pharmakologischen Wirkungen der OA und BA durch Solubilisierung mit Cyclodextrinen besser untersucht werden können und andererseits durch Zugabe misteleigener solubilisierter Triterpensäuren zu wässrigen Mistelextrakten ein Präparat mit größerem therapeutischem Nutzen entstehen könnte.

Material und Methoden
Extrakte und Chemikalien

Die eingesetzten Triterpensäuren werden aus getrocknetem Pflanzenmaterial extrahiert (Jäger et al., 2006) und mit Hilfe von Cyclodextrinen (Fluka) solubilisiert (Guo et al., 2003; Kozai et al., 1999). Die solubilisierten Triterpensäuren wurden entweder als basische Lösung oder in Zellkulturmedium (siehe Zellkultur: Medium für HaCaT-Zellen), Albuminlösung (5 g/L; Sigma) oder wässrigen Mistelextrakten (20 mg/g) neutralisiert (s. Tab. 1) eingesetzt. Die Triterpensäuren wurden in den Proben mittels GC-FID (Jäger et al., 2007) und die Lektine mittels ELISA (Musielski und Rüger, 1996) quantifiziert.

Tab. 1: Kenngrößen von Proben, die für zellexperimentelle Studien verwendet wurden

Probe	wässrige Lösung	pH	Komplexierungsmittel	OA Gehalt [µg/mL]	Lektin Gehalt [µg/mL]
A	Zellkulturmedium	7,5	β-Cyclodextrin	204,9	--
B	Albuminlösung	7,5	β-Cyclodextrin	305,9	--
C	Trinatriumphosphat	12	β-Cyclodextrin	517	--
D	Albuminlösung	7,5	2-Hydroxypropyl-β-Cyclodextrin	135,4	--
E	Mistelextrakt Mali 20 mg/mL	7,5	β-Cyclodextrin	--	20
F	Mistelextrakt Mali 20 mg/mL	7,5	β-Cyclodextrin	306,8	21,6

Der Pan-Caspasen Inhibitor zVAD.fmk (R&D) und Taxol (Sigma) wurde in DMSO (Hybri-Max™; Sigma) gelöst.

Zellkultur

Die Zelllinie HaCaT (immortalisierte Keratinozyten; Prof. Dr. Fusenig, DKFZ Heidelberg) wurde in Dulbecco's Modified Eagles Medium (DMEM, 4,5 g/L D-Glucose, 3,7 g/L $NaHCO_3$, Glutamin, Na-Pyruvat; Biochrom AG oder Gibco) mit 10 % FCS (Biochrom) und Penicillin/Streptomycin (Penicillin: 100 Units/ml, Streptomycin 100 µg/ml; Gibco) kultiviert.

Die Maus Melanomzelllinie B16.F10 (Prof. Dr. Pircher, Uniklinik Freiburg) wurde in RPMI-1640 (Gibco) mit 10 % FCS, 5 mM HEPES (Gibco), 1,5 mM L-Glutamin (Biochrom), Penicillin/Streptomycin (Penicillin: 100 Units/ml, Streptomycin 100 µg/ml; Gibco) und $3,5 \times 10^{-4}$% β-Mercaptoethanol (Sigma) kultiviert.

Die Zelllinie Cal-39 (humanes Plattenepithelkarzinom; DSMZ) wurde in Dulbecco's Modified Eagles Medium (DMEM, 4,5 g/L D-Glucose, 3,7 g/L $NaHCO_3$, Glutamin, Na-Pyruvat; Biochrom AG oder Gibco) mit 20 % FCS, 0,5 nM Hydrocortison (Sigma), 10 ng/ml EGF (Sigma) und Penicillin/Streptomycin (Penicillin: 100 Units/ml, Streptomycin 100 µg/ml; Gibco) kultiviert.

Die Magermedien, welche im Laufe der Versuchsdurchführung zur Kultivierung eingesetzt wurden, enthielten 1 % FCS und entsprachen ansonsten den jeweiligen oben aufgeführten Zellkulturmedien.

Die eingesetzten Zelllinien wurden auf 75 cm^2 Polystyrol-Gewebekulturflaschen (Cell Star) mit dem oben angegebenen Kulturmedium in einem Brutschrank bei 37 °C, einer relativen Luftfeuchtigkeit von 95 % und einer 5 %igen Kohlendioxid-Atmosphäre kultiviert. Alle Zellen wurden je nach Bedarf gemäß Standardmethoden passagiert.

Untersuchung der Zellviabilität anhand des ATP-Gehalts

Zur Untersuchung der Zellviabilität wurden $1,5 \times 10^4$ Zellen/ml (B16.F10) bzw. $2,5 \times 10^4$ Zellen/ml (HaCaT und Cal-39) in Weißwand 96-well Mikrotiterplatten (Cambrex) ausplattiert (100 µl Zellkulturmedium pro Ansatz). Das Zellkulturmedium wurde 24 h nach dem Ausplattieren durch Magermedium ersetzt, die jeweiligen Extrakte und Chemikalien wurden 48 h nach dem Ausplattieren zugegeben. Nach 24–49 h wurde der ATP-Gehalt mit

Hilfe des ViaLight® Plus Cell Proliferation and Cytotoxicity BioAssay Kit (Cambrex) nach Herstellerangaben anhand der Lumineszenz gemessen.

ELISA zur Detektierung fragmentierter DNA

Es wurden 5 x 10^4 Zellen/ml (HaCaT) in 96-well Mikrotiterplatten (Becton Dickinson) ausplattiert (100 µl Zellkulturmedium pro Ansatz). Das Zellkulturmedium wurde 24 h nach dem Ausplattieren durch Magermedium ersetzt. Der Pan-Caspasen Inhibitor zVAD.fmk (100 µM) bzw. eine Lösungsmittelkontrolle (0,5 % DMSO) wurden 48 h nach dem Ausplattieren zugegeben. Nach 1,5 h Präinkubation mit zVAD.fmk wurden die jeweiligen Extrakte und Chemikalien zugegeben. Die Quantifizierung der DNA-Histon Fragmente erfolgte nach 24 h mit dem Cell Death Detection ELISA^{PLUS} (Roche). Die Durchführung erfolgte gemäß den Herstellerangaben für adhärente Zellen.

Ergebnisse

In vitro-Untersuchungen mit solubilisierten Triterpensäuren der Mistel

Durch Untersuchungen der Zellviabilität anhand des ATP-Gehalts können Rückschlüsse auf Apoptoseinduktion, proliferationshemmende und -fördernde Effekte gezogen werden. Die dosisabhängige Abnahme der Zellviabilität durch solubilisierte Triterpensäuren der Mistel wurde an B16.F10 (Maus Melanom), HaCaT (immortalisierte humane Keratinozyten, hier nicht dargestellt) und Cal-39 (humanes Plattenepithelkarzinom) untersucht. Es ist davon auszugehen, dass die beobachteten Effekte auf die OA zurückzuführen sind und die BA-Konzentration zu vernachlässigen ist. Dies wird auch unterstützt durch Untersuchungen der Zellviabilität mit OA und BA in DMSO gelöst, die hier nicht gezeigt werden.

Für Maus-Melanomzellen (B16.F10) wurden mit vier unterschiedlichen Triterpenlösungen (Proben A–D, Tab. 1) vergleichbare Effekte auf die Zellviabilität gefunden. Es konnten trotz der unterschiedlichen Probenmatrices keine signifikanten Unterschiede in Bezug auf die Dosis-Wirkungs-Abhängigkeit nach 48 h gefunden werden (Abb. 1). Für B16.F10

Maus-Melanomzellen wurde für die Zellviabilität eine IC_{50} von 25–30 µM OA (12,5–15 µg OA/ml) gefunden.

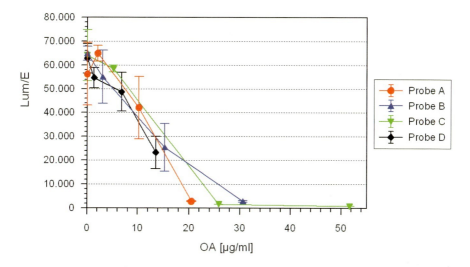

Abb. 1: Abnahme der Zellviabilität von Maus-Melanomzellen durch solubilisierte Triterpensäuren der Mistel. Die Maus-Melanomzellen (B16.F10) wurden über 48 h mit solubilisierten Triterpensäuren inkubiert. Hier ist die Zellviabilität anhand der Lumineszenz gegen die eingesetzte Oleanolsäurekonzentration (OA, in µg/ml) aufgetragen. Die hier verwendeten Proben sind in Tabelle 1 näher definiert.

Die von einem humanen Plattenepithelkarzinom stammende Zelllinie Cal-39 zeigte in Bezug auf die Zellviabilität eine IC_{50} mit ~30 µM OA (15 µg OA/ml), die in Abb. 3 dargestellt ist. Mit humanen immortalisierten Keratinozyten wurde eine IC_{50} von 30–45 µM OA (entsprechend 15–20 µg OA/ml) gefunden (hier nicht dargestellt).

Anreicherung von Mistelpräparaten mit Triterpensäuren der Mistel

Die hier eingesetzten Mistelextrakte (Probe F, Tab. 1) enthalten hohe Konzentrationen an Mistellektinen (~ 20 µg/ml) und einen Triterpengehalt von ~300 µg/ml. Die Ergebnisse mit solubilisierten Triterpenen zeigen, dass ein

Oleanolsäuregehalt von > 15 µg/ml anzustreben ist, um Antitumoreffekte durch die Oleanolsäure sichtbar zu machen. Die zellwachstumshemmenden Effekte der Mistellektine liegen bei vielen Zelllinien im Bereich von 10–50 ng/ml Kulturmedium, so dass eine Konzentration von 20.000 ng/ml alle anderen Effekte überdecken müsste. Hier wurde jedoch auf die Zelllinie Cal-39, eine von einem humanen Plattenepithelkarzinom stammende Zelllinie, zurückgegriffen, die relativ hohe Konzentrationen an Mistellektinen verträgt. Damit war es möglich, Mistelextrakte mit und ohne Triterpensäuren in Bezug auf die Zellviabilität zu vergleichen.

Wie in Abbildung 2A gezeigt wird, kommt es bei Cal-39-Zellen zu einer signifikant stärkeren Abnahme der Zellviabilität durch den Zusatz von solubilisierten Triterpensäuren zu wässrigen Mistelextrakten (Probe F, Tab. 1). Mit Konzentrationen von 1 µg Mistellektinen und 14,2 µg OA/ml sowie 2 µg Mistellektinen und 28,4 µg OA/ml konnte sowohl nach 24 h als auch nach 41,5 h eine signifikant reduzierte Zellviabilität gezeigt werden. Zum Vergleich wurde ein Mistelextrakt eingesetzt, der β-Cyclodextrin, aber keine Triterpensäuren enthält (Probe E, Tab. 1). Diese Beobachtung wurde auch mit anderen Proben bestätigt, die ähnlich hohe Konzentrationen an Triterpensäuren aufweisen und konnte zu früheren sowie späteren Zeitpunkten ebenfalls beobachtet werden.

Eine klare Dosisabhängigkeit der hier beobachteten Reduktion der Zellviabilität durch solubilisierte Triterpensäuren wurde anhand eines Experiments gezeigt, bei dem durch Aufstocken eines Mistelextrakts mit solubilisierten Triterpensäuren Oleanolsäurekonzentrationen von über 50 µg/ml eingesetzt wurden. Für dieses Experiment wurden wiederum Cal-39-Zellen benutzt. Es wurden zwei Mistelextrakte eingesetzt, ein Mistelextrakt ohne Triterpensäuren (Probe E, Tab. 1, 2 µg Mistellektine/ml in der Zellkultur) und ein Mistelextrakt, der mit solubilisierten Triterpensäuren angereichert war (Probe F, Tab. 1, 2 µg Mistellektine/ml und ~ 30 µg OA/ml in der Zellkultur).

Durch Zugabe einer Referenzlösung oder von solubilisierten Triterpensäuren (Probe A, Tab. 1) mit 10 µg OA/ml bzw. 20 µg OA/ml wurde eine Maximalkonzentration von über 50 µg OA/ml erreicht. Wie in Abbildung 2B gezeigt wird, nimmt die Zellviabilität der Cal-39-Zellen nach 24 h durch den Zusatz von Triterpensäuren zu wässrigen Mistelextrakten mit gleich bleibendem Lektingehalt konzentrationsabhängig ab.

Hemmende Effekte solubilisierter Triterpensäuren von *Viscum album* L.   237

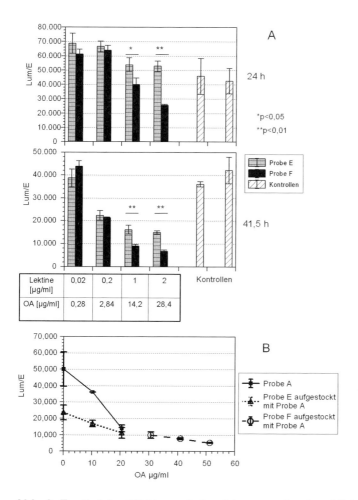

Abb. 2: Zusätzliche Effekte nach Anreicherung wässriger Mistelextrakte mit solubilisierten Triterpensäuren der Mistel. A) Untersuchungen zur Zellviabilität mit Cal-39-Zellen (humanes Plattenepithelkarzinom). Hier wurde ein mit solubilisierten Triterpenen angereicherter Mistelextrakt (Probe F) mit einem Kontrollextrakt ohne Triterpensäuren (Probe E) verglichen. Die Zellviabilität wurde nach 24 h und 41,5 h anhand des ATP-Gehalts bestimmt. Die jeweiligen Konzentrationen an Mistellektinen und Oleanolsäure (OA) sind angegeben.
B) Zellviabilität von Cal-39-Zellen bei gleichbleibender Lektinkonzentration (2 µg/ml) und ansteigender OA-Konzentration durch Austocken der Proben E und F mit der Probe A (Triterpensäuren) nach 24 h. Die hier verwendeten Proben sind in Tabelle 1 näher definiert.

Apoptoseinduktion durch solubilisierte Triterpensäuren

Die Apoptoseinduktion durch solubilisierte Triterpensäuren wurde an immortalisierten Keratinozyten (HaCaT) anhand der DNA-Fragmentierung nach 24 h Inkubation mit solubilisierten Triterpensäuren bestimmt.

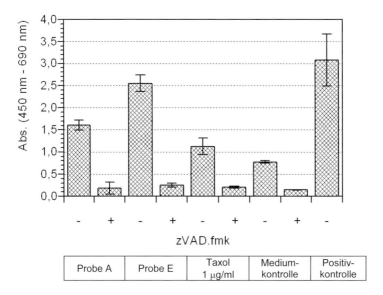

Abb. 3: Apoptoseinduktion an immortalisierten Keratinozyten (HaCaT) durch solubilisierte Triterpensäuren. Es wurden solubilisierte Triterpensäuren (Probe A) mit einer Oleanolsäurekonzentration von ~ 20 µg/ml eingesetzt. Als Positivkontrollen für die Apoptoseinduktion wurden ein Mistelextrakt (Probe E, Lektingehalt 20 ng/ml) und Taxol (1 µg/ml) eingesetzt. Die Apotoseinduktion wurde nach 24 h anhand der DNA-Fragmentierung mit dem Cell Death Detection ELISA (Roche) bestimmt. Bei Verwendung des Pan-Caspasen Inhibitors zVAD.fmk (R&D) konnte die DNA-Fragmentierung verhindert werden. Die hier verwendeten Proben sind in Tabelle 1 näher definiert.

Anhand der aus den Zellviabilitätsuntersuchungen gewonnenen Erfahrungen wurden die solubilisierten Triterpensäuren (Probe A, Tab. 1) mit einer Oleanolsäurekonzentration von ~ 20 µg/ml in der Zellkultur eingesetzt. Ebenfalls wurden Taxol mit 1 µg/ml und ein wässriger Mistelextrakt (Probe E, Tab. 1) mit einer Mistellektinkonzentration von 20 ng/ml in der Zellkultur als Positivkontrollen eingesetzt.

Es konnte gezeigt werden, dass mit solubilisierten Triterpensäuren die Fragmentierung der DNA und damit ein zum Ablauf der Apoptose gehörendes Ereignis induziert wird. Mit dem Pan-Caspasen Inhibitor zVAD.fmk, der in der Lage ist, als Pseudosubstrat die Aktivität aller Caspasen zu inhibieren, konnte gezeigt werden, dass die im Laufe der Apoptose auftretende DNA-Fragmentierung durch solubilisierte Triterpensäuren und Mistelextrakte verhindert wird.

Diskussion

Die hier mit solubilisierten Triterpensäuren der Mistel gezeigte dosisabhängige Abnahme der Zellviabilität ist vergleichbar mit Veröffentlichungen, bei denen Proliferationshemmung und Apoptoseinduktion durch Oleanolsäure mit DMSO als Lösungsmittel bei Astrozytom-Zelllinien (Martin *et al.*, 2007) und Leukämie-Zelllinien (Zhang *et al.*, 2007) mit ähnlichen Konzentrationen und Inkubationszeiten gezeigt wurden. Da die Zellviabilität anhand des ATP-Gehalts gemessen wird und eine Abnahme des ATP-Gehalts eine Abnahme der metabolischen Aktivität bedeutet, müssen weitere spezifische Untersuchungen erfolgen. Anhand einer Abnahme des ATP-Gehalts können beispielsweise Rückschlüsse auf proliferationshemmende Effekte gezogen werden. Im Laufe der Apoptose kommt es außerdem zu einer Abnahme des ATP-Gehalts. Hier nicht aufgeführte Ergebnisse bestätigen, dass die Abnahme der Zellviabilität mit einer Proliferationshemmung korreliert. Als Ursache der Proliferationshemmung wird die Apoptoseinduktion durch solubilisierte Triterpensäuren angenommen, was durch die gezeigte DNA-Fragmentierung gestützt wird (Abb. 3). Damit konnte gezeigt werden, dass solubilisierte Triterpensäuren bioverfügbar sind. Durch die Solubilisierung mit Cyclodextrinen ist somit eine Anwendungsform für präklinische und klinische Studien mit Triterpensäuren möglich gemacht worden.

Es konnte ebenfalls gezeigt werden, dass durch den Zusatz von solubilisierten Triterpensäuren zu wässrigen Mistelextrakten die Zellviabilität von Cal-39-Zellen deutlich reduziert wird. Dies könnte beispielsweise auf eine schnellere und effektivere Apoptoseinduktion zurückzuführen sein. Die Bioverfügbarkeit von solubilisierten Triterpensäuren bleibt also auch in wässrigen Mistelextrakten erhalten, wodurch zusätzliche antitumorale Effekte induziert werden können. Durch den Zusatz von solubilisierten Triterpensäuren zu wässrigen Mistelextrakten kann somit das antitumorale Potential der Mistel besser ausgeschöpft werden.

Literatur

Aiken C., Chen C. H. (2005): Betulinic acid derivatives as HIV-1 antivirals, Trends Mol Med 11: 31–36.

Eiznhamer D. A., Xu Z. Q. (2004): Betulinic acid: a promising anticancer candidate, IDrugs 7: 359–373.

Fulda S., Scaffidi C., Susin S. A., Krammer P. H., Kroemer G., Peter M. E., Debatin K. M. (1998): Activation of mitochondria and release of mitochondrial apoptogenic factors by betulinic acid, J Biol Chem 273: 33942–33948.

Galgon T., Wohlrab W., Drager B. (2005): Betulinic acid induces apoptosis in skin cancer cells and differentiation in normal human keratinocytes, Exp Dermatol 14: 736–743.

Guo M., Zhang S., Song F., Wang D., Liu Z., Liu S. (2003): Studies on the noncovalent complexes between oleanolic acid and cyclodextrins using electrospray ionization tandem mass spectrometry, J Mass Spectrom 38: 723–731.

Hata K., Hori K., Takahashi S. (2002): Differentiation- and apoptosis-inducing activities by pentacyclic triterpenes on a mouse melanoma cell line, J Nat Prod 65: 645–648.

Jäger S., Winkler K., Pfüller U., Scheffler A. (2007): Solubility studies of oleanolic acid and betulinic acid in aqueous solutions and plant extracts of *Viscum album* L, Planta Med 73: 157–162.

Jäger S., Beffert M., Hoppe K., Scheffler A. (2006): Aqueous plant extracts with a high contend of oleanolic and betulinic acid, Z Phytother 27: 24.

Kozai K., Suzuki J., Okada M., Nagasaka N. (1999): Effect of oleanolic acid-cyclodextrin inclusion compounds on dental caries by in vitro experiment and rat-caries model, Microbios 97: 179–188.

Krzaczek T. (1977): Pharmocobotanical research on the sub-species *Viscum album* L. iii. terpenes and sterols (author's transl), Ann. Univ Mariae. Curie Sklodowska [Med.] 32: 125–134.

Kwon H. J., Shim J. S., Kim J. H., Cho H. Y., Yum Y. N., Kim S. H., Yu J. (2002): Betulinic acid inhibits growth factor-induced in vitro angiogenesis via the

modulation of mitochondrial function in endothelial cells, Jpn. J. Cancer Res 93: 417–425.
Laszczyk M., Jäger S., Simon-Haarhaus B., Scheffler A., Schempp C. M. (2006): Physical, chemical and pharmacological characterization of a new oleogelforming triterpene extract from the outer bark of birch (betulae cortex), Planta Med 72: 1389–1395.
Lee H. K., Nam G. W., Kim S. H., Lee S. H. (2006): Phytocomponents of triterpenoids, oleanolic acid and ursolic acid, regulated differently the processing of epidermal keratinocytes via PPAR-alpha pathway, Exp.Dermatol. 15: 66–73.
Liu J. (1995): Pharmacology of oleanolic acid and ursolic acid, J Ethnopharmacol 49: 57–68.
Liu J., Liu Y., Klaassen C. D. (1995): Protective effect of oleanolic acid against chemical-induced acute necrotic liver injury in mice, Zhongguo Yao Li Xue. Bao. 16: 97–102.
Martin R., Carvalho J., Ibeas E., Hernandez M., Ruiz-Gutierrez V., Nieto M. L. (2007): Acidic triterpenes compromise growth and survival of astrocytoma cell lines by regulating reactive oxygen species accumulation, Cancer Res 67: 3741–3751.
Mengoni F., Lichtner M., Battinelli L., Marzi M., Mastroianni C. M., Vullo V., Mazzanti G. (2002): In vitro anti-HIV activity of oleanolic acid on infected human mononuclear cells, Planta Med 68: 111–114.
Musielski H., Rüger K. (1996): Verfahren zur quantitativen Bestimmung von Mistellektin I und Mistellektin II und/oder Mistellektin III in Mistelextrakten unter Verwendung monoklonaler Antikörper, die spezifisch mit Mistellektin reagieren, In: R. Scheer, H. Becker, P. A. Berg. (Hrsg.): Grundlagen der Misteltherapie, Aktueller Stand der Forschung und klinischen Anwendung, Hippokrates Verlag, Stuttgart, 95–104.
Raisova M., Hossini A. M., Eberle J., Riebeling C., Wieder T., Sturm I., Daniel P. T., Orfanos C. E., Geilen C. C. (2001): The Bax/Bcl-2 ratio determines the susceptibility of human melanoma cells to CD95/Fas-mediated apoptosis, J Invest Dermatol 117: 333–340.
Safayhi H., Sailer E. R. (1997): Anti-inflammatory actions of pentacyclic triterpenes, Planta Med. 63: 487–493.
Scher J., Urech K., Becker H. (2006): Triterpene in der Mistel *Viscum album* L, Mistelteinn (Zeitschrift des Vereins für Krebsforschung, Arlesheim) 7: 16–29.
Sohn K. H., Lee H. Y., Chung H. Y., Young H. S., Yi S. Y., Kim K. W. (1995): Anti-angiogenic activity of triterpene acids, Cancer Lett 94: 213–218.
Urech K., Scher J. M., Hostanska K., Becker H. (2005): Apoptosis inducing activity of viscin, a lipophilic extract from *Viscum album* L, J Pharm Pharmacol 57: 101–109.

Zhang P., Li H., Chen D., Ni J., Kang Y., Wang S. (2007): Oleanolic Acid Induces Apoptosis in Human Leukemia Cells through Caspase Activation and Poly(ADP-ribose) Polymerase Cleavage, Acta Biochim Biophys Sin (Shanghai) 39: 803–809.

Christian Strüh[1,2,3,4], Dr. Sebastian Jäger[2], Prof. Dr. Christoph Schempp[3], Dr. Armin Scheffler[2], Prof. Dr. Stefan F. Martin[1]
[1] Forschergruppe Allergologie, Hautklinik, Universitätsklinik Freiburg
[2] Carl Gustav Carus-Institut, Gesellschaft zur Förderung der Krebstherapie e. V., Niefern-Öschelbronn
[3] Kompetenzzentrum Skintegral, Hautklinik, Universitätsklinik Freiburg
[4] Fakultät für Biologie, Universität Freiburg

Korrespondenzadresse:
Dr. Sebastian Jäger
Carl Gustav Carus-Institut
Am Eichhof, D-75223 Niefern-Öschelbronn
sebastian.jaeger@carus-institut.de

Molekulare Mechanismen von Mistelextrakt induzierter Apoptose im Modell einer lymphoblastischen Leukämie *in vitro* und *in vivo*

Molecular mechanisms of mistletoe plant extract-induced apoptosis in acute lymphoblastic leukemia *in vivo* and *in vitro*

Georg Seifert, Patrick Jesse, Alfred Längler, Tobias Reindl, Maria Lüth, Stephan Lobitz, Günter Henze, Aram Prokop, Holger N. Lode

Zusammenfassung

Mistelextrakt-Therapie gehört zu den am häufigsten verwendeten komplementären Krebstherapien. Wässrige Extrakte (MT) enthalten die drei Mistellektine I, II and III als eine Gruppe der wichtigsten biologisch aktiven Inhaltsstoffe. Obwohl MT häufig verwendet werden, gibt es zu wenige präklinische und gute klinische Studien. In dieser Arbeit beschreiben wir erstmalig die Wirksamkeit von MT *in vivo* in einem experimentellen Modell einer akuten lymphoblastischen Leukämie. Mit diesem Ziel untersuchten wir initial die zytotoxischen Effekte von zwei standardisierten MTs Tannenmistel (MT-A; Helixor A 50 mg); Pinienmistel (MT-P; Helixor P 50 mg)) in einem humanen Modell einer akuten lymphoblastischen Leukämie (ALL) Zelllinie (NALM-6). MT-A und MT-P inhibierten die Zellproliferation gemessen mittels Casy®- Durchflusszytometer bei sehr niedriger Konzentration. Dabei zeigte sich MT-P als das am meisten zytotoxische Präparat. Die Messung der DNA-Fragmentation zeigte eine Dosis abhängige Apoptoseinduktion als Hauptursache des Zellunterganges. Abschließend untersuchten wir die Wirksamkeit *in vivo* in einem SCID-Modell einer prä-B ALL (NALM-6). Beide MT verlängerten signifikant das Überleben (bis zu 55,4 Tage) in allen getesteten Konzentrationen ohne wesentliche Nebenwirkungen, im Gegensatz zu den Kontrollen (34,6 Tage).

Schlüsselwörter: Mistel, Leukämie, *in vivo*

Summary

Therapy with *Viscum album* (Mistletoe) is one of the most widely used complementary cancer therapies. Aqueous mistletoe extracts (MT) contain the three mistletoe lectins I, II and III as one predominant group of biologically active agents. Although MT is widely used there is a lack of scientifically sound preclinical and clinical data. In this paper, we describe for the first time the *in vivo* efficacy and mechanism of action of MT in lymphoblastic leukemia. For this purpose, we first investigated both the cytotoxic effect and the mechanism of action of two standardized aqueous MTs (MT obtained from fir trees (MT-A; Helixor A 50 mg); MT obtained from pine trees (MT-P; Helixor P 50 mg)) in a human acute lymphoblastic leukemia (ALL) cell line (NALM-6). MT-A, MT-P and ML I inhibited cell proliferation as determined by Casy® Count analysis at very low concentrations with MT-P being the most cytotoxic extract. DNA-fragmentation assays indicated that dose-dependent induction of apoptosis was the main mechanism of cell death. Finally, we evaluated the efficacy of MT-A and MT-P in an *in vivo* SCID-model of pre-B ALL (NALM-6). Both MTs significantly improved survival (up to 55.4 days) at all tested concentrations and without side effects, in contrast to controls (34.6 days).

Keywords: Mistletoe therapy, leukemia, *in vivo*

Diese Arbeit wurde publiziert in: Cancer Letters, 2008 Jun 18; 264 (2): 218–28. Epub 2008 Mar 7.

Dr. Georg Seifert[1], Patrick Jesse[1], Dr. Alfred Längler[3], Dr. Tobias Reindl[1], Maria Lüth[1], Stephan Lobitz[1], Prof. Dr. Dr. h.c. Günter Henze[1], Dr. Dr. Aram Prokop[1], Prof. Dr. Holger N. Lode[2]

[1,2] Charité, Universitätsmedizin Berlin, Germany, Otto-Heubner Centrum für Kinder- und Jugendmedizin:
[1] Klinik für Pädiatrie mit Schwerpunkt Onkologie / Hämatologie (OHC)
[2] Klinik für Allgemeine Pädiatrie und KMT, Experimentelle Onkologie
[3] Gemeinschaftskrankenhaus, Abteilung für Kinder- und Jugendmedizin, Herdecke

Korrespondenzadresse:
Dr. Georg Seifert
Charité – Universitätsmedizin Berlin
Otto-Heubner Centrum für Kinder- und Jugendmedizin
Augustenburger Platz 1, D-13353 Berlin
georg.seifert@charite.de

IV. Klinische Anwendung und Prüfung

A) Übersichtsreferate und Reviews klinischer Studien

Die duale Rolle der Entzündung bei Krebs
The dual role of inflammation in cancer

Stefan F. Martin, Melanie N. Laszczyk, Fanny Edele

Zusammenfassung
Krebs ist eine der schwersten Erkrankungen des Menschen mit oft begrenzten Behandlungsmöglichkeiten. Die Haupttodesursache ist die metastasierte Erkrankung. Aktuelle Studien haben eine klare Rolle von Entzündung bei der Entwicklung und Progression von Krebs und bei der Immunantwort dagegen gezeigt. Während chronische Entzündungen, die oft mit der Rekrutierung von Zellen des angeborenen Immunsystems assoziiert sind, die Tumorgenese fördern, können akute Entzündungsreaktionen immunsuppressiven Mechanismen, die bei vielen Tumoren zu finden sind, entgegenwirken und die Tumorinfiltration durch Lymphozyten zur Induktion adaptiver Immunantworten gegen Tumorantigene bewirken. Dieses Wissen um die duale Rolle der Entzündung wird jetzt zur Entwicklung von Strategien zur Krebsbehandlung genutzt. So senken nicht-steroidale antientzündliche Medikamente das Risiko für die Entstehung und die Progression von Krebs. Andererseits aktivieren beispielsweise Agenzien, die eine akute Entzündung induzieren, Endothelzellen von Blutgefäßen in Tumoren und erlauben so die Lymphozyteninfiltration. Die zukünftigen Herausforderungen sind offensichtlich. Die delikate Balance zwischen verschiedenen Qualitäten von Entzündungsreaktionen könnten therapeutisch beeinflusst werden, damit die Progression von Krebs und die Metastasierung verhindert wird, um eine Immunsuppression aufzuheben und um hilfreiche Immunantworten zu fördern.

Schlüsselwörter: Tumorassoziierte Makrophagen, Toll-like Rezeptor, T-Zelle, Steroidhormone, antientzündliche Therapie

Summary
Cancer is one of the most severe diseases and treatment options for patients are often limited. The major cause of death is metastatic disease. Recent studies revealed a clear role of inflammation in the development and progression of cancer but also in the immune response against it.

While chronic inflammation, often associated with the recruitment of innate immune cells to tumors, promotes cancer, acute inflammatory responses can counteract immunosuppressive mechanisms operating in many tumors and allow tumor infiltration by lymphocytes to induce adaptive immune responses against tumor antigens. This knowledge about the dual role of inflammation is now used to develop strategies for the treatment of cancer. Thus, non-steroidal anti-inflammatory drugs decrease the risk for cancer development and progression. On the other hand, the use of agents inducing acute inflammatory reactions have proven to activate endothelial cells of blood vessels in tumors and allow infiltration of lymphocytes. The future challenges are obvious. The delicate balance between different qualities of inflammatory responses could be influenced therapeutically to prevent cancer progression and metastatic disease, to overcome immunosuppression and to promote beneficial immune responses.

Keywords: Tumor-associated macrophage, toll-like Receptor, T cell, steroid hormones, anti-inflammatory therapy

Einleitung

Krebs ist eine der häufigsten Todesursachen in der westlichen Welt. Die maligne Transformation gesunder Zellen, wie z. B. Epithelzellen oder Lymphozyten, ist ein Mehrschrittprozess. Oft liegen Mutationen in Genen zugrunde, die wesentliche Prozesse von Zellwachstum, Zellteilung und -differenzierung steuern. Neuerdings hat man aber auch erkannt, dass außer Genmutationen die epigenetische Regulation der Aktivität von Genen eine Rolle spielt (Esteller, 2007; Jones und Baylin, 2007). So kann es durch posttranslationale Veränderung von Histonen (Proteine, die an der Verpackung der DNA beteiligt sind) oder von Methylierungszuständen von DNA-Sequenzen zur Inaktivierung von Tumorsuppressorgenen kommen. Ein aktuelles Forschungsgebiet ist daher die Epigenetik bei Krebs mit dem Ziel der Entwicklung von Medikamenten zur epigenetischen Therapie. Klinisch werden z. B. bereits Histondeacetylasen erprobt (Kim *et al.*, 2006).

Eine wichtige Erkenntnis der Krebsforschung der letzten Jahre war, dass solide Tumoren wie autonome Organe ein eigenes Blut- und Lymphgefäßsystem ausbilden, was auch zu ihrer Metastasierung beiträgt, und dass diese Tumoren nicht nur aus einer homogenen Population von entarteten Krebszellen, sondern auch aus Immunzellen und Stromazellen wie Fibroblasten und extrazellulärer Matrix bestehen (Coussens und Werb, 2002). Man hat inzwischen erkannt, dass diese Zellen eine wichtige Rolle bei der Progression und Metastasierung von Tumoren spielen. Durch das Zusammenspiel all dieser Komponenten und möglicherweise auch durch die Gewebeumgebung, in welche der Tumor eingebettet ist, entsteht ein besonderes Tumormilieu, dessen komplexe Eigenschaften nur unzureichend bekannt sind. Dieses Gewebemilieu unterscheidet sich wahrscheinlich nicht nur von Tumor zu Tumor, sondern möglicherweise auch von Primärtumoren zu Metastasen, die oft unterschiedlich auf Therapien ansprechen. Daher versucht man derzeit durch Erstellung von genetischen und von Proteinprofilen bis hin zur Einzelzellanalytik, diese Tumoreigenschaften molekular zu definieren. Man erhofft sich durch dieses sogenannte genomische und proteomische Profiling ein besseres Verständnis der Tumorpathogenese und die Identifizierung potentieller Targets für die Medikamentenentwicklung.

Vor einigen Jahren hat man bei soliden Tumoren, erstmals aber bei Lymphomen, einen besonderen Zelltyp, die sogenannte Tumorstammzelle identifiziert (Reya *et al.*, 2001; Al Hajj und Clarke, 2004). Die Tumorstammzellen haben wie normale Stammzellen, die in vielen Geweben des Körpers vorkommen, die Eigenschaft der unbegrenzten Selbsterneuerung. Sie sind meist resistent gegen Bestrahlungs- und Chemotherapien und damit ein wichtiger Angriffspunkt der aktuellen Krebsforschung. Sie könnten eines der Hauptprobleme bei Krebserkrankungen darstellen und für Spätrezidive verantwortlich sein. Daher ist die Entwicklung von Medikamenten, welche die Krebsstammzellen zum Ziel haben, eine wichtige Aufgabe der aktuellen Forschung.

Epidemiologische Daten zur Rolle von Entzündung bei Krebs

Lange vor der Aufklärung molekularer Mechanismen der Entzündung im Zusammenhang mit Krebs hat man bereits erkannt, dass chronische Entzündungen zu maligner Entartung und Krebs beitragen können. Durch epidemiologische Studien wurden diese Zusammenhänge deutlich. Man geht derzeit davon aus, dass Infektionen und chronische Entzündung mit etwa 15–20 % der Todesfälle durch Krebs in Verbindung stehen (Hoffmann *et al.*, 2007; Karin, 2006). Chronische Infektionen mit Hepatitis B- und C-Viren (HBV, HCV) sind z. B. Risikofaktoren für das hepatozelluläre Karzinom (HCC), Helicobacter pylori-Infektionen für Magenkrebs. Chronisch entzündliche Darmerkrankungen wie Ulcerative Colitis erhöhen das Darmkrebsrisiko, und das humane Papillomvirus (HPV) steht im Zusammenhang mit Gebärmutterhalskrebs. Zudem wurde festgestellt, dass bei Patienten unter Dauertherapie mit nicht-steroidalen antientzündlichen Medikamenten (NSAIDs) das Krebsrisiko verringert war. Diese Medikamente wirken z. B. auf die Cyclooxygenasen COX-1 und COX-2 sowie über IKKβ auf den NF-κB-Weg.

Diese Daten haben eine Reihe von Forschungsprojekten angestoßen, die auf die Entwicklung antientzündlicher Therapien abzielen. Einige Medikamente wurden entwickelt und sind z. T. bereits im klinischen Einsatz bei Krebs.

Die Rolle des Transkriptionsfaktors NF-κB

Als wichtiger Faktor im Entzündungsgeschehen wurden die Transkriptionsfaktoren der NF-κB-Gruppe identifiziert (Karin, 2006; Karin und Greten, 2005). Sie regulieren die Expression einer Vielzahl von Genen. Viele davon sind essentiell für die Regulation von Entzündung und antiapoptotische Prozesse. Inzwischen hat man ihre Rolle bei der Entwicklung und Progression von Krebs erkannt. Häufig ist in Krebszellen die Aktivität von NF-κB abnormal erhöht. Dabei wurden Verlustmutationen (loss of function) in Genen, die als negative Regulatoren der NF-κB-Aktivität dienen, sowie gain of function-Mutationen in Genen, die NF-κB Aktivität positiv regulieren, identifiziert.

Durch konstitutive NF-κB-Aktivität gerät die Gewebshomöostase aus dem Gleichgewicht, Proliferation und Verhinderung von Apoptose begünstigen zusammen mit der malignen Transformation den Krebs, wie die folgende Abbildung zeigt.

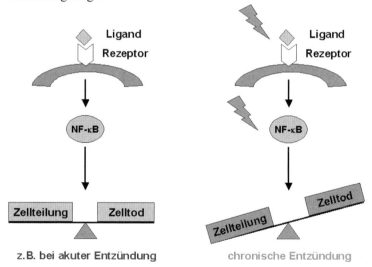

Zusätzlich führt die Aktivierung von NF-κB zur Bildung pro-inflammatorischer Zytokine in Zellen myeloider Herkunft, die in soliden Tumoren vorhanden sind (de Visser *et al.*, 2006). Daher spielt die Beeinflussung des NF-κB-Weges durch antientzündliche Therapie eine wichtige Rolle bei der

Krebsbehandlung. Steroide, die hier oft zum Einsatz kommen, inhibieren die NF-κB aktivierte Genexpression. IKKβ–Inhibitoren oder Proteasomeninhibitoren wie Bortezumib, die die Inaktivierung bzw. den Abbau des NF-κB-Inhibitors IκB verhindern, sind ein Ansatz, um die Aktivierung der NF-κB-Signalwege zu verhindern.

Die Rolle des angeborenen Immunsystems bei Krebs

Eine Reihe von Rezeptoren auf der Oberfläche von Zellen führt bei Ligandenbindung zur Aktivierung von NF-κB-Signalwegen. Ein wichtiges Zytokin ist z. B. TNF-α, das über plasmamembranständige TNF-Rezeptoren wirkt und Zelltod und -überleben reguliert. TNF-α gilt daher als Tumorpromoter, der bei vielen Krebsarten eine Rolle spielt. Die Synthese von Zytokinen wie TNF-α, Interleukin (IL)-1β und IL-6, das offenbar als Wachstumsfaktor für Krebszellen dient und ihre Proliferation antreibt, wird über den NF-κB-Weg induziert. Produzenten dieser Faktoren sind z. B. Makrophagen. Tumorassoziierte Makrophagen (TAMs) spielen eine wichtige Rolle in der Progression von soliden Tumoren, bei Angiogenese und auch bei ihrer Metastasierung (Lamgana *et al.*, 2006; Sica *et al.*, 2007).

Alle diese Komponenten sind Bestandteile des sogenannten angeborenen (innaten) Immunsystems. Die Aktivierung dieses Systems führt z. B. zu Entzündung und ist Voraussetzung für die Aktivierung von Antigen spezifischen T- und B- Lymphozyten, den Effektorzellen des sogenannten adaptiven Immunsystems. Akute Entzündungsreaktionen sind also wichtig, um eine antitumorale Immunantwort zu aktivieren. Werden diese Prozesse aber dereguliert, kommt es zu chronischer Entzündung, die die Tumorentstehung und Progression fördert. Entzündung hat also eine duale Rolle bei Krebs. Es ist daher wichtig, die verschiedenen Qualitäten von Entzündung zu unterscheiden.

Ein Weg zur Aktivierung von NF-κB und Entzündung führt über die Familie der Toll-like-Rezeptoren (TLR) (Kawai und Akira, 2006). Diese Rezeptoren sind z. T. plasmamembranständig, z. T. intrazellulär lokalisiert und dienen der Erkennung sogenannter pathogenassoziierter molekularer Muster (PAMPs). So erkennt z. B. TLR4 das Lipopolysaccharid (LPS) aus der Zellwand gramnegativer Bakterien, TLR9 unmethylierte CpG-reiche DNA-Sequenzen. Neben diesen mikrobiellen Gefahrensignalen (Danger Signals) können über TLR aber auch körpereigene Strukturen erkannt werden, die z. B. Hinweis auf Traumata, Zellstress und Zelltod geben. Das können Selbst-DNA, RNA, Hitzeschockproteine, antimikrobielle Peptide etc. sein (Jiang *et al.*, 2006). Das TLR-System leitet über Adaptorproteine Signale zur Aktivierung von NF-κB weiter. Ein wichtiges Adaptorprotein bei einer Reihe von TLR ist MyD88. Neue Forschungsarbeiten zeigen, dass TLR bei Krebs eine wichtige Rolle spielen. Dabei können Infektionen, aber auch chronisch entzündliche Erkrankungen zugrunde liegen (Karin *et al.*, 2006). So kann über TLR die IL-6 Produktion in Makrophagen aktiviert werden. IL-6 fördert dann die Proliferation von Tumorzellen. In der Leber übernehmen die Kupffer-Zellen diese Funktion. Somit kommt es zu einer Wechselwirkung zwischen Immun- und Tumorzellen. Die Immunzellen liefern bei NF-κB-Aktivierung pro-inflammatorische Zytokine, die auch die Proliferation von Tumorzellen fördern, während die deregulierte NF-κB-Aktivierung in den Tumorzellen die Balance zwischen Zelltod und Zellteilung zugunsten der Zellteilung verschiebt.

Die Rolle des angeborenen Immunsystems bei der Krebsentstehung wurde in aktuellen Arbeiten eindrücklich belegt. In Mäusen mit heterozygoter Mutation des Adenomatösen Polyposis coli (APC)-Gens entwickeln sich spontan Darmtumoren. Fehlte den Mäusen MyD88, war die Anzahl von Dünndarmtumoren deutlich vermindert. Die MyD88 vermittelte Signaltransduktion kontrolliert die Expression von Schlüsselgenen für Darmkrebsentstehung und trägt zu Tumorwachstum und Progression bei (Rakoff-Nahoum und Medzhitov, 2007). Mäuse, denen TIR8/SIGIRR, ein natürlicher negativer Regulator der TLR Signalleitung, fehlt, weisen erhöhte Empfänglichkeit für Colitis assoziierten Darmkrebs auf (Xiao *et al.*, 2007; Garlanda *et al.*, 2007). Diese Studien unterstreichen die Rolle der TLR assoziierten Signalwege für die Gewebshomöostase im Darm auf der einen Seite (Rakoff-Nahoum *et al.*, 2004) und ihre Rolle in der Pathogenese von Krebs auf der anderen Seite.

Interessanterweise sind genetische Polymorphismen in Genen des angeborenen Immunsystems mit erhöhtem Krebsrisiko assoziiert (Karin, 2006).

Geschlechtshormone und Krebs

Geschlechtsspezifische Unterschiede bei Risiken für bestimmte Krebsarten sind bekannt. So ist die Häufigkeit des hepatozellulären Karzinoms (HCC) bei Männern um 3–5 mal höher als bei Frauen. Das HCC erscheint oft nach Jahren chronischer Entzündung in zirrhotischen Lebern, und die steigende Häufigkeit korreliert mit der Ausbreitung von HCV. Kürzlich wurde beschrieben, dass bei HCC IL-6, das von Kupffer-Zellen produziert wird, eine wichtige Rolle spielt (Naugler et al., 2007). Im Mausmodell des chemisch induzierten HCC zeigte sich die Induktion der IL-6-Produktion durch das Agens in einer TLR und MyD88 abhängigen Weise. Dabei war die IL-6-Produktion bei männlichen Tieren signifikant höher. Es konnte nachgewiesen werden, dass Östrogen die IL-6-Sekretion der Kupffer-Zellen inhibiert, und dass nach genetischer Aufhebung der MyD88-Funktion auch männliche Mäuse vor HCC geschützt waren. Bei hormonabhängigen Tumoren versucht man die Hormonwirkung zu blockieren. So kommen bei Prostatakrebs Spezifische Androgenrezeptor-Modulatoren (SARMs) zum Einsatz. In einer aktuellen Arbeit wurde gezeigt, dass in einem entzündlichen Milieu TAMs durch Produktion von IL-1 die antagonistische SARM-Wirkung in eine agonistische umkehren (Zhu et al., 2006).

Diese Daten zeigen einen klaren Zusammenhang zwischen Geschlechtshormonen, TLR, MyD88, NF-κB und Krebs auf und unterstreichen die wichtige Rolle von Entzündung und TAMs.

Antiinflammatorische Triterpensäuren der Mistel

Die Mistel beinhaltet eine Reihe pharmakologisch wirksamer Substanzen, u. a. pentazyklische Triterpene wie Oleanolsäure (OA) und Betulinsäure (BA), für die neben antitumoralen, differenzierungsfördernden oder antibakteriellen Effekten auch eine antientzündliche Wirkung bekannt ist. Erste Hinweise ergaben Mausohr-Ödemtests, bei denen der antiinflammatorische Effekt verschiedener Pflanzenextrakte untersucht wurde, deren aktive Extraktfraktionen Triterpene enthielten. Tests mit isolierter OA und BA bestätigten ihre antientzündliche Wirkung (Recio et al., 1995; Altinier et al., 2007).

Der Wirkmechanismus der Triterpensäuren ist bisher nicht vollständig geklärt, dennoch ist ein Einfluss auf verschiedene Entzündungsparameter bekannt. Sie modulieren lösliche Entzündungsmediatoren wie TNF-α, IL-1β oder IL-6 (Yun *et al.*, 2003; Marquez-Martin *et al.*, 2006). Für BA ist außerdem ein direkter Einfluss auf die Morphologie von Makrophagen und dendritischen Zellen sowie auf deren Expression co-stimulatorischer Oberflächenmarker wie CD86, CD80 und CD40 gezeigt (Yun *et al.*, 2003; Laszczyk *et al.*, 2007). Auch NF-κB gilt als Target der Triterpensäuren. Z. B. inhibiert BA eine durch TNF-α induzierte NF-κB-Aktivierung in unterschiedlichen Krebszelllinien. Daraus folgt eine Verringerung der NF-κB regulierten COX-2-Expression (Takada und Aggerwal, 2003). Für OA wurden ähnliche Effekte an IFN-γ stimulierten Makrophagen beobachtet (Suh *et al.*, 1998).

Interessanterweise stehen diesen antiinflammatorischen Effekten Beobachtungen gegenüber, die auf ein duales Verhalten der Triterpensäuren im Entzündungsgeschehen hindeuten. Die Inkubationen unstimulierter Makrophagen mit OA führt z. B. zu einer Aktivierung von NF-κB und einer Steigerung der TNF-α- und NO-Produktion (Choi *et al.*, 2001). Ähnliches konnte für BA an verschiedenen Krebszelllinien beobachtete werden (Kasperczyk *et al.*, 2005). Welche Faktoren auf den resultierenden Effekt der Triterpensäuren Einfluss nehmen – z. B. der Aktivierungszustand der Zielzellen oder die eingesetzte Konzentration (Marquez-Martin *et al.*, 2006) –, ist bisher nicht eindeutig geklärt. So ist durchaus denkbar, dass ein chronisch inflammatorisches Milieu eine andere Qualität der Triterpenwirkung induzieren kann als ein akuter Entzündungsstatus. Im Zusammenspiel mit den immunogenen bzw. eine akute Entzündung provozierenden Mistelinhaltsstoffen – wie den Mistellektinen (ML I, ML III, cbML) und den Viscotoxinen (Klein, 2005) – bietet sich die Chance, die Manifestation einer chronischen Entzündung aufzulösen oder tumorassoziierte immunsuppressive Mechanismen zu überwinden und so eine Wiederherstellung der Gewebehomöostase zu erreichen.

Der Einsatz, der auch in *Viscum album* L. vorkommenden Triterpensäuren in der Tumortherapie ist somit nicht nur aufgrund ihres antitumoralen Potenzials von Interesse, sondern auch in Bezug auf ihre differenzierten immunmodulierenden Wirkungen, die das bereits vorhandene Wirkspektrum bisheriger Mistelpräparate sinnvoll ergänzen würden. Durch neue Verfahren zur Rekonstitution von Mistelextrakten mit wasserlöslichen, Cyclodextrin solubilisierten Triterpensäuren können jetzt die Effekte dieser vielversprechenden Mistelinhaltsstoffe auf Tumoren *in vivo* getestet werden (Strüh *et al.*, 2007; Jäger *et al.*, 2007).

Diskussion

Unser Verständnis der Krebserkrankung hat sich in den letzten Jahren deutlich gewandelt. Heute wissen wir, dass solide Tumoren ein charakteristisches Tumormilieu ausbilden. Dieses entsteht durch Interaktionen der Tumorzellen – darunter oft Tumorstammzellen – mit Immunzellen, Stromazellen und extrazellulärer Matrix. Tumorentstehung und -progression werden oft durch chronisch entzündliche Erkrankungen und Infektionen gefördert. Ob Entzündung auch einen Einfluss auf Krebsstammzellen hat, bleibt zu klären. In diesem Zusammenhang ist es interessant, dass der Entzündungsmediator Prostaglandin E2 (PGE2) die Homöostase von Säugerstammzellen reguliert (North *et al.*, 2007).

Eine akute Entzündung kann bei Tumoren ohne chronisch entzündlichen Hintergrund für die Tumorabwehr nötig sein, um immunsuppressive Mechanismen zu überwinden und eine Tumorinfiltration mit tumorspezifischen T-Zellen zu ermöglichen (Ganss *et al.*, 2004). Die Herausforderung für Forschung und Therapie ist zum einen das Verständnis des komplexen und spezifischen Tumormilieus und zum anderen, Wege zu seiner Beeinflussung zu finden, um z. B. chronische Entzündung zu beenden und akute Entzündung gezielt zu induzieren und um eine immunologische Tumorabwehr zu ermöglichen.

Literatur

Al Hajj M., Clarke M. F. (2004): Self-renewal and solid tumor stem cells, Oncogene 23: 7274–7282.

Altinier G., Sosa S., Aquino R. P., Mencherini T., Della Loggia R., Tubaro A. (2007): Characterization of topical antiinflammatory compounds in *Rosmarinus officinalis* L., J Agric Food Chem 55: 1718–1723.

Choi C. Y., You H. J., Jeong H. G. (2001): Nitric oxide and tumor necrosis factor-alpha production by oleanolic acid via nuclear factor-kappaB activation in macrophages, Biochem Biophys Res Commun 288: 49–55.

Coussens L. M., Werb Z. (2002): Inflammation and cancer, Nature 420: 860–867.

de Visser K. E., Eichten A., Coussens L. M. (2006): Paradoxical roles of the immune system during cancer development, Nat Rev Cancer 6: 24–37.
Esteller M. (2007): Cancer epigenomics: DNA methylomes and histone-modification maps. Nat Rev Genet 8: 286–298.
Ganss R., Arnold B., Hammerling G. J. (2004): Mini-review: overcoming tumor-intrinsic resistance to immune effector function, Eur J Immunol 34: 2635–2641.
Garlanda C., Riva F., Veliz T., Polentarutti N., Pasqualini F., Radaelli E., Sironi M., Nebuloni M., Zorini E. O., Scanziani E., Mantovani A. (2007): Increased susceptibility to colitis-associated cancer of mice lacking TIR8, an inhibitory member of the interleukin-1 receptor family, Cancer Res 67: 6017–6021.
Hoffmann A., Xia Y., Verma I. M. (2007): Inflammatory tales of liver cancer, Cancer Cell 11: 99–101.
Jäger S., Beffert M., Hoppe K., Scheffler A. (Abstract) (2007): Aqueous mistletoe preparations with a high content of oleanolic acid and betulinic acid, Phytomedicine 14: S2: 21.
Jiang D., Liang J., Li Y., Noble P. W. (2006): The role of Toll-like receptors in non-infectious lung injury, Cell Res 16: 693–701.
Jones P. A., Baylin S. B. (2007): The epigenomics of cancer, Cell 128: 683–692.
Karin M. (2006): Nuclear factor-kB in cancer development and progression, Nature 441: 431–436.
Karin M., Lawrence T., Nizet V. (2006): Innate immunity gone awry: linking microbial infections to chronic inflammation and cancer, Cell 124: 823–835.
Karin M., Greten F. (2005): NF-kappaB: linking inflammation and immunity to cancer development and progression, Nat Rev Immunol 5: 749–759.
Kasperczyk H., La Ferla-Bruhl K., Westhoff M. A., Behrend L., Zwacka R. M., Debatin K. M., Fulda, S. (2005): Betulinic acid as new activator of NF-kappaB: molecular mechanisms and implications for cancer therapy, Oncogene 24: 6945–6956.
Kawai T., Akira S. (2007): TLR signaling, Semin Immunol 19: 24–32.
Kim T. Y., Bang Y. J., Robertson K.D. (2006): Histone deacetylase inhibitors for cancer therapy. Epigenetics, 1: 14–23.
Klein R. (2005): Effects of Mistletoe Extracts on Immunocompetent Cells *In vitro* and *In vivo* and Their Relevance for the Therapy of Tumor Diseases and Other Clinical Entities. In: Scheer R., Becker H., Berg P. A., Fintelmann V., Kemper F. H., Schilcher H. (Hrsg.): Fortschritte in der Mistletherapie, KVC Verlag, Essen, 207–221.
Lamagna C., Aurrand-Lions M., Imhof B. A. (2006): Dual role of macrophages in tumor growth and angiogenesis, J Leukoc Biol. 80: 705–713.
Laszczyk M. N., Scheffler A., Martin S. F. (Abstract) (2007): Immunmodulierende Effekte eines betulinhaltigen Trockenextraktes, Allergo Journal 16: S64.

Marquez-Martin A., De La Puerta R., Fernandez-Arche A., Ruiz-Gutierrez V., Yaqoob P. (2006): Modulation of cytokine secretion by pentacyclic triterpenes from olive pomace oil in human mononuclear cells, Cytokine 36: 211–217.

Naugler W. E., Sakurai T., Kim S., Maeda S., Kim K., Elsharkawy A. M., Karin M. (2007): Gender disparity in liver cancer due to sex differences in MyD88-dependent IL-6 production, Science 317: 121–124.

North T. E., Goessling W., Walkley C. R., Lengerke C., Kopani K. R., Lord, A. M., Weber G. J., Bowman T. V., Jang, I. H., Grosser T., Fitzgerald G. A., Daley G. Q., Orkin S. H., Zon L. I. (2007): Prostaglandin E2 regulates vertebrate haematopoietic stem cell homeostasis, Nature 447: 1007–1011.

Rakoff-Nahoum S., Medzhitov R. (2007): Regulation of spontaneous intestinal tumorigenesis through the adaptor protein MyD88, Science 317: 124–127.

Rakoff-Nahoum S., Paglino J., Eslami-Varzaneh F., Edberg S., Medzhitov R. (2004): Recognition of commensal microflora by toll-like receptors is required for intestinal homeostasis, Cell 118: 229–241.

Recio M .C., Giner R. M., Manez S., Gueho J., Julien H. R., Hostettmann K., Rios J. L. (1995): Investigations on the steroidal anti-inflammatory activity of triterpenoids from Diospyros leucomelas, Planta Med 61: 9–12.

Reya T., Morrison S. J., Clarke M. F., Weissman I. F. (2001). Stem cells, cancer, and cancer stem cells, Nature 414: 105–111.

Sica A., Rubino L., Mancino A., Larghi P., Porta C., Rimoldi M., Solinas G., Locati M., Allavena P., Mantovani A. (2007): Targeting tumour-associated macrophages, Expert Opin Ther Targets 11: 1219–1229.

Strüh C. M., Jaeger S., Schempp C. M., Scheffler A., Martin S. F. (Abstract) (2007): Inhibitory effects of solubilized triterpene acids from *Viscum album* L. on murine and human skin cell lines, Phytomedicine 14, S2: 22.

Suh N., Honda T., Finlay H. J., Barchowsky A., Williams C., Benoit N. E., Xie Q. W., Nathan C., Gribble G. W., Sporn M. B. (1998): Novel triterpenoids suppress inducible nitric oxide synthase (iNOS) and inducible cyclooxygenase (COX-2) in mouse macrophages, Cancer Res 58: 717–723.

Takada Y., Aggarwal B. B. (2003): Betulinic acid suppresses carcinogen-induced NF-kappa B activation through inhibition of I kappa B alpha kinase and p65 phosphorylation: abrogation of cyclooxygenase-2 and matrix metalloprotease-9, J Immunol 171: 3278–3286.

Xiao H., Gulen M .F., Qin J., Yao J., Bulek K., Kish D., Altuntas C. Z., Wald D., Ma C., Zhou H., Tuohy V. K., Fairchild R. L., de la Motte C., Cua D., Vallance B. A., Li X. (2007); The Toll-interleukin-1 receptor member SIGIRR regulates colonic epithelial homeostasis, inflammation, and tumorigenesis, Immunity 26: 461–475.

Yun Y., Han S., Park E., Yim D., Lee S., Lee C. K., Cho K., Kim K. (2003): Immunomodulatory activity of betulinic acid by producing pro-inflammatory cytokines and activation of macrophages, Arch Pharm Res 26: 1087–1095.
Zhu P., Baek S. H., Bourk E. M., Ohgi K. A., Garcia-Bassets I., Sanjo, H., Akira S., Kotol P. F., Glass C. K., Rosenfeld M. G., Rose D. W. (2006): Macrophage/ cancer cell interactions mediate hormone resistance by a nuclear receptor derepression pathway, Cell 124: 615–629.

Fanny Edele[1], Prof. Dr. Stefan F. Martin[1], Dr. Melanie N. Laszczyk[2]
[1] Forschergruppe Allergologie, Hautklinik, Universitätsklinikum Freiburg
[2] Birken GmbH, Niefern-Öschelbronn

Korrespondenzadresse:
Prof. Dr. Stefan F. Martin
Forschergruppe Allergologie
Universitätsklinikum Freiburg, Hautklinik
Hauptstraße 7, D-79104 Freiburg
stefan.martin@uniklinik-freiburg.de

Welchen Stellenwert hat die anthroposophische Misteltherapie im Rahmen moderner multimodaler onkologischer Therapiekonzepte? Eine Standortbestimmung aus klinischer Sicht

What rank has anthroposophic mistletoe therapy in modern multi-modal oncological therapy concepts? A position assessment under clinical aspects

Boris Müller-Hübenthal, André Weinandy, Christiane Kiviet

Zusammenfassung

In keinem anderen Bereich der Medizin ist die Qualität der Behandlung so auf eine gute interdisziplinäre Zusammenarbeit angewiesen, wie in der internistischen Onkologie. Moderne multimodale Therapiekonzepte haben in den letzten Jahren dazu beigetragen, die Therapieergebnisse bei vielen Krebserkrankungen deutlich zu verbessern. In onkologischen Schwerpunktkliniken werden Chirurgie, Strahlentherapie und Chemotherapie kombiniert mit Psychoonkologie, Physiotherapie und Ernährungsmedizin. Zudem spricht eine zunehmende Evidenz für den ergänzenden Einsatz komplementärer Therapieverfahren. Die Therapie mit anthroposophischen Mistelpräparaten gehört zu den am häufigsten eingesetzten komplementären Tumortherapien in Mitteleuropa. Misteltherapie reduziert die therapieassoziierte Toxizität, sie führt zu einer unspezifischen Stimulation des Immunsystems und zur beschleunigten Knochenmarksregeneration nach zytostatischer Therapie. Die größte Bedeutung der Misteltherapie liegt in der verbesserten Lebensqualität. Auf der physischen Ebene werden u.a. Schmerzen und das Fatigue-Syndrom reduziert und der Appetit verbessert. Auf der seelischen Ebene können depressive Symptome gelindert und der Antrieb gesteigert werden. Viele Patienten berichten von einer durchwärmenden und belebenden Wirkung der Mistel. Damit werden Voraussetzungen geschaffen, die eine positive Lebensgestaltung und -entwicklung mit der Erkrankung ermöglichen, auch wenn diese nicht mehr heilbar ist. Im Zentrum für Integrative Onkologie werden in einem interdisziplinären Team die konventionellen Tumortherapien und die Hyperthermie mit den anthroposophischen Mistelpräparaten und den künstlerischen Therapien kombiniert.

Schlüsselwörter: Anthroposophische Medizin, Misteltherapie, Reduktion von Nebenwirkungen, multimodale Therapiekonzepte, Knochenmarksstimulation, Immunozytom

Summary
In internist oncology, the quality of the treatment relies to a very great extent on the good interdisciplinary cooperation. In the course of the past years, modern multi-modal therapy concepts have contributed substantially to the improvement of therapy results for many cancer diseases. Oncological focus clinics apply surgery, radiation therapy and chemotherapy in combination with psycho-oncology, physiotherapy and nutritional medicine. Also, there is increasing evidence supporting the supplementary use of complementary therapies. Therapy with anthroposophic mistletoe preparations is among the most widely used complementary tumor therapies in Central Europe. Mistletoe therapy reduces the therapy-associated toxicity, results in a non-specific stimulation of the immune system, and accelerates bone marrow regeneration after cytostatic therapy. The greatest importance of mistletoe therapy lies in improving markedly the quality of life. Among other symptoms working at the physical level, pain and the fatigue syndrome are reduced, and appetite improves. At the psychological level, depressive symptoms and apathy can be alleviated. Many patients report a warming and invigorating effect of mistletoe creating the groundwork for a positive design of life and for developing and growing with the disease, even if the disease is considered incurable.
An interdisciplinary team working at the Center of Integrative Oncology combines conventional tumor therapies and hyperthermia with anthroposophic mistletoe preparations and artistic therapies.

Keywords: Anthroposophic medicine, mistletoe therapy, reduction of side-effects, multi-modal oncological therapy concepts, bone marrow stimulation, macroglobulinemia

Einleitung

Die anthroposophische Misteltherapie ist als Begleitbehandlung zur onkologischen Standardtherapie in Deutschland sehr weit verbreitet. Trotz der in Fachkreisen kontroversen Diskussionen um Wirksamkeit und Risiken sind Mistelpräparate die am häufigsten verordneten Medikamente bei Krebspatienten. Der folgende Übersichtsartikel analysiert den aktuellen Stellenwert der Misteltherapie in der Versorgung onkologischer Patienten. Dabei werden die Erwartungen der Patienten und der verordnenden Ärzte sowie der praktische Einsatz aus Sicht eines klinisch tätigen Onkologen dargestellt. Zwei Kasuistiken verdeutlichen, wie bedeutsam weitergehende Forschung zur therapeutischen Wirksamkeit der Misteltherapie ist. Abschließend erfolgt ein Ausblick auf die mögliche Entwicklung der Misteltherapie im Kontext sich rasant verändernder Therapiemodalitäten in der Onkologie.

Krebserkrankungen nehmen weltweit deutlich zu. Allein in Deutschland erkranken laut Angaben des Robert Koch-Institutes jährlich ca. 450.000 Menschen an Krebs. Bei Diagnosestellung sind etwa 55 % der Patienten durch eine Behandlung nach den durch die onkologischen Fachgesellschaften festgelegten Leitlinien heilbar. Bei den übrigen 45 % ist die Erkrankung so weit fortgeschritten, dass nur eine palliative Behandlung zur Verfügung steht.

Die meisten Karzinome gehen von der Brust, der Prostata, dem Darm und der Lunge aus. So erkrankt jede zehnte Frau im Laufe ihres Lebens an Brustkrebs. Jährlich werden etwa 50.000 Prostatakarzinome, 70.000 Darm- und 45.000 Bronchialkarzinome diagnostiziert (RKI und GEKID, 2006).

Epidemiologen gehen davon aus, dass in den nächsten zehn Jahren die Sterblichkeitsrate von Krebserkrankungen die von Herz-Kreislauferkrankungen von Platz 1 verdrängen wird.

Zentrenbildung in der Onkologie

Als Reaktion auf die zunehmende Verbreitung onkologischer Erkrankungen entstehen spezialisierte onkologische Zentren, in denen die Behandlung durch interdisziplinäre Teams im Rahmen definierter Patientenpfade erfolgt. Vorreiter dieser Entwicklung sind die sogenannten Organzentren wie z. B. Brust-, Darm- oder Prostatazentrum. Die Summe einzelner Organzentren bildet den onkologischen Schwerpunkt. Voraussetzung für eine Zertifizierung sind die Erfüllung definierter Qualitätskriterien und Mindestmengen an behandelten Diagnosen.

Im Zentrum der interdisziplinären Arbeit steht die Tumorkonferenz. Aufgrund der immer komplexeren Therapieschemata, die ein intensives Zusammenspiel der verschiedenen onkologischen Fachdisziplinen voraussetzen, beraten Chirurg, Gynäkologe, Internistischer Onkologe und Strahlentherapeut über das multimodale Therapiekonzept jedes einzelnen Patienten. Exemplarisch für die Notwendigkeit zur interdisziplinären Kooperation ist die Therapie des Brustkrebses: Eine Behandlungssequenz aus Operation, Chemotherapie, Bestrahlung und bei positivem Rezeptorstatus ggf. Hormon- und Immuntherapie mit dem monoklonalen Antikörper Trastuzumab ist die Regel.

Die Möglichkeiten komplementärer Therapiemaßnahmen, wie der Misteltherapie, sind allgemein nicht Bestandteil der Diskussion in Tumorkonferenzen. Die Misteltherapie ist in keiner nationalen oder internationalen Therapieleitlinie erwähnt. In Tumorkonferenzen werden vorwiegend Maßnahmen mit einer effektiven Tumordestruktion bzw. Reduktion von Tumormasse diskutiert. Als Ziel onkologischer Therapien werden eine Reduktion des Rückfallrisikos oder ein tumorfreies Langzeitüberleben angesehen. Erst in den letzten Jahren erhalten Fragen nach der Lebensqualität unter oder durch die Behandlungsmaßnahmen eine zunehmende Akzeptanz.

So wurden Medikamente ohne den Nachweis einer lebensverlängernden Wirkung zugelassen. Beispielhaft sei hier die 1996 erfolgte Zulassung von Gemcitabine als Standardbehandlung des fortgeschrittenen Pankreaskarzinoms erwähnt, die aufgrund einer Verbesserung einzelner Aspekte der Lebensqualität (Schmerz, Allgemeinzustand, Gewicht), zusammengefasst unter dem Begriff „Clinical Benefit", erfolgte (Burris *et al.*, 1997). Erst lange nach der Zulassung konnte in nachfolgenden Studien ein geringer Überlebensvorteil von im Median sechs Wochen nachgewiesen werden (Heinemann und Wilkowski, 2005).

Mistelverordnung in Deutschland

Trotz zahlreicher qualitativ guter klinischer Studien, die übereinstimmend eine Verbesserung der Lebensqualität durch Misteltherapie belegen, hat diese bislang keinen offiziell definierten Stellenwert in multimodalen onkologischen Therapiekonzepten. Sie wird meist auf Initiative der Patienten von Hausärzten und nicht von onkologischen Fachärzten verordnet. Laut Angaben der Weleda werden zurzeit allein in Deutschland etwa 50.000 Patienten mit Mistelpräparaten behandelt. Ein Drittel der Patienten sind in einer adjuvanten oder kurativen, zwei Drittel in einer palliativen Behandlungssituation. Der Umsatz aller Mistelhersteller wird auf etwa 28 Mio. Euro geschätzt, davon entfallen allein 22 Mio. auf Deutschland. Der Marktanteil der anthroposophischen Hersteller beläuft sich auf etwa 70 %. Eine Verordnung zu Lasten der gesetzlichen Krankenversicherung ist möglich. Auch der gemeinsame Bundesausschuss kommt zu einer positiven Bewertung: „Es liegen Studien für die Verbesserung der Lebensqualität unter Misteltherapie vor, die (…) eine für eine positive Bewertung ausreichende Evidenz aufweisen" (Dietrich, 2004)

Erwartungen an die Misteltherapie

Zur Klärung der Frage nach den Erwartungen an die Misteltherapie haben wir eine Befragung an 150 Patienten in unserer hämatoonkologischen Schwerpunktambulanz durchgeführt. Die Hälfte der Befragten war in einer kurativen, die andere Hälfte in einer palliativen Behandlungssituation. Die Fragen waren jeweils nur mit „ja" oder „nein" zu beantworten, Mehrfachnennungen waren möglich:

75 adjuvante Patienten	
Bessere Verträglichkeit:	85% (n=64)
Stärkung des Immunsystems:	82% (n=60)
Verminderung des Rückfallrisikos:	70% (n=52)
Alternative zur Chemotherapie:	35% (n=26)
Keine Erwartungen:	15% (n=11)
75 palliative Patienten	
Bessere Lebensqualität:	76% (n=57)
Stärkung des Immunsystems:	70% (n=52)
Verlängerung des Überlebens:	42% (n=32)
Alternative zur Chemotherapie:	30% (n=23)
Keine Angabe:	18% (n=14)

Nur wenige Patienten hatten keine Informationen zur Misteltherapie. Mehr als drei Viertel der Patienten erwarteten eine Verbesserung der Lebensqualität oder eine bessere Verträglichkeit der Standardtherapie, etwa 30 % sogar Effekte auf Überlebenszeit und Rückfallrisiko. Die Arbeitsgruppe um

Münstedt *et al.* (2007) führte eine Befragung bei komplementäronkologisch behandelnden Ärzten durch. Diese wurden nach ihrem Kenntnisstand und dem erwarteten Nutzen verschiedener komplementärer Therapiemaßnahmen befragt. Der Misteltherapie wurde bei beiden Fragen die bei weitem höchste Bedeutung beigemessen (Abb. 1 und 2) (Münstedt und Georgi, 2005).

Obwohl in der gesamten Literatur keine Kasuistik mit eindeutigem Tumorenhancement publiziert wurde (Nagel, 2005), werden durch onkologisch tätige Fachärzte nach wie vor Sicherheitsbedenken gegen die Misteltherapie angeführt. Aus Sorge vor einer verminderten Wirksamkeit oder nicht kontrollierbaren Nebenwirkungen wird von einer Begleitbehandlung parallel zur Chemotherapie oder Bestrahlung abgeraten (Kleeberg, 2008). Auf den Internetseiten der großen südwestdeutschen Tumorzentren oder auf der Seite des Kompetenznetz Maligne Lymphome (KML) wird vor einer Anwendung der Misteltherapie bei Lymphomen, Melanomen, Nierenzellkarzinomen und Hirnmetastasen gewarnt.

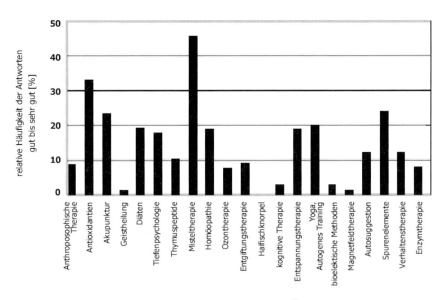

Abb. 1: Subjektiv eingeschätzter Kenntnisstand von Ärzten zu komplementären Therapieverfahren in der Onkologie (Münstedt und Georgi, 2005)

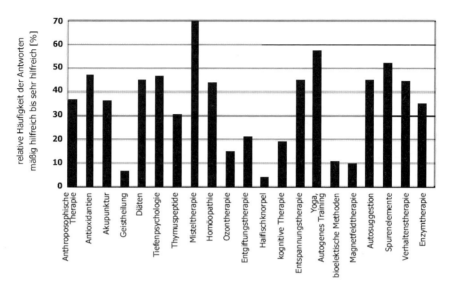

Abb. 2: Angenommener Nutzen von komplementären Therapieverfahren in der Onkologie im kurativen Ansatz (Münstedt und Georgi, 2005)

Jüngste Publikationen in der onkologischen Fachpresse sprechen Mistelpräparaten im Hinblick auf eine Verbesserung der Lebensqualität eine Verminderung unerwünschter Nebenwirkungen von Chemo-/Strahlentherapie sowie zum Ausgleich therapiebedingter Immunsuppression den Status einer evidenzbasierten und sehr sicheren Medikation zu (Beuth, 2007; Rostock und Saller, 2005).

Ein erweitertes multimodales Therapiekonzept

Um zukünftig substanzielle Verbesserungen in der Behandlung krebskranker Menschen zu erreichen, ist es erforderlich, zu einem umfassenden onkologischen Behandlungskonzept und damit zu einem erweiterten Verständnis multimodaler Therapiestrategien zu kommen. Es bedarf einer Ergänzung der notwendigen leitliniengerechten tumordestruktiven Therapieverfahren um Maßnahmen, die am salutogenetischen Potental der Betroffenen anknüpfen. Diese therapeutischen Interventionen richten sich gleichermaßen an die physischen und an die seelischen Aspekte der Patienten. Im Physischen geht es um Regeneration von den Schäden und Belastungen der Therapie, im Seelischen um einen aktiven Umgang mit der Erkrankung. Immer mehr Patienten wollen ihr Behandlungskonzept verstehen, an ihm selbst aktiv mitwirken und einen Beitrag zu ihrer Genesung leisten. Nicht wenige Patienten erleben das passive Über-sich-ergehen-lassen von Operation, Bestrahlung und Chemotherapie als die eigentlich größte Belastung der onkologischen Therapie.

Im Zentrum für Integrative Onkologie ist die anthroposophische Misteltherapie neben Hyperthermieverfahren und künstlerischen Therapien integraler Bestandteil eines in einem interdisziplinären Team entwickelten individuellen Therapiekonzeptes. Die Misteltherapie wird in der Regel in Ergänzung zur konventionellen Behandlung und begleitend in allen Phasen der Erkrankung eingesetzt. Vor Beginn jeder Therapie erfolgen ausführliche Gespräche über die therapeutischen Möglichkeiten und die Ziele der Behandlung. Besonders wichtig ist uns die Förderung der Autonomie. Ohne eine klare, eindeutige und gut durchdachte Entscheidung erfolgt keine Behandlung. Die Patienten werden aktiv dazu aufgefordert, von einer zweiten Meinung zur eigenen Meinung zu kommen.

Aufklärung über die Misteltherapie

Wie bei jeder anderen Therapiemaßnahme, so wird auch über die Misteltherapie eingehend aufgeklärt. Aufgrund der oben gezeigten hohen Erwartungen an die Misteltherapie ist es bedeutend, auf die therapeutischen Ziele einzugehen. So gehören die Verbesserung der Lebensqualität und eine bessere Verträglichkeit onkologischer Standardtherapien zu den erwarteten Resultaten der Mistelbehandlung. Regelmäßig beobachten wir einen Rückgang der Schmerzen, eine Zunahme der körperlichen Leistungsfähigkeit und des Appetits, eine Rhythmisierung der circadianen Temperaturschwankungen sowie eine Aufhellung der Stimmungslage.

Tumorremissionen oder eindeutige Verlängerung der Überlebenszeit sind auf einzelne Kasuistiken beschränkt und nicht sicher vorhersagbar. Es gibt zwar durchaus Hinweise auf ein Potential zur Verlängerung der Überlebenszeit, jedoch steht ein eindeutiger Nachweis durch größere kontrollierte klinische Studien bislang aus. Ein direkt antitumoraler Effekt lässt sich durch hohe Dosierungen und tumornahe Verabreichung erzielen. Es existieren gute klinische Erfahrungen zur intrapleuralen, intravesikalen und intratumoralen Applikation. Alle potentiell antitumoralen Anwendungen der Misteltherapie unterliegen allerdings den Regelungen des „off-label-use". Gleiches gilt auch für die intravenöse Applikation, deren klinische Bedeutung bzw. Indikation bisher noch ungeklärt ist (Kienle und Kiene, 2003).

Knochenmarksstimulation

Die folgenden zwei Kasuistiken belegen Effekte der Misteltherapie, die über eine Verbesserung der Lebensqualität hinausgehen. Eine 38-jährige Patientin mit der Erstdiagnose eines invasiv ductalen Mammakarzinoms beginnt eine Woche vor der Operation mit einer Misteltherapie mit abnobaVISCUM® Mali 0,2 mg 3 x wöchentlich 1 Ampulle, subkutan verabreicht. Es besteht eine Hochrisikosituation mit einem pT2, pN2, M0, V0, L0, R0, G3. Der Rezeptorstatus zeigt eine hochgradige Expression der Östrogen-, der Progesteronrezeptoren und des Her2Neu Rezeptors. Auf eigene Initiative lässt die Patientin zum Ausschluss einer Fernmetastasierung drei Wochen nach der brusterhaltenden Therapie mit axillärer Lymphnodektomie ein Ganzkörper PET/CT durchführen.

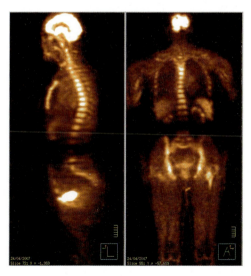

Abb. 3: PET/CT mit generalisierter Knochenmarksaktivierung unter Misteltherapie

Fernmetastasen wurden durch die Untersuchung ausgeschlossen. Allerdings fand sich ein erheblich gesteigerter Glucosestoffwechsel über dem gesamten blutbildenden Knochenmark. Ähnliche Befunde sind bisher nur für die Regenerationsphase nach myelotoxischer Chemotherapie beschrieben (Mohnike und Hör, 2006). Da die Patientin zum Untersuchungszeitpunkt noch keine Chemotherapie durchgeführt hatte, ist von einer durch die Misteltherapie induzierten Knochenmarksstimulation auszugehen.

Morbus Waldenström

Bei einer 69-jährigen Patientin besteht seit 21 Jahren ein Lymphozytisches Immunozytom vom Typ IgM Kappa. Nebendiagnosen sind M. Boeck (1974), Hepatitis B (1969), Varrikosis, Struma nodosa. Nach histologisch und serologisch gesicherter Diagnose im Oktober 1986 wurde im Februar 1987 eine Misteltherapie mit Iscador® P c. Hg eingeleitet, die seit 1987 mit der SE (Serie) II fortgeführt wurde (Abb. 4).

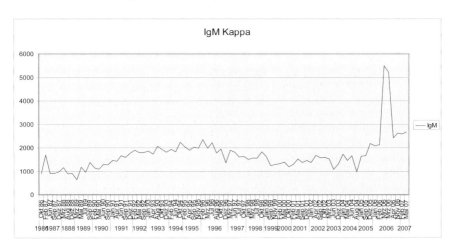

Abb. 4: IgM Kappa (mg/dl) im Serum unter Therapie mit Iscador® P von Februar 1987 bis Februar 2007

Nach 20 Jahren Misteltherapie und weitgehender Beschwerdefreiheit wurde im Februar 2007 auf Anraten eines Hämatologen die Misteltherapie abgesetzt. Daraufhin erfolgte ein starker Anstieg des Paraproteins IgM Kappa auf mehr als das 2,5-fache des Ausgangswertes. Es trat eine B-Symptomatik mit subfebrilen Temperaturen, Nachtschweiß und Inappetenz auf. Nach zwei Monaten Pause wurde die Misteltherapie wieder aufgenommen, was zu einem Rückgang des Paraproteins und auch der Beschwerdesymptomatik führte. Ca. 20 % der Patienten mit M. Waldenström überleben zehn Jahre (Dimopoulos *et al.*, 2000). In dem beschriebenen Fall ist von einer Erkrankungskontrolle durch die immunmodulierende Misteltherapie mit Iscador® P auszugehen.

Paradigmenwechsel in der Onkologie

Beide Kasuistiken liefern Anhaltspunkte für ein mögliches, bisher noch nicht ausgeschöpftes therapeutisches Potential der Misteltherapie in der Hämatologie und Onkologie. In den letzen Jahren hat sich in der modernen Onkologie ein Paradigmenwechsel vollzogen. Weg von der eingeengten Betrachtungsweise der Zellularpathologie wird die Krebserkrankung zunehmend als Folge einer gestörten Kommunikation im Organismus verstanden und behandelt. Chronische, nicht überwundene Entzündungen begünstigen die Krebsentstehung.

Erst die Neoangiogenese und intensive Wechselwirkungen mit dem Tumorstroma ermöglichen Tumorwachstum und Metastasierung. Insbesondere die Entdeckung von Krebsstammzellen mit einer hohen Resistenz gegen Chemo- und Strahlentherapie zwingen zur Weiterentwicklung der bestehenden Therapiekonzepte. Die dynamischsten Entwicklungen vollziehen sich zurzeit im Bereich der „Zielgerichteten Therapien", der Immuntherapien und der Psychoonkologie. Die Mistel vereinigt zytotoxische und immunstimulierende Inhaltsstoffe und ist daher Sinnbild für eine Verbindung von Destruktion und Heilung in einer Pflanze. Sie ist die bei weitem am besten erforschte Heilpflanze. Dennoch bedarf es weiterführender präklinischer und klinischer Forschung, um den Stellenwert der Misteltherapie in der modernen onkologischen Therapie weiter zu klären.

Literatur

Beuth J. (2008): Naturheilkunde und Komplementärmedizin. Antwort auf einen Leserbrief von U.R. Kleeberg auf den u. g. Artikel von Beuth J. 2007, Der Onkologe 14: 69–72.

Beuth J. (2007): Evidenzbasierte Komplementäronkologie. Aktuelle Studien und Ausblick, Der Onkologe 13: 534–542.

Burris H. A., Moore M. J., Andersen J., Green M. R., Rothenberg M. L., Modiano M .R., Cripps M. C., Portenoy R. K., Storniolo A. M., Tarassoff P., Nelson R., Dorr F. A., Stephens C. D., Von Hoff D. D. (1997): Improvements in survival and clinical benefit with gemcitabine as first-line therapy for patients with advanced pancreas cancer: a randomized trail, J Clin Oncol 15: 2403–2413.

Dimopoulos M. A., Panayiotidis P., Moulopoulos L. A., (2000): M. Waldenström`s macroglobulinemia: clinical features, complications, and management, J Clin Oncol 18:214–226.

Dietrich E. S. (2004): Erläuterungen zur OTC-Ausnahmeliste und der Übersicht über so genannte Livestyle-Präparate, Dtsch Ärztebl 101: A 961.

Heinemann V., Wilkowski R. (2005): Behandlung des fortgeschrittenen und metastasierten Pankreaskarzinoms, Dtsch Ärztebl 102: A 2720–2725.

Kleeberg U. R. (2008): Naturheilkunde und Komplementärmedizin. Leserbrief auf den o.g. Artikel von Beuth J. 2007, Der Onkologe 14: 69–72.

Kienle G. S., Kiene H. (2003): Die Mistel in der Onkologie, Fakten und konzeptionelle Grundlagen, Schattauer Verlag Stuttgart New York.

Mohnike W., Hör G. (2006): PET/CT Atlas, Springer Verlag Berlin Heidelberg Kap. 13.

Münstedt K., Brüggmann D., Jungi W. F. (2007): Naturheilkunde und Komplementärmedizin in der Tumortherapie, Der Onkologe 13: 528–533.

Münstedt K., Georgi R. (2005): Unkonventionelle Krebstherapien – Vergleich von Einstellungen und Kenntnissen bei Ärzten in Deutschland und Griechenland, Forsch Komplementärmed Klass Naturheilkd 12: 254–260

Nagel G. (2005): Mistelpräparate in der Onkologie, Kommentar von G. Nagel: Mistel bei Krebs: Tatsachen, Trugschlüsse und Dispute, Dtsch Apoth Ztg 145: 5566–5567.

Robert Koch-Institut (RKI) und Gesellschaft der epidemiologischen Krebsregister in Deutschland e.V. (GEKID), gemeinsame Veröffentlichung, (2006): Krebs in Deutschland – Häufigkeiten und Trends. 5. überarbeitete und aktualisierte Auflage, Saarbrücken.

Rostock M., Saller R. (2005): Unkonventionelle Medikamente in der Krebstherapie, In Unger C., Weiss J. (Hrsg.): Onkologie. Unkonventionelle und supportive Therapiestrategien, Wissenschaftliche Verlagsgesellschaft Stuttgart, 196.

Dr. Boris Müller-Hübenthal, Dr. André Weinandy, Dr. Christiane Kiviet, Filderklinik, Filderstadt

Korrespondenzadresse:
Dr. Boris Müller-Hübenthal
Die Filderklinik: Zentrum für Integrative Onkologie
Im Haberschlai 7, D-70794 Filderstadt
b.mueller-huebenthal@filderklinik.de

Stellenwert der lektinnormierten Misteltherapie in der Onkologie – Ein Werkzeug im Nebenwirkungsmanagement

Significance of lectin-standardized mistletoe therapy in oncology – a tool for the management of adverse effects

Peter Holzhauer

Zusammenfassung

Die kontinuierliche Weiterentwicklung palliativer und supportiver onkologischer Therapien in den letzten Jahren hat zu einer deutlichen Veränderung im Spektrum der Leitsymptome von Krebspatienten geführt. Noch vor einiger Zeit wurden vor allem Schmerz, Übelkeit und Erbrechen mit der Tumortherapie assoziiert. Aber neue Behandlungsoptionen und pharmazeutische Präparate warten mit neuen Problemen im Rahmen des Nebenwirkungsmanagements auf: dermatologische und kardiologische Toxizitäten, Neuropathien, Depressionen und Fatigue-Syndrome. Besonders deutlich wird dieser Wechsel an den tumorassoziierten Fatigue-Syndromen. Im Jahr 2000 zeigten Stone *et al.* bereits, dass 52 % der Krebspatienten an solchen Fatigue-Syndromen leiden. In diesem Zusammenhang versteht man unter Fatigue einen selbst wahrgenommenen Zustand lang andauernder und erheblicher physischer Erschöpfung mit stark reduzierter körperlicher und geistiger Leistungsfähigkeit. Er wird durch eine Vielzahl auslösender Faktoren verursacht, wobei Anämie nur eine davon darstellt, und im Gegensatz zu normaler physischer Erschöpfung bringen Ruhe und Erholung keine Erleichterung. Heute sieht man in Fatigue eine Folge der Chemo- und Radiotherapie, also eine unerwünschte Nebenwirkung der normalen Tumortherapie.

In unserer Klinik haben wir ein multimodales Therapieregime zur Begleitung der tumorreduktiven Behandlung etabliert. Es umfasst unter anderem physische Aktivität, eine Ernährungsanamnese und Untersuchung der Körperzusammensetzung, die Anwendung hoher Dosen von Natriumselenit (selenase®), Carnitin als Energielieferant, Mikronährstoff-Mischungen und eine lektinnormierte Misteltherapie (Eurixor®). Innerhalb dieses Behandlungsregimes setzen wir die Mistelextrakte zur Verbesserung der Lebensqualität ein, zur Stimulation des Immunsystems und aufgrund ihrer Fähigkeit, tumorassoziierte Fatigue-Syndrome zu durchbrechen. Dieses in der klinischen Praxis bewährte Therapieschema wird derzeit im Rahmen einer klinischen Studie evaluiert.

Schlüsselwörter: Misteltherapie, Mistellektin, tumorassoziiertes Fatigue-Syndrom, Reduktion von Nebenwirkungen, Onkologie

Summary
The continuous development of palliative and supportive oncological therapies in the last few years has led to a significant change in the spectrum of subjective lead symptoms of cancer patients. Some time ago, mainly pain, nausea and emesis were associated with tumor therapy. But new treatment options and pharmaceutical preparations present new problems in the management of adverse effects: dermatological or cardiological toxicities, neuropathies, depressions and fatigue syndromes.
This change can be exemplified by the tumor-associated fatigue syndromes. In 2000, Stone *et al.* showed that 52 % of the cancer patients suffered from fatigue syndromes. Fatigue is a self-perceived state of long lasting and considerable physical weakness with reduced capability for physical and mental activity. It is caused by a wide variety of factors, anemia being just one of them, and in contrast to normal physical exhaustion it cannot be relieved by recreation. Today, fatigue is regarded mainly as a consequence of radio- and/or chemotherapy, i.e. an adverse effect of standard tumor therapy.
In our clinic, we have established a multimodal therapy regimen to accompany the tumor reductive therapy. It includes – among others – physical activity, analysis of nutrition and body composition, the application of high dosages of sodium selenite (selenase®), carnitin as energy supply, micronutrient mixtures and lectin-standardized mistletoe therapy (Eurixor®). In this context, we use mistletoe extracts for the improvement of quality of life, for the stimulation of the immune system and because of their ability to reduce fatigue-associated symptoms. Our clinically successful therapy scheme is currently evaluated in a clinical trial.

Keywords: Mistletoe therapy, mistletoe lectin, tumor-associated fatigue syndrome, reduction of side-effects, oncology

Einleitung

Im Laufe der Zeit haben sich zwei Arten der Misteltherapie herausgebildet, die anthroposophische und die lektinnormierte Misteltherapie (LMT), die zwar von etwas unterschiedlichen Voraussetzungen ausgehen, die aber beide in ihrer Intention und heutigen Ausprägung vor allem die Verbesserung der Lebensqualität des Tumorpatienten im Auge haben. Die lektinnormierte Misteltherapie muss sich dabei zunächst an den Qualitätsnormen der Phytotherapie orientieren, wobei derzeit ausschließlich Pappelmistelextrakte zum Einsatz kommen.

Die Studienlage zur LMT ist bereits in verschiedenen Übersichtsarbeiten beschrieben worden (Stauder und Kreuser, 2002; Stoll, 2005). Bis 2002 lagen im wesentlichen sieben Studien mit immunologischen Endpunkten vor (sechs mit Eurixor®, eine mit isoliertem Mistellektin) und sechs mit klinischen Endpunkten (fünf mit Eurixor® und ein Abstract mit Lektinol®). Seither sind drei weitere Studien erschienen, zum einen neben einer Dosisfindungsstudie (Semiglasov *et al.*, 2004) eine Studie zur Verbesserung der Lebensqualität mit Lektinol® (Semiglasov *et al.*, 2006) und zudem eine Kohortenstudie mit Eurixor® (Schumacher *et al.*, 2002). Gerade die beiden letztgenannten Studien sollen im Zusammenhang mit der Frage nach der Stellung der LMT im modernen onkologischen Nebenwirkungsmanagement diskutiert werden. Im Zentrum steht dabei ein noch weitgehend unerforschter, aber für den Patienten sehr belastender Symptomenkomplex, den man unter dem Begriff Fatigue-Syndrom zusammenfasst.

Definition von Fatigue

Fatigue kann den Patienten in allen Krankheitsphasen treffen und belasten. Akute Fatigue-Symptomatik tritt oft schon im Rahmen der Diagnoseverfahren auf, kann sich durch die onkologische Primärtherapie verstärken und in ihrer chronischen Form auch nach abgeschlossener Behandlung noch mehrere Jahre lang in der Nachsorgephase persistieren. Was ist nun eigentlich Fatigue? Es stehen uns heute mehrere Definitionen für Fatigue zur Verfügung. Nach Cella *et al.* (1998) ist Fatigue „ein selbstregistrierter Zustand erheblicher und anhaltender Schwäche sowie eingeschränkter Fähigkeit zu körperlicher und geistiger Arbeit, der durch Ruhe nicht gebessert wird und multifaktoriell bedingt ist."

Agnes Glaus definierte 2000 Fatigue in einer ähnlichen Weise und wies besonders auf die verschiedenen Ebenen von Fatigue hin:

„Fatigue bei Krebskranken ist ein subjektives Gefühl unüblicher Müdigkeit, das sich auswirkt auf den Körper (physische Ebene), die Gefühle (affektive Ebene) und die geistigen Funktionen (mentale Ebene), das mehrere Wochen andauert und sich durch Ruhe und Schlaf nur unvollständig oder gar nicht beheben lässt."

Damit stellt sich die Frage, inwieweit komplementäre Maßnahmen, die sich wie die Misteltherapie positiv auf die Lebensqualität auswirken, bei Patienten mit Fatigue-Syndromen einsetzen lassen. In den bereits erwähnten neueren Studien zur LMT finden sich dazu Belege, die in ihrer Spezifität über die generelle Abfrage der Lebensqualität hinausgehen und Änderungen in Fatigueparametern dokumentieren.

Fatigue und lektinnormierte Misteltherapie

In der Studie von Semiglasov *et al.* (2006) wurden insgesamt 352 Patientinnen mit Mammakarzinom im adjuvanten Setting randomisiert zwei Gruppen zugewiesen. Eine der beiden Gruppen erhielt ein Placebo, die andere den Mistelextrakt PS76A2 (Lektinol®, 0,5 ml subkutan zweimal pro Woche für 16 bis 24 Wochen während der Chemotherapie), gefolgt von einer chemotherapiefreien Follow-up-Zeit von zwei Monaten. Als Chemotherapie kam das bekannte CMF-Schema (Zykluslänge 28 Tage) zur Anwendung.

Hier soll nicht die Frage nach der Problematik einer Placebogruppe bei Mistelstudien diskutiert werden; dass dies eigentlich nicht möglich ist, ist schon zur Genüge dargestellt worden (Kiene und Kienle, 2003; s.a. Beiträge von Horneber und Kienle in diesem Band). Wichtig ist vielmehr, dass unter den verschiedenen Lebensqualitätsparametern, die abgefragt wurden, neben gastrointestinalen Symptomen (Appetitlosigkeit, Übelkeit, Erbrechen) und Allgemeinbefinden auch Müdigkeit (Fatigue), Depression und Angstgefühle eruiert wurden. Hier zeigte sich eine deutliche, statistisch signifikante Besserung in der Verumgruppe (GLQ-8; Global Quality of Life Scale). Somit war in dieser Studie eine deutliche Verbesserung der

Lebensqualität auch durch Besserung von Fatigue-Symptomen nachweisbar; Verbesserungen der Immunparameter zeigten sich nicht. Die 2002 publizierte Kohortenstudie (Schumacher *et al.*, 2002) erfasste 689 Patientinnen mit Mammakarzinom, die nach einem vorher festgelegten Studienprotokoll aus 27 randomisierten Studienzentren erfasst wurden. Die Patientenkollektive (470 Kontrollpatientinnen, 219 Therapiepatientinnen) waren bezüglich demographischer Daten, Tumorstadium, Prognosekriterien einheitlich, jedoch mit einem Trend zu schwereren Erkrankungen in der Therapiegruppe, in der multilokuläre und residuale Tumoren, Lymphknotenbefall, UICC Stadium IV und Karnofskyindex unter 90 häufiger waren. Die Art des operativen Eingriffs und der Axilla-Dissektion war in beiden Gruppen gleich. In der Therapiegruppe, die mit dem normierten Mistelpräparat Eurixor® komplementär behandelt wurde, kam es im Vergleich zur Kontrollgruppe zu einer signifikanten Reduktion von initial vorhandenen krankheits- bzw. therapiebedingten Symptomen. In der Therapiegruppe wurde eine völlige Symptomfreiheit statistisch signifikant häufiger erreicht. So verschwand das Symptom Nausea in der Verumgruppe in 74,5 %, gegenüber der Kontrollgruppe mit 15,9 %. Ähnlich stark war auch die Auswirkung auf die Emesis, während Tumorschmerzen und Depression nicht ganz so ausgeprägt reduziert wurden.

Die Zahl der Rezidive im Nachbeobachtungszeitraum lag bei 6/216 (2,78 %) in der Therapiegruppe und 24/470 (5,22 %) in der Kontrollgruppe. Die Zeit bis zum Rezidiv ergab mit der Kaplan-Meier-Methode in der Therapiegruppe eine signifikant längere Zeit bis Auftreten des ersten Rezidivs (Logrank Test $p = 0,0053$). Das Ergebnis entspricht damit einer geschätzten Senkung des relativen Rezidivrisikos in der Therapiegruppe in den ersten neun Therapiemonaten von 70 % (Cox-proportional-hazard-Methode, Hazard ratio HR = 0,28 (0,10–0,76), $p = 0.0120$). Die Zeit bis zum ersten tumorbedingten Ereignis wurde um 30 Wochen verlängert. Die tumorbedingte Mortalität wurde durch Misteltherapie nicht beeinflusst. Auch bezüglich Metastasierung und Überlebenszeit wurden zwischen Therapie- und Kontrollgruppe keine signifikanten Unterschiede festgestellt.

Diese epidemiologische Beobachtungsstudie in Form einer kontrollierten Kohortenstudie hat eine signifikante Reduktion tumor- und therapiebedingter Symptome und eine Verlängerung der Zeit bis zum Lokalrezidiv in der Gruppe mit komplementärer Misteltherapie ergeben. Die Qualität einer an großen Zahlen erhobenen Kohortenstudie unterscheidet sich nicht von randomisierten, kontrollierten prospektiven Studien (Literatur in Schumacher und Stoll, 2003; Bock *et al*, 2004).

Insgesamt gewertet (unter Zusammenfassung aller Score-Werte zu einem Summen-Score) zeigt sich eine deutliche Verbesserung der Lebensqualität, und die Misteltherapie mit Eurixor® erweist sich gegenüber einer Nichtanwendung als signifikant und klinisch relevant überlegen. Interessanterweise betreffen die relevant verbesserten Parameter u. a. typische Fatigue-Kriterien (Abb. 1) wie Depression, Müdigkeit, Reizbarkeit oder Gedächtnisstörungen.

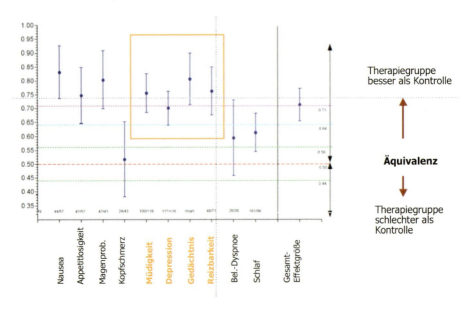

Abb. 1: Besserung typischer Fatigue-Parameter durch LMT (nach Schumacher *et al.*, 2002).

Die Rigidität und hohe Qualität dieser Studie hat dazu geführt, dass sie bei einem systematischen Review zur Wirksamkeit von komplementären Therapien bei krebsassoziierten Fatigue-Syndromen als Grundlage für die Empfehlung einer Misteltherapie diente (Sood *et al.*, 2007). In dieser Untersuchung wurden insgesamt 15 komplementäre Therapien evaluiert und nur für fünf davon eine Empfehlung ausgesprochen.

Ursachen von Fatigue

Der Komplex Fatigue bezieht sich auf ein facettenreiches Geflecht von primären und sekundären Ursachen, die durch zahlreiche individuelle Umgebungsfaktoren beeinflusst werden können. Die Pathogenese ist heute letztlich noch nicht genau aufgeklärt.

Die bekannteste primäre Ursache, die Fatigue entscheidend mitbedingen kann, ist die mit der Tumorkrankheit assoziierte Anämie. Viele wissenschaftliche Arbeiten bestätigen den Zusammenhang von niedrigem Hämoglobinspiegel und verstärkter Müdigkeit und Leistungsdefizit. Es konnte gezeigt werden, dass eine Korrektur der Anämie und ein Einstellen der Hämoglobinspiegel auf Werte zwischen 11–12 g/dl die Fatigue-Symptomatik reduzieren können. Die Anämie ist jedoch nur *ein* Aspekt.

Daneben kann man weitere primäre und sekundäre Ursachen unterscheiden. Hormonelle und metabolische Störungen oder Schilddrüsenunterfunktion haben ebenso ihren Anteil an der Gesamtsymptomatik wie immunologische Defizite, Schmerzen und Tumorkachexie. Die emotionale Belastung der Krankheitsbewältigung, das Coping, tumorinduzierte Zytokinexposition und nicht zuletzt die Belastung durch therapieassoziierte Nebenwirkungen komplettieren die multifaktorielle Genese.

Therapie des Fatigue-Syndroms

Die multifaktoriellen Ursachen erfordern auf der Behandlungsseite ein multimodales, teilweise fachübergreifendes therapeutisches Vorgehen. Das Behandlungskonzept für Fatigue sollte alle beteiligten Ebenen, mit Priorität der individuellen Leitsymptomatik, berücksichtigen.

In diesem Sinne kommen neben onkologischen supportiven Therapieelementen auch psychosoziale, ernährungsmedizinische, physiotherapeutische und moderne bewegungstherapeutische Verfahren ergänzend, also komplementär zum Einsatz.

Da weiterhin vorliegende Komorbiditäten, vor allem bei den älteren onkologischen Patienten, die Belastung durch Fatigue verstärken können, ist eine Behandlung und Kompensation der behandelbaren und verstärkenden Begleiterkrankungen erforderlich und hilfreich.

Komplementäre Therapieoptionen beim Fatigue-Syndrom

Aus der klinischen Erfahrung und mittlerweile auch aus ersten wissenschaftlichen Daten zum Fatigue-Syndrom haben wir gelernt, dass verschiedene Verfahren und Elemente aus der komplementären Onkologie sinnvoll und effektiv in ein Gesamtkonzept Fatigue integriert werden können. Für die lektinnormierte Misteltherapie ist dies schon gezeigt worden.

Eine ähnlich guten Datenlage wie für die LMT gibt es für das Vitaminoid L-Carnitin als Bestandteil eines multimodalen Fatigue-Konzeptes. L-Carnitin nimmt als eine Art intrazelluläres Shuttle-System für langkettige Fettsäuren einen besonderen Platz in der Regulation des mitochondrialen Energiestoffwechsels ein. Neuere Untersuchungen zeigen, dass bei Patienten unter Chemotherapie häufig erniedrigte L-Carnitin-Serumspiegel vorliegen und dass diese Konstellation mit einer ausgeprägten Fatigue-Symptomatik einhergeht (Gramignano *et al.*, 2006). Eine Substitution von L-Carnitin führte in mehreren Untersuchungen bei vielen von Fatigue betroffenen Patienten schon nach wenigen Wochen zu einer deutlichen Besserung der Symptomatik. Auch für die Fatiguebehandlung an sich *sekundäre* komplementäre Therapeutika, wie Natriumselenit, sind in der Lage, durch die Minderung von durch Chemo- und Strahlentherapie bedingten Nebenwirkungen einen Beitrag zur Linderung von Fatigue in einem integrativen Gesamtkonzept zu leisten.

Aktuelle wissenschaftliche Untersuchungen zum Fatigue-Syndrom

Basierend auf langjähriger eigener klinischer Erfahrung und neueren Daten zur synergistischen Wirkung von lektinnormierter Misteltherapie, L-Carnitin, Natriumselenit, metabolisch adaptierter Ernährungstherapie und einer für Tumorpatienten mit aktiver Erkrankung geeigneten Bewegungstherapie wie Nordic Walking oder Indoor Cycling (Ergometertraining) wird in der Veramed-Klinik am Wendelstein momentan eine Anwendungsbeobachtung (Nutrimotion-AWB) zur Evaluierung dieses multimodalen Behandlungskonzeptes durchgeführt.

Eine zweite wissenschaftliche Untersuchung läuft als prospektive, doppelblind-randomisierte und placebokontrollierte klinische Studie in Kooperation mit der Universität in Greifswald. Hier wird, neben anderen Endpunkten, die Beeinflussung der Fatigue-Symptomatik vor allem durch L-Carnitin *versus* Placebo bei Patienten mit Pankreaskarzinom während Chemotherapie untersucht. In beide Studien können noch Patienten aufgenommen werden.

Fazit

Aus einigen neueren Studien zur lektinnormierten Misteltherapie ergeben sich klare Belege für den Sinn eines Einsatzes dieser komplementären Therapiemethode im Rahmen der Fatigue-Behandlung. Dabei muss die Misteltherapie aber in ein umfassenderes Gesamtkonzept zum modernen Nebenwirkungsmanagement integriert werden, um dieses multifaktoriell bedingte und für den Patienten sehr belastende Syndrom auf allen Kausalebenen anzugehen. Erste praktische klinische Erfahrungen gilt es nun im Rahmen von Studien zu evaluieren.

Literatur

Bock P. R., Friedel W. E., Hanisch J., Karasmann M., Schneider B. (2004): Retrolective, comparative, epidemiological cohort study with parallel groups design for evaluation of efficacy and safety of drugs with ‚Well-Established Use', Forsch Komplementärmed Klass Naturheilkd 11 (Suppl. 1): 23–29.

Cella D., Peterman A., Passik S., Jacobson P., Breitbart W. (1998): Progress toward guidelines for the management of fatigue, Oncology 12: 369–377.

Glaus A. (2000): Das Konzept Fatigue in der Onkologie: Definitionen, Hintergründe, In: J. Weis, H.H. Bartsch (Hrsg.): Fatigue bei Tumorpatienten, Karger, Basel 2000, 1–13.

Gramignano G., Lusso M. R., Madeddu C., Massa E., Serpe R., Deiana L., Lamonica G., Dessì M,. Spiga C., Astara G., Macciò A., Mantovani G. (2006): Efficacy of l-carnitine administration on fatigue, nutritional status, oxidative stress, and related quality of life in 12 advanced cancer patients undergoing anticancer therapy, Nutrition 22 (2): 136–145.

Kienle G. S., Kiene H. (2003): Die Mistel in der Onkologie. Fakten und konzeptionelle Grundlagen, Schattauer, Stuttgart.

Schumacher K., Schneider B., Reich G., Stiefel T., Stoll G., Bock P. R., Hanisch J., Beuth J. (2002): Postoperative komplementäre Therapie des primären Mammakarzinoms mit lektinnormiertem Mistelextrakt – eine epidemiologi-

sche, kontrollierte, multizentrische retrolektive Kohortenstudie, Dtsch Z Onkol 34: 106–114.
Schumacher K., Stoll G. (2003): Das Integrative Konzept – Ein Vorschlag zur Therapieoptimierung, Dtsch Z Onkol 35: 37–51.
Semiglasov V. F., Stepula V. V., Dudov A., Schnitker J., Mengs U. (2006): Quality of Life is Improved in Breast Cancer Patients by Standardised Mistletoe Extract PS76A2 during Chemotherapy and Follow-up: A Randomised, Placebo-controlled, Double-blind Multicentre Clinical Trial, Anticancer Res 26: 1519–1530.
Semiglasov V. F., Stepula V. V., Dudov A., Lehmacher W., Mengs U. (2004): The Standardised Mistletoe Extract PS76A2 Improves QoL in Patients with Breast Cancer Receiving Adjuvant CMF Chemotherapy: A Randomised, Placebo-controlled, Double-blind, Multicentre Clinical Trial, Anticancer Res 24: 1293–1302.
Sood A., Barton D. L., Bauer B. A., Loprinzi C. L. (2007): A critical review of complementary therapies for cancer-related fatigue, Integr Cancer Ther 6: 8–13.
Stauder H., Kreuser E. D. (2002): Mistletoe extracts standardised in terms of mistletoe lectins (ML I) in oncology: Current state of clinical research, Onkologie 25: 374–380.
Stoll G. (2005): *Viscum album* und EBM – Zur Studienlage der lektinnormierten Misteltherapie, In: R. Scheer, R. Bauer, H. Becker, V. Fintelmann, F. H. Kemper, H. Schilcher (Hrsg.): Fortschritte in der Misteltherapie, KVC Verlag, Essen, 437–447.
Stone P., Richardson A., Ream E., Smith A. G., Kerr D. J., Kearney N. (2000): Cancer-related fatigue: inevitable, unimportant and untreatable?, Ann Oncol 11: 971–975.

Korrespondenzadresse:
Dr. Peter Holzhauer
Veramed-Klinik am Wendelstein
Mühlenstr. 60, D-83098 Brannenburg
cancercare@veramed.de

Systematische Reviews zur Misteltherapie bei Krebs und die Implikationen für künftige Forschung

Systematic reviews on mistletoe in cancer and implications for future research

Gunver S. Kienle, Helmut Kiene

Zusammenfassung
In neun bekannten systematischen Reviews wurden bis heute die klinischen Studien zur Misteltherapie bei Krebs kritisch evaluiert. Diese Reviews unterscheiden sich in Schwerpunkt, Vollständigkeit und Qualitätsbewertung der eingeschlossenen Studien. Die Studien zeigen überwiegend ein günstiges Ergebnis für die mistelbehandelten Patienten, viele weisen jedoch auch methodische Schwächen auf. Verschiedene prinzipielle Schwierigkeiten müssen in künftiger Forschung sorgfältig beachtet und bewältigt werden.

Schlüsselwörter: Misteltherapie, klinische Studien, systematische Reviews, EBM

Summary
Clinical studies on mistletoe in cancer have been evaluated in several systematic reviews. These reviews differ regarding focus, completeness and type of quality assessment. The studies included predominantly show a positive benefit for mistletoe treatment, many of them, however, have methodological weaknesses. A variety of basic difficulties have to be carefully managed in future research.

Keywords: Mistletoe, cancer, clinical studies, systematic review, EBM

Stellenwert von systematischen Reviews

Den Einsatz von Therapien wünscht man sich heute „evidenzbasiert", d.h. Wirksamkeit und Unbedenklichkeit und auch die Art der Anwendung sollen in klinischen Studien überprüft worden sein. Diese klinischen Studien werden in systematischen Reviews nach definierten Kriterien evaluiert. Dabei wird von einer Hierarchie von Forschungsmethoden ausgegangen, die angeführt wird von besagten systematischen Reviews bzw. Meta-Analysen, unmittelbar gefolgt von randomisierten klinischen Studien (RCTs). Sonstige Evidenz ist dem gegenüber weit sekundär und wird *in praxi* nur selten berücksichtigt. Nach den Ergebnissen dieser systematischen Reviews richten sich heute Gesundheitsorganisationen, Therapieleitlinien und Kassenvergütung. Die aufwändige Methodik von systematischen Reviews – Systematik und vorab definierte Kriterien für Literatursuche, Studienselektion, Studienbewertung, Datenanalyse sowie transparente Darstellung des Ergebnisses – soll präzise Einschätzungen ermöglichen und den Einfluss von Vorurteilen minimieren.

Der Vorteil solcher Evidenzbasierung von Therapieentscheiden liegt in der Transparenz und einer auch für Laien nachvollziehbaren Entscheidungsfindung, der Emanzipation von der „Herrschaft der Expertenmeinung", der einfachen auch für Nicht-Mediziner durchführbaren Therapiebeurteilung und der in diesem Zuge breit zur Verfügung gestellten Informationsquellen. Nicht zu vernachlässigen sind jedoch auch ihre Nachteile und Gefahren: So führt die Priorisierung oder oft auch ausschließliche Berücksichtigung von RCTs zu verzerrten Therapiebewertungen zugunsten von Interventionen, die RCTs eher zugänglich sind: Es kommt zu Kommerz-Bias, Karriere-Bias, Bias der großen Zahl (für RCTs werden große Patientenzahlen benötigt), Indifferenz-Bias, zu ethischen Problemen, aber auch zu divergenten und auch asymmetrischen Ergebnissen, und außerdem zu einer erheblichen Diskrepanz von Forschung und medizinischer Realität. (Kienle, 2005; Kienle *et al.*, 2006; Rothwell, 2005).

Spezifische Probleme der Misteltherapie in RCTs

Wird die Misteltherapie Gegenstand klinischer Studien und systematischer Reviews, stellen sich folgende speziellen Probleme: In RCTs sollen die Therapien verblindet werden. Die verblindete Gabe von Mistelextrakten wird jedoch von Arzt und Patient zuverlässig entblindet (Auerbach *et al.*, 2005; Rostock und Huber, 2004), da dosisabhängig Lokalreaktionen und grippeähnliche Beschwerden hervorgerufen werden. Obwohl es für dieses Dilemma bislang keine seriöse Lösung gibt, führt dies dennoch regelmäßig und unausweichlich zu einer erheblichen Kritik an Mistelstudien.

Die randomisierte Therapiezuteilung erfordert den unentschiedenen Fall („equipoise"), der bei einer bekannten Therapie oft nicht gegeben ist. Gerade gegenüber der weithin bekannten und seit 80 Jahren verfügbaren Misteltherapie bestehen bei Ärzten und Patienten starke Präferenzen dafür oder dagegen, d. h. sie wollen die Misteltherapie oder lehnen sie ab. Das erschwert RCTs und ließ sie in der Vergangenheit oft scheitern, es führte zu kleinen Fallzahlen in den RCTs, zu ungewöhnlichen Studiendesigns oder zwingt zum Ausweichen in andere Länder, in denen die Misteltherapie unbekannt und nicht allgemein verfügbar ist.

Eine dritte Besonderheit der Misteltherapie ist, dass die Expertise zu ihrer klassischen Anwendung in Einrichtungen und bei Ärzten liegt, die ihrerseits nicht über spezielle Expertise zur klinischen Forschung verfügen, während, *vice versa*, Einrichtungen mit spezieller Expertise für klinische Forschung die Misteltherapie nur marginal kennen. Das führt zu einer erheblichen Diskrepanz zwischen klinischen Studien und praktischer Anwendung und zu einer Fehleinschätzung ihrer Wirksamkeit in RCTs.

Aus diesen Gründen spiegeln die randomisierten klinischen Studien zur Misteltherapie nur ein Kunstbild der Misteltherapie wider, nicht jedoch die übliche klinische Praxis. Die Studienbewertung mit den beliebten, da einfach durchführbaren, simplen Scores (z. B. Jadad-Score) wird der Komplexität dieser Studien nicht gerecht.

Systematische Reviews zur onkologischen Misteltherapie

Zur Misteltherapie bei onkologischen Erkrankungen wurden bis heute etwa 130 klinische Studien durchgeführt, darunter 29 RCTs (nicht gezählt dabei sind Studien nur zu Verträglichkeit oder Immunstimulation). Diese Studien wurden im Laufe der Jahre mehrmals in systematischen Reviews bewertet (s. Tab. 1).

Tab. 1: Systematische Reviews zur Misteltherapie der Krebserkrankung (Details und Referenzen s. Kienle, 2007)

Autor, Jahr	Präparate	Methodik d. systematischen Review	Datensynthese	Gefundene klinische Studien			Resultat	Kommentar
				RCTs	N-RCTs	Weitere		
Kienle und Kiene, 2007	AM	ja	Nicht-quantitativ	16	9	12	Verbesserung von LQ und Verträglichkeit von Krebstherapien, Tumorremissionen, Verlängerung der Überlebenszeit wahrscheinlich	Vollständige Übersicht zu AM-Präparaten, PH-Präparate fehlen
NCI 2007	AM & PH	Nein		16	3	14	Gute Ergebnisse aber methodische Schwächen	Keine systematische Methodik, viele Studien fehlen, z. B. alle der letzten 5 Jahre, Fehlklassifikationen
Lange-Lindberg et al., 2006	AM & PH	Ja		8			Frage der Toxizitätsbeeinflussung kann nicht beantwortet werden, wahrscheinlich positiver Einfluss auf LQ bei Brustkrebs	Eingeschränkte Studienauswahl (nur Mistel parallel zur Chemotherapie und nur zu Toxizität und LQ), nicht berücksichtigt: weitere relevante Evidenz, relevante Ergebnisparameter (Blutbild, Übelkeit/Erbrechen, Müdigkeit, subjektives Leiden, Dosisreduktion)
Kienle et al., 2006	AM	Ja		15	9	72	Verbesserung von LQ und Verträglichkeit von Krebstherapien, Tumorremissionen, Verlängerung der Überlebenszeit wahrscheinlich	Vollständige Übersicht zu AM-Präparaten, PH-Präparate fehlen

Autor, Jahr	Präparate	Methodik d. systematischen Review	Datensynthese	Gefundene klinische Studien	Resultat	Kommentar
Ernst et al., 2003	AM & PH	ja	Nicht-quantitativ	10	Methodisch gute Studien zeigen keine Wirksamkeit	Unvollständig (zu AM-Präparaten fehlen 8 von 12 RCTs); Bewertung nur mit Jadad Score sehr simpel (nur Randomisation, Verblindung, Drop-Out). Verlässlichkeit unklar (gravierende Fehler in anderen Arbeiten des Autors)
Kienle et al., 2003	AM & PH	ja	Nicht-quantitativ	16 / 7	Einige relativ gut durchgeführte Studien weisen auf therapeutischen Benefit hin	Bis dahin vollständigste Übersicht
Stauder und Krauser, 2002	PH	nein	Nicht-quantitativ	6	Keine Antitumorwirkung oder Lebensverlängerung nachgewiesen; möglicherweise Verbesserung von LQ	Studien zu AM-Präparaten fehlen; Methodik des systematischen Reviews nicht angegeben, was aber zu keinen sichtbaren Mängeln führte
Kleijnen, 1994	AM & PH	ja	Nicht-quantitativ	4 / 7	Misteltherapie kann nicht empfohlen werden	Veraltet
Kiene, 1989/1990	AM & PH	ja	Nicht-quantitativ	2 / 7 / 35	Studien mit Aussagekraft haben positive Ergebnisse	Veraltet

Nicht aufgenommen sind narrative Übersichten oder Diskussionen, die sekundär auf Mistelstudien eingehen, aber keine Merkmale eines systematischen Reviews zeigen.
Abkürzungen: AM: anthroposophische Mistelpräparate. PH: Phytotherapeutische Mistelpräparate. LQ: Lebensqualität

Das Ergebnis dieser Studien und Reviews ist:
Mistelextrakte verbessern die Lebensqualität von Krebspatienten und die Verträglichkeit konventioneller Tumortherapien; vermutlich verlängern sie auch das Überleben; sie können bei hochdosierter oder intratumoraler Injektion Tumorremissionen bewirken. Die methodische Qualität vieler Studien ist ungenügend; viele RCTs sind klein, meist nicht oder nur *pro forma* verblindet. Insbesondere ältere Studien entsprechen häufig nicht mehr dem Stand der modernen klinischen Forschung. Die Schwierigkeiten der Randomisation versuchten einige Studien mit alternativen Studiendesigns zu lösen. Die beste Evidenz zu Überlebenszeit und krankheitsfreiem Intervall stammt aus Studien mit ungewohntem, primär epidemiologischem Design und fand von daher bislang keine allgemeine Akzeptanz. Insgesamt bleiben viele Fragen offen, und weitere Studien sind wünschenswert.

Was fehlt in diesen Reviews, was folgt daraus für künftige Forschung?

In den systematischen Reviews fehlen naturgemäß die neueren Studien (zum Zeitpunkt November 2007 sind das sechs RCTs und fünf N-RCTs s. Kienle, 2007). Weiterhin fehlen die aufwändigen pharmakoepidemiologischen retrolektiven Kohortenstudien (n = 5), die speziell zu relevanten Fragestellungen durchgeführt wurden. Ferner sind als weitere wichtige Informationsquelle nicht aufgenommen: Studien zum Gesamtsystem der anthroposophischen Krebstherapie, zur alleinigen Immunstimulation, Kohortenstudien ohne Vergleichsgruppe und die für die Misteltherapie relevante ärztliche Expertise. Ebenfalls fehlt, was sicherlich aufschlussreich wäre, eine Übersicht über missglückte Studien und eine konstruktive Analyse und Diskussion der methodischen Probleme.

Verschiedene methodische Herausforderungen stellen sich für künftige klinische Studien:

Gibt es Lösungsmöglichkeiten für das Problem der zuverlässigen Entblindung? Ist die fehlende Berücksichtigung mittels einer reinen Pro-forma-Verblindung eine vernünftige Lösung oder ist dies wissenschaftlich unredlich? Gibt es Alternativen zur Verblindung (z. B. aktive Pseudoplacebos, Verblindung der Outcome-Erhebung), oder beschränkt man sich auf eine exemplarische Verblindung (z. B. bei intravenöser Applikation)?

Zweitens müssen die Probleme, die durch die Randomisierung entstehen, minimiert werden, damit künftige Studien weniger oft scheitern. Eng verbunden damit ist die oft langwierige Patientenrekrutierung und die dadurch bedingten langen Studienlaufzeiten und kleinen Fallzahlen. Durch sorgfältige und strategische Planung im Vorfeld der Studien muss die Patientenrekrutierung sichergestellt werden; viele Studien werden vermutlich ins Ausland ausweichen müssen, wo Mistelextrakte weniger bekannt sind.

Weiteres wissenschaftliches Erkenntnismaterial, insbesondere die ärztliche Expertise, ist für die Misteltherapie, die primär von tätigen Ärzten entwickelt wurde, von großer Bedeutung; die Gewinnung dieses Erkenntnismaterials muss professionalisiert werden bis hin zur systematischen Erfassung in Reviews.

Sorgfältige Beachtung benötigen auch die diversen Bias-Möglichkeiten. Dabei ist das Thema falsch-positiver Ergebnisse allgemein bekannt und ihre Vermeidung allgemeines Studienhandwerk, aber dennoch nicht immer ausgeschlossen (Kienle *et al.*, 2003; Kleeberg, *et al.*, 2004). Anders ist es mit potentiellen falsch-negativen Ergebnissen; diese systematischen Fehlermöglichkeiten werden häufig übersehen, auch in der Mistelforschung (Kienle *et al.*, 2006). Dadurch kommt es zu einer systematischen Unterschätzung der Effektgröße. Positive und negative Bias-Möglichkeiten müssen vorab sorgfältig analysiert und vermieden werden.

Inhaltlich stellen sich für die Zukunft die Fragen einer möglichen Therapieoptimierung und individualisierten Anwendung hinsichtlich Dauer, Dosierung, Applikationsart, chronobiologischen Rhythmen, u. a. m., in Abhängigkeit von Patientenbefund und -befinden und vom Therapieziel. Auch stellt sich die Frage nach Wechselwirkungen, z. B. ob die Wirkung der Misteltherapie durch weitere therapeutische Einflüsse verstärkt werden kann, wie durch eine verbesserte Selbstregulation, oder durch Zusatztherapien wie Kunsttherapien, physikalische Therapien, weitere Medikationen. Ferner stellt sich die Frage, ob nicht andere Primärziele wichtig wären, z. B. das weithin ungelöste Problem des Cancer-related Fatigue (Stone *et al.*, 2000) oder die Sinnhaftigkeit einer perioperativen Mistelgabe.

Insgesamt wird man für die Klärung der anstehenden komplexen Fragen eine konzertierte Informationssynthese aus verschiedenen Arten der Evidenz benötigen (Kienle, 2005). Eine *a priori* Hierarchisierung der Evidenzklassen vereinfacht zwar die ansonsten aufwändige Aufarbeitung, wird aber nur begrenzt weiterführen.

Nicht zuletzt wird man zur Finanzierung der Studien Lösungsstrategien benötigen. Klinische Forschung ist extrem teuer, amerikanische Schätzungen für anwendungsrelevante Studien gehen in zweistellige Millionenhöhe (Johnston *et al.*, 2006). Eine öffentliche Forschungsförderung gibt es in Deutschland, Österreich und der Schweiz, im Gegensatz z. B. zu den USA fast nicht. Neben anderen potentiellen Geldquellen wäre auch eine Förderung aus öffentlichen Quellen dringend nötig, was sinnvoll ist angesichts der Schwere onkologischer Erkrankungen und in Anbetracht der bereits vorhandenen aussichtsreichen Ergebnislage zur Misteltherapie und angesichts ihrer weiten Verbreitung und großen gesellschaftlichen Relevanz.

Literatur

Auerbach L., Dostal V., Václavik-Fleck I., Kubista E., Rosenberger A., Rieger S., Tröger W., Schierholz J. M. (2005): Signifikant höherer Anteil aktivierter NK-Zellen durch additive Misteltherapie bei chemotherapierten Mamma-Ca-Patientinnen in einer prospektiven randomisierten doppelblinden Studie, In: R. Scheer, R. Bauer, H. Becker, V. Fintelmann, F. H. Kemper, H. Schilcher (Hrsg.): Fortschritte in der Misteltherapie. Aktueller Stand der Forschung und klinischen Anwendung, KCV Verlag, Essen, 543–554.

Johnston S. C., Rootenberg J. D., Katrak S., Smith W. S., Elkins J. S. (2006): Effect of a US National Institutes of Health programme of clinical trials on public health and costs, Lancet 367: 1319–1327.

Kienle G. S. (2007): Wissenschaftliche Informationsseite zur Misteltherapie, http://wissenschaft.mistel-therapie.de.

Kienle G. S., Kiene H., Albonico H. U. (2006): Anthroposophische Medizin in der klinischen Forschung. Wirksamkeit, Nutzen, Wirtschaftlichkeit, Sicherheit, Stuttgart, New York, Schattauer Verlag.

Kienle G. S. (2005): Gibt es Gründe für Pluralistische Evaluationsmodelle? Limitationen der Randomisierten Klinischen Studie, Z ärztl Fortbild Qual Gesundh wes 99: 289–294.

Kienle G. S., Berrino F., Büssing A., Portalupi E., Rosenzweig S., Kiene H. (2003): Mistletoe in cancer – a systematic review on controlled clinical trials, Eur J Med Res 8: 109–119.

Kleeberg U. R., Suciu S., Bröcker E. B., Ruiter D. J., Chartier C., Liénard D., Marsden J., Schadendorf D., Eggermont A. M. M. (2004): Final results of the EORTC 18871/DKG 80-1 randomised phase III trial: rIFN-a2b *versus* rIFN-g *versus* Iscador M *versus* observation after surgery in melanoma patients with either high-risk primary (thickness >3mm) or regional lymph node metastasis, Eur J Cancer 40: 390–402.

Rostock M., Huber R. (2004): Randomized and double-blind studies – demands and reality as demonstrated by two examples of mistletoe research, Forsch Komplementärmed Klass Naturheilkd 11: 18–22.

Rothwell P. M. (2005): External validity of randomised controlled trials: „To whom do the results of this trials apply?", Lancet 365: 82–93.

Stone R., Richardson A., Ream E., Smith A. G., Kerr D. J., Kearney N. (2000): Cancer-related fatigue: Inevitable, unimportant and untreatable? Results of a multi-centre patient survey, Ann Oncol 11: 971–975.

Korrespondenzadresse:
Dr. Gunver S. Kienle, Dr. Helmut Kiene
Institut für angewandte Erkenntnistheorie und medizinische Methodologie e. V. (IFAEMM)
Zechenweg 6, D-79111 Freiburg
gunver.kienle@ifaemm.de

Randomisierte kontrollierte Studien zur Misteltherapie in der Onkologie – Eine systematische Übersicht

Randomized controlled trials with mistletoe extracts in cancer therapy – a systematic review

Markus Horneber, Gerd Büschel, Roman Huber, Klaus Linde, Matthias Rostock

Zusammenfassung

In eine systematische Übersichtsarbeit nach den Kriterien der Cochrane Collaboration zur Anwendung von Mistelextrakten bei Patienten mit Krebserkrankungen wurden insgesamt 21 prospektive randomisierte klinische Studien mit einer Gesamtanzahl von 3484 Patienten eingeschlossen. In 13 Studien wurden Effekte von Mistelpräparaten auf die Überlebenszeit untersucht, sechs mit positivem Ergebnis, davon keine Studie höherer methodischer Qualität, sieben ohne positives Ergebnis, davon vier Studien mit höherer methodischer Qualität. In sieben Studien wurden Effekte auf das Ansprechen des Tumors untersucht, zwei mit positivem Ergebnis, fünf ohne Benefit, davon eine Studie von höherer methodischer Qualität und ohne positives Ergebnis. In 16 Studien wurden Auswirkungen auf die Lebensqualität, Faktoren psychologischer Belastung und auf Nebenwirkungen antitumoraler Therapien untersucht. Davon berichteten 14 Studien zumindest teilweise einen Vorteil, wenn mit Mistelextrakten behandelt wurde, allerdings waren nur zwei dieser Studien von höherer methodischer Qualität. Zwölf der eingeschlossenen Studien berichteten über Nebenwirkungen der Misteltherapie und zeigten eine insgesamt gute Verträglichkeit der Mistelpräparate. Zusammengenommen ist die Evidenz zur Wirksamkeit der Misteltherapie auf die Verlängerung der Überlebenszeit, die Verbesserung des Tumoransprechens und die Minderung von Nebenwirkungen der Chemo- oder Strahlentherapie aufgrund von Mängeln in der methodischen Qualität der eingeschlossenen Studien schwach. Die Datenlage zum positiven Einfluss auf Parameter der Lebensqualität ist besser. Die Ergebnisse zweier methodisch besserer Studien weisen auf einen möglichen positiven Effekt der Misteltherapie auf die Lebensqualität von Frauen mit Brustkrebserkrankungen während der Chemotherapie hin.

Schlüsselwörter: Misteltherapie, randomisierte kontrollierte Studien, systematische Übersichtsarbeit, Cochrane Collaboration

Summary
Twenty-one randomised controlled trials in which 3484 adult patients with various malignancies were treated with mistletoe extracts were included in a systematic review of the Cochrane Collaboration. 13 studies provided data on survival, seven on tumour response, 16 on measures of quality of life or psychological measures, or prevalence of chemotherapy-related adverse effects and 12 on side effects of mistletoe treatment. Of the 13 trials assessing survival times, six showed some evidence of a benefit, but none of them was of high methodological quality. Of the 16 trials investigating the efficacy of mistletoe extracts for either improving parameters of quality of life, psychological distress, performance index, symptom scales or the reduction of adverse effects of chemotherapy, 14 showed some evidence of a benefit, but only two of them were of higher methodological quality. Data on side effects indicated that, depending on the dose, mistletoe extracts were usually well tolerated and had few side effects.

Overall, the evidence from randomised controlled trials concerning the efficacy of mistletoe extracts on prolonging survival, enhancing tumour response or reducing side effects of chemo- or radiotherapy is weak. Nevertheless, there is some evidence that mistletoe extracts may offer benefits on measures of quality of life, especially during chemotherapy for breast cancer.

Key words: Mistletoe therapy, randomised controlled trials, systematic review, Cochrane Collaboration

Hintergrund und Methode

In einer systematischen Übersichtsarbeit nach den Kriterien der Cochrane Collaboration wurde untersucht, welche Hinweise es aus randomisierten klinischen Studien gibt, dass Mistelextrakte das Überleben von Krebspatienten verlängern, das Ansprechen der Krebserkrankung verbessern, die Nebenwirkungen der Chemo- oder Strahlentherapie vermindern oder die Lebensqualität stärken können (Horneber et al., 2008).

Hierzu wurden Studien in elektronischen Datenbanken gesucht (Cochrane Central Register of Controlled Trials, MEDLINE, EMBASE, HEALTHSTAR etc.). Für die Suche wurden die Standard Operating Procedures des Deutschen Instituts für Medizinische Dokumentation und Information (DIMDI) verwendet. Zusätzlich wurde eine intensive Handsuche der Fachliteratur durchgeführt und alle Anbieter von Mistelextrakten kontaktiert.

In die Arbeit wurden randomisierte kontrollierte Studien eingeschlossen, in denen erwachsene Krebspatienten, gleich welcher Krebserkrankung, mit Mistelextrakten als alleiniger Therapie oder begleitend zu Chemo- und Strahlentherapie behandelt wurden. Die Zielparameter, die ausgewertet wurden, waren: Überlebenszeiten, Tumoransprechen, Lebensqualität, psychosoziale Belastung, Nebenwirkungen der Chemo-/Strahlentherapie und der Misteltherapie.

Aus allen Studien wurden von mindestens drei Reviewern in unabhängiger Form Daten extrahiert, zusammengefasst und die methodische Qualität bewertet. Letztere wurde narrativ beschrieben und zusätzlich nach den Kriterien der Delphi-Liste und des Jadad-Scores beurteilt. Für die Übersichtsarbeit wurde festgelegt, dass, um eine hohe methodische Qualität zu erreichen, eine Studie sechs von neun Delphi-Punkten oder vier von fünf Punkten des Jadad-Scores erreichen musste. Die Ergebnisse der Übersichtsarbeit wurden nicht metaanalysiert, sondern in qualitativer Form zusammengefasst.

Ergebnisse und Interpretation

In die systematische Übersichtsarbeit wurden 21 randomisierte kontrollierte Studien eingeschlossen (Mamma-Ca [n=7], Tumoren des Gastrointestinaltrakts [n=4], nicht-kleinzellige Bronchial-Ca [n=2], Glioblastom, Harnblasen-Ca, Kopf-Hals-Ca, malignes Melanom, Nierenzell-Ca [jeweils n=1], verschiedene Tumoren [n=3]). Von diesen berichteten 13 Studien Ergebnisse zur Überlebenszeit der Patienten, sieben zum Ansprechen der Tumoren auf die Therapie, 16 zur Lebensqualität, zu psychologischen Faktoren, Symptomskalen oder zum Karnofsky-Index. Zwölf Studien berichteten über Nebenwirkungen der Misteltherapie. In Tabelle 1 sind in kurzgefasster Form die extrahierten Daten zu den eingeschlossenen Studien zusammengefasst.

Von den 13 Studien, die einen möglichen Einfluss der Misteltherapie auf die Überlebenszeit überprüfen, kommen sechs zu einem positiven Ergebnis. Fünf dieser sechs Studien, weisen in Aufbau, Durchführung und Bericht z. T. schwerwiegende Mängel auf, sodass die Ergebnisse nur sehr eingeschränkt beurteilbar sind und Empfehlungen für die Behandlungspraxis daraus nicht abgeleitet werden können (Cazacu *et al.*, 2003; Douwes *et al.*, 1986; Grossarth-Maticek *et al.*, 2001 a und b; Lenartz *et al.*, 2000). Sieben Studien fanden keinen gesicherten Überlebensvorteil (Dold *et al.*, 1991; Goebell *et al.*, 2002; Heiny u. Albrecht, 1997; Kleeberg *et al.*, 2004; Lümmen *et al.*, 2001; Salzer *et al.*, 1991; Steuer-Vogt *et al.*, 2001). Vier dieser Studien geben aufgrund der methodischen Qualität ausreichend Hinweise, dass die jeweils eingesetzten Mistelextrakte in der gewählten Dosis und Applikation keine überzeugende Wirksamkeit auf das Überleben der Patienten in den untersuchten Krankheitssituationen haben (Dold *et al.*, 1991; Goebell *et al.*, 2002; Kleeberg *et al.*, 2004; Steuer-Vogt *et al.*, 2001).

Von den sieben Studien, die einen möglichen Einfluss des jeweils geprüften Mistelpräparates auf das Tumoransprechen untersuchten, berichteten zwei Studien über höhere Ansprechraten in den Gruppen, die Mistelextrakte erhalten hatten (Borrelli, 1999; Lange *et al.*, 1993), vier fanden keine Unterschiede (Dold *et al.*, 1991; Douwes *et al.*, 1986; Heiny und Albrecht, 1997; Piao *et al.*, 2004) und eine berichtete von geringeren Ansprechraten unter alleiniger Misteltherapie gegenüber der Kontrollgruppe, die in dieser Studie eine kombinierte Chemo-Immuntherapie erhalten hatte (Lümmen *et al.*, 2001).

Insgesamt 16 der 21 eingeschlossenen Studien lieferten Daten zu möglichen Effekten der Misteltherapie auf die Lebensqualität der Patienten, auf psychologische Parameter, Symptomskalen, körperliche Leistungsfähigkeit und auf Nebenwirkungen der Chemo- oder Strahlentherapie. Ergebnisse, die einen Vorteil zugunsten der Misteltherapie zumindest in einem der jeweils untersuchten Zielparameter nahelegten, wurden in 14 der 16 Studien beschrieben. Nur zwei dieser Studien wiesen eine höhere methodische Qualität auf (Semiglasov *et al.*, 2004; Semiglasov *et al.*, 2006). Die Autoren dieser Studien hatten in der ersten Studie die Wirksamkeit von Mistelextrakten in drei unterschiedlichen Dosierungen auf Faktoren der Lebensqualität von Brustkrebspatientinnen während einer adjuvanten Chemotherapie untersucht (Semiglasov *et al.*, 2004). Der berichtete Behandlungsvorteil für die mit Mistelextrakten in mittlerer Dosierung behandelten Patientinnen wurde in der Folgestudie (Semiglasov *et al.*, 2006) bestätigt. Obwohl die tatsächlichen Unterschiede in der gemessenen Lebensqualität zwischen den Behandlungsgruppen dieser zwei Studien gering waren, legt die statistische Untersuchung einen positiven Effekt der Misteltherapie nahe. Allerdings müssen auch diese Ergebnisse mit Zurückhaltung interpretiert werden, da in beiden Studien eine nicht unerhebliche Rate von Entblindungen berichtet wurde. Die Entblindungen traten auf, da sich in dieser Studie, wie auch in anderen, bei der subkutanen Injektion der Mistelextrakte Lokalreaktionen an den Injektionsstellen bildeten. Dieser methodischen Schwierigkeit kann auch in künftigen Mistelstudien nur schwer begegnet werden (Rostock und Huber, 2004).

In zwölf Studien wurden Ergebnisse zu Nebenwirkungen der Misteltherapie berichtet. Die häufigsten Nebenwirkungen waren eine Rötung der Haut an der Einstichstelle, z. T. verbunden mit Prurigo und leichter Induration. Auch eine vorübergehende geringgradige Erhöhung der Körpertemperatur mit leichtem Krankheitsgefühl wurde berichtet. In den 21 eingeschlossenen klinischen Studien wurden zwei schwere unerwünschte Wirkungen beschrieben: ein Verlauf mit Urtikaria und einer mit generalisiertem Angioödem. Obwohl in den vergangenen Jahren wiederholt diskutiert wurde, ob Mistelextrakte oder einzelne Inhaltsstoffe mögliche wachstumsfördernde Wirkungen auf Tumorerkrankungen haben könnten, zeigen die Daten der eingeschlossenen klinischen Studien keine verlässlichen Hinweise auf ein mit der Misteltherapie verbundenes Risiko dieser Art.

Fasst man die Ergebnisse der randomisierten kontrollierten Studien zusammen, lassen sich daraus im Moment keine klaren Empfehlungen für den Einsatz von Mistelextrakten in der onkologischen Regelversorgung ableiten. Die Gründe hierfür sind die zahlreichen methodischen Mängel der Studien und die daraus möglicherweise resultierenden Verzerrungen der Ergebnisse. Allerdings weisen die Ergebnisse zweier methodisch besserer

Studien auf einen möglichen positiven Effekt auf die Lebensqualität von Patienten während der Chemotherapie hin, und die Ergebnisse einiger der eingeschlossenen Studien können als Grundlage für die Planung neuer klinischer Studien herangezogen werden.

Tab. 1.: Randomisierte kontrollierte Studien zur Misteltherapie bei Krebserkrankungen

Studie	Diagnose Teilnehmer	Design Behandlung	Ergebnisse	MQ[1]
Auerbach (2005)	eingeschlossen: 23 ausgewertet: 16 Mamma-Ca (T1–2, N0-1, M0), pre- und postmenopausal, adjuvant	doppelblind, 2-armig, parallel Misteltherapie (MT): Helixor A, s.c., 3 x wö. über 6 Mo. Kontrolle (KO): Placebo beide Gruppen: 6 Kurse CMF + Radiotherapie bei brusterhaltender OP	keine Unterschiede in Lebensqualität (QLQ C30) und Karnofsky-Index	3/3[2]
Borrelli (1999)	eingeschlossen: 30 ausgewertet: 30 Mamma-Ca, metastasiert	einseitig verblindet, 2-armig, parallel MT: Lektin-standardisierter Mistelextrakt, s. c. (1ng ML-l/kg KG), 3 x wö. für 3 Mo. Kontrolle (KO): Placebo	höhere Lebensqualität (QLI Spitzer) nach 3 Mo. in MT besseres Tumoransprechen unter MT (keine Analyse)	4/3[2]
Cazacu (2003)	eingeschlossen: 64 ausgewertet: 64 Kolorektal-Ca (40 Dukes C, 24 Dukes D), postoperativ	offen, 3-armig, parallel MT: Isorel 5mg/kg in NaCl, i.v., 3 x wö. KOa und MT: 6 Kurse 5-FU (DeGramont-oder Mayo-Schema) KOb: keine Behandlung	Ergebnisse nur in Subgruppen berichtet, hier längeres Gesamtüberleben in MT	2/2
Dold (1991)	eingeschlossen: 408 ausgewertet: 337 NSCLC (alle Stad.), inoperabel, unbehandelt	offen, 3-armig, parallel MT: Iscador Ulmi cum Hydr. D8 und Iscador Querci cum Hydr. D8 in versch. Konz., 3x wö., Behandlungsdauer unbegrenzt KOa: 'Polyerga Neu' (Glykopeptide aus Milzextrakt), i.m. 1 x wö. KOb: 'BVK Roche' (B-Vit.), 1 Amp. i.m., 1 x wö.	kein Unterschied im medianen Gesamtüberleben, Tumoransprechen, Karnofsky-Index oder Symptomskalen besseres Allgemeinbefinden in MT	6/3

Studie	Diagnose Teilnehmer	Design Behandlung	Ergebnisse	MQ[1]
Douwes (1986)	eingeschlossen: 60 ausgewertet: 60 Kolorektal-Ca, metastasiert (teilweise vorbehandelt)	offen, 3-armig, parallel MT: Helixor, s.c., tägl. ansteig. Konz. bis 200mg, dann 200mg weiter. KOa: NeyTumorin, i.v. oder s.c., 2 x wö., anst. Konz. bis 30mg, dann 30mg weiter KOb: keine zus. Behandlung Alle Gruppen: 5-FU (Mayo Schema)	Tumoransprechen: keine sign. Unterschiede längeres Gesamtüberleben in Untergruppen der MT	4/2
Goebell (2002)	eingeschlossen: 45 ausgewertet: 44 Harnblasen-Ca, Stad.0a (AJCC), transurethral reseziert	offen, 2-armig, parallel MT: Eurixor, s.c., 2 x wö. für 3 Mo., dann 3 Mo. Pause (1 Kurs), max. 3 Kurse. KO: keine Behandlung	krankheitsfreies Überleben und Rezidivrate: keine Unterschiede	6/3
Grossarth-Maticek (2001)	eingeschlossen: 98, ausgewertet: 78 verschiedene Karzinome (alle Stad.)	offen, 2-armig, parallel, eingefügt in Kohortenstudie MT: Pat. wurden aufgefordert, sich mit Iscador behandeln zu lassen KO: keine Aufforderung	längeres mittleres Gesamtüberleben in MT bessere Selbstregulation in MT nach 3 Mo.	3/2
Grossarth-Maticek (2001)	eingeschlossen: 34 ausgewertet: 34 Mamma-Ca, Stad. IIa/IIIb	siehe Grossarth (2001a)	längeres mittleres Gesamtüberleben in MT bessere Selbstregulation in MT nach 3 Mo.	4/2
Heiny (1991)	eingeschlossen: 46 ausgewertet: 40 Mammakarzinom fortgeschrittene Stad.	offen, 2-armig, parallel Misteltherapie (MT): Eurixor, i.v. (1ng ML-I/kg KG), Tag 1,2,4,5, dann s.c. 1–2 x wö. Kontrolle (KO): NaCl beide Gruppen: 6 Kurse VEC	vor Beginn und nach Abschluss der Chemotherapie bessere Werte in MT für Befindlichkeitsindex[3] und Angstindex[3] höhere Leukozytenwerte in MT (Messzeitpunkt unklar)	2/2

Studie	Diagnose Teilnehmer	Design Behandlung	Ergebnisse	MQ[1]
Heiny (1997)	eingeschlossen: 107 ausgewertet: 79 Kolorektalkarzinom, metastasiert	offen, 2-armig, parallel MT : Eurixor, s.c. (0,5-1ng ML-l/kg KG), 2 x wö. über 8 Wo., danach 2 Wo. Pause KO: keine zusätzliche Behandlung beide Gruppen: 5-FU /FA (Tag 1-5, alle 4 Wo.)	bessere Lebensqualität (FACT) ab 12. Behandlungswoche in MT keine signifikanten Unterschiede im Gesamt-, krankheits- und progressionsfreiem Überleben, Tumoransprechen oder Symptomskalen	4/1
Kleeberg (2004)	eingeschlossen: 204 ausgewertet: 204 Melanom (Stad. II/III), reseziert, adjuvant	offen, 2-armig, parallel (DKG 80-1 Studie) MT Iscador M, s.c., 2 x wö., Start mit Serie 0 für 2 Wo., 3 Tage Pause, Serie II für 12 Mo. (7 Tage Pause nach jeweils 4 Behandlungswo.). KO: keine Behandlung	keine sign. Unterschiede im krankheitsfreien und Gesamtüberleben	6/3
Lange (1993)	eingeschlossen: 68 ausgewertet: 44 Plattenepithel-Ca HNO; (n=18), NSCLC (n=16), Ovarial-Ca (n=10), inoperabel	offen, 2-armig, parallel MT: Helixor, s.c., Wo 1+2: tägl. anst. Dosis bis 30mg, in Wo 3: tägl. 50mg, in Wo 4 anst. bis 150mg, ab Wo 5: 2 Tage100mg, 2 Tage 150mg, 2 Tage 200mg, dann 1 Tag Pause, dann Wiederh. KO: keine zusätz. Behandl. beide Gruppen: Ifosfamid + Cisplatin, wiederholt nach 4 Wo., max. 3 Kurse. Radiotherapie: 40Gy (Ovarial-Ca), 60Gy (HNO-Ca und NSCLC)	kein Unterschied im Anstieg des Karnofsky-Index höhere Dosisintensität der Chemotherapie in MT möglich höheres Tumoransprechen in MT weniger Schmerzen und Übelkeit (Symptomskalen) in MT	5/3
Lenartz (1996)[4]	eingeschlossen: 35, ausgewertet: 26 Astrozytome (Grad III/IV), postoperativ 1996:	offen, 2-armig, parallel MT : Eurixor, s.c. (1ng ML-l/kg KG), 2 x wö. für 3 Mo. KO: keine zusätzliche Behandlung beide Gruppen: Dexamethason (24mg/Tag, Dauer unklar), Radiotherapie (60Gy)	bessere Lebensqualität (QLU Spitzer) in MT	1/1

Studie	Diagnose Teilnehmer	Design Behandlung	Ergebnisse	MQ[1]
Lenartz (2000)[4]	eingeschlossen: 38 ausgewertet: 29 Astrozytome (alle Stad.), postoperativ	siehe Lenartz (1996)	längeres Gesamtüberleben und krankheitsfreies Überleben der MT in Subgruppen	
Lümmen (2001)	eingeschlossen: 176 ausgewertet: 176 Nierenzellkarzinom, metastasiert	offen, 2-armig, parallel Misteltherapie : Eurixor, s.c., 1ml, 2 x wö, Kontrolle: IFN-α + IL-2 + 5-FU, 2 Kurse, bei Ansprechen 3	Gesamtüberleben in MT nicht signifikant verlängert. geringeres Tumoransprechen in MT Geringere Behandlungstoxizität in MT	3/2
Piao (2004)	eingeschlossen: 233 ausgewertet: 224 Mamma-Ca (n=68), Ovarial-Ca (n=71), NSCLC (n=94), alle Stad.	offen, 2-armig, parallel MT: Helixor A, s.c., langsam ansteigend von 1mg bis 200 mg, 3 x wö.. KO: Lentinan, tgl. 4mg i.m. (Dauer unklar) beide Gruppen: Chemotherapie	Chemotherapietoxizität: niedrigere Rate von Nebenwirkungen in MT größere Verbesserung des Karnofsky-Index in MT keine Unterschiede im Tumoransprechen: bessere Lebensqualität (FLIC und TCM) in MT	4/2
Salzer (1979)[5]	eingeschlossen: 271 ausgewertet: 238 Magen-Ca (alle Stad.) postoperativ	offen, 3-armig, parallel MT : Iscador, s.c, wechselnde Konzentrationen (1–5%), 3 x wö. für 1 Jahr, dann weiter 2 x wö. für 1 Jahr (Dauer unbegrenzt) KOa: keine Behandlung KOb: 5-FU i.v. 1 x wö. für 7 Wo., Wiederholung alle 6 Wo.	Gesamtüberleben: nach 3 Jahren besser in MT und KOa gegenüber KOb, nach 4 Jahren besser in MT gegenüber KOa und KOb	4/3
Salzer (1983)[5]	eingeschlossen: 359 ausgewertet: 137 Magen-Ca (nur Stad. II+III analysiert), postoperativ	offen, 3-armig MT: siehe Salzer (1979) KOa: keine Behandlung KOb: s. Salzer (1979) (Ergebnisse in dieser Publikation nicht berichtet)	Gesamtüberleben nur in Subgruppen berichtet, hier z.T. länger in MT	

Studie	Diagnose Teilnehmer	Design Behandlung	Ergebnisse	MQ[1]
Salzer (1991)	eingeschlossen: 218 ausgewertet: 183 NSCLC (alle Stad.)	offen, 2-armig MT: Iscador, s.c. (keine weiteren Details), 3 x wö. für 6 Mo., dann weiter 2 x wö. KO: keine Behandlung	kein Unterschied im medianen Gesamtüberleben. In Subgruppen z.T. länger in MT Überlebensrate nach 5 Jahren größer in MT	4/3
Schwiersch (1999)	eingeschlossen: 171 ausgewertet: 166 Mammakarzinom (Stad. I-III) adjuvante Behandlung abgeschlossen	doppelblind, 2-armig MT: Lektinol, s.c. (2.5µl/kg KG), 2 x wö. für 4 Wo. KO: Placebo beide Gruppen: onkologisches Rehabilitationsprogramm	keine sign. Unterschiede bei psychosozialer Belastung, Lebensqualität und Karnofsky-Index	5/4[2]
Semiglasov (2004)	eingeschlossen: 272 ausgewertet: 261 Mammakarzinom (Stad. II-III), adjuvant	doppelblind, 4-armig MT (3 Gruppen): Lektinol, s.c., A: 5 ng ML-I, B: 15ng ML-I, C: 35ng ML-I, jeweils 2 x wö. für 15 Wo. KO: Placebo beide Gruppen: 4 Kurse CMF	Lebensqualität: bessere Werte in MT-B verglichen mit KO (Vergleich: vor Beginn und nach Abschluss der Chemotherapie)	4/4[2]
Semiglasov (2006)	eingeschlossen: 352 ausgewertet: 337 Mammakarzinom (Stad. I–III), adjuvant	doppelblind, 2-armig MT: Lektinol, s.c. (15ng ML-I) 2 x wö. für 16/24 Wo. während Chemotherapie und 8 Wo. danach KO: Placebo beide Gruppen: 4/6 Kurse CMF	Lebensqualität: bessere Werte in MT (Vergleich: vor Beginn und nach Abschluss der Chemotherapie)	4/4[2]
Steuer-Vogt (2001)	eingeschlossen: 495 ausgewertet: 450 HNO Plattenepithelkarzinom (Stad. I-IV), postoperativ	offen, 4-armig MT:Eurixor, s.c., (1ng ML-I/kg KG), 2x wö. für 60 Wo., alle 12 Wo, 4 Wo Pause. KO: keine Behandlung	keine Unterschiede bei krankheitsfreiem, krankheitsspezifischem und Gesamtüberleben, sowie Lebensqualität	6/3

[1] MQ (Methodische Qualität) = Gesamtwert der Delphi-Liste/Gesamtwert des Jadad-Scores
[2] Bei allen verblindet angelegten Studien kam es zu teilweiser bzw. vollständiger Entblindung, z. B. durch Hautreaktionen auf Mistelextrakte, daher „unklar" für Bewertung der Verblindung
[3] selbsterstellte Indizes, Bewertung durch Behandler
[4] Lenartz et al., (1996) und Lenartz et al., (2000) berichten über unterschiedliche Zielparameter und Beobachtungszeiten der gleichen Studie
[5] Salzer 1979 berichtet von Zwischenauswertung aller drei Studienarme von Salzer 1983 nach drei und vier Jahren Beobachtungszeit

Literatur

Auerbach L, Dostal V, Vaclavik-Fleck I., Kubista E., Rosenberger A., Rieger S., Tröger W., Schierholz J.M. (2005): Signifikant höherer Anteil aktivierter NK-Zellen durch additive Misteltherapie bei chemotherapierten Mamma-Ca-Patientinnen in einer prospektiven randomisierten doppelblinden Studie, In: R. Scheer, R. Bauer, H. Becker, V. Fintelmann, F. H. Kemper, H. Schilcher (Hrsg.): Fortschritte in der Misteltherapie – Aktueller Stand der Forschung und klinische Anwendung, KVC Verlag, Essen, 543–554.

Borrelli E. (1999): Valutazione della qualita' di vita in pazienti affette da adenocarcinoma mammario sottoposte a terapia con *Viscum album*, Med Biol 17: 27–30.

Cazacu M., Oniu T., Lungoci C., Mihailov A., Cipak A., Klinger R., Weiss T., Zarkovic N. (2003): The influence of isorel on the advanced colorectal cancer, Cancer Biother Radiopharm 18: 27–34.

Dold U., Edler L., Mäurer H. C., Müller-Wening D., Sakellariou B., Trendelenburg F., Wagner G. (1991): Krebszusatztherapie beim fortgeschrittenen nichtkleinzelligen Bronchialkarzinom, Thieme, Stuttgart.

Douwes F. R., Wolfrum D. I., Migeod F. (1986): Ergebnisse einer prospektiv randomisierten Studie: Chemotherapie *versus* Chemotherapie plus „Biological Response Modifier" bei metastasierendem kolorektalem Karzinom, Krebsgeschehen 18 Nr. 6: 155–164.

Goebell P. J., Otto T., Suhr J., Rubben H. (2002): Evaluation of an unconventional treatment modality with mistletoe lectin to prevent recurrence of superficial bladder cancer: A randomized phase II trial, J Urol 168: 72–75.

Grossarth-Maticek R., Kiene H., Baumgartner S. M., Ziegler R. (2001): Use of Iscador, an Extract of European Mistletoe (*Viscum album*), in Cancer Treatment: Prospective nonrandomized and randomized Matched-Pair Studies Nested within a Cohort Study, Altern Ther Health Med 7: 57–78.

Heiny B. M. (1991): Additive Therapie mit standardisiertem Mistelextrakt reduziert die Leukopenie und verbessert die Lebensqualität von Patientinnen mit forgeschrittenem Mammakarzinom unter palliativer Chemotherapie (VEC-Schema), Krebsmedizin 12: 1–14.

Heiny B. M., Albrecht V. (1997): Komplementäre Therapie mit Mistellektin-1-normiertem Extrakt – Lebensqualitätsstabilisierung beim fortgeschrittenen kolorektalen Karzinom – Fakt oder Fiktion?, Med Welt 48: 419–423.

Horneber M., Bueschel G, Huber R. Linde, K. Rostock M. (2008): Mistletoe therapy in oncology. Cochrane Database of Systematic Reviews, Issue 2. Art. No.: CD003297. DOI: 10.1002/14651858.CD003297.

Kleeberg U. R., Suciu S., Brocker E. B., Ruiter D. J., Chartier C., Lienard D., Marsden J., Schadendorf D., Eggermont A. M. (2004): Final results of the

EORTC 18871/DKG 80-1 randomised phase III trial. rIFN-alpha2b *versus* rIFN-gamma versus ISCADOR M *versus* observation after surgery in melanoma patients with either high-risk primary (thickness >3 mm) or regional lymph node metastasis, Eur J Cancer 40: 390–402.

Lange O., Scholz G., Gutsch, J. (1993): Modulation der subjektiven und objektiven Toxizität einer aggressiven Chemo/Radiotherapie mit Helixor (unveröffentlichtes Manuskript).

Lenartz D., Stoffel B., Menzel J., Beuth J. (1996): Immunoprotective Activity of the Galactoside-Specific Lectin from Mistletoe after Tumor Destructive Therapy in Glioma Patients, Anticancer Res 16: 3799–3802.

Lenartz D., Dott U., Menzel J., Schierholz J.M., Beuth J. (2000): Survival of glioma patients after complementary treatment with galactoside-specific lectin from mistletoe, Anticancer Res 20: 2073–2076.

Lümmen G., Brinkmann O. A., Luboldt H.-J., Hertle L., Rübben H. (2001) Interferon, Interleukin 2 and 5-Fluorouracil *versus* Mistletoe Lectin in metastatic renal cell carcinoma – Long term results, Eur Urol 39 [Suppl 5]: 475.

Piao B. K., Wang Y. X., Xie G. R., Mansmann U., Matthes H., Beuth J., Lin H. S. (2004) Impact of complementary mistletoe extract treatment on quality of life in breast, ovarian and non-small cell lung cancer patients. A prospective randomized controlled clinical trial, Anticancer Res 24: 303–309.

Rostock M, Huber R (2004): Randomized and Double-Blind Studies – Demands and Reality as Demonstrated by Two Examples of Mistletoe Research, Forsch Komplementärmed Klass Naturheilkd 11(1): 18–22.

Salzer G., Denck H. (1979): Randomisierte Studie über medikamentöse Rezidivprophylaxe mit 5-Fluorouracil und Iscador beim resezierten Magenkarzinom – Ergebnisse einer Zwischenauswertung, Krebsgeschehen 5: 130–131.

Salzer G., Havelec L. (1983): Adjuvante Iscador-Behandlung nach operiertem Magenkarzinom. Ergebnisse einer randomisierten Studie, Krebsgeschehen 15 Nr. 4: 106–110.

Salzer G., Danmayr E., Wutzlhofer F., Frey S. (1991): Adjuvante Iscador-Behandlung operierter nicht kleinzelliger Bronchuskarzinome – Ergebnisse einer randomisierten Studie, Dtsch Z Onkol 23: 93–98.

Schiller M. R., Miller M., Moore C., Davis E., Dunn A., Mulligan K., Zeller P. (1998): Patients report positive nutrition counseling outcomes, J Am Diet Assoc 98: 977–982.

Schwiersch M., Müller H.-M., Schröck R. (1999): Der Einfluß einer Misteltherapie auf die Lebensqualität von Brustkrebspatientinnen (unveröffentlichtes Manuskript).

Semiglasov V. F., Stepula V. V., Dudov A., Lehmacher W., Mengs U. (2004): The standardised mistletoe extract PS76A2 improves QoL in patients with breast cancer receiving adjuvant CMF chemotherapy: A randomised, placebo-controlled, double-blind, multicentre clinical trial, Anticancer Res 24: 1293–1302.

Semiglasov V. F., Stepula V. V., Dudov A., Schnitker J., Mengs U. (2006): Quality of Life is Improved in Breast Cancer Patients by Standardised Mistletoe Extract PS76A2 during Chemotherapy and Follow-up: A Randomised, Placebo-controlled, Double-blind, Multicentre Clinical Trial, Anticancer Res 26: 1519–1530.

Steuer-Vogt M.K., Bonkowsky V., Ambrosch P., Scholz M, Neiss A, Strutz J, Hennig M, Lenarz T, Arnold W (2001): The effect of an adjuvant mistletoe treatment programme in resected head and neck cancer patients. a randomised controlled clinical trial, Eur J Cancer 37: 23–31.

Dr. Markus Horneber[1], Dr. Gerd Bueschel[2], Dr. Roman Huber[3],
PD Dr. Klaus Linde[4], Dr. Matthias Rostock[5]

[1] Medizinische Klinik 5, Arbeitsgruppe Biologische Krebstherapie, Klinikum Nord, Nürnberg
[2] MDK Berlin-Brandenburg, Berlin
[3] Ambulanz für Naturheilkunde Medizinische Klinik 2, Universitätsklinikum Freiburg i. Brsg.
[4] Zentrum für Naturheilkunde, Innere Medizin II, TU München
[5] Klinik für Tumorbiologie, Freiburg i. Brsg.

Korrespondenzadresse:
Dr. Markus Horneber
Medizinische Klinik 5, Arbeitsgruppe Biologische Krebstherapie
Klinikum Nord
D-90340 Nürnberg
horneber@klinikum-nuernberg.de

Die Abbildung der komplementären onkologischen Therapie durch „randomised controlled trials" (RCT) *versus* Versorgungsforschung

How complimentary cancer therapy is depicted in randomised controlled trials (RCT) and health services research

Harald Matthes

Zusammenfassung

Verschiedene Systemansätze bedingen unterschiedliche Medizinrichtungen. Dem Reduktionismus in der Medizin stehen die sog. holistischen Medizinsysteme gegenüber. Das zugrunde liegende trichotome Menschenbild holistischer Ansätze steht dabei dem Bio-psycho-sozialen Modell gegenüber. Medizin ist keine Naturwissenschaft, sondern eine Handlungswissenschaft. Die Methodik der Evidence-based Medicine (EbM) hat sich zur Wissensgenerierung zunehmend durchgesetzt. Die Limitationen der EbM-Methode liegen u. a. darin, dass die Arzt-Patienten-Beziehung bewusst ausgeblendet wird und individualisierende Verfahren nicht experimentell abgebildet werden können. Darüber hinaus steht nicht das klinische Outcome an der Spitze der EbM-Pyramide, sondern der Wirkungs- bzw. Wirksamkeitsbeleg. Der Goldstandard der EbM ist der RCT. Gerade in onkologischen RCTs mit dem Ziel der Outcome-Messung des Überlebens zeigt sich trotz Randomisierung und initialer Homogenität im Verlauf von Langzeitstudien eine zunehmende Inhomogenität der Vergleichsgruppen, da viele onkologisch Erkrankte in Medikamentenstudien weitere Therapieoptionen erhalten oder selbständig durchführen. Damit wird das initiale Randomisierungsereignis bei Outcome-Messungen in der Onkologie zunehmend zu einem von vielen schrittweise folgenden Therapieentscheidungen, die nur durch multiple Ereignismessungen (Multivariatanalysen) in ihrem Gesamtergebnis zu evaluieren wären. In einer onkologischen Versorgungsforschung können solche komplexen Entscheidungsfolgen ohne Studienbias gleichermaßen abgebildet werden, ohne einer initialen randomisierten Therapieentscheidung eine übergeordnete Bedeutung zuzuerkennen. Ein komplementäres Krebsmodell wird entwickelt: Krebs wird als Störung der Zeitordnung im Raum (Gewebezusammenhang) verstanden. Maligne transformierte Zellen weisen eine Desynchronisation ihres Proliferations- und Differenzierungsverhaltens zum umliegenden (gesunden) Geweberband auf. Entscheidend ist die zeitliche und nicht die räumliche Dimension der Krebserkrankung. Lebensqualität und Überlebenszeit korrelieren bei vielen Tumorentitäten nicht mit der Körpertumormasse, ebenso wie die Surrogatmarker partielle und komplette Remissionen zum Outcomeparameter Überleben. Holistische Ansätze versuchen, verschiedene Dimensionsschichten im Menschen anzusprechen und komplexe Regulationsmechanismen zu aktivieren. Solche Therapiekonzepte können meist nur systemisch erfasst werden (z. B. Outcome Überlebenszeit; Lebensqualität), da die regulativen Interaktionen der verschiedenen Schichten im Menschen sich zu einer globalen Dimension vereinen (z. B. Lebensqualität). Versorgungsforschungsansätze erweisen sich für systemische Outcome-Messungen als geeignete Instrumente, da sie, unabhängig von der Einzelintervention, den systemischen Effekt erfassen und durch Kohortenvergleiche bewertet werden können. Der „artifizielle" objektorientierte RCT-Studienansatz in der Medizin sollte durch einen realen *in vivo* Versorgungsforschungsansatz ergänzt werden. Nur so lassen sich systemische Handlungsaussagen für ein Gesundheitssystem ableiten.

Schlüsselwörter: EbM, Forschungsmethodik, Forschungsdesign, Komplementärmedizin, Mistel

Summary
Distinct conceptual systems necessitate distinctive approaches of medical treatment. Hence, reductionism derived therapeutic strategies are increasingly contrasted by holistic concepts like Traditional Chinese Medicine (TCM) Ayurvedic Medicine, Anthroposophic Medicine (AM) etc. The underlying trichotomic notion of the human being (body, soul and spirit) in holistic approaches is juxtaposed to the reductionist bio-psycho-social model. Advances in the basic sciences oriented medicine over the last century lead to the widespread opinion that medicine is a natural science. However, medicine

(*ars medicina* meaning *the art of healing*) is in fact an action oriented science. For the generation of knowledge, the methodology of Evidence-based Medicine" (EbM) has become predominant. Limitations of the EbM approach are amongst others, the deliberate negation of the impact of physician-patient interaction and the inability in clinical trials to emulate personalised treatment strategies that are common in complementary medicine. Furthermore, top of the EbM evidence pyramid is not the clinical outcome but rather a statistical efficacy or effectiveness. The gold standard of EbM is the randomised controlled trial (RCT). Especially for RCT long-term studies in oncology with outcome measures like survival time, the study groups become often increasingly heterogeneous over time, despite initial randomisation and homogeneity. This occurs because many cancer patients who are enrolled in studies receive a variety of additional therapies or complement their treatments autonomously. In outcome based studies the initial randomisation solely represents therefore the first of a series of consecutive therapeutic decisions. These can only be evaluated by repeated measurements of a plethora of parameters and subsequent multivariate analyses in a larger collective. Using health service research methods in oncology, these complex consequences of serial decision making can be delineated without bias. An initial randomisation event, which is otherwise an integral, all encompassing part of therapeutic considerations, is thereby made superfluous.

In this contribution, an oncological model is presented: cancer is described as disorganisation of (tissue related) chronological space-time relationships. Malignant cells lack synchronised behavioural patterns of proliferation and differentiation in relation to the surrounding (normal) tissues. Hence, not the spatial dimension of the disease is of overwhelming importance, but rather the temporal aspects. This can be demonstrated by the lacking correlation of tumour mass to quality of life or time of survival, and hence the poor correspondence between commonly used surrogate markers of treatment success, like partial or complete remission and outcome parameters like overall life expectancy. Holistic approaches try to appreciate humans as multidimensional beings and to activate complex modulatory and regulatory mechanisms. The thus derived therapeutic concepts can, however, be described and evaluated by systemic appraisal only (e.g. outcome based, time of survival, quality of life), since all implicated and interacting human dimensions are ultimately fused into these global ones (e. g. quality of life). Health service research strategies proved to be suitable instruments for systemic outcome assessments, since they measure overall effects independent of the outcome of any single intervention and also facilitate evaluation through cohort comparison. The object oriented RCT medical research design in somewhat "artificial" settings should be complemented through such an outcome-based *in vivo* approach that reflects every day clinical situations. Only such an approach makes it possible for modern health care systems to appraise complex treatment modalities.

Keywords: EbM, research methodology, research design, statistics and numerical data, complementary medicine, mistletoe

Reduktionismus – Holismus

Die Entwicklung der Medizin wurde in den letzten 150 Jahren zunehmend durch die analytische Naturwissenschaft beeinflusst, so dass die Medizin heute ein fast getreues Abbild dieser Methode geworden ist. Der Erfolg in der medizinischen Forschung und Klinik bestätigt die Berechtigung dieser anorganischen Methode (im Sinne einer kausalanalytischen oder beweisenden Methode). Unzählige Vorgänge im Menschen lassen sich auf physikalische und (bio-) chemische Funktionen oder Dysfunktionen zurückführen. Diese Methode führte jedoch zu einer Vereinseitigung der Medizin, die den Menschen zunehmend auf sein physisch-materielles Sein reduziert. Der Mensch wird weniger als ein geistig-seelisches Wesen im Sinne einer Individualität gesehen, sondern auf sein somatisches Sein reduziert, denn nur dieses ist durch die naturwissenschaftliche Methode erfassbar. Dies führt bis hin zur Auffassung der Medizin als eine rein naturwissenschaftliche Disziplin.

Die alleinige Anwendung naturwissenschaftlicher Methoden zur wissenschaftlichen Erfassung des Menschen in der Medizin wird als Reduktionismus bezeichnet. Das daraus resultierende Menschenbild stellt das heutige Bio-psycho-soziale Modell dar. Charakteristikum der naturwissenschaftlichen Methode ist, dass der Untersuchungsgegenstand zum Wissenschaftsobjekt wird. In der Medizin führt diese Methode dazu, dass der Mensch und Patient zum Objekt der Wissenschaft wird.

Die verschiedenen Medizinrichtungen beruhen auf unterschiedlichen Systemansätzen. Dabei stehen dem Reduktionismus in der Medizin die sogenannten holistischen Medizinsysteme, wie Traditionelle Chinesische Medizin (TCM), Ayurvedische Medizin, Anthroposophische Medizin (AM) etc. gegenüber. Das zugrunde liegende trichotome Menschenbild (Leib, Seele und Geist) steht dabei dem Bio-psycho-sozialen Modell gegenüber. Sämtliche Medizinsysteme stellen zunächst unter wissenschaftlichen Gesichtspunkten gleichberechtigte Systeme dar, die auf unterschiedlichen Axiomen (Grundannahmen) beruhen. Da solche Axiome (definitionsgemäß) erkenntnistheoretisch nicht ‚beweisbar' sind, sondern meist auf transzendenten oder metaphysischen Grundannahmen bzw. Überzeugungen beruhen, können sie einerseits nur falsifiziert oder andererseits empirisch überprüft werden. Dabei müssen diese Medizinmodelle oder -systeme sich der Mächtigkeit einer überprüfbaren empirischen Phänomenologie stellen und stehen in einer pluralistisch offenen und weltanschaulich neutralen Wissenschaft als gleichberechtigte Modelle bis zur empirischen Überprüfung oder Falsifikation nebeneinander.

Medizin als Wissenschaft

Durch die Fortschritte der Medizin in den letzten Jahrhunderten, die überwiegend auf naturwissenschaftlichen Methoden beruhen, hat sich bei Medizinern in nicht unerheblichen Anteilen die Meinung verfestigt, dass Medizin eine Naturwissenschaft ist bzw. auf ihr basiert. Andere Sichtweisen mit sozialmedizinischer Blickrichtung sehen die Medizin überwiegend als Sozialwissenschaft und andere mit humanistischer Tradition wiederum gar als Geisteswissenschaft. Ferner existieren tradierte Ansichten, wie die der anteiligen Wissenschaftsgebiete von Natur- und Sozialmedizin mit geisteswissenschaftlichen Anteilen, die nur durch eine Kunstfertigkeit eine wahre Verbindung sehen und daher die Medizin der Kunst zuordnen.

Blickt man jedoch auf das Kerngeschäft der Medizin, so besteht dieses darin, dass der Patient (Laie) den Arzt aufsucht, um in seiner individuellen Situation vom Arzt die „beste Therapie (-empfehlung)" zu erhalten. Somit wird der Arzt durch jeden Patienten „genötigt", Stellung abzugeben, was in der vorliegenden Krankheitssituation die *beste Handlung(-sanweisung)* wäre. Medizin ist daher im eigentlichen Sinne eine Handlungswissenschaft, die Evidenz (aus Studien und Daten) schafft, um den Nutzen – retrospektiv – zu überprüfen, und Evidenz nutzt, um zukünftige Fälle lösen zu können (Kienle *et al.*, 2003).

Als eine Methode zur Wissensgenerierung in der Medizin hat sich die Methode der Evidence-based Medicine (EbM) von D. Sackett in den letzten Jahren zunehmend durchgesetzt (Sackett, 1995a; Sackett, 1995b; Sackett, 1997; Sackett, 1998; Sackett, 2000; Sackett, 2001; Sackett, 2002; Sackett und Rosenberg, 1995a; Sackett und Rosenberg, 1995b; Sackett *et al.*, 1996). Evidence based Medicine ist definiert als der bewusste und explizite Gebrauch der gegenwärtig verfügbaren Beweise, um Entscheidungen über die Behandlung individueller Patienten zu treffen. Dabei wurde ursprünglich das System der EbM als eine Strategie aufgefasst, die externe Evidenz neben eine interne Evidenz und den Patientenwunsch stellt, um zu einer

Therapieentscheidung zu gelangen. Externe und interne Evidenz und der Patientenwunsch stellen die drei tragenden Säulen dieser Methode dar. Externe Evidenz definiert sich als externalisiertes Wissen aus Studien und Daten (-sammlungen), wohingegen interne Evidenz die Reflexion der externalisierten Erkenntnisgewinnung und Methode darstellt. Metaanalysen und systematische Reviews stellen dabei die höchst mögliche externe Evidenz dar. Dabei steht die interne Evidenz über der externen Evidenz, da Diskussionen über Metaanalysen und systematische Reviews aufzeigen, dass diese in ihren Ergebnissen und ggf. Widersprüchen zu bewerten sind. Man denke an die Diskussion um die große ALLHAT Studie (ALLHAT-Study-group, 2002) mit 33.000 Patienten und deren Diskussion mit über 160 anschließenden Publikationen, dem Widerspruch zur Wing-Studie (Wing *et al.*, 2003) und den zunehmenden kritischen Publikationen über Metaanalysen und systematische Reviews und deren Commerzbias (Epstein, 2007; Jorgensen *et al.*, 2006; Yank *et al.*, 2007). 60 % aller Metaanalysen über Antihypertensiva sind durch die pharmazeutische Industrie gesponsert. 92 % dieser Studien zeigen ein positives Ergebnis für die Pharmaka, obwohl nur bei 55 % überhaupt ein statistisch signifikantes Ergebnis vorliegt (Epstein, 2007; Jorgensen *et al.*, 2006; Yank *et al.*, 2007). Daraus folgt, dass es kein „objektives Urteilen" durch reine externalisierte oder formalisierte Verfahren gibt (wie von evidenzgläubigen Medizinern gerne dargestellt), sondern nur der Mensch als ein urteilsfähiges Wesen mit übergeordneter interner Evidenz über der externen Evidenz (Studien und Datenerhebungen) zu wissenschaftlichen Aussagen gelangen kann.

Stärken einer externen Evidenz durch Studien und Datensammlungen sind deren Indifferenz gegenüber kausalen Modellen und die relative Sicherheit vor falsch positiven Urteilen durch eine 300jährige ausgefeilte Methodik und Statistik. Sie ist nicht nur auf therapeutische Vergleiche, sondern auch auf diagnostische und präventive sowie komplexe Interventionen anwendbar und schafft Handlungswissen durch Evaluation von Wirksamkeit sowie einem Nutzen- und Schadenspotential (Indikationen, Effektstärken, Eintrittswahrscheinlichkeiten, „number needed to treat" (NNT), Nachhaltigkeit). Ferner werden durch ein systematisches Vorgehen handlungsrelevante Forschungslücken identifiziert.

Nachteile der EbM-Methode sind, dass die Arzt-Patienten-Beziehung bewusst ausgeblendet wird (doppelte Verblindung im RCT) und die prinzipielle Unfähigkeit der Methode, individualisierende Verfahren, wie sie hauptsächlich in der Komplementärmedizin angewendet werden, zu testen.

Ferner steht nicht die eigentliche Frage nach dem Outcome einer Methode an der Spitze der EbM-Pyramide (EbM 1 a = Metaanalyse bzw. systematischer Review von Wirksamkeitsstudien), sondern ein Wirkungs- bzw. Wirksamkeitsbeleg (zum Unterschied dazu siehe (Kienle und Burkhardt, 1983)). Die EbM-Methode gibt häufig Antworten auf Erstentscheidungen, nur sehr selten auf Folgeentscheidungen. Sie konzentriert sich meist auf (wenige) Standardsituationen, zielt auf mittlere Effekte und vernachlässigt Varianz und ihre Determinanten („lokale Evidenz"; Patienteneinflüsse). Anwendungsbeobachtungen und Register werden unterschätzt und gering bewertet, obwohl empirische Daten dem entgegenstehen (Benson und Hartz, 2000; Concato et al., 2000). Für Innovationen ist die EbM gänzlich ungeeignet, „qualitative" Fragestellungen können durch diese Methode in Studien nicht erfasst werden.

Über 98 % aller RCTs beziehen sich auf Surrogatmarker als Endpunkt der Studien. Bei Outcome-Studien, die die Überlebenszeit erfassen, muss angezweifelt werden, ob die ursprüngliche Randomisierung die einzige Interventionsvariable bleibt, die das Outcome beeinflusst. Der RCT geht theoretisch davon aus, dass die Randomisierung in großen Studien mit entsprechenden Vergleichsgruppen zu einer Homogenität in beiden Gruppen führt. Kritische Aufarbeitungen solcher großen Langzeit-Outcome-Studien wie z. B. die UKPDS-Studie (UK Prospective Diabetes-Study), die ALLHAT-Studie (Antihypertensive and Lipid-Lowering Treatment to Prevent Heart Attack Trial) und die Framingham-Studie (Risikostudie zu koronaren Herzerkrankungen) zeigen, dass neben dieser initialen randomisierten Intervention viele weitere krankheitsabhängig folgen. Das Outcome ist folglich von vielen weiteren Entscheidungen im Verlaufe der Erkrankung abhängig, und die anfängliche Homogenität der beiden randomisierten Gruppen ändert sich im Verlauf einer Studie zu einer komplexen Heterogenität verschiedener Untergruppen. Bei onkologischen RCTs mit dem Ziel der Outcome-Messung des Überlebens zeigt sich die o. g. Inhomogenität der Vergleichsgruppen in einem noch stärkeren Maße, da viele onkologisch Erkrankte nach initialer Randomisierung in Medikamentenstudien viele weitere Therapieoptionen erhalten oder selbständig durchführen. So nehmen ca. 30–60 % aller onkologisch erkrankten Patienten ohne das Wissen der behandelnden Onkologen zusätzliche Medikamente (Mistelpräparate, Thymusextrakte etc.) oder Nahrungsergänzungsmittel (Selen, Zink).

Systemforschung in der Medizin

Hinter der EbM steht ein paradigmatischer naturwissenschaftlicher Medizinansatz, der von Francis Bacon (17. Jhd.) über David Hume (18. Jhd.) und John Stewart (19. Jhd.) zu Ronald Fischer (20. Jh.) führt. Die Methoden reichen vom Experiment (Bacon), der wiederholten Beobachtung (Hume), Vergleichskontrollen (Stewart) und Randomisierung (Fischer) zum am höchsten bewerteten Studiendesign, dem randomisierten, kontrollierten, doppelverblindeten Versuch (siehe dazu Kiene (Kiene, 1998; Kiene, 2001)). Dieses aus der Naturwissenschaft heraus entwickelte Experimentaldesign macht den Patienten in der Medizin zum Objekt der Wissenschaft. Andere, meist humanistische oder holistische Medizinansätze lehnen eine solche Objektwissenschaft für den Patienten in der Medizin ab (Kiene, 2001; Kienle und Burkhardt, 1983).

Als Höhepunkt der dominierenden Objektwissenschaft in der Natur- Sozial- und Geisteswissenschaft können die 50er Jahre des letzten Jahrhunderts angesehen werden. Bereits in den 80er Jahren des letzten Jahrhunderts zeigte sich jedoch in diesen Wissenschaftsgebieten ein Paradigmenwechsel von der Objektwissenschaft hin zu einer Systemwissenschaft. Der Mensch wird zunehmend als eine nicht triviale Maschine erkannt, die nicht nur nach reinen linearen Transformationsregeln funktioniert. Die Sozialwissenschaften und die Psychologie sehen den Menschen heute zunehmend als ein doppeltes Wesen, welches Eigenbestimmung aus sich selbst heraus verwirklichen kann und andererseits Außenbestimmung und Entwicklung durch seine Umwelt erfährt. Der Mensch integriert daher in seiner Biographie Eigengesetzlichkeit (genetische, psychische und geistige) und Außengesetzlichkeit (Umwelt und Soziostruktur) zu einem System. In der Humanmedizin steht ein solcher Paradigmenwechsel noch bevor, berührt er doch die gegensätzlichen Grundströmungen eines reduktionistisch, naturwissenschaftlichen gegenüber einem holistischen, systemischen Ansatz, wie er durch die komplementären Medizinsysteme repräsentiert wird.

Auch im 21. Jahrhundert verfolgt der Mainstream in der Medizin überwiegend eine Objektwissenschaft, da im doppelblind randomisierten und kontrollierten Versuch der Mensch zum Objekt der Untersuchung wird. Dieses Studiendesign gilt für eine evidenzbasierte Medizin (weiterhin) als das am besten geeignete Instrument und rangiert in der Evidenzhierarchie an oberster Stelle. Systemische Ansätze, die eine Arzt-Patienten-Beziehung berücksichtigen, Versorgungsstrukturen in ihrer Realität abbilden und ein reales Outcome messen, wie dies durch Versorgungsforschungsansätze verfolgt wird, erscheinen in der Evidenzhierarchie weit unten, obwohl diesen Ansätzen in der wissenschaftlichen Diskussion eine hohe Bedeutung zuerkannt wird (Benson und Hartz, 2000; Cloos, 1952; Concato *et al.*, 2000).

Ähnlich verhält es sich mit anderen Paradigmen in der Medizin, wo der naturwissenschaftlich reduktionistische Ansatz ein pathogenetisch ausgerichtetes System präferiert, da die Stärken dieses Medizinsystems in der naturwissenschaftlich begründeten kausalanalytischen Methode liegen. Eine salutogenetische Orientierung bedarf immer des systemischen Ansatzes, basiert sie doch auf einer Erkenntnis des Gesamtsystems und deren Dependenzen. Somit arbeiten die holistischen, systemisch orientierten Medizinsysteme auch überwiegend mit salutogenetischen Ansätzen. In der Therapie wird dabei nicht an einfachen monokausalen Ursache-Wirkungsbeziehungen angesetzt, wie in der Allopathie, sondern es werden komplexe Interventionen im System vorgenommen. Solche komplexen Interventionen sind dabei gänzlich ungeeignet für RCTs, da hier eine monokausale Ursache-Wirkungsbeziehung der zu untersuchenden Intervention bei ansonsten vorhandener Strukturgleichheit in den Untersuchungsgruppen gefordert ist. Systemische Interventionen bedürfen daher auch eines Studiendesign, das geeignet ist, diese komplexen und z. T. multimodalen Interventionen zu erfassen.

Der naturwissenschaftlich, reduktionistische Medizinansatz ist gekennzeichnet durch seine pathogenetische Problemorientierung, systemische bzw. holistische Medizinsysteme hingegen sind überwiegend salutogenetisch und lösungsorientiert ausgerichtet. Der erkrankte Patient ist lösungsorientiert, sofern er seine Heilung wünscht, der Arzt als Diagnostiker hingegen zunächst problemorientiert. Bleibt der Arzt dabei stehen, wird er pathogenetisch orientiert intervenieren und die pathogenen Einflüsse versuchen zu beseitigen. So sind allopathische Medikamente überwiegend Blocker oder Suppressoren pathogener Mechanismen (z.B. Antibiotika, Antihypertensiva, Antidiabetika etc.) ohne größtenteils Heilung im Sinne einer wiedergewonnen Homöostase des Organismus zu erreichen. Wenn Medizin eine Handlungswissenschaft ist, wie dies einleitend ausgeführt wurde, ist der naturwissenschaftlich reduktionistische Ansatz nichts Absolutes, sondern eine mögliche Betrachtungsweise, z. B. neben dem systemischen Ansatz in den holistischen Medizinsystemen. Daher stehen komplementäre oder holistische Medizinsysteme einer naturwissenschaftlich reduktionistischen Medizin zwar gegenüber, sie sollten aber durch eine pluralistische Wissenschaft in der Medizin zu einem Handlungssystem geführt werden, wie es die integrative Medizin anstrebt. Ebenso muss der „artifizielle" objektorientierte RCT-Studienansatz in der Medizin durch einen realen *in vivo* Versorgungsforschungsansatz ergänzt werden, der systemische Handlungsaussagen für ein Gesundheitssystem erlaubt.

Komplementäre Krebsmodelle

In der Onkologie findet ein integrativer Ansatz bisher noch keinen breiten Konsens. Einerseits geht es in der Onkologie um die existenzielle Erkrankung des Betroffenen und um große wirtschaftliche Ressourcen in der Medizin, andererseits scheinen die unterschiedlichen Therapiestrategien stellvertretend für den Wahrheitsgehalt dieser Systeme zu stehen.

Stellt die Krebszelle für einen reduktionistischen Ansatz das Primarium dar, so sehen holistische Medizinansätze in der Krebserkrankung den Verlust einer Systemstrukturierung des Gesamtorganismus. Dabei wird der Organismus einmal als Summe seiner Einzelteile (Partikularismus) mit der Zelle als kleinster eigenständiger Einheit gesehen, und im Holismus wird der Organismus mächtiger als die Summe seiner Einzelteile gesehen. Der komplexe Organismus wird als ein System erkannt, wenn die Varianzen der (Funktions-)Eigenschaften des gesamten Kollektivs um einen signifikanten Betrag kleiner sind als die Summe ihrer Teilvarianzen (VSystem = $\sum$ [va+vb+vc+...+vn]) (Weiss, 1970). Daraus folgt, dass die Differenzierung von Zellen, Geweben etc. gegenüber dem undifferenzierten Ausgangszustand in ihrer potenziellen Variabilität abnimmt, zu Gunsten eines höheren Gesamtorganisationszustands.

Bereits in den 1990er Jahren kamen von führenden Onkologen zunehmend Zweifel an dem herrschenden wissenschaftlichen Krebskonzept auf, da trotz größter wissenschaftlicher Anstrengungen die Erfolge der Krebstherapie äußerst bescheiden blieben. Sämtliche Krebstherapien zusammen (Chirurgie, Strahlen- und Chemotherapie) zeigten in Metaanalysen maximale Effekte auf das Überleben von 10–30 % in adjuvanten Therapien und in palliativen Situationen Lebensverlängerungen von drei bis max. 24 Monaten (Bronchial-, Mamma-, kolorektales Karzinom).

Aufgrund experimenteller, klinischer und epidemiologischer Beobachtungen, die dem reduktionistischem Konzept widersprachen, wurde das herkömmliche Paradigma der Krebsentstehung in Frage gestellt. So wurde in dem mehrseitigen Editorial des offiziellen Journal der amerikanischen Gesellschaft für klinische Onkologie (Journal of Clinical Oncology) bereits 1995 bemerkt: „The time has come to shift the cancer paradigm" (Schipper *et al.*, 1995). In diesem Editorial wird ein alternatives Modell der Neoplasie beschrieben: Krebs wird als ein dynamischer, maladaptiver und potenziell reversibler Prozess gesehen, dessen Entstehungsursache nicht primär in der Zelle, sondern im Organismus zu suchen ist. Krebs selbst ist keine eigenständige morphologische Entität, da Eigenschaften maligner Neoplasien – wie Wachstum, Invasion, Metastasierung und Gefäßneubildung, etc. – auch in normalen Geweben vorkommen. Dieses Modell der sogenannten morphogenetischen Felder wurde in den letzten Jahren weiter differenziert (Sporn, 1996). Somit stehen sich heute in der konventionellen Onkologie das reduktionistische und das holistische Modell im Sinne eines Schichtendeterminismus (mit gestaltbildender Determinierung des Organismus > Organ > Gewebe > Zelle) gegenüber (siehe dazu auch Beitrag von Kienle in diesem Buch und Kienle und Kiene, 2003).

Dieser Hypothesenwandel in der konventionellen Medizin, weg von dem molekularen und zellulären Modell, hin zu organismischen (und damit holistischen) Ansätzen, bringt zwar die reduktionistisch orientierte konventionelle Medizin und die holistische, meist als komplementäres System bezeichnete Medizin einander näher, hat jedoch die „Glaubensgegensätze" nicht überwunden. Somit findet sich eine Annäherung auf hypothetischem Felde in der Onkologie, jedoch nicht im Gesamtansatz der Medizinsysteme.

Zeitdimension und Krebs

Als ein wesentliches Charakteristikum von malignen Proliferationsprozessen kann die Störung der Zeitarchitektur im Raum (Gewebezusammenhang) angesehen werden. Maligne Zellen zeigen eine Desynchronisation mit verändertem Proliferationszyklus, einem veränderten Differenzierungsgrad (Dedifferenzierung) und deren räumliche Orientierung (Polarisation) mit der Folge von Invasivität durch fehlende Kontakthemmung und Gewebekommunikation.

Für ein Verständnis des Zusammenhangs von Krebs und der Zeitdimensionalität bedarf es zunächst einer Erkenntnis über das Verhältnis von Zeit und der Entwicklung eines Organismus. Kausalität als solche ist eng mit der Zeitachse verbunden, kann sie doch wie folgt definiert werden: Kausal ist der Zusammenhang von zwei Erscheinungen, wenn das spätere Ereignis ohne das frühere nicht möglich ist. Ein Wesenszug der naturwissenschaftlich orientierten Medizin ist das Bestreben nach Kausalketten im Sinne von Ursache-Wirkungs-Beziehungen. Werden Ursache-Wirkungsbeziehungen auf lebendige Organismen übertragen und als einziges Entwicklungsprinzip zugelassen, so erscheinen Zweckorientierungen, bei denen durch einen Bewusstseinsakt eine Antizipation der Zukunft geschieht, widersprüchlich. Bei der Übertragung des naturwissenschaftlichen Kausalitätsprinzips auf lebendige Organismen ist daher verständlich, dass eine Zweckorientierung als (rückständiger) Anthropomorphismus bewertet wird. So sieht eine Evolutionstheorie wie der Darwinismus Evolutionsmechanismen nicht zweckorientiert, sondern als Ergebnis ‚zufälliger Kausalität'. Nach dieser Theorie ist der scharfe Sehsinn der Greifvögel nicht zu dem Zweck entstanden, die Beute besser zu sehen, sondern ist durch ‚zufällige Mutationen" entstanden. Kausalitätsbetrachtungen werden einer Zweckorientierung als Erklärung der Evolution vorangestellt. Damit reduziert die naturwissenschaftliche Methodik die vier aristotelischen Kausalitätsprinzipen auf die *Causa materialis* (Stoffursache) und *Causa efficiens* (Wirkursache). Die *Causa finalis* (Zweckursache) und *Causa formalis* (Formursache) bleiben außen vor.

Kennt die reine Naturwissenschaft keine Zweckursache (*Causa finalis*), sondern nur Kausalitäten, so zeigt dies erneut, wie oben ausgeführt, dass Humanmedizin keine Naturwissenschaft, sondern eben eine Handlungswissenschaft mit Anteilen von naturwissenschaftlicher Kausalität ist. Das menschliche Bewusstsein ist final ausgerichtet und zur Antizipation der Zukunft befähigt. Ein Verständnis der Gegenwart ist beim Menschen nur möglich, wenn auch ein Ziel/Zweck dieser Person für seine Handlungen mit berücksichtigt wird. Nur der Mensch mit seiner Möglichkeit des ‚freien Willens" antizipiert bewusst die Zukunft. Somit vereint der menschliche Organismus in der Gegenwart einerseits die Gesetzmäßigkeiten, die aus der Vergangenheit heraus (weiter) wirken und antizipiert durch seine Willensimpulse die Zukunft in seinen Handlungsmotiven. Die gegenwärtige Aktualisierung beider Zeitenströme (aus der Vergangenheit und aus der Zukunft) charakterisiert das Spannungsfeld des menschlichen Seins.

Ein weiteres Charakteristikum menschlichen Lebens ist deren Zeitgestalt zwischen Chaos und Zeitenrhythmus, zwischen wiederkehrenden und einmaligen Momenten sowie seinem rhythmischen Schwingen um ein homöostatisches Gleichgewicht. Eine darin enthaltene Entwicklung vollzieht sich einerseits kontinuierlich, andererseits in Schüben und somit diskontinuierlich. Auch weist Entwicklung oftmals auf eine höhere Organisationsform (z. B. Neuronennetzwerke etc.) hin (siehe Abb. 1). Dabei stehen sich abermals naturwissenschaftliche Grundprinzipien entgegen. Einerseits lehrt die Physik, dass die Entropie immer weiter ansteigt (die Unordnung der Welt zunimmt), andererseits wird durch die Darwinsche Evolutionstheorie postuliert, dass die Entwicklung der Lebewesen sprunghaft von einfachen, weniger strukturierten zu immer komplizierteren und damit komplexer strukturierten Lebewesen voranschreitet.

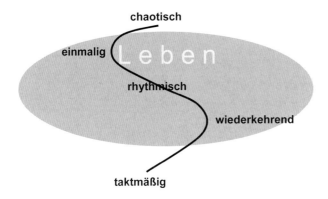

Abb. 1.: Menschliches Leben im Spannungsfeld zwischen Chaos und Struktur

Solche Dualismen sind in der Physik bekannt und werden meist durch Modelle veranschaulicht. So lässt sich Licht als Welle und als Teilchen darstellen. Ebenso verhält es sich mit der Zeit, die einerseits ein Kontinuum und andererseits sprunghafte Eigenschaften aufweist (siehe dazu Auerbach, 1993). Dabei stellt Zeit eine Dimension im Raum dar, die axiomatisch auftritt und durch Messung von Bewegung (Änderung von Materie im Raum) gemessen werden kann (SI Einheit: Sekunde). Somit erscheint Zeit als Dimension abbildhaft im Raum, ohne sich jedoch vollständig darin abzubilden. Zeit weist über die Dimension des Raumes hinaus. Gemäß einer Dimensionsontologie können sich dabei höhere Dimensionen projiziert auf eine niedere Dimension unterschiedlich abbilden. In Abbildung 2 links erkennt man, wie sich der dreidimensionale Körper auf die zweidimensionalen Ebenen unterschiedlich projiziert. Einmal erscheint der dreidimensionale Körper als Rechteck (linke Wand) und andererseits als Kreis (Boden). Umgekehrt können sich auch unterschiedliche Objekte einer höheren Dimension in einer niederen Dimension gleichartig abbilden (siehe Abb. 2 rechts), obwohl sie sich auf der dreidimensionalen Ebene unterscheiden. Die dreidimensionalen Körper des Zylinders, der Pyramide und der Kugel projizieren sich auf der zweidimensionalen Ebene alle gleichförmig als Kreis. Dieses Beispiel einer Dimensionsontologie veranschaulicht, wie ein Dualismus auf einer niederen Ebene auftreten kann (Abb. 2 links; Rechteck und Kreis), der sich auf der höheren Ebene (dreidimensionaler Raum) aufhebt, da er auf eine einzige Ursache zurück zu führen ist.

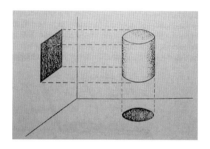

Dreidimensionaler Körper auf zwei verschiedene zweidimensionale Ebenen projiziert ⇒ zwei verschiedene Abbildungen

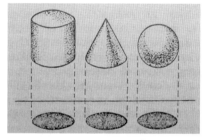

Drei verschiedene dreidimensionale Körper in eine Ebenen projiziert ⇒ drei gleiche Formen in der Zweidimensionalität

Abb. 2: Dimensionsontologie

Das komplexe Problem biologischer Entwicklung von höheren Organismen als einerseits kontinuierliches und andererseits sprunghaftes, diskontinuierliches Phänomen (Wachstumsschübe, diskontinuierliche Reifungsprozesse wie die Pubertät etc.) wurde durch I. Prigogine (Nobelpreis 1979) in einem Modell veranschaulicht (siehe Abb. 3) (Prigogine, 1989). In der sogenannten „Bäckertransformation" wird das Viereck Abb. 3a (der Teig) geknetet (Abb. 3b), an der gestrichelten Linie geschnitten (Abb. 3b) und die rechte Hälfte oben aufgelegt (Abb. 3c). Beobachtet man bei diesem Prozess das mittlere schwarze Viereck aus Abb. 3a, so erkennt man, wie dieses zunächst verformt (Rechtecke in Abb. 3 b) und durch das Schneiden und oben Aufsetzen in zwei Teile nach außen verlagert wird (Abb. 3 c). Dabei können zwei Punkte beliebig eng beieinander liegen. Wenn sie durch die Schnittebenen getrennt (gestrichelte Linie Abb. 3b) werden, verlaufen ihre Schicksale gänzlich verschieden.

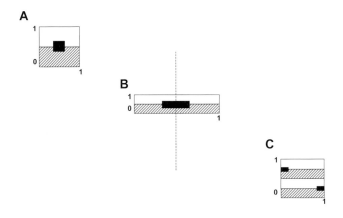

Abb. 3: „Bäckertransformation"

Solche trennenden Prozesse (mathematisch Bifurkationen genannt) ehemals eng benachbarter Punkte führen im Langzeitverhalten zur Unmöglichkeit einer Vorhersage ihrer weiteren Entwicklung. Dabei erweist sich das System sensibel gegenüber seinen Ausgangsbedingungen, und andererseits kommen immer wieder innerste Anteile (schwarzes Viereck Abb. 3a) an äußere Ränder (Abb. 3c, Umweltoffenheit). Prigogine transformiert den Zeitbegriff aus der Physik hinüber in biologische Modelle und kommt zu Begrifflichkeiten von junger und alter Zeit. Der Zeitoperator (das Kneten des Teigs) greift auf das System ordnend wie auch chaotisierend ein. Dabei wirkt dieser Zeitoperator auf beide Systeme unterschiedlich: Auf junge Partialsysteme wirkt er ordnend, auf alte Partialsysteme chaotisierend. Die alten kehren zur Ordnung zurück, sind aber alt, da sie bereits durch das System gegangen sind und transformiert wurden und ordnen sich dann wieder.

Überträgt man dieses Modell der „Bäckertransformation" auf die Krebserkrankung, so kann Krebs als Störung der Zeitordnung im Raum (Gewebezusammenhang) verstanden werden. Maligne transformierte Zellen weisen eine Desynchronisation ihres Proliferations- und Differenzierungsverhaltens zum umliegenden (gesunden) Gewebeverband auf.

Analog zum allgemeinen Wachstums- und Entwicklungsprozess eines Organismus folgt die maligne Transformation keinem linearen Prozess. Die Initialphase ist durch die zeitliche Desynchronisation der malignen Zellen zu ihrem umgebenden Gewebeverband charakterisiert. Dem folgen sekundär die räumliche Desintegration (fehlende Polarisation) und die Ausdehnung über Gewebegrenzen hinweg. Sie ist aber meist noch organbezogen, um dann im späteren metastasierten Stadium die Organgrenze zu überschreiten. Im letzten Stadium wird der Gesamtorganismus durch die Tumorkachexie erfasst. Interessanterweise korreliert die Tumormasse nicht mit der Überlebenszeit. Ebenso wenig korrelieren die Tumorerkrankung als solche und die einzelnen Stadien (lokal, metastasiert und systemische Tumorkachexie) nicht mit Tumormasse im Körper. Entscheidend bei der Krebserkrankung ist deren zeitliche und nicht deren räumliche Dimension, da Lebensqualität und Überlebenszeit nicht mit der Körpertumormasse korrelieren.

Krebstherapien und deren wissenschaftliche Evaluation

Konventionelle Krebstherapien können derzeit als tumordestruktive Verfahren charakterisiert werden. Ziel aller chirurgischen, strahlen- und chemotherapeutischen Verfahren ist die Tumordestruktion bzw. -resektion. Metaanalysen zeigen, dass ein Überlebensvorteil bei den soliden Tumoren in der adjuvanten Therapie bei nur ca. 15–30 % und in palliativen Stadien bei einem Faktor von 1,5 bis max. 4 liegt (Gonzalez-Angulo *et al.*, 2007; Hennessy und Pusztai, 2005; Jones, 2008; Leung *et al.*, 2005; Quasar Collaborative *et al.*, 2007). Diese sehr ernüchternden Daten führten bereits in den 1990er Jahren zur Hinterfragung des reduktionistischen Krebsmodells. So schrieb einer der führenden amerikanischen Onkolgen, M. B. Sporn, 1996 im Lancet: "Carcinoma is a disease of the whole organism. Although molecular and cell biology have immense power as analytic tools, the ultimate understanding and control of the process of carcinogenesis will require a new synthesis at the level of tissue, organ, and organism" (Sporn, 1996). Zeitgleich stellte sich in den 90iger Jahren durch Studien heraus, dass die räumliche Ausdehnung von Tumoren und deren Therapieverhalten durch die Messung von „complete remission" (CR), „partial remission" (PR) und „stable disease" (SD) nicht mit der Überlebenszeit korrelieren, ähnlich wie der Parameter „time to progression". Damit handelt es sich lediglich um Surrogatmarker ohne gute Korrelation mit einem Outcome-Parameter wie der Überlebenszeit. Warum heute noch an diesen Parametern in der Onkologie festgehalten wird, kann nur durch den Hang in der Medizin nach möglichst „objektiver Messung" eines Verlaufsparameters verstanden werden, obwohl er sich zunehmend als irrelevant für das Outcome erweist.

Eine naturwissenschaftlich ausgerichtete Medizin versucht möglichst anhand von bildgebenden Verfahren (Schnittbildverfahren wie CT oder MRT, aber auch Histologie), die Krankheit zu erfassen, gemäß dem Virchowschen Postulat, dass jede Krankheit sich in einem veränderten histologischen Befund abbildet (Virchow, 1858). Wenn Krebs primär als eine Desynchronisation der malignen transformierten Zellen zu ihrem umliegenden Gewebeverband erkannt wird, so stellt die räumliche Desorganisation ein sekundäres Phänomen der zeitlichen Dimension dar. Mit Prigoginescher Zeitcharakterisierung stellen die maligne transformierten Zellen einen „zurückgebliebenen Entwicklungs-" und „jungen" Zeitzustand dar (Zellen weisen ‚embryonale Funktionszustände" auf) und vollziehen nicht den bereits vom Gesamtorganismus antizipierten Entwicklungszustand, der aus der Finalität und Zukunft auf den Organismus bereits wirkte und ihn reifen ließ (alt). Daraus folgt, dass ohne eine Entwicklungsidee des Gesamtorganismus im Spannungsfeld zum Entwicklungszustand der Zelle die eigentliche Krankheitsursache, die Desynchronisation der Einzelzelle, sich nicht erschließt. Die Krebserkrankung lässt sich daher weder reduktionistisch (Primat der Zelle) noch rein holistisch (Primat des Organismus) erschließen, sondern stellt eine Interaktions- und Kommunikationsstörung von Gesamtorganismus zu Einzelzelle dar, bei der die Synchronisation misslingt. Genetische Determination und somit vergangenheitsgetragener Bildeimpuls der Zelle wird mit final ausgerichtetem antizipierendem Zukunftsimpuls des Gesamtorganismus nicht synchronisiert.

Das Fehlen einer (linearen) Korrelation von Tumormasse mit der Überlebenszeit (ÜZ) wird aus dem oben ausgeführten verständlich: So stellt die räumliche Tumorerkrankung nur ein sekundäres Phänomen gegenüber dem Ausmaß der zeitlichen Desynchronisation im Gesamtorganismus dar. Als die einzigen harten Outcome-Paramter für eine Krebstherapie dürfen heute ÜZ und Lebensqualität (LQ) sowie deren Quotienten (health adjusted life years = ÜZ/LQ; quality adjusted life years = Lebensqualitätsgewinn pro Zeit) gelten.

Therapieeffekte in der Onkologie müssen durch Studien mit Messung harter Outcome-Parameter (ÜZ und/oder LQ) belegt werden. Als am besten geeignetes Studiendesign wird der randomisierte kontrollierte Versuch (RCT) angesehen. Das RCT Studiendesign versucht durch Randomisierung möglichst homogene Gruppen (Strukturgleichheit) zu erreichen, um den (therapeutischen) Effekt der Intervention zu bestimmen. Dabei wird von einer Ursache-Wirkungsbeziehung ausgegangen, die durch die Intervention beeinflusst wird. Sämtliche Effektveränderungen werden bei einem Kontrollgruppendesign der Intervention zugeschrieben und gegenüber der Placebogruppe in seiner Effektstärke bewertet. Somit eignet sich dieses RCT-Design hervorragend, um Interventionen in ihrem kurzfristigen Effekt zu bestimmen.

Bei Anwendung dieses RCT-Designs auf onkologische Outcome-Studien stellt sich jedoch die Frage, wie lange nach einer therapeutischen Intervention die durch Randomisierung großer Patientenkollektive anfänglich erreichte Strukturgleichheit in den verschiedenen Gruppen aufrecht erhalten bleibt. Dabei wird die zunächst durch Randomisierung erreichte Strukturgleichheit der Kohortenvergleichsgruppen im weiteren Verlauf durch viele weitere folgende Interventionsmöglichkeiten bzgl. des Zielparameters der Studie (ÜZ und/oder LG) zunehmend aufgehoben. Als Einflussfaktoren auf das Überleben bei soliden Tumoren gelten heute: Tumorstadium, Genetik, Ernährungszustand und Ernährung, psychoonkologische Interventionen und mentale Einstellung (Übersicht bei Tschuschke, 2005), weitere Therapien wie Misteltherapie (Übersicht bei Kienle und Kiene, 2003), Selen, (ggf. Spurenelemente, Vitamine), ggf. Hormonstatus (Mammakarzinom, Prostatakarzinom), sportliche Aktivitäten (Holmes et al., 2005; Knols et al., 2005) und das Kohärenzgefühl (Grossarth-Maticek, 2003) des Patienten. Untersucht man RCTs zum Überleben bzgl. dieser genannten weiteren Einflussfaktoren, so bleiben diese mit Ausnahme von Tumorstadium, Hormonstatus und seltenen genetischen Markern in den Studien unberücksichtigt. Auswertungen der häufigsten soliden Tumoren zeigten (Mammakarzinom 2774 RCTs von 1989–8/2007; Kolonkarzinom

1505 RCT Studien 1968–10/2007 und Lungenkarzinom (NSCLC/SCLC) 2213 RCT Studien von 1964-10/2007), dass kein RCT jemals den Einfluss der weichen Einflussfaktoren mit erfasst und bewertet. Bei einer weiten Verbreitung der Misteltherapie in Deutschland von 40–70 % der onkologisch Erkrankten muss es erstaunen, dass ein solch häufiger Einflussfaktor in RCTs nicht mit untersucht wird.

Viele RCTs haben ein Follow-up von vielen Monaten bis Jahren. Es stellt sich daher die Frage, was die Annahme erlaubt, dass bei einer RCT-Langzeitstudie nur die randomisierte Intervention differiert, wenn viele weitere Einflussfaktoren auf das Überleben gesichert sind? Warum werden bekannte Einflussfaktoren auf die ÜZ bei RCTs nicht systematisch erfasst? Wie groß wären die verschiedenen Subgruppen bei multipler Faktorentestung, und wie sähen die Signifikanzen aus?

Es darf vermutet werden, dass nur durch die Simplifizierung und bewusste Ausklammerung multipler bekannter Einflussfaktoren auf das Überleben in vielen RCTs noch ein signifikantes Ergebnis erreicht wird.

Gegen den RCT als geeignetes Instrument für onkolgische Outcome-Studien sprechen:

- Der RCT erfasst kausale Ursache-Wirkungsbeziehungen; die Krebserkrankung weist in seinem Outcome von ÜZ kein einfaches Kausalitätsprinzip auf.
- Bekannte multiple Einflussfaktoren auf die ÜZ werden (bewusst) bei (fast) allen RCTs nicht erfasst, da andernfalls bei multipler Faktorentestung sehr große Patientenkollektive eingeschlossen werden müssten, um für die verschiedenen Subgruppen noch signifikante Ergebnisse nur für die randomisierte Intervention zu erreichen.
- Bei langem Follow-up ist zu erwarten, dass Patienten mit einem schlechten onkologischen Verlauf gerade nach weiteren Interventionsmöglichkeiten suchen und diese dann anwenden (die bei deren Erfassung einer multiplen Faktorentestung wieder zugeführt werden müssten).
- Viele (pharmagesponserte) onkologische Interventionsstudien nach RCT-Design schließen nur Subgruppen von Tumorentitäten ein. Aussagen auf andere Tumorsubgruppen gleicher Entität sind nicht möglich, da einfache lineare Korrelationen bei der Tumorerkrankung nicht vorliegen.

- Aufgrund dieser Argumente mit kritischer Durchsicht von über 6000 RCTs zur ÜZ bei Tumorerkrankungen ergeben sich keine validen Erkenntnisse, die dem RCT-Design eine hohe Validität bzgl. harter Outcome-Parameter in der Onkologie zuerkennen.

Stellt das RCT-Design das klassische Instrument für Interventionsstudien dar und kommt einer naturwissenschaftlich orientierten Medizin mit deren überwiegendem Interventionscharakter entgegen, so sind holistische Therapieansätze meist durch regulative und systemische Therapieverfahren gekennzeichnet, die salutogene Ressourcen aktivieren und stimulieren. Solch multimodale und mehrdimensionale Therapien, die verschiedene Dimensionsschichten im Menschen ansprechen und komplexe Regulationsmechanismen aktivieren, können meist nur durch systemische Erfassung dieser Therapiekonzepte evaluiert werden. Versorgungsforschungsansätze erweisen sich für systemische Outcome-Messungen als geeignete Instrumente, da sie unabhängig von der Einzelintervention den systemischen Effekt erfassen und durch Kohortenvergleiche bewertet werden können.

Versorgungsforschungsansätze können daher in der Onkologie ebenfalls solche systemischen Therapieinterventionen erfassen und stellen ein mindestens gleichwertiges Instrument zur Erfassung der harten Outcome-Paramter dar. Artifizielle Simplifizierung beim RCT-Design in der Onkologie kann nicht über die Komplexität und Mehrdimensionalität der Krebserkrankung hinwegtäuschen. Versorgungsforschungsansätze, welche systemische Messungen von Outcome-Parametern in der Onkologie erlauben, sollten zukünftig kritisch Daten aus RCTs beleuchten und weiter absichern.

Literatur

ALLHAT-Study-group. (2002): Major outcomes in moderately hypercholesterolemic, hypertensive patients randomized to pravastatin vs usual care: The Antihypertensive and Lipid-Lowering Treatment to Prevent Heart Attack Trial (ALLHAT-LLT); Jama 288: 2998–3007.

Auerbach D. (1993): Von der physikalischen Zeit zum Zeiterkennen, In: G. V. Kniebe (Hrsg.): Was ist Zeit ?, Verlag Freies Geistesleben, Stuttgart, 138–162.

Benson K., Hartz A.J. (2000): A comparison of observational studies and randomized, controlled trials, New Engl J Med 342: 1878–1886.

Cloos W. (1952): Zur Charakteristik des Antimons, Beiträge zu einer Erweiterung der Heilkunst nach geisteswissenschaftlichen Erkenntnissen 5: 260–263 (herausgegeben von der Arbeitsgemeinschaft anthroposophischer Ärzte, später: Der Merkurstab. Beiträge zu einer Erweiterung der Heilkunst).

Concato J., Shah N., Horwitz R. I. (2000): Randomized, controlled trials, observational studies, and the hierarchy of research designs, New Engl J Med 342: 1887–1892.

Epstein R. A. (2007): Influence of pharmaceutical funding on the conclusions of meta-analyses, BMJ (Clinical research ed) 335: 1167.

Gonzalez-Angulo A. M., Morales-Vasquez F., Hortobagyi G. N. (2007): Overview of resistance to systemic therapy in patients with breast cancer, Adv Exp Med Biol, 608: 1–22.

Grossarth-Maticek R. (2003): Selbstregulation, Autonomie und Gesundheit, de Gruyter, Berlin.

Hennessy B. T., Pusztai L. (2005): Adjuvant therapy for breast cancer, Minerva Ginecol 57: 305–326.

Holmes M. D., Chen W. Y., Feskanich D., Kroenke C. H., Colditz G. A. (2005): Physical activity and survival after breast cancer diagnosis, JAMA 293: 2479–2486.

Jones S. E. (2008): Considerations in treatment choice for metastatic breast cancer, Breast Cancer Res 15: 35–39.

Jorgensen A. W., Hilden J., Gotzsche P. C. (2006): Cochrane reviews compared with industry supported meta-analyses and other meta-analyses of the same drugs: systematic review, BMJ (Clinical research ed.) 333: 782.

Kiene H. (2001): Komplementäre Methodenlehre der klinischen Forschung; Cognition-based Medicine. Springer Verlag, Berlin, Heidelberg, New York.

Kiene H. (1998): Evidence Based Medicine – Cognition Based Medicine. Geistesgeschichtliche Hintergründe und Werdegang der Paradigmen, Der Merkurstab 51: 123.

Kienle G., Burkhardt R. (1983): Der Wirksamkeitsnachweis für Arzneimittel, Analyse einer Illusion.,Verlag Urachhaus Johannes M. Mayer GmbH & Co KG, Stuttgart.

Kienle G. S., Karutz M., Matthes H., Matthiessen P., Petersen P., Kiene H. (2003): Evidenzbasierte Medizin: Konkurs der ärztlichen Urteilskraft?, Dt Ärztebl 100: A-2142–2146.

Kienle G. S., Kiene H. (2003): Die Mistel in der Onkologie, Schattauer Verlag, Stuttgart, New York.

Knols R., Aaronson N. K., Uebelhart D., Fransen J., Aufdemkampe G. (2005): Physical exercise in cancer patients during and after medical treatment: a systematic review of randomized and controlled clinical trials, J Clin Oncol 23: 3830–3842.

Leung G. M., Thach T. Q., Chan E., Foo W., Meng O., Fielding R., Lam W.W., Hedley A. J., Wong C. M., Lam T. H. (2005): Short-term, medium-term, long-term, and lifetime risks of developing and dying of breast carcinoma in a Westernized Chinese population: Evidence from Hong Kong between 1976 and 2000, Cancer 103: 501–508.
Prigogine I. (1989): Die Wiederentdeckung der Zeit, In: Dürr, H.-P., Zimmerli, W. Ch. (Hrsg.): Geist und Natur, München, Bern, 47–60.
Quasar Collaborative G., Gray R., Barnwell J., McConkey C., Hills R. K., Williams N. S., Kerr D. J. (2007): Adjuvant chemotherapy versus observation in patients with colorectal cancer: a randomised study, Lancet 370: 2020–2029.
Sackett D. L. (2002): Clinical epidemiology what, who, and whither, J Clin Immunol 55: 1161–1166.
Sackett D. L. (2001): Why randomized controlled trials fail but needn't: 2. Failure to employ physiological statistics, or the only formula a clinician-trialist is ever likely to need (or understand!), CMAJ 165: 1226–1237.
Sackett D. L. (2000): Why randomized controlled trials fail but needn't: 1. Failure to gain "coal-face" commitment and to use the uncertainty principle, CMAJ 162: 1301–1302.
Sackett D. L. (1998): Evidence-based medicine, Spine 23: 1085–1086.
Sackett D. L. (1997): Evidence-based medicine, Semin Perinatol 21: 3–5.
Sackett D. L., Rosenberg W .M. C., Gray J. A. M., Haynes R. B., Richardson W. S. (1996): Evidence based medicine: what it is and what it isn't, BMJ (Clinical Research ed) 312: 71–72.
Sackett D. L., Rosenberg W. M. (1995a): On the need for evidence-based medicine, J Public Health Med 17: 330–334.
Sackett D. L., Rosenberg W. M. (1995b): The need for evidence-based medicine, J Royal Soc Med 88: 620–624.
Sackett D. L. (1995a): Evidence-based medicine, Lancet 346: 1171.
Sackett D. L. (1995b): Randomized trial in individual patients, In: G. Antes, L. Edler, R. Holle, W. Köpcke, R. Lorenz, J. Windeler (Hrsg.): Biometrie und unkonventionelle Medizin, Landwirtschaftsverlag GmbH, Münster-Hiltrup, 19–33.
Schipper H., Goh C. R., Wang T. U. L. (1995): Shifting the cancer paradigm: Must we kill to cure?, J Clin Oncol 13: 801–807.
Sporn M. B. (1996): The war on cancer, Lancet 347: 1377–1381.
Tschuschke V. (2005): Psychoonkologie. Psychologische Aspekte der Entstehung und Bewältigung von Krebs, Schattauer Verlag, Stuttgart.
Virchow R. (1858): Die Cellularpathologie in ihrer Begründung und in ihrer Auswirkung auf die physiologische und pathologische Gewebelehre, Verlag A. Hirschwald, Berlin.

Weiss P. A. (1970): Das lebende System: Ein Beispiel für den Schichtendeterminismus, In: A. Koestler, J. R. Smythies (Hrsg.): Das neue Menschenbild, Molden, Wien, München Zürich.

Wing L. M., Reid C. M., Ryan P., Beilin L. J., Brown M. A., Jennings G. L., Johnston C. I., McNeil J. J., Macdonald G. J., Marley J. E., Morgan T. O., West M. J. (2003): A comparison of outcomes with angiotensin-converting enzyme inhibitors and diuretics for hypertension in the elderly, New Engl J Med 348: 583–592.

Yank V., Rennie D., Bero L. A. (2007): Financial ties and concordance between results and conclusions in meta-analyses: retrospective cohort study, BMJ (Clinical research ed.) 335: 1202–1205.

Korrespondenzadresse:
Dr. Harald Matthes
Gemeinschaftskrankenhaus Havelhöhe
Kladower Damm 221, D-14089 Berlin
hmatthes@havelhoehe.de

B) Kasuistiken, Fallserien, Erfahrungsberichte

Wirksamkeit und Unbedenklichkeit von *Viscum album* L. bei der pulmonalen Sarkoidose – Eine Fallkontrollserie

Efficacy and safety of pulmonary sarcoidosis treatment with *Viscum album* L. – a case control series

Christian Grah

> **Zusammenfassung**
> Die Sarkoidose ist eine chronisch entzündliche granulomatöse Multisystemerkrankung. Die etablierte Therapie mit Prednisolon ist mit allen Risiken einer Langzeit-Glucocorticoidtherapie behaftet und nicht immer geeignet, einer fibrosierenden Alveolitis vorzubeugen oder die TH1-Lymphozytäre Fehlregulation des Organismus anhaltend zu überwinden.
> Eine Therapie der Sarkoidose mit *Viscum album* L. ist seit über 20 Jahren bekannt, jedoch sind bislang keine genauen klinischen oder lungenfunktionsanalytischen Daten publiziert worden.
> In der Zeit zwischen 2003 und 2007 wurde eine Fallserie von 30 Patienten mit pulmonaler Sarkoidose erstellt. Es wurde eine zyklische Therapie mit einem *Viscum album*-Präparat der Firma WALA (Iscucin salicis) nach einem Eskalationsschema durchgeführt. Im Verlauf wurde alle drei Monate eine Zwischenevaluation erhoben. Eine bereits begonnene Therapie mit Glucocorticoiden wurde reduziert oder beendet. In keinem Fall musste die Therapie wegen unerwünschter Nebenwirkungen oder Krankheitsprogress abgebrochen werden. Es konnte eine zum Teil signifikante Verbesserung der klinischen laborchemischen und pulmonalen Krankheitszeichen dokumentiert werden.
> Die Fallserie liefert Hinweise, dass die Therapie mit *Viscum album* nach dem Havelhöher Sarkoidose-Protokoll mit Iscucin salicis bei pulmonaler Sarkoidose unbedenklich ist und eine wirksame Alternative zur Prednisolontherapie darstellt.
>
> **Schlüsselwörter:** *Viscum album* L, Sarkoidose, nicht-steroidale Therapie, Immunmodulation, Misteltherapie

Summary
Sarcoidosis is a chronic, inflammatory, granulomatous, multisystem disease. Established therapy with prednisolone bears all the undesired risks of long-term glucocorticoid therapy and is not always suitable to prevent the development of fibrosing alveolitis or to overcome the TH1 lymphocyte misregulation of the organism persistently.
Therapy of sarcoidosis with *Viscum album* L. has been known for more than 20 years but no detailed clinical or lung fuctional data have yet been published.
In the period between 2003 and 2007 we documented a series of case studies involving 30 patients with pulmonary sarcoidosis. We carried out cyclic therapy with a *Viscum album* preparation manufactured by WALA (Iscucin salicis) based on an escalation scheme. An interim evaluation was carried out every three months throughout the course of therapy. Any therapy with glucocorticoids which patients had previously received was either reduced or terminated. There were no cases where our therapy had to be stopped because of undesired side effects or progressive disease. We were able to document improvements in the clinical, laboratory and pulmonary signs of the disease which, in some cases, were quite significant.
The series of case studies has indicated that therapy with *Viscum album* based on the Havelhöhe Sarcoidosis Protocol with Iscucin salicis for pulmonary sarcoidosis is safe and represents an effective alternative to prednisolone therapy.

Keywords: *Viscum album* L., sarcoidosis, non-steroidal therapy, immunomodulation, mistletoe therapy

Einleitung

Die Sarkoidose ist eine chronisch entzündliche granulomatöse Multisystem-Erkrankung ungeklärter Ätiologie. Grundsätzlich kann jedes Organ betroffen sein. Am häufigsten sind die Lunge und die mediastinalen Lymphknotenstationen betroffen. Die Häufigkeit der Organbeteiligung schwankt zwischen 90 % (Lunge) und 10 % (z. B. Knochen) (Kirsten und Costabel, 2005). Bei der pulmonalen Sarkoidose lassen sich vier Stadien (besser Röntgentypen) unterscheiden, bei denen mit abnehmender Häufigkeit eine spontane Remission zu erwarten ist: Röntgenstadium I: Remission in 60–80 % der Fälle, Röntgenstadium II: Remission in 50–60 %, Röntgenstadium III: Remission in < 30 %, Röntgenstadium IV: Remission in < 10 % (Newman *et al.*, 1997). Die immunologischen Bedingungen der Spontanremission sind bis heute nicht vollständig verstanden. „Man kann vermuten, dass in diesen Fällen ein antiinflammatorisches Prinzip wirkt, sehr wahrscheinlich ebenfalls ein Zytokin, das die Balance zwischen proinflammatorischen und antiinflammatorischen Zytokinen wieder herstellt." (Müller-Quernheim, 2000a)

Nach den Guidelines der amerikanischen Fachgesellschaft (American Thorax Society, ATS) wie auch der europäischen Fachgesellschaft (Europen Respiratory Society, ERS) und der WASOG (World Association of Sarcoidosis and Other Granulomatous Disorders) wird eine systemische Glucocorticoidtherapie bei Organbefall mit Funktionseinschränkung empfohlen (DGP, 1998; Müller-Quernheim, 2000b; Schaberg *et al.*, 1995; Kirsten und Costabel, 2005). Diese Therapie ist jedoch mit allen unerwünschten Risiken einer andauernden Glucocorticoidtherapie behaftet und zugleich nicht geeignet, einem Rezidiv sicher vorzubeugen oder die immunologische Fehlregulation des Organismus anhaltend zu überwinden (Izumi 1994; Israel und Gottlieb, 1995, Gottlieb *et al.*, 1997).

Aus diesen Gründen wird seit Jahren nach wirksamen und unbedenklichen Alternativen zur systematischen Steroidtherapie, dem bisherigen Behandlungsstandard der aktiven Sarkoidose, gesucht. So lautet auch die zusammenfassende Frage von einem der maßgeblichen Sarkoidoseforscher: „Gibt es eine weniger toxische Therapiemöglichkeit als Corticosteroide oder immunsuppressive bzw. zytotoxische Substanzen?" (Costabel, 2000)

Viscum-Therapie bei Sarkoidose

In einer Fallsammlung im Gemeinschaftskrankenhaus Herdecke hat Kümmell Beobachtungen zur Wirksamkeit und Verträglichkeit von *Viscum*-Therapie in der Sarkoidosebehandlung vorgelegt (Kümmell *et al.*, 1983; Kümmell *et al.*, 2003). Die Daten weisen auf einen günstigen Verlauf bei der Sarkoidosetherapie mit *Viscum*-Präparaten und weiteren Anthroposophika hin. Allerdings wurde keine detaillierte biometrische Aufarbeitung der Ergebnisse vorgenommen, und es waren keine lungenfunktionsanalytischen Daten systematisch erhoben worden. In Expertenkreisen blieb vielleicht deswegen die Publikation ohne größere Beachtung.

Primäres Ziel unserer Untersuchung war es, die Sicherheit und Unbedenklichkeit der Sarkoidosetherapie mit *Viscum* zu überprüfen. Als sekundäre Zielsetzung sollte eine erste Abschätzung zur Wirksamkeit der Therapie als corticosteroidfreie Sarkoidosetherapie gewonnen werden, um gegebenenfalls eine breitere Prüfung vorzubereiten.

Material und Methoden

Das Havelhöher Sarkoidose-Therapieprotokoll

Das Havelhöher Sarkoidose-Therapieprotokoll besteht aus folgenden Medikamenten und Dosierungen und Behandlungsintervallen (Abb. 1):

1. Iscucin salicis (WALA)

Wir führten die Behandlung nach dem Havelhöher Therapieprotokoll mit dem *Viscum*-Präparat der Firma WALA Iscucin salicis durch. Im Unterschied zum Herdecker Therapiekonzept wurde die Dosierung des *Viscum*-Präparates Iscucin salicis in der großen zur Verfügung stehenden Varianz zwischen Stärke A (entspricht etwa D13) und Stärke G (entspricht 0,5 % des Pflanzenextrakt) genutzt. (Die ebenfalls zur Verfügung stehende Stärke H – entspricht 5 % Pflanzenextraxt – wurde in dieser Fallserie nicht angewandt).

Die Konzentration der Mistelinhaltsstoffe schwankt bei den verschiedenen im Handel erhältlichen *Viscum*-Präparaten z. T. erheblich. Die Analytik von Iscucin salicis belegt eine im Vergleich zu anderen *Viscum*-

Präparaten mittelhohe Konzentration von Viscotoxinen und Lektinen (5.900 ng/ml) (Zuzak et al., 2004).

2. Additive Therapie mit Anthroposophika

a) Simultan mit *Viscum*

Wir führten nach der Ratio der anthroposophischen Medizin eine Therapie mit weiteren Anthroposophika durch. Der Effekt dieser Therapie wird in einer Stimulation der regenerativen Kompetenz bei Sarkoidose gesehen. Folgende Substanzen wurden verwendet:
- Kaliumantimonyltartrat D4 (Tartarus Stibiatus D4, Trituration, Weleda)
- Ferrum sesquichloratum D2 und Graphites D14 (Ferrum chloratum comp., Dilutio, Weleda)

b) Alternierend zu *Viscum*:

Phosphorus 0,05 mg, (Phosphoroel Kapseln Weleda)

---

1. Iscucin salicis (WALA)
Subkutane Injektionen 2 x wöchentlich.
Zwei Wochen jede Potenzstärke in Dosiseskalation.
Ein Zyklus bestehend aus drei bis max. sieben Eskalationsstufen der Stärken A, B, C, D, E, F, G.
(Wiederholung nach 12 Wochen bis zur Remission)

2. Additive Therapie mit Anthroposophika
a) Simultan mit Viscum je 2 x tgl.:
- Kaliumantimonyltartrat D 4 (Tartarus Stibiatus D4, Trituration, Weleda)
- Ferrum sesquichloratum D2 und Graphites D14 (Ferrum chloratum comp., Dilutio, Weleda)

b) Alternierend zu Viscum 1 x tgl.:
Phosphorus 0,05 mg, (als Phosphoroel Kapseln, Weleda)

Abb. 1: Havelhöher Sarkoidose-Therapieprotokoll

Eingeschlossene Patienten

Die Patienten wurden in die Behandlungsgruppe aufgenommen, wenn eine therapiebedürftige chronische Sarkoidose vorlag.

Es wurde im Therapieverlauf eine bereits bestehende Therapie mit Glucocorticoiden zunächst weitergeführt und nach dem Beginn der *Viscum*-Therapie ausgeschlichen. Hierdurch ergaben sich zwei Behandlungsgruppen: eine primär Glucocorticoid freie und eine Glucocorticoid begleitende Therapiegruppe in ausschleichender Dosierung.

Statistik

Demographische und Baseline charakterisierende Parameter werden mit deskriptiver Statistik (absolute/relative Häufigkeiten bei kategorialen Daten; Mittelwert, Median, Range bei Messwerten) dargestellt.

Die Wirksamkeits- und Verträglichkeitsparameter wurden mittels gemischter allgemeiner bzw. verallgemeinerter linearer Modelle ausgewertet, in die die Patienten als Realisation eines Zufallsfaktors eingingen. Dieses Verfahren gewichtet den einzelnen Patienten gemäß seiner Anzahl durchgeführter Visiten und ermöglicht es, alle Patientendaten gepoolt auszuwerten. Die Behandlungsvisiten wurden in zwei parallelen Analysestrategien entweder als kontinuierlicher Zeitfaktor oder als feste Visitenblöcke modelliert.

Die Tests auf Einfluss der einzelnen Parameter wurden zweiseitig auf einem lokalen Fehlerniveau erster Art von $\alpha = 5\,\%$ durchgeführt. Sämtliche Angaben zu statistischen Signifikanzen sind nicht auf multiple Vergleiche adjustiert und können lediglich explorativ als Hinweis auf relevante Veränderungen interpretiert werden. Sie stellen in keiner Weise einen Beleg für einen Wirksamkeitsnachweis dar.

Ergebnisse

Epidemiologie

21 Frauen und neun Männern mit chronischer Sarkoidose wurden im Beobachtungszeitrum mit minimal einem Zyklus bis maximal vier Zyklen nach

dem Havelhöher Sarkoidose-Therapieprotokoll behandelt. Das Alter lag im Mittel bei 44 Jahren (21–66 J.), der Beobachtungsbeginn lag zwischen 01/2003 und 05/2007, die Beobachtungsdauer betrug im Mittel 14,8 Monate (Std.-Abw. 18,1).

Bei 19 Patienten war eine Steroidtherapie im Vorfeld durchgeführt worden. Bei acht Patienten war diese vor Beginn der Behandlungsphase nach dem Prüfprotokoll ohne Remission abgeschlossen (Gruppe 1). Bei elf Patienten bestand noch eine Steroidtherapie zu Beginn der Therapie nach dem Behandlungsprotokoll (Gruppe 2). Hiervon wurde bei acht Patienten im Therapiezeitraum die Steroidtherapie beendet. Bei drei Patienten war eine Reduktion erfolgt, aber noch nicht abgeschlossen. Kein Patient benötigte eine erneute Standardtherapie. Elf Patienten hatten nie eine Steroidtherapie erhalten (Gruppe 3).

Von den Patienten, die eine Steroidtherapie erhalten hatten oder noch bekamen (Gruppe 1 und 2 = 19 Patienten), hatte diese bei 13 Patienten nicht zum Persistieren der Krankheitsaktivität geführt. Sie hatten einen erneuten Krankheitsschub erlitten, oder es hatte unter Steroidtherapie die Aktivität der Krankheit noch zugenommen. Es lag also eine Steroidresistenz vor. Die übrigen sechs Patienten bekamen die *Viscum*-Therapie zusätzlich zur Standardtherapie, obwohl der Effekt der alleinigen Steroidtherapie noch nicht beurteilbar war.

Bei allen Patienten, die zu Therapiebeginn nach dem Protokoll noch Steroide erhielten, wurde eine Dosisreduktion oder Beendigung der Steroidtherapie durchgeführt.

Ergebnisse der klinische Befunde

In insgesamt 108 Visiten wurden die klinischen Beschwerden der Patienten erhoben und in einem Scoringsystem nach vier Schweregraden erfasst. Alle angegebenen Beschwerden zusammen ergaben den klinischen Summenscore, der in die Verlaufsbeurteilung Eingang fand. Dieser wurde mittels eines gemischten linearen Modells statistisch ausgewertet (Abb. 2). Bei der Erhebung waren insbesondere die Beschwerden Dyspnoe und Müdigkeit von Bedeutung. Die Ergebnisse weisen eine deutliche, im Modell statistisch signifikante Abnahme der jeweiligen Beschwerden im Behandlungsverlauf auf.

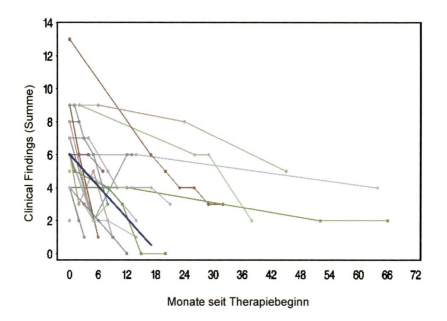

Abb. 2: Klinische Parameter erfasst als Summenscore, Verläufe der einzelnen Patienten und mittlerer Verlauf (dicke blaue Linie) als Schätzung eines gemischten linearen Modells. Im Test auf Veränderungen über 12 Monate: -3,9, SEM (Standardfehler) 0,8, DF (Freiheitsgrade) 1, t-Wert -5.01, p-Wert < 0.0001, untere 95 % Konfidenzgrenze -5.5, obere 95 % Konfidenzgrenze -2,3

Ergebnisse der Laborbefunde

Im Behandlungsverlauf wurden regelmäßig die angegebenen Laborwerte bestimmt. In der Auswertung haben wir uns auf die Veränderungen von ACE (Angiotensin Converting Enzyme) und IL-2-Rezeptor (Interleukin-2-Rezeptor) beschränkt.

ACE (Angiotensin Converting Enzyme)

Das ACE (Angiotensin Corverting Enzyme) gilt als Aktivitätsmarker der Sarkoidose. Es wird von den Epitheloidzellen der Granulome und von den Alveolarmakrophagen gebildet und ist der allgemein am besten anerkannte Marker für den klinischen Verlauf der Sarkoidose (Costabel und Teschler,

1997). Eine ACE-Erhöhung gilt als Marker der vorliegenden Granulomlast (Costabel, 2000). Die gemessenen ACE-Werte im Gruppenvergleich, gemessen als Veränderung über 12 Monate, ergaben eine deutliche, im statistischen Modell signifikante Abnahme des ACE im Therapieverlauf.

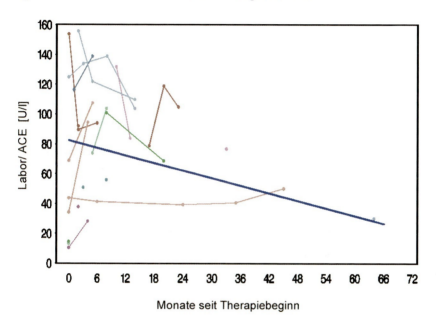

Abb. 3: Angiotensin Converting Enzyme (ACE) im Therapieverlauf, Verläufe der einzelnen Patienten und mittlerer Verlauf als Ergebnis eines gemischten linearen Modells. Labor/ACE (U/l) Test auf Veränderungen über 12 Monate: um -10.12, SEM 2.99, F 11, t-Wert -3.39, p-Wert 0,0060, untere 95 %-Konfidenzgrenze -16.75, obere 95 %-Konfidenzgrenze -3.57

Interleukin-2-Rezeptor (IL-2)

Erhöhte Serumspiegel des löslichen Interleukin-2-Rezeptors korrelieren einer Untersuchung von 1997 zufolge mit einem späteren Krankheitsprogress im Verlauf (Lieberman *et al.*, 1979). Die gemessenen IL-2-Werte im Gruppenvergleich, gemessen als Veränderung über zwölf Monate, ergaben eine (im Modell) statistisch signifikante Abnahme des ACE im Therapieverlauf.

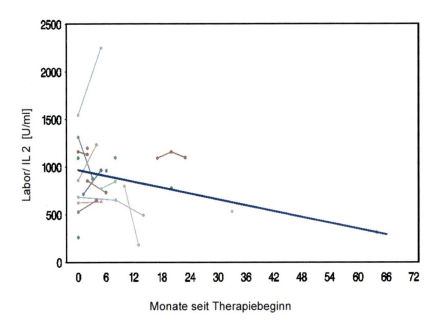

Abb. 4: Interleukin-2 (IL-2) im Therapieverlauf, Verläufe der einzelnen Patienten und mittlerer Verlauf als Ergebnis eines gemischten linearen Modells. Labor IL-2 (U/ml) Test auf Veränderung über 12 Monate, Veränderung um -122.75, SEM 17.05, DF 11, t-Wert -7.20, p-Wert < 0.0001, untere 95 %-Konfidenzgrenze -160.27 obere 95 %-Konfidenzgrenze – 85.23

Ergebnisse der Lungenfunktion

Die Lungenfunktionsmessung liefert bei der Sarkoidose für sich allein keinen isoliert validen Marker für den Schweregrad oder den Verlauf der Erkrankung (Ziegenhagen *et al.*, 1997). Der größte Wert der Lungenfunktionsmessung bei der Sarkoidose wird in der sequentiellen Messung im intraindividuellen Vergleich gesehen (Sharma, 1988).

In der Auswertung der Subgruppenanalyse änderte sich die **Einsekundenkapazität (FEV1%/soll)** im Sinne einer leichtgradigen Zunahme der Einsekundenkapazität. Die nur leichte Zunahme des FEV1 von 85,52 %/soll zu 86,6 %/soll mit einem p-Wert von 0,6980 lässt keine deutliche Tendenz erkennen.

Die totale **Lungenkapazität (TLC)** errechnet sich aus dem bodyplethysmographisch gemessenen Residualvolumina (RV) und den mobilisierbaren statischen Lungenvolumen. Sie lässt eine Beurteilung restriktiver Ventilationsstörungen zu, ermöglicht in Zusammenschau mit dem Residualvolumen eine Abgrenzung zwischen obstruktiver Überblähung mit konsekutiver Pseudorestriktion. Der Gruppenvergleich, gemessen als Veränderung über zwölf Monate, ergab keine signifikante Zunahme der TLC (94,2 %/soll auf 94,9 %/soll, p = 0.7723).

Die Ergebnisse der FEV1 und TLC Messungen im Therapieverlauf belegen eine funktionelle Konstanz der Lungenfunktion über die Gesamtgruppe der erkrankten Patienten, was zumindest als ein Hinweis auf eine fehlende Aktivierung der Alveolitis unter dem Therapiekonzept gewertet werden kann (Abb. 5 und 6).

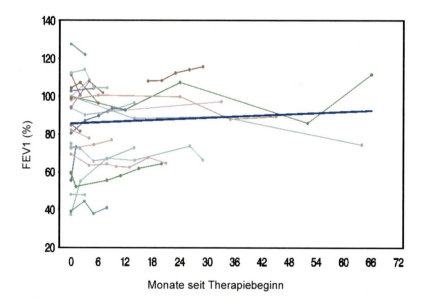

Abb. 5: FEV1 (%/soll) im Therapieverlauf, Verläufe der einzelnen Patienten und mittlerer Verlauf als Ergebnis eines gemischten linearen Modells

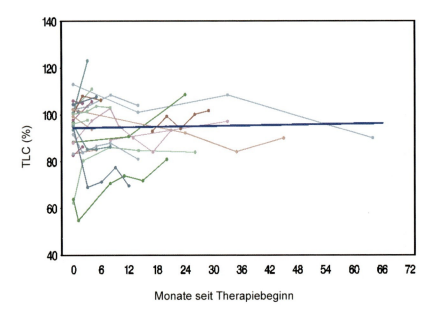

Abb. 6: Totale Lungenkapazität im Therapieverlauf. Verläufe der einzelnen Patienten und mittlerer Verlauf als Ergebnis eines gemischten linearen Modells

Die bodyplethysmographisch gemessene **Diffusionskapazität (DLCO)** ist der etablierte Screening-Test für Diffusionsstörungen bei der fibrosierenden Alveolitis. Die Güte der Messergebnisse ist abhängig vom Hämoglobin und der gleich bleibenden Perfusion der Lunge. Im Gruppenvergleich, gemessen als Veränderung über zwölf Monate, ergibt sich eine erkennbare Verbesserung der Diffusionsleistung, allerdings noch nicht mit statistischer Signifikanz (Abb. 7) ($p = 0{,}1735$). Das entspricht einer Zunahme der DLCO in gemittelten Werten von 69,6 %/soll auf 74,9 %/soll.

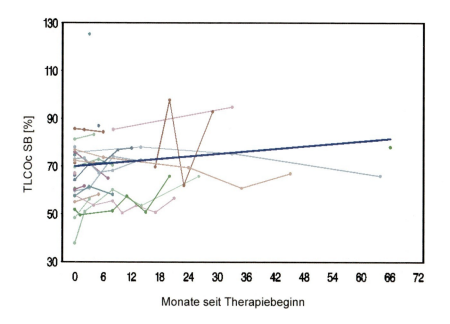

Abb. 7: Veränderung der Diffusionsleistung im Therapieverlauf gemessen im DLCO%/soll). Verläufe der einzelnen Patienten und mittlerer Verlauf als Ergebnis eines gemischten linearen Modells

Ergebnisse der radiologischen Befunde

Bei der Beurteilung der verschiedenen sarkoidosetypischen Röntgenveränderungen ist seit langem die Einteilung nach Wurm (Wurm 1983), modifiziert nach de Remee (1983) etabliert.

Der Ausgangsbefund des Röntgenthorax lag bei acht Patienten (27 %) im Stadium III, bei 13 Patienten (45 %) im Stadium II und bei sieben Patienten (24 %) im Stadium I. Bei einer hohen Patientenzahl kam es im Behandlungsverlauf zu einer Regression der initial dokumentierten sarkoidosetypischen Veränderungen. Die Regression als Ergebnis eines Summenscores im Gruppenvergleich, gemessen als Veränderung über zwölf Monate, ergab signifikante Reduktionswerte (Abb. 8).

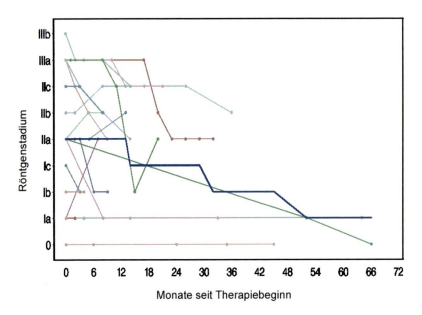

Abb. 8: Röntgenstadien-Verläufe der einzelnen Patienten und mittlerer Verlauf als Ergebnis eines gemischten linearen Modells. Veränderung in 12 Monaten um -0,7, SEM 0,1, F 20, t-Wert -6,38, p-Wert < 0.0001, untere 95 %-Konfidenzgrenze -0,9, obere 95 %-Konfidenzgrenze -0,5

Diskussion

Unter Therapie mit Iscucin salicis (WALA) bei pulmonaler Sarkoidose konnte kein Hinweis auf eine Aktivierung der Sarkoidose gesehen werden.

Im Gruppenvergleich, gemessen als Veränderung über zwölf Monate, waren die Messergebnisse im Therapieverlauf für die klinischen Beschwerden, die laborchemischen Marker (ACE, IL-2-Rezeptor) und die radiologischen Verlaufsparameter signifikant verbessert.

Im lungenfunktionellen Monitoring durch FEV1 und TLC bzw. DLCO konnte eine marginale Zunahme der pulmonalen Diffusionsleistung und des Einsekundenvolumens (FEV1) beobachtet werden. Diese Ergebnisse sind nicht signifikant. Es kann daraus jedoch eine Aussage über die Sicherheit der Therapie abgeleitet werden. Ein Hinweis für eine Zunahme der Alveolitis unter Therapie konnte in keinem Fall gesehen werden.

Die Ergebnisse weisen auf die Wirksamkeit der Therapie bei der chronischen Sarkoidose ohne Glucocorticoidgebrauch hin. Eine Dosisreduktion oder Beendigung der Glucocorticoidtherapie war möglich. Dies konnte auch in Fällen erfolgen, in denen zuvor ohne *Viscum*-Therapie ein Reduktionsversuch zur Verschlechterung des Verlaufes geführt hatte.

In keinem Fall kam es zu einem Sarkoidoserezidiv oder einer Krankheitsaktivierung unter *Viscum*-Therapie im beobachteten Zeitraum. In der Therapiegruppe mit begleitender *Viscum*-Therapie bei Glucocorticoidtherapie konnte die Therapiedosis des Prednisolon reduziert oder beendet werden. In einigen Fällen wurde unter *Viscum*-Therapie ein Rückgang der pulmonalen Infiltrate gesehen, in denen bei vorheriger auswärtig durchgeführter Glucocorticoidtherapie keine Remission erreicht werden konnte.

In keinem Fall musste die Therapie wegen unerwünschter Nebenwirkungen oder Krankheitsprogress abgebrochen werden. In den Stärken F und G des *Viscum*-Präparates kam es vereinzelt zu lokalen Nebenwirkungen in Form von Rötungen, vergesellschaftet mit Juckreiz.

Kein Corticoidtherapie naiver Patient benötigte zusätzlich zur Prüftherapie Steroide, um eine klinische Besserung seiner radiologischen, lungenfunktionellen oder klinischen Symptome zu erreichen. Alle Patienten, die zu Therapiebeginn nach dem Behandlungsprotokoll noch eine Steroidtherapie erhielten, konnten diese entweder reduzieren (drei Patienten) oder beenden (acht Patienten). In neun Fällen lag eine Steroidtherapie resistente Sarkoidose vor. Inwiefern die Patienten in dieser Gruppe spezifisch die Besserung der radiologischen, lungenfunktionellen oder klinischen Symptome unter der Therapie nach dem Behandlungsprotokoll mit *Viscum album* aufwiesen, bleibt einer weiteren Subgruppenanalyse vorbehalten.

Die Ergebnisse der Fallsammlung müssen mit verschiedenen Einschränkungen bewertet werden. So wurden die Behandlungen ohne einen Parallelgruppenvergleich durchgeführt, da die Patienten gezielt wegen einer alternativen Therapie die Behandlung aufgesucht hatten. Die Angaben der klinischen Beschwerden, insbesondere der Dyspnoe und der Müdigkeit, wurden nicht mit Skalierungssystemen objektiviert, und die Bewertung der Röntgenthoraxbilder wurde nicht verblindet durchgeführt.

Die beobachtete Response bei den Steroidtherapie resistenten Fällen sprechen gegen eine Sammlung von Spontanremissionen. Gleichwohl lässt die kleine Fallsammlung ohne Parallelgruppenvergleich noch keine Aussage über die Wirksamkeit zu.

Schlussfolgerung

Die Therapie mit *Viscum album* L. (Iscucin salicis, WALA) bei der chronischen Sarkoidose erscheint unbedenklich.

Als Verlaufsparameter sollten der FEV1, DLCO Röntgen-Thorax und ACE und nur ggf. auch TLC, IL-2 sowie die klinischen Marker Dyspnoe und Fatigue erhoben werden. Der Stellenwert der begleitenden Anthroposophika und weiterer komplementärer Therapieoptionen (Kunsttherapien, Lebensstiländerungen) bleibt zu klären.

Die Analyse ergibt Hinweise, dass die Anwendung nach dem Havelhöher Sarkoidose-Therapieprotokoll eine wirksame Alternative zur Prednisolontherapie darstellt.

Eine systematische Beobachtung mit größerer Fallzahl und paralleler Kontrollgruppe erscheint sinnvoll.

Danksagung

Herzlicher Dank für die Unterstützung und Hilfe gilt besonders Frau Ilona Möller (MDA) im Gemeinschaftskrankenhaus Havelhöhe für die Dokumentationsassistenz und Herrn M. Reif vom Institut für klinische und Immunologische Forschung (IKF) Berlin für die Erstellung der biometrischen Daten sowie der Firma WALA für die Unterstützung.

Literatur

ATS/ERS/WASOG Committee (1999): Statement on Sarcoidosis, Am J Respir Crit Care Med 160: 736–755.
Costabel U., Teschler H. (1997): Biochemical changes in sarcoidosis, Clin Chest Med 18: 827–842.
Costabel U. (2000): Immunologische Befunde bei Sarkoidose. In: D. Kirsten, H. Magnussen (Hrsg.): Sarkoidose Up-Date, Interpneu Verlag.
Deutsche Gesellschaft für Pneumologie (DGP) (1998): Empfehlungen zur Diagnostik und Therapie der Sarkoidose, Pneumologie 52: 26–30.
Gottlieb J. E., Israel H. L., Steiner R. M., Triolo J., Patrick H. (1997): Outcome in sarcoidosis. The relationship of relapse to corticosteroid therapy, Chest 111: 623.

Israel H. L., Gottlieb J. E. (1995): Outcome of the treatment of sarcoidosis (letter; comment), Am J Respir Crit Care Med 151: 920.

Izumi T. (1994): Are corticosteroids harmful to sarcoidosis?, Sarcoidosis 11: Suppl 1: 119.

Kirsten D., Costabel U. (2005): Pulmonale Sarkoidose, Pneumologie 9: 378–394.

Kümmell H. C., Fricke. L, Engelke P., Büssing A. (2003): Langzeitbeobachtung bei nicht-steroidaler Sarkoidosetherapie, Bericht der Abteilung für Innere Medizin, Gemeinschaftskrankenhaus Herdecke.

Kümmell H. C., Buchner C., Marx C. (1983): Zur Frage der Therapiebeurteilung bei Sarkoidose, Rheuma Medizin 5: 120–124.

Lieberman J., Nossal A., Schlessner L. A. (1979): Serum angiotensin converting enzyme for diagnosis and therapeutic evaluation of sarcoidosis, Am Rev Respir Dis 120: 329.

Müller-Quernheim J. (2000a): Die Ätiologie der Sarkoidose: Eine Suche nach belebten und unbelebten Auslösern. In: D. Kirsten, H. Magnussen (Hrsg.): Sarkoidose Up-Date, Interpneu Verlag.

Müller-Quernheim J. (2000b): Die Indikation zur Kortikosteroid-Therapie der Sarkoidose und die Bewertung ihrer Resultate, Pneumologie 54: 284–286.

Newman L. S., Rose C. S., Maier L. A. (1997): Sarcoidosis, N Engl J Med 2336: 1224.

de Remée R. A. (1983): The roentgenographic staging of sarcoidosis, Chest 83: 128.

Schaberg T., Schönfeld N., Loddenkemper R., Lode H. (1995): Therapie der Sarkoidose, Dtsch Med Wschr 120: 725–727.

Sharma O. P. (1988): Functional impairment in sarcoidosis, Sarcoidosis 5: 11.

Wurm K. (1983): Stadiengesetzlichkeit und Thoraxröntgenologie. In: K. Wurm: Sarkoidose, Georg Thieme Verlag, Stuttgart, New York.

Ziegenhagen M. V., Benner U. K., Zissel G., Zabel P., Schlaak M, Müller-Quernheim J. (1997): TNF-alpha release from alveolar macrophages and serum level of sIL-SR are prognostic markers, Am J Respir Crit Care Med 156: 1586–1592.

Zuzak T., Rist L., Vivani A., Eggenschwiler J., Mol C., Riegert U., Meyer U. (2004): Das Mistelpräparat Iscucin – Herstellung, Analytik, Wirkung *in vitro,* Der Merkurstab Nr. 6.

Korrespondenzadresse:
Chistian Grah
Gemeinschaftskrankenhaus Havelhöhe gGmbH
Pneumologischer Schwerpunkt
Kladower Damm 221, D-14089 Berlin
cgrah@havelhoehe.de

Viscum album L. Pini in der Behandlung des Non-Hodgkin-Lymphoms – Wirksamkeit und Risikoeinschätzung einer subkutanen Misteltherapie im Rahmen einer retrospektiven Fallkontrollstudie

Efficacy and risk estimation of subcutaneous mistletoe treatment (Viscum album L. Pini) in patients with non-Hodgkin's Lymphoma, a retrospective controlled case study

Jürgen J. Kuehn

Zusammenfassung

191 Non-Hodgkin-Lymphom (NHL)-Patienten der Lukas Klinik (CH-Arlesheim) wurden in ein Behandlungskonzept mit *Viscum album Pini* (Iscador® P) aufgenommen und bis über acht Jahre nachbeobachtet (61 follikuläre und 130 nicht follikuläre NHL). Behandlungsgruppen: Monotherapie ohne chemotherapeutische Vorbehandlung (Gruppe A), Monotherapie nach abgeschlossener chemotherapeutischer Vorbehandlung (Gruppe B), kombinierte Behandlung simultan mit Chemotherapie (Gruppe C). In der Gruppe A konnten partielle und komplette Remissionen beobachtet werden. In Gruppe B fanden sich Patienten mit einer unterschiedlich langen progressionsfreien Zeit (bis 95 Monate), einzelne Patienten erlebten unter der Mistelbehandlung Übergänge von einer partiellen in eine komplette Remission. Die lokale und systemische Verträglichkeit der Misteltherapie war ausnahmslos gut, die Infektanfälligkeit war deutlich reduziert. Sowohl bei den follikulären als auch bei den nicht follikulären NHL zeigte sich im Vergleich zu einer nicht behandelten Kontrollgruppe keine Verkürzung des Überlebens durch die Misteltherapie. Die Auswertung größerer Patientenzahlen ist in Vorbereitung. Die präsentierten klinischen Ergebnisse stützen die präklinischen *in vitro*- und *ex vivo*-Untersuchungen zur Wirkungsweise von Interleukin-6 (IL-6) unter einer *Viscum album*-Therapie. Ein Risikopotential dieser Behandlung des NHL ist weder präklinisch experimentell noch klinisch nachweisbar.

Schlüsselwörter: Non-Hodgkin-Lymphom, *Viscum album Pini*, Risiko und Wirksamkeit der *Viscum*-Therapie, Interleukin-6, Kasuistiken

Summary

191 patients with non-Hodgkin's Lymphoma (NHL) (Lukasklinik, CH-Arlesheim) were accepted into a treatment plan with *Viscum album Pini* (Iscador® P) and kept under observation for as much as over eight years. There were 61 patients with follicular and 130 with non follicular non-Hodgkin's Lymphoma. The treatment groups were: monotherapy without chemotherapeutic pretreatment (group A), monotherapy after completing chemotherapeutic pretreatment (group B), combined treatment with chemotherapy (group C). Both partial and complete remissions could be observed in group A. The patients of group B had progression-free periods for a varying length of time (up to 95 months), and a few experienced transitions from partial to complete remission under treatment with mistletoe. Local and systemic tolerance was good without exception. The resistance against infectious diseases was strengthened. There was no shortening of survival-times due to mistletoe therapy among the patients treated with *Viscum album* when compared with those who were not treated, both among those with follicular and with non follicular non-Hodgkin's Lymphoma. An analysis of a greater number of patients is in preparation. The clinical results presented here support preclinical *in vitro* and *ex vivo* investigations on the significance of the mode of action of interleukin-6 (IL-6) under *Viscum album* treatment. A potential risk to patients with NHL is unverifiable either experimentally at a preclinical stage or clinically.

Keywords: Non-Hodgkin's Lymphoma, *Viscum album Pini* treatment, risk and efficacy, interleukin-6

Einleitung

Seit den 1990er Jahren wird ein präklinisches Risikopotential einer Misteltherapie speziell bei B-Zell-Lymphomen diskutiert (Gabius und Gabius, 1998; Gabius et al., 2001; Gabius und Gabius, 2002). In Gang gesetzt wurde diese Diskussion vor allem aus zwei Gründen: IL-6 ist erstens ein Wachstumsfaktor für B-Zellen (Kurzrock, 1997; Kato et al., 1998). Zweitens führte *Viscum album* intravenös angewandt über eine Temperaturerhöhung zu einer vermehrten Produktion von IL-6 im Serum (Hajto et al., 1990). 1998 erschien eine Kasuistik mit der Beobachtung, dass an der subkutanen Injektionsstelle eines *Viscum album*-Präparates bei einem Patienten mit einem weit fortgeschrittenen und peripher ausschwemmenden B-Zell-Lymphom ein Lymphomzellinfiltrat auftrat. Das war Veranlassung dafür, dass neben dem präklinischen Risikopotential einer Misteltherapie bei Lymphomen jetzt auch ein klinisches Risiko diskutiert wurde (Hagenah et al., 1998).

Nachdem 1999 ein Patient mit einem follikulären Non-Hodgkin-Lymphom (NHL) Stadium IV über 15 Monate mit einer Monotherapie mit Iscador® P behandelt worden war und in der von ihm selbst veranlassten Therapiepause eine erreichte partielle Remission in eine Progression überging und bei erneutem Einsetzen der Misteltherapie die Remission reproduziert werden konnte (Kuehn, 1999), war die Motivation für eine lückenlose Beobachtung von Lymphompatienten unter einer standardisierten Therapie mit *Viscum album* P (Iscador® P) gegeben. Die präklinische und klinische Forschung wurde intensiviert (Universität Witten/Herdecke, Lukas Klinik Arlesheim). Die präklinischen Ergebnisse zu diesen Untersuchungen sind publiziert (Hugo et al., 2005a; 2005b; Hugo et al., 2007; Kuehn, 2005; Kuehn und Fornalski, 2001, Kuehn, 2000a; 2000b; Maier und Fiebig, 2002; Burger et al., 2003). *Ex vivo*-Ergebnisse zum Verhalten von IL-6 im Serum unter einer *Viscum*-Therapie (Kovacs und Kuehn, 2002) zeigen einen Abfall der vor der Therapie erhöhten Werte. Im Folgenden werden klinische Untersuchungen zur Behandlung von NHL-Patienten mit *Viscum album* P (Iscador® P) mit der Fragestellung präsentiert: Ist eine subkutane *Viscum album*-Therapie bei Lymphompatienten sicher und risikolos, und ergeben sich Hinweise für eine Wirksamkeit?

Patienten und Methoden

Unser Kollektiv bestand aus 191 Patienten beiderlei Geschlechts mit B- und T-Zell NHL. Die Verteilung auf die verschiedenen Lymphomklassifikationen der B- und T-Zell NHL in der Lukas Klinik entsprach der weltweiten Verteilung: An erster Stelle stand das diffus großzellige NHL (Diffuse Large B Cell Lymphoma, DLBCL), an zweiter Stelle das follikuläre NHL.

Es handelt sich um eine retrospektive Analyse aller in der Lukas Klinik vom 01.05.1999 bis 30.04.2007 gesehenen Patienten mit B- und T-Zell NHL, unabhängig von einer Behandlung oder Nichtbehandlung mit *Viscum album* P (Iscador® P).

Ausgeschlossen blieben Patienten mit einem Morbus Hodgkin (n = 24), mit multiplem Myelom (n = 47) und chronisch lymphatischer Leukämie einschließlich Haarzell-Leukämie (n = 40).

Die eingeschlossenen 191 Patienten wurden primär in drei Gruppen eingeteilt (Abb. 1, Gruppenzuteilung):
– In Gruppe A wurden Patienten ohne eine Vorbehandlung mit Chemo-, Radio- und Antikörpertherapie aufgenommen. Die betreuenden Onkologen haben bei diesen Patienten entweder keine Behandlungsindikation gesehen, sondern lediglich regelmäßige Kontrollen veranlasst (wait and watch), oder die indizierte Chemotherapie war noch nicht eingeleitet worden.
– Patienten, bei denen die Basistherapie abgeschlossen war, wurden der Gruppe B zugeteilt.
– Patienten, die simultan eine Basistherapie zusammen mit einer *Viscum album*-Therapie durchführten, wurden in die Gruppe C eingeschlossen.

Diese Gruppenbildung wurde mit der Absicht vorgenommen, Patienten mit einer Monotherapie mit *Viscum album* P getrennt beobachten zu können. Auf diese Weise konnten auch Patienten, die nach einer Chemotherapie im Verlauf eine Progredienz der Erkrankung aufwiesen und bei denen keine Indikation für eine Fortführung der Therapie vorlag, unter einer *Viscum album*-Monotherapie beobachtet werden (Gruppe B).

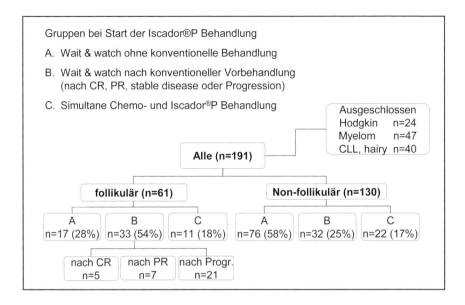

Abb. 1: Gruppenzuteilung
CLL: Chronische lymphatische Leukämie; hairy: Haarzell-Leukämie;
Klass.: WHO-Klassifikation; PR: Partielle Remission; CR: Komplette Remission; Progr.: Progression; stable disease: Keine Änderung; wait and watch: Kontrolle ohne spezifische Therapie

Folgende Parameter wurden bei den 191 Patienten erfasst:
1. Demographische Daten (Geschlecht, Alter).
2. Baseline Daten (Ann Arbor Stadium, Grading, Alter und FLIPI (Follicular Lymphoma International Prognostic Index) für das follikuläre NHL, IPI (International Prognostic Index) für die übrigen NHL-Klassifikationen;
3. Erfolgte oder nicht erfolgte *Viscum album*-Therapie;
4. Gesamtüberleben; rezidivfreies Überleben (Remissionserhaltung); Auslösen einer Remission durch eine *Viscum album* Monotherapie;
5. Laboruntersuchungen. Die Auswertung erfolgte getrennt für die aggressiven nicht follikulären (n = 130) und die indolenten follikulären NHL (n = 61) Lymphome.

Für die Überlebenskurven wurden die mit *Viscum album* P (Iscador®) behandelten Patienten denen gegenübergestellt, die aus unterschiedlichen Gründen nicht mit *Viscum album* behandelt, jedoch nachbeobachtet wurden.

Es werden außerdem deskriptiv 15 Patienten mit einer über fünf bis 37 Jahre dauernden Langzeitbehandlung mit *Viscum album* P (Iscador® P) als Monotherapie ohne Eintreten einer Progression und mit lückenloser Dokumentation (vgl. Abb. 2) dargestellt. Die Daten für diese 15 langzeitmäßig behandelten Patienten umfassten:
1. Datum der Erstdiagnose
2. Klassifikation
3. Stadieneinteilung und Grading bei der Erstdiagnose
4. Status (anhaltende Stabilität der Erkrankung, partielle oder komplette Remission, keine Progression) bei letzter Nachricht

Die Behandlung war für alle Patienten identisch: *Viscum album* P (Iscador® P) über eine Einleitungsphase mit 0,01–1 mg dreimal wöchentlich subkutan und eine Erhaltungsphase mit einer Dosis von 1–20 mg dreimal wöchentlich. Bei Progredienz wurden auch höhere Dosen angewendet (Maximaldosis 30 mg bzw. 60 mg). Injektionsort war die Bauchhaut. Anderweitige Zusatzbehandlungen kamen nicht zum Einsatz.

Einbezogene Untersuchungen:
- Klassifikation gemäß WHO Classification: Tumours of Haematopoietic and Lymphoid Tissues 2001 (Jaffe *et al.*, 2001)
- Klinische Untersuchung (in der Regel alle drei Monate)
- Labor (in der Regel alle drei Monate): Blutbild, CRP, Leberwerte, Kreatinin, LDH, β_2-Mikroglobulin, sIL-2R, IL-6 (gleiche Untersuchungszeitpunkte)
- Bildgebung (individuelle Frequenz): Computertomographie (CT), Positronenemissionstomographie plus CT (PET-CT), Sonographie als Zwischenkontrolle
- Nebenwirkungen der Misteltherapie: Lokalreaktion (> 3–4 cm Durchmesser Rötung, geringe Schwellung, palpables Infiltrat); Temperaturerhöhung; allergische Reaktion; Allgemeinreaktion; Infektanfälligkeit

In 13 (Abb. 7) und acht (Abb. 8) Einzeldarstellungen wird der Verlauf hinsichtlich Auslösen und Erhalten einer Remission durch eine Monotherapie mit *Viscum album* P bei 61 follikulären und 130 nicht follikulären NHL beschrieben.

Ergebnisse

47 der 61 follikulären NHL-Patienten und 108 der 130 nicht follikulären B- und T-Zell NHL-Patienten wurden mit *Viscum album* P behandelt, 14 Patienten mit follikulärem NHL und 22 Patienten mit anderen B- und T-Zell Lymphomen erhielten keine *Viscum album* P-Behandlung. Für diese beiden Gruppen wurden die Überlebenswahrscheinlichkeit berechnet. Die Gründe für die Nichtbehandlung lagen entweder in einem Therapieabbruch bzw. in einer zu kurzen Behandlungsdauer oder selten in einer Therapieablehnung. Als Minimalforderung für die Aufnahme in die Behandlungsgruppen galt die Injektion von mindestens 3 x 14 Ampullen *Viscum album* P (Iscador® P).

Die Einteilung in die Gruppen A, B und C zeigte, dass unter den Patienten mit follikulären NHL 28 % (n = 17) eine ausschließliche *Viscum album*-Therapie ohne Vorbehandlung (wait and watch) wahrnehmen konnten, 54 % (n = 33) hatten die Vorbehandlung abgeschlossen und 18 % (n = 11) starteten die *Viscum album*-Therapie vor Beendigung der Basistherapie. Von den 33 Patienten der Gruppe B starteten mit der *Viscum album*-Therapie fünf Patienten bei Vorliegen einer kompletten Remission, sieben Patienten dieser Gruppe hatten eine partielle Remission erreicht, und 21 Patienten starteten die *Viscum album*-Therapie, ohne dass durch die Basistherapie ein Erfolg eingetreten war (vgl. Abb. 1, Gruppenzuteilung).

Der Prozentsatz ohne Vorbehandlung war bei den Patienten mit nicht follikulärem NHL signifikant größer als bei den follikulären NHL-Patienten. Die Erklärung dafür ist in der Tatsache zu sehen, dass Patienten mit nicht follikulärem NHL in vielen Fällen primär noch keine Chemotherapie erhalten hatten und auf eine Alternativbehandlung hofften. Da aber bei den aggressiven nicht follikulären NHL nahezu ausnahmslos eine Chemotherapie notwendig ist, musste die Mehrzahl dieser Patienten in die Gruppe C wechseln, so dass die Misteltherapie simultan mit der Chemotherapie verabreicht wurde. Wenn diese Patienten in einigen wenigen Fällen dennoch eine Monotherapie mit *Viscum* erhielten, lag der Grund in einer strikten Ablehnung einer Chemotherapie.

Die Frage nach einer Misteltherapie war durch folgende Gründe motiviert:
- Viele Patienten suchten nach einer Alternative zu einer Chemotherapie.
- Die Mehrzahl der Patienten mit follikulärem NHL erhielt bei Erstdiagnose wegen fehlender Indikation keine Chemotherapie. Weil sie nicht tatenlos warten wollten, suchten sie nach einer Behandlungsmöglichkeit in Form einer Misteltherapie.
- Ein Drittel der Patienten hatte zunächst keinen Erfolg durch die Chemotherapie bzw. erlebte unter der Therapie eine Progression. Einige von Ihnen wollten deshalb die Fortführung einer Chemotherapie verweigern und suchten nach einer Alternative.
- Einige wenige Patienten verweigerten den Einsatz einer Chemotherapie trotz des Vorliegens einer absoluten Indikation. Die Zahl der endgültigen Verweigerer für eine onkologische Basistherapie blieb jedoch infolge einer entsprechenden Überzeugungsarbeit klein.
- Eine kleine Zahl von Patienten suchte eine Beratung zur Misteltherapie, weil der behandelnde Onkologe wegen Vorliegen eines Lymphoms von einer *Viscum*-Therapie mit der Begründung einer Schädlichkeit mehr oder weniger drohend abriet. In den meisten Fällen konnten die Gründe für diese Ablehnung vom Patienten nicht genannt werden, und die Behandlung wurde nach Information des Onkologen begonnen. Allerdings begannen einige wenige Patienten die Misteltherapie aus den genannten Gründen nicht oder brachen sie kurzfristig ab. Auf der anderen Seite wurden durch externe Onkologen Lymphompatienten auch zur Misteltherapie zugewiesen.

Der behandelnde Onkologe außerhalb der Lukas Klinik wurde in jedem Fall über die *Viscum*-Therapie informiert. Eine Misteltherapie ohne Wissen des Onkologen wurde nicht akzeptiert.

15 Lymphompatienten unterschiedlicher Klassifikation unter Langzeit-Monotherapie mit *Viscum album* ohne Progression

Vor Start der retrospektiven Studie interessierte zunächst die Frage, ob im Archiv der Lukas Klinik Lymphompatienten unter einer Langzeittherapie mit *Viscum album* ohne Auftreten eines Rezidivs bzw. einer Progression existierten. Abbildung 2 (Langzeit-Remissionserhaltung unter *Viscum album*) zeigt das Ergebnis: Sowohl Patienten mit einem follikulären als auch einem DLBCL und Immunozytom wurden bis zu 37 Jahre mit *Viscum album* behandelt, ohne dass eine Progression auftrat.

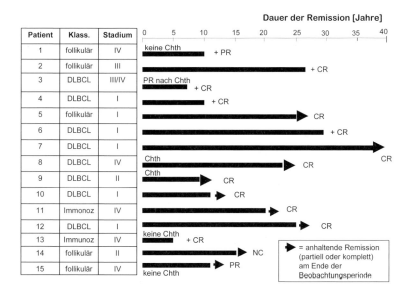

Abb. 2: Langzeit-Remissionserhaltung unter *Viscum album*
DLBCL: Diffuse Large B Cell Lymphoma; diffus grosszelliges Lymphom; Immunoz: Immunozytom, Morbus Waldenstroem; Chth: Chemotherapie; PR: Partielle Remission; CR: Komplette Remission; NC: No change, keine Änderung; +: durch Misteltherapie erreicht

Von diesen 15 Patienten waren drei mit einer Chemotherapie vorbehandelt (Patient 3, 8, 9), ein Patient hatte nach der Chemotherapie eine partielle

Remission erlebt, mit einer *Viscum album*-Monotherapie erreichte er eine komplette Remission (Patient 3), die bei Beobachtungsende anhielt. Bei diesem Patienten mit einem DLBCL Stadium III–IV war bei Beobachtungsende nach gut sieben Jahren kein Rezidiv aufgetreten. Die zwei übrigen Patienten litten ebenfalls an einem DLBCL (Patient 8, 9). Die durch eine Chemotherapie ausgelöste komplette Remission hielt unter einer *Viscum album*-Monotherapie 22 bzw. acht Jahre an, obwohl sich der eine Patient bei Erstdiagnose im Stadium IV befand. Die längste Behandlungsdauer betraf zwei Patienten mit einem DLBCL im Stadium I (Patient 6,7): Die komplette Remission hielt nach der Primärtherapie unter einer alleinigen *Viscum album*-Therapie über 29 bzw. 37 Jahre an. Ein Patient mit einem follikulären NHL Stadium IV (Patient 15) hatte keine Chemotherapie erhalten, unter einer Monotherapie mit *Viscum album* trat eine partielle Remission ein, die bei Beobachtungsende elf Jahre währte. Ein Patient (Patient 13) mit einem Immunozytom im Stadium IV reagierte auf eine Monotherapie mit *Viscum album* ohne Chemotherapie mit einer kompletten Remission, die bei Beobachtungsende fünf Jahre anhielt. Ein Patient mit einem Immunozytom Stadium IV (Patient 11), der lediglich zur Diagnostik eine Biopsie erhalten hatte, wies nach 20 Jahren Monotherapie mit *Viscum album* eine anhaltende komplette Remission auf.

Demographische und Baseline-Daten der follikulären Lymphome (n = 61) – Überlebenszeiten

Die weiblichen Patienten mit follikulären NHL waren mit 65 % Anteil häufiger vertreten. In Europa und in den USA ist das Verhältnis umgekehrt: Männer erkranken etwas häufiger als Frauen. Der Grund für diese Diskrepanz kann in der größeren Beliebtheit und Bekanntheit der Misteltherapie bei den Frauen vermutet werden.

77 % der aufgenommenen Patienten haben die Iscador®-Therapie durchgeführt, 23 % nicht. Im Ann Arbor Stadium III war der Prozentsatz der nicht behandelten Patienten größer, im Stadium IV war es umgekehrt. Die Mehrzahl der Patienten verteilten sich auf das Stadium III und IV.

Das Alter stellt einen Faktor für den internationalen Prognosefaktor für follikuläre Lymphome (FLIPI) dar und zeigt im Score 4 ein hohes Risiko und im Score 0 und 1 ein niedriges Risiko für Rezidiv und Progression an.

In der Gruppe der nicht mit Iscador® behandelten Patienten lag der Risikoscore tiefer, sie waren damit prognostisch begünstigt. Die mit Iscador® P behandelten Patienten hatten ein höheres Alter und waren damit durch diesen Prognosefaktor benachteiligt.

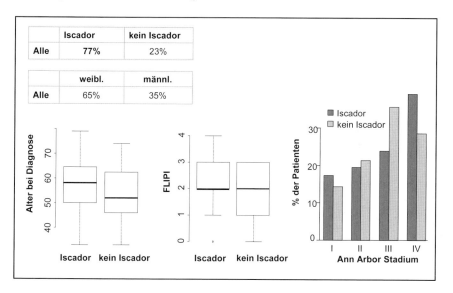

Abb. 3: Follikuläre Lymphome: Demographische und Baseline-Daten

Demographische und Baseline-Daten der nicht follikulären Lymphome (n = 130) – Überlebenszeiten

Bei den nicht follikulären Lymphomen (n = 130) war das Verhältnis zwischen Frauen und Männern in etwa ausgeglichen. Hier hatten deutlich mehr Patienten die Iscador®-Behandlung durchgeführt. Das Alter bei Diagnose lag in der Iscador®-Gruppe höher, damit lag der Internationale Prognoseindex für die nicht follikulären Lymphome (IPI) bei der Behandlungsgruppe ebenfalls im ungünstigeren Bereich. Die Stadienverteilung bei diesen Patienten zeigte eine höhere Rate an behandelten Patienten im Stadium IV und eine niedrigere Rate an behandelten Patienten im Stadium II. Stadium II und IV waren insgesamt am häufigsten vertreten.

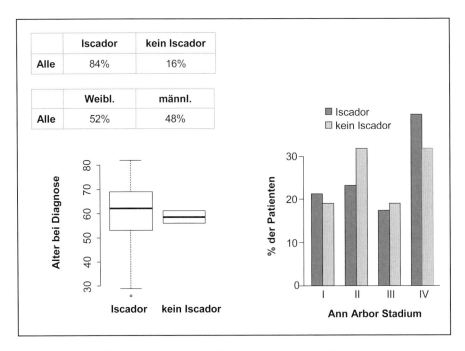

Abb. 4: Nicht follikuläre Lymphome: Demographische und Baseline-Daten

Die Überlebenskurven für das follikuläre Lymphom zeigen beim Vergleich der behandelten mit den nicht behandelten Patienten keinen sicheren Unterschied (Abb. 5). Für die nicht follikulären Lymphome (Abb. 6) kann ebenfalls kein gesicherter Unterschied zwischen den behandelten und nicht behandelten Patienten dokumentiert werden, ein Trend zu einem kürzeren Überleben der nicht behandelten Patienten ist möglich. Da die Vergleichszahlen klein und die Prognosefaktoren ungleich (zu ungunsten der Behandlungsgruppen) verteilt waren, musste auf eine Signifikanzberechnung verzichtet werden.

Viscum album L. Pini in der Behandlung des Non-Hodgkin-Lymphoms 365

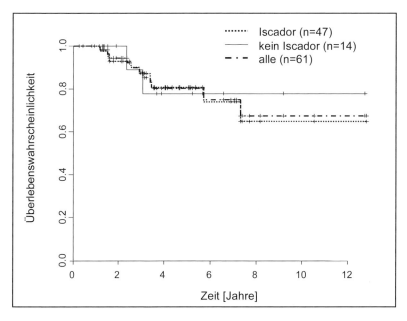

Abb. 5: Follikuläre Lymphome: Überleben

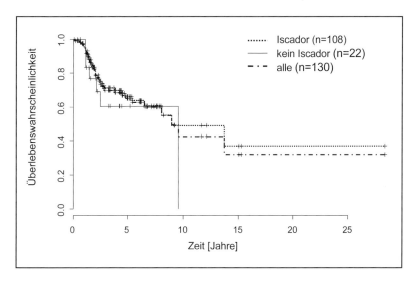

Abb. 6: Nicht follikuläre Lymphome: Überleben

Die Dauer der Remissionserhaltung unter einer *Viscum album* P-Monotherapie (Iscador® P) beim follikulären Lymphom bei 13 der behandelten Patienten zeigte ein Anhalten der Remission zwischen fünf und über 80 Monaten. Auch bei fortgeschrittenen Stadien (III und IV) finden sich lange Remissionserhaltungen (Patient 9, 10, 12) (Abb. 7).

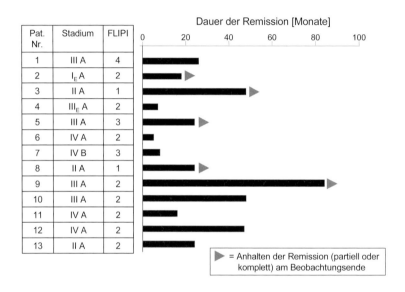

Abb. 7: Follikuläre Lymphome: Remissionserhaltung unter *Viscum album*
FLIPI: **F**ollicular **L**ymphoma **I**nternational **P**rognostic **I**ndex

Ein Auslösen und das Erhalten einer Remission bei follikulären und DLBCL Lymphomen durch eine *Viscum album* P-Monotherapie konnte mehrfach beobachtet werden (Tab. 1). Bei einem Patienten mit einem DLBCL im Stadium IIA (SH) hatte eine Radiotherapie eine partielle Remission ausgelöst, die durch eine Monotherapie mit *Viscum* P in eine komplette Remission übergeführt werden konnte. Die Dauer der Remission betrug 95 Monate. Bei einem weiteren Patienten mit einem DLBCL Stadium IV A high grade (WS) löste eine Chemotherapie eine komplette Remission aus, die unter einer *Viscum album*-Monotherapie 82 Monate anhielt.

Tab. 1: Auslösen und Erhalten einer Remission bei Patienten mit follikulärem NHL und DLBCL PR: Partielle Remission; CR: Komplette Remission; Chth: Chemotherapie; RT: Radiotherapie; DLBCL: Diffus grosszelliges B-Zell Lymphom; MALT: Mucosa assoziiertes Lymphom

Initialen	SH	PR	WS	NC	MR	RR	BE	EA
Diagnose	DLBCL IIA high	follikulär IIIA low	DLBCL IVA high	follikulär IVA low	follikulär IIIA low+high	follikulär IIA low	angioimmunoblastisch T-Zell IIIA high	MALT, Transformation in DLBCL IA extranodulär
**Auslösen * Erhalten (Monate)	PR (RT) 95 **CR	**PR 47	CR (Chth) *82	**PR 11	CR >36 ** und *	CR 40 ** und *	CR 52 ** und *	CR 60 ** und *
Status am Ende der Beobachtung	CR 07 anhaltend	Progression	CR 07 anhaltend	Progression	6/00 PR 11/02 CR 2/06 PD/PR 07 anhaltend	Übergang in CR, 07 anhaltend	07 anhaltend	07 anhaltend

Eine Patientin mit einem angioimmunoblastischem T-Zell-Lymphom Stadium IIIA high grade (BE) verweigerte eine Chemotherapie und erlebte unter einer Monotherapie mit *Viscum album* P eine komplette Remission, die bis jetzt über 4,5 Jahre anhält. Ein Patient mit einem MALT-Lymphom des Magens und Transformation in ein DLBCL (EA) lehnte ebenfalls eine Chemotherapie ab. Unter einer Monotherapie mit *Viscum album* P trat eine komplette Remission ein, die bisher fünf Jahre anhält. Bei den follikulären Lymphomen konnte unter einer Monotherapie mit *Viscum album* zweimal eine partielle und zweimal eine komplette Remission ausgelöst werden (PR und NC; MR und RR). Die Remissionsdauer betrug maximal 47 Monate und bezog sich jeweils auf das Beobachtungsende. Bei vier der in der Tabelle aufgeführten Patienten hielt die Remission bei Beobachtungsende an, bei zwei Patienten kam es am Beobachtungsende zu einer Progression (PR, NC), nachdem die Monotherapie in beiden Fällen eine partielle Remission ausgelöst hatte.

Die Laborkontrollen wurden für die Parameter LDH, β_2-Mikroglobulin und sIL-2R ausgewertet und hinsichtlich ihrer Aussagefähigkeit für eine Differentialdiagnose zwischen Remission und Progression verglichen. Das Ergebnis zeigt, dass sich die Daten in der Literatur bestätigen: sIL-2R zeigt im Vergleich zu den beiden anderen Aktivitätsmarkern LDH und β_2-Mikroglobulin eine signifikant höhere Treffsicherheit für die Remission und die Progression (Kono et al., 2000; Ohno et al., 2002) (Abb. 8).

Das Sicherheitslabor (Blutbild, CRP, Leberstatus und Kreatinin) zeigte unter der Misteltherapie bei den 191 Patienten keine Veränderungen. IL-6 im Serum stieg nicht an.

Nebenwirkungen der Misteltherapie

- Lokalreaktion: Zwei Patienten konnten nicht aufdosiert werden, da bereits bei 1 mg bzw. 10 mg eine überschießende Reaktion auftrat.
- Temperaturerhöhungen, allergische Reaktionen und Allgemeinreaktionen wurden nicht beobachtet.
- Infektanfälligkeit: Bei der überwiegenden Mehrzahl der Patienten entwickelte sich auch bei entsprechender Exposition eine lückenlose Infektresistenz.

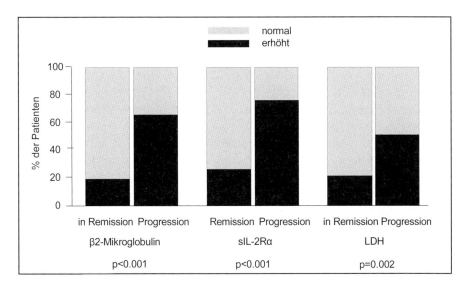

Abb. 8: Sensitivität der Lymphom-Aktivitätsmarker (alle Patienten)

Diskussion

Die hier vorgestellte retrospektive Analyse von 61 Patienten mit follikulären und 130 mit nicht follikulären NHL zeigt, dass ein Auslösen einer Teil- und Komplettremission unter einer Monotherapie mit *Viscum album* P möglich ist und Remissionserhaltungen unter dieser Behandlung über Jahre beobachtet werden können. Diese Tatsache schließt selbstverständlich nicht aus, dass Progressionen, die auch unter einer Chemotherapie vorkommen, während einer Misteltherapie ebenfalls beobachtet werden. Dadurch wird das beobachtete Therapieansprechen unter einer *Viscum album*-Behandlung nicht infrage gestellt. Vergleiche mit einer nicht mit *Viscum* behandelten Gruppe zeigen im Überleben keinen Nachteil der behandelten Gruppen. Bei den nicht follikulären Lymphomen ist ein kürzeres Überleben der nicht mit *Viscum* behandelten Patienten möglich, jedoch wegen der kleinen Vergleichszahlen und den ungleich verteilten Prognosefaktoren nicht zu sichern. Eine Auswertung weiterer Daten ist in Vorbereitung.

Die Behandlung der 191 Patienten fand unter weitgehend standardisierten Bedingungen statt. Die Aussage zu einer Wirksamkeit bezieht sich demzufolge auf *Viscum album* P (Iscador® P) in relativ hohen Dosen (in der Mehrzahl der Fälle 1–20 mg, jedoch auch Maximaldosen von 30 und 60 mg). Auch die erwähnten präklinischen Untersuchungen erfolgten mit Iscador® P und zeigen deutlich, dass bei B-Zell-Linien eine Wirksamkeit nachzuweisen ist und ein autokriner Loop in bezug auf eine IL-6 Produktion ausgeschlossen werden kann. Darüber hinaus ist gezeigt worden, dass eine Stimulation von B-Zell-Linien mit IL-6 durch Iscador® P vollständig blockiert werden kann. Das bedeutet, dass eine autokrine und parakrine Stimulation einer IL-6-Produktion durch Iscador® P präklinisch ausgeschlossen werden kann. Aggressive Lymphome mit primär gesteigerter IL-6-Produktion haben eine schlechtere Prognose. Solche Fälle wurden bei dieser retrospektiven Untersuchung nicht registriert. Die Blockierung dieses ungünstigen Prognosefaktors durch Iscador® P stellt aber grundsätzlich eine zusätzliche Möglichkeit für einen positiven Effekt dar. Diese präklinischen Ergebnisse sind gut vereinbar mit dem Fehlen einer Erhöhung des IL-6-Spiegels im Serum während einer *Viscum*-Therapie.

Die Ergebnisse der vorgelegten Untersuchung weisen darauf hin, dass eine klinisch belegbare Stimulation des Lymphomwachstums auszuschließen ist und partielle und komplette Remissionen ausgelöst werden können. Auch eine Langzeittherapie mit *Viscum album* P über Jahrzehnte zeigt in vielen Fällen keinen progressionsauslösenden Effekt. Somit ist die Misteltherapie der Lymphome sicher und ohne Schadensrisiko und besonders für Patienten in einer wait and watch-Phase geeignet. Bei aggressiven Lymphomen kann Patienten, die von ihrer Verweigerung einer Chemotherapie nicht abrücken oder bei denen eine relative oder absolute Kontraindikation für eine Chemotherapie besteht, eine Chance für eine Wirkung offeriert werden. Die Frage nach einer additiven Wirkung einer Misteltherapie bei laufender Chemotherapie konnte mit dieser Untersuchung nicht beantwortet werden. Von einer positiven Auswirkung einer Simultantherapie ist berichtet worden (Loewe-Mesch *et al.*, 2008).

Bei der Kontrolle der Patienten leistet sIL-2R für die Sicherheit der Behandlung insofern eine Hilfe, als die Differentialdiagnose zur Unterscheidung zwischen Progression, no change und Remission auch bei unklarem CT-Befund mit größerer Sicherheit möglich ist. Grundsätzlich können mit Hilfe dieses Markers Therapieeffekte sowohl bei der Chemo- als auch bei der Misteltherapie exakter beurteilt werden.

Bei den Begleitreaktionen der Misteltherapie fiel die nahezu lückenlose Infektresistenz der Patienten auf. Nebenwirkungen waren selten und bezogen sich auf vereinzelte überschießende Lokalreaktionen am Injektionsort.

Ausblick

Die vorgelegten Ergebnisse erfordern bei noch lückenhafter Erfassung der Daten eine weitere Auswertung, die in Vorbereitung ist. Die jetzige Datenlage begründet jedoch ausreichend die Empfehlung, Patienten in einer wait and watch-Phase, bzw. nach Erreichen einer partiellen Remission und/oder langsamen Progression ohne absolute Indikation für den erneuten Einsatz einer Chemotherapie die Chance für eine effektive und schadensfreie Misteltherapie anzubieten. Auch Patienten mit komorbititätsbedingter Kontraindikation für eine Chemotherapie und strikten Verweigerern einer konventionellen Basistherapie kann diese Behandlung angeboten werden.

Eine Prüfung der Sensitivität und Spezifität für sIL-2R anhand größerer Patientenzahlen sollte angestrebt werden.

Literatur

Burger A. M., Mengs U., Kelter G., Schuler J. B., Fiebig H. H. (2003): No evidence of stimulation of human tumor cell proliferation by a standardized aequeous mistletoe extract *in vitro*, Anticancer Res 23 (5A): 3801–3806.

Gabius H. J., Darro F., Emmelink M., Andre S., Kopitz J., Danguy A., Gabius S., Salmon I., Kiss R. (2001): Evidence of stimulation of tumor proliferation in cell lines and histotypic cultures by clinically relevant low doses of the galactoside-binding mistletoe lectin, a component of proprietary extracts, Cancer Invest 19(2):114–126.

Gabius S., Gabius H. J. (2002): Lektinbezogene Mistelanwendung: experimentelle Therapieform mit präklinisch belegtem Risikopotenzial, Dtsch Med Wschr 9: 457–459.

Gabius S., Gabius H. J. (1998): Vor dem Durchbruch?, Münch Med Wschr 140: 355.

Hagenah W., Dörges I., Gafumbegete E., Wagner T. (1998): Subcutane Manifestation eines zentrozytischen Non-Hodgkin-Lymphoms an Injektionsstellen eines Mistelpräparates, Dtsch Med Wschr 123: 1001–1004.

Hajto T., Hostanska K., Frei K., Rordorf Ch., Gabius H. J. (1990): Increased secretion of Tumor Necrosis Factor α, Interleukin-1 and Interleukin-6 by human mononuclear cells exposed to β-Galactosid-specific lectin from clinical applied mistletoe extract, Cancer Res 50: 3322–3326.

Hugo F., Schwitalla S., Niggemann B., Zänker K. S., Dittmar Th. (2007): *Viscum album* extracts Iscador P and Iscador M counteract the growth factor induced effects in human follicular B-NHL cells and breast cancer cells, Medicina 67 (Suppl II): 90–96.

Hugo F., Dittmar Th., Treutler E. K., Weidt C., Zänker K. S., Kuehn J. J. (2005a): The *Viscum album* Extract Iscador® P Does not Cause an Autocrine Interleukin-6 Loop in B-Non-Hodgkin-Lymphoma Cell Lines, Onkologie 28: 415–420.

Hugo F., Kuehn J. J., Treutler E. K., Zänker K. S., Dittmar Th. (2005b): The mistletoe extract Iscador P efficiently blocks the IL-6 dependent proliferation on B-Non-Hodgkin-Lymphoma *in-vitro* and *in-vivo*, Proc Am Ass Cancer Res 46: abstract #3981

Jaffe E. S., Harris N. L., Stein H., Vardiman J. W. (Hrsg) (2001): World Health Organization (WHO) Classification of Tumours, Pathology & Genetics, Tumours of Haematopoietic and Lymphoid Tissues, IARCPress Lyon.

Kato H., Kinoshita T., Suzuki S. (1998): Production and effects of interleukin-6 and other cytokines in patients with non-Hodgkin`s lymphoma, Leuk Lymphoma 29: 71–79.

Kono N., Kanda Y., Yamamoto R., Chizuka A., Suguro M., Hamaki T., Arai C., Matsuyama T., Takezako N., Miwa A., Togowa A. (2000): Prognostic significance of serum soluble interleukin-2 receptor level in non-Hodgkin`s lymphoma: a single center study in Japan, Leuk Lymphoma 37(1–2): 151–156.

Kovacs E., Kuehn J. J. (2002): Measurement of IL-6, soluble IL-6 receptor and soluble gp130 in sera of B-cell lymphoma patients. Does *Viscum album* treatment affect these parameters?, Biomed Pharmacother 56: 152–158.

Kuehn J. J. (2005): Miseltherapie bei malignen Lymphomen. Neue Erkenntnisse und Erfahrungen im Rahmen einer prospektiven Kasuistikserie bei Patienten mit follikulärem Non-Hodgkin-Lymphom, In: R. Scheer, R. Bauer, H. Becker, V. Fintelmann, F. H. Kemper, H. Schilcher (Hrsg.): Fortschritte in der Misteltherapie. Aktueller Stand der Forschung und klinische Anwendung, KVC Verlag Essen, 477–489.

Kuehn J. J., Fornalski M. (2001): Non-Hodgkin-Lymphom – Immunologische Spekulation und klinische Realität, In: R. Scheer, R. Bauer, H. Becker, P. A. Berg, V. Fintelmann (Hrsg.): Die Mistel in der Tumortherapie, KVC Verlag Essen, 327–340.

Kuehn J. J. (2000a): Langfristig guter Verlauf unter Misteltherapie bei einem Patienten mit einem zentroblastisch-zentrozytischen Non-Hodgkin-Lymphom, Dtsch Med Wschr 31/32: 958–960 (Leserbrief-Beantwortung).

Kuehn J. J. (2000b): Interleukin-6 and mistletoe therapy of non-Hodgkin's lymphoma, Phytomedicine, Suppl II, abstract SL-69.

Kuehn J. J. (1999): Langfristig guter Verlauf unter Misteltherapie bei einem Patienten mit einem zentroblastisch-zentrozytischen Non-Hodgkin-Lymphom, Dtsch Med Wschr 124: 1414–1418.

Kurzrock R. (1997): Cytokine dysregulation in hematological malignancies. Clinical and biological implication, Clin Cancer Res 3: 2581–2584.

Loewe-Mesch A., Kuehn J. J., Borho K., Abel U., Bauer C., Gerhard I., Schneeweiss A., Sohn Ch., Strowitzki Th., v. Hagens C. (2008): Adjuvante simultane Mistel-/Chemotherapie bei Mammakarzinom – Einfluss auf Immunparameter, Lebensqualität und Verträglichkeit, Forsch Komplementär Med Klass Naturheilkd 15: 22–30.

Maier G., Fiebig H. H. (2000): Absence of tumor growth stimulation in a panel of 16 tumor cell lines by mistletoe extracts *in vitro*, Anticancer Drugs 13: 373–379.

Ohno H., Ishikawa T., Kitajima H., Nomura S., Suzuki T., Konishi H., Ohno Y., Onishi R., Konaka Y., Arima N., Doi S., Nasu K., Takahashi T., Tsudo M., Fukuhara S., Uchiyama T. (2002): Significance of soluble interleukin-2 receptor alpha chain in the management of patients with malignant lymphoma: a multi-center study, Rinsho Ketsueki 43 (3): 170–175.

Korrespondenzadresse:
Dr. Jürgen Johannes Kuehn
Lukas Klinik, Onkologische Spezialklinik
Innere Medizin FMH
Brachmattstr.19, CH-4144 Arlesheim
j.j.kuehn@lukasklinik.ch

Induktion von Apoptose in endobronchialem Tumorgewebe nach intraläsionaler *Viscum*-Therapie

Induction of apoptosis in exophytic tumour tissue through intralesional *Viscum* instillation in bronchal carcinoma

Christian Grah, Burkhard Matthes, Sergej Griff, Szimon Szymanski, Thomas Mairinger

Zusammenfassung

Einleitung: Intraläsional instilliertes *Viscum album* L. in vitales Tumorgewebe induziert partielle und komplette Remissionen von exophytisch wachsendem Tumor in zentralen Atemwegen. Bislang sind bronchial keine zellulären Signalwege einer Apoptoseinduktion durch diese Therapie beschrieben worden. Andererseits ist eine Korrelation von Apoptoseinduktion und *Viscum*-Instillation in Tumorgewebe beschrieben. Für die Bewertung des antitumoralen Therapieeffektes durch endobronchiale *Viscum*-Instillation besteht die Frage, ob der Nachweis von Apoptoseinduktion erbracht werden kann. Damit wäre ein immunologisch-antitumoraler Effekt von einem zytotoxischen Effekt abzugrenzen. **Untersuchungsmethoden:** Zum Nachweis einer Apoptosereaktion wird ein Antikörper gegen die Caspase 3 genutzt. **Ergebnisse:** 15 Patienten, bei denen maligne zentrale Atemwegsstenosen vorlagen, wurden einer intraläsionalen *Viscum*-Therapie zugeführt, vor und nach zwei oder drei Therapieeinheiten wurde die Apoptoseinduktion bestimmt. Die Therapie wurde mit abnobaVISCUM Fraxini® in einer Dosierung von 2 mg bis 80 mg pro Einzeldosis durchgeführt. Es wurden Verdopplungen der Induktion der Apoptosekaskade nach bereits einer Therapieeinheit gemessen. Der Effekt der Apoptoseinduktion durch *Viscum album* L. zeigt den pathophysiologischen Nachweis der antitumoralen Potenz bei endobronchialem exophytischem Tumorwachstum. Es sind Therapieeffekte bei isolierter *Viscum*-Therapie und bei multimodaler Therapie enthalten. Diese Therapie wäre bei isolierten pulmonalen Rundherden, ggf. mit anderen lokalen Therapieverfahren zu prüfen.

Schlüsselwörter: Apoptose, *Viscum album* L., intraläsionale Instillation, exophytisch wachsende Tumoren, Bronchialkrebs

Summary
Introduction: Intralesional instillation of *Viscum album* L. into animate cancerous tissues induces partial or complete remission of exophytic growing tumours of the upper respiratory tract. Until now, it has not been described that an apoptosis inducing cellular signalling pathway is activated by this kind of treatment in bronchial cells. However, *Viscum* treatment has been linked before to apoptosis induction. The evaluation of therapeutic anticancer effects through *Viscum* instillation in endobronchially tumour raises questions on how the induction of apoptosis could be demonstrated.
Methods: To demonstrate the induction of apoptosis, an antibody was used that detects effector caspase 3, which activates DNAse through limited proteolysis. **Results:** 15 patients with a malign upper respiratory tract stenosis received intralesional *Viscum* therapy. Prior to treatment and after two or three rounds of intralesional instillations, apoptosis induction was determined. The therapy was carried out with abnobaVISCUM Fraxini® using concentrations between 2 mg and 60 mg per dose. A doubling of apoptosis induction could be observed after the first round of treatment.
The detected apoptosis induction through *Viscum album* L. in growing endobronchial exophytic tumours provides the first patho-physiological verification of the tumoricidal potential in endobronchial exophytic tumour growth. Therapeutic effects are attainable through *Viscum* therapy alone or multimodal treatments. The mechanisms still need to be elucidated that underlie the synergistic tumoricidal effects described in the literature for both, treatment with chemotherapy and *Viscum*, as well as through intralesional therapy with *Viscum* in lymph node metastases. These therapies should also be tested for the treatment of isolated pulmonary lesions alone, or in combination with other local therapeutic procedures as appropriate.

Keywords: Apoptosis, *Viscum album* L., intralesional instillation, exophytic growing tumours, bronchial cancer

Einleitung

Die Instillation von *Viscum album* L. in stenosierend oder funktionsbehindernd wachsendes Tumorgewebe ist seit Mitte der 1990er Jahre eine wiederholt berichtete Vorgehensweise (Matthes, 1997; Nabrotzki, Scheffler, 2001; Scheffler *et al.*, 1996; Stumpf, 1998; Stumpf *et al.*, 1997). Dabei sind die Therapieerfolge, gemessen an der Verbreitung des Einsatzes von intraläsionaler Injektion, bemerkenswert. 2003 konnte gezeigt werden, dass hierfür die Kombination der bekannten Misteleffekte, Nekroseauslösung (Beuth *et al.*, 2006; Ribereau-Gayon *et al.*, 1997; Zarkovic *et al.*, 2001) und Apoptoseinduktion (Büssing *et al.*, 1996; Büssing *et al.*, 1997; Janssen *et al.*, 1993; Matthes *et al.*, 2005) verantwortlich sind.

Die Kennziffern für Sterblichkeit liegen nach wie vor für das nichtkleinzellige Bronchialkarzinom (NSCLC) in Deutschland für alle Krebserkrankungen am höchsten (Koch-Institut, 2008). Dabei stellen endobronchiale Tumorstenosierungen in 20–30% der NSCLC eine häufige Komplikation dar (Ginsberg *et al.*, 1997) und um 40 % der Lungenkrebspatienten sterben an lokoregionären Krankheitskomplikationen (Noppen *et al.*, 1997).

Für die Therapie der Stenosierungen sind verschiedene Verfahren etabliert (Beamis *et al.*, 2002; Ernst *et al.*, 2004), kein Verfahren hat allerdings Standardwert. Die intraläsionale *Viscum*-Applikation zur Therapie der Stenosierung ist ebenfalls beschrieben. Das dabei zu erreichende Niveau des Studienansatzes ist prinzipiell nicht über einen Level 3 der EbM (Evidence based Medicine) zu erwarten, da eine Randomisation ethisch nicht vertretbar ist und kontrollierte Studienpläne in der weit fortgeschrittenen Krankheitssituation ebenfalls nur eingeschränkt durchführbar sind. Daher besteht die Literatur ausschließlich aus Fallserien und retrospektiven Analysen (Ernst *et al.*, 2004).

Dabei gilt für alle Verfahren, dass eine Verbesserung der Lebensqualität erreicht werden kann, was angesichts des Vorliegens von zentralen Atemwegsstenosen und den damit verbundenen klinischen Folgen leicht vorstellbar ist. Aber für keines der Verfahren kann über einen über das lokale Tumorgeschehen hinausreichenden tumortherapeutischen Effekt diskutiert werden (Beamis *et al.*, 2002; Bolliger *et al.*, 2006; Marrie, 2004; Schumann *et al.*, 2006; Vergnon *et al.*, 2006), wie es beispielsweise für intraläsionale Therapie am kolorektalen Karzinom gezeigt werden konnte (Matthes *et al.*, 2005). Die Fragestellungen dieser Untersuchung zielten

daher auf die Klärung, ob eine Apoptosereaktion zusätzlich zur zytolytischen Tumordegradation nach intraläsionaler *Viscum*-Applikation *in vivo* auch beim Bronchialkarzinom nachzuweisen ist.
 Erfasst wurden desweiteren das klinische Outcome sowie tumorspezifische Verlaufsparameter.
 Als Parameter für die Apoptoseinduktion wurde in dieser Untersuchung die Caspase 3 bestimmt, die sowohl aus dem intrinsischen als auch aus dem extrinsischen Weg der Caspasekaskaden aktiviert wird.

Material und Methoden

Patienten mit intrabronchialem Tumorwachstum und poststenotischer Atelektase wurden dieser offenen, nicht-interventionellen, prospektiven Untersuchung nach Zustimmung zugeführt und in einer ersten Bronchoskopie prätherapeutisch am Tumorgewebe biopsiert (Abbildung 1, weiß). Anschließend wurde erstmalig – und nach fünf bis 14 Tagen (Abbildung 1, gestreift) ggfs. zusätzlich in das stenosierende Gewebe mittels 40 mg bis 160 (1 x 620) mg *Viscum album* L. (Präparat: abnobaVISCUM Fraxini®) instilliert. In einigen Fällen konnten in weiter folgenden Tagen (später als 21 Tage) Biopsien gewonnen und aufgearbeitet werden, die als „später Zeitpunkt" dargestellt sind (Abbildung 1, gepunktet).
 Die zangenbioptisch gewonnenen Tumorproben wurden nach Paraffineinbettung mittels Caspase 3-AK (Rabbit Caspase 3, Cleaved (CPP32)) und Labelling durch LSAB (**L**abelled-**S**trept**a**vidin-**B**iotin-Methode) immunhistochemisch aufgearbeitet. Anschließend wurden 400 Tumorzellen lichtmikroskopisch ausgezählt und die Positivrate in Prozent bestimmt.

Ergebnisse

Es konnten fünfzehn auswertbare intraläsionale intrabronchiale *Viscum*-Applikationen dokumentiert werden (Tabelle 1). In keinem Fall kam es zu unerwünschten allergischen oder pseudoallergischen Reaktionen. In sechs Fällen trat Fieber (Temperatur > 38,2 °C) über max. zwölf Stunden auf. Kein Fall bedurfte einer diesbezüglichen Medikation; Fieberreaktionen waren prinzipiell erwartet.

Induktion von Apoptose in endobronchialem Tumorgewebe

Tab. 1: Darstellung der Fälle (PeCA = Plattenepithelkarzinom, AdenoCA = Adenokarzinom, ILVT = Intraläsionale *Viscum*-Therapie, OL= Oberlappen, Li = links, Re=rechts, mg *Viscum* = in Bezug auf abnobaVISCUM® Fraxini)

Fall No		Zentr. AW Stenose	ILVT	mg Viscum	Paralleltherapie
1BK39	T4NxMx PLECA	Hauptcarina, li Hauptbronchus,	1x	100	Keine
2BG21	T2N2M1 AdenoCA	Re Oberlappen	2x	80	Keine
3GR43	T4N3M1 PLECA	Hauptcarina OL li	4x	140	Keine
4KH23	T3NxM1 PLECA	Li Hauptbronchus, Atelektase li	1x	40	Keine
5KE5	T2NxM1 PLECA	Li Hauptbronchus	11x	160	Keine
6LW35	T2N3M1 PLECA	Trachea, Hauptcarina	6x	120	RT
7OI22	T4N3MX AdenoCA	Re Oberlappen Bronchus	1x	40	Keine
8SS65	T2NxM1 PLECA	Re Hauptbronchus	1x	60	Keine
9TW49	T4N3Mx GroßzellCA	Re Hauptbronchus	12x	600	Keine
10NN51	T3N2M1 NSCLC	Li Oberlappen	4x	120	Keine
11GK40	T2N3M1 klarzelliges	Li Hauptbronchus re Unterlappen	5x	180	Argon
12IΛ56	T4N2M1 AdenoCA	Re Oberlappen mit Stenose ant.	7x	200	Erlotinib
13WO49	T3N2M1 AdenoCA	Re Mittellappen li Oberlappen	5x	240	Keine
14ML43	T3N2M1 AdenoCA	Li Hauptbronchus	7x	460	Keine
15MP55	T3N3M0 AdenoCA	Li Unterlappen	4x	380	Argon, CTX

Da die Bronchoskopien nur nach klinischer Indikation stattfanden, ergaben sich hinsichtlich der Zeitabläufe und Dosen hohe Standardabweichungen.

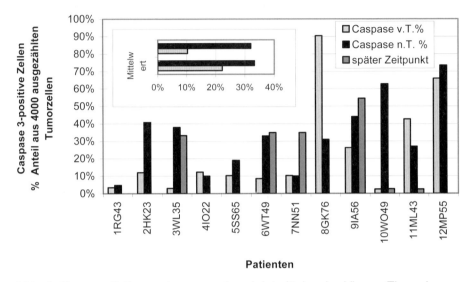

Abb. 1: Caspase 3-Expression vor und nach intraläsionaler *Viscum*-Therapie (ILVT)

Diskussion

Die Fallserie belegt erstmals die Induktion von Apoptose in Tumorgewebe durch intraläsionale *Viscum*-Gabe im Bronchialsystem. In der überwiegenden Anzahl kommt es zu einer Zunahme der Caspase 3-Expression. In einem Fall allerdings kommt es zu einer unsignifikanten Abnahme der Caspase (Abbildung 1, Fall 4), und in zwei anderen Fällen kam es zu einer deutlichen Abnahme einer zuvor spontan gesteigerten Caspase 3-Expression (Fall 8 und 11).

Insgesamt ist ein Anstieg der Caspase-3-Expression zu verzeichnen (Abbildung 1, Median und Mittelwertvergleich). Dabei ist dieses Bild nicht einheitlich, aber der maximale Anstieg scheint in der Regel in der Zeit bis zum Tag 14 nach ILVT zu liegen. Die Expression scheint in Fällen, die eine spontane hohe Caspase 3-Rate aufweisen, nicht durch ILVT gesteigert werden zu können (Fall 8).

Abbildung 2 zeigt die Steigerung oder Abnahme der Caspase 3-Rate (Abszisse in Prozent) in Abhängigkeit von der Überlebenszeit (Ordinate, in Tagen). Eine statistische Auswertung ist aufgrund der geringen Fallzahl nicht möglich. Aus dem Vorhandenen scheint ein positiver Trend zur Caspaseinduktion vorzuliegen.

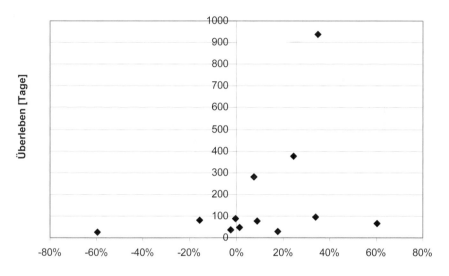

Abb. 2: Veränderung der Caspase 3-Rate nach ILVT in Bezug zur Überlebenszeit

Abbildung 3 zeigt die Überlebenszeit (in Tagen) auf der Abszisse in Bezug auf die kumulative Dosis des intraläsional applizierten *Viscums*. Weitere und größere Studien sind zur Bewertung des Zusammenhangs in Bezug auf das Überleben notwendig.

Im Hinblick auf die Lebensqualität ist allerdings der Wert der rekanalisierenden Therapie in stenosierendem Bronchialkarzinom klar belegt (Ernst et al., 2004; Vergnon et al., 2006). Hierbei kann die intraläsionale *Viscum*-Therapie im Rahmen multimodaler Optionen eine Ergänzung liefern. Sie zeichnet sich insbesondere durch leichte Verfügbarkeit, im Vergleich zur Kryotherapie, Elektrokoagulation oder Argon-Beamertherapie sowie geringer apparativer Investition aus. Die Korrelation von Apoptoseinduktion zum klinischen Effekt der Tumorregression muss weiter untersucht werden. Vergleichende Bewertungen werden aufgrund der hochpalliativen Therapiesituation kaum zu erwarten sein, im Rahmen von multimodalen Therapieoptionen könnte aber die intraläsionale Therapie mit *Viscum* einen wachsenden Stellenwert einnehmen.

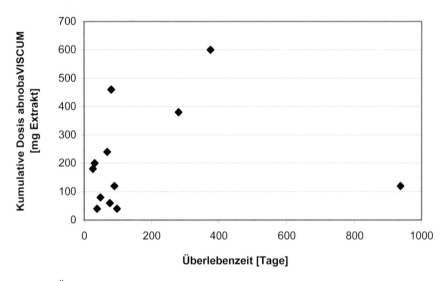

Abb. 3: Überlebenszeit in Bezug zur verabreichten Dosis bei der ILVT

Der mit dieser Fallserie belegte immunologische Effekt der intraläsionalen *Viscum*-Therapie legt die Grundlage zur systematischeren Prüfung dieser Therapieoption. Größere Fallserien zur Prüfung des klinischen Benefits erscheinen notwendig. Zudem wäre zu prüfen, ob eine intraläsionale *Viscum*-Therapie von mediastinalen Lymphknotenmetastasen einen überadditiven Stellenwert bei der adjuvanten Chemotherapie oder Strahlentherapie darstellt.

Literatur

Beamis J. F., Becker H. D., Cavaliere S., Colt H., Diaz-Jimenez J. P., Dumon J. F., Edell E., Kovitz K. L., Macha H. N., Mehta A. C., Marel M., Noppen M.,

Strausz J., Sutedja T. G. (2002): ERS/ATS statement on interventional pulmonology, Chairmen: C. T. Bolliger, P. N. Mathur, Eur Respir J 19: 356–373.
Beuth J., Ko H. L., Schneider H., Tawadros S., Kasper H. U., Zimst H., Schierholz J. M. (2006): Intratumoral application of standardized mistletoe extracts down regulates tumor weight *via* decreased cell proliferation, increased apoptosis and necrosis in a murine model, Anticancer Res 26: 4451–4456.
Bolliger C. T., Sutedja T. G., Strausz J., Freitag L. (2006): Therapeutic bronchoscopy with immediate effect: laser, electrocautery, argon plasma coagulation and stents, Eur Respir J 27: 1258–1271.
Büssing A., Suzart K., Schweizer K. (1997): Differences in the apoptosis-inducing properties of *Viscum album* L. extracts, Anticancer Drugs 8 Suppl 1: S9–14.
Büssing A., Suzart K., Bergmann J., Pfuller U., Schietzel M., Schweizer K. (1996): Induction of apoptosis in human lymphocytes treated with *Viscum album* L. is mediated by the mistletoe lectins, Cancer Lett 99: 59–72.
Ernst A., Feller-Kopman D., Becker H. D., Mehta A. C. (2004): Central airway obstruction, Am J Respir Crit Care Med 169: 1278–1297.
Ginsberg R., Vokes E., Ruben A. (1997): Non-small cell lung cancer, In: V. DeVita, S. Hellman (Hrsg.): Cancer: principles and practice of oncology, Lippincott-Raven, Philadelphia, 858–911.
Janssen O., Scheffler A., Kabelitz D. (1993): *In vitro* effects of mistletoe extracts and mistletoe lectins. Cytotoxicity towards tumor cells due to the induction of programmed cell death (apoptosis), Arzneimittel-Forsch 43: 1221–1227.
Robert Koch-Institut (Hrsg.), (2008): Krebs in Deutschland. Robert Koch-Institut und die Gesellschaft der epidemiologischen Krebsregister in Deutschland e. V. Wiesbaden
Marrie T. J. (2004): Deaths in risk classes I-III: a measure of quality of care in patients hospitalised with CAP? Eur Respir J 23: 103–105.
Matthes B., Fritz P., Mürdter T. E., Kröz M., von Laue H. B., Matthes H. (2005): Untersuchungen zu Immunreaktion und klinischem Outcome nach intraläsionaler *Viscum*-Applikation bei Kolonkarzinom, In: R. Scheer, R. Bauer, H. Becker, V. Fintelmann, F. H. Kemper, H. Schilcher (Hrsg): Fortschritte in der Misteltherapie, aktueller Stand der Forschung und klinische Anwendung, KVC Verlag Essen, 491–498.
Matthes H. (1997): Intraläsionale Mistelinjektionen in Lebermetastasen und in das primäre Hepatozelluläre Karzinom (HCC), Der Merkurstab, Abstract: 50.
Nabrotzki M., Scheffler A. (2001): Komplette Remission nach intratumoraler Misteltherapie eines Duodenum-Karzinom-Rezidivs, In: R. Scheer, R. Bauer, H. Becker, P. A. Berg, V. Fintelmann (Hrsg.): Die Mistel in der Tumortherapie. Grundlagenforschung und Klinik, KVC Verlag, Essen, 413–422.

Noppen M., Meysman M., D'Haese J., Schlesser M., Vincken W. (1997): Interventional bronchoscopy: 5-year experience at the Academic Hospital of the Vrije Universiteit Brussel (AZ-VUB), Acta Clin Belg 52: 371–380.
Ribereau-Gayon G., Jung M. L., Frantz M., Anton R. (1997): Modulation of cytotoxicity and enhancement of cytokine release induced by *Viscum album* L. extracts or mistletoe lectins, Anticancer Drugs 8 Suppl 1: S3–8.
Scheffler A., Mast H., Fischer S., Metelmann H. R. (1996): Komplette Remission eines Mundhöhlenkarzinoms nach alleiniger Mistelbehandlung, In: R. Scheer, H. Becker, P. A. Berg (Hrsg.): Grundlagen der Misteltherapie, aktueller Stand der Forschung und klinische Anwendung, Hippokrates Verlag Stuttgart, 453–464.
Schumann C., Kropf C., Wibmer T., Merk T., Kruger S. (2006): Therapy of exophytic bronchial tumorous stenosis by flexible cryoprobe, Eur Respir J 28: 1286–1287.
Stumpf C. (1998): Intratumorale Mistelapplikation bei stenosierendem Rezidiv eines Cardia-Carzinoms, Der Merkurstab 2: 85–88.
Stumpf C., Ramirez-Martinez S., Becher A., Stein G. M., Büssing A., Schietzel M. (1997): Intratumorale Mistelapplikation bei stenosierendem Rezidiv eines Cardiakarzinoms, Erfahrungsheilkunde 46: 509–513.
Vergnon J. M., Huber R. M., Moghissi K. (2006): Place of cryotherapy, brachytherapy and photodynamic therapy in therapeutic bronchoscopy of lung cancers, Eur Respir J 28: 200–218.
Zarkovic N., Vukovic T., Loncaric I., Miletic M., Zarkovic K., Borovic S., Cipak A., Sabolovic S., Konitzer M., Mang S. (2001): An overview on anticancer activities of the *Viscum album* extract Isorel, Cancer Biother Radiopharm 16: 55–62.

Burkhard Matthes[2], Sergej Griff, Szimon Szimansky, Thomas Mairinger[3], Christian Grah[1]
[1] Gemeinschaftskrankenhaus Havelhöhe, Pneumologischer Schwerpunkt, Berlin
[2] MVZ-Havelhöhe und MVZ-Heerstraße-Nord und Forschungsinstitut Havelhöhe, Berlin
[3] Pathologisches Institut, Helios Klinikum Emil-von-Behring, Institut für Pathologie, Berlin

Korrespondenzadresse:
Burkhard Matthes
Forschungsinstitut Havelhöhe
Kladower Damm 221, 14089 Berlin
bmatthes@havelhoehe.de

The importance of the primary dosage in mistletoe therapy

Die Bedeutung der Anfangsdosis in der Misteltherapie

Maurice Orange, Aija Lace, Hans Broder von Laue

Summary

Immunotherapy for solid tumours has made some progress over the last decades but continues to be poorly effective in clinical practice. It is well documented that tumours have robust mechanisms to disable tumour-specific immunity. In order for immunotherapy to be more effective, the central challenge is to overcome tumour escape and to induce anti-tumour immunity. In immune-augmentative therapy with mistletoe preparations (*Viscum album* L), little is known about a dose dependent relationship of successful priming and durable tumour responses. We propose that both the primary dose and the method of administration may be critical for achieving a disease response. Since the first report on successful intratumoural application of mistletoe in 1996, a body of anecdotal evidence is growing which suggests that the use of high doses of mistletoe for intratumoural (IT) administration at the primary induction is required. The authors present two case histories where durable disease responses have been achieved with single mistletoe therapy, starting with high doses of mistletoe extract (> 14 µg/ml mistletoe lectin) as induction, with both intratumoural and subcutaneous (SC) administration, and in one case with additional intravenous (IV) application. The authors show that primary high-dose mistletoe induction elicits a clinically marked local and systemic acute inflammatory response (fever). It will be argued that intratumoural application could well provide the robust priming that is required for breaking tumour escape in the host. The authors call for research that will elucidate the immunogenic pathways that are assumed to be involved in producing a tumour-specific immune response, capable of dissolving solid tumour and achieving durable remissions.

Keywords: Mistletoe therapy, intratumoural, high-dose induction, immunology, immune evasion, tumour immunity, fever

Zusammenfassung

Die Immuntherapie der soliden Tumoren hat in den letzten Jahrzehnten verschiedene Fortschritte ergeben, auch wenn die Ergebnisse bisher hinter den Erwartungen zurück geblieben sind. Wirksame Escape-Mechanismen der Tumoren verhindern bisher eine ausreichende Lenkung der Tumorimmunologie. In der Tumortherapie mit Mistelpräparaten ist bisher wenig bekannt über die dosisabhängige Beziehung der Induktion (priming) und den dauerhaften Erhalt einer Tumor immunologischen Reaktion. Es wird darauf hingewiesen, dass sowohl die Dosis als auch der Ort der Induktionstherapie für den Verlauf entscheidend sein können.

Der erste Bericht über eine erfolgreiche intratumorale Applikation der Mistelpräparate 1996 ist seitdem durch eine Reihe von Einzelfällen ergänzt worden. Daraus kann gefolgert werden, dass diese Therapieform am ehesten zu einer tumorspezifischen Immunreaktion durch Mistelpräparate führen kann. Es werden zwei typische Krankengeschichten vorgestellt, in denen lang anhaltende Tumorreduktionen allein unter einer Misteltherapie erreicht wurden. Die Induktionstherapie wurde im ersten Fall durch primär intravenöse (i.v.), intratumorale (i.t.) und subkutane (s.c.) Injektionen – im 2. Fall nur durch i.t.- und s.c.-Injektionen mit hohen Dosen (> 14 µg/ml Mistellektin) erreicht. Es wird beschrieben, dass durch eine primäre Mistel-Hochdosistherapie eine ausgeprägte akut inflammatorische lokale und systemische Reaktion mit Fieber hervorgerufen wird, die eine immunologische Anti-Tumor-Antwort auslösen kann. Hierdurch können Escape-Mechanismen durchbrochen werden. Es wird auf die Notwendigkeit hingewiesen, die immunologischen Abläufe zu erforschen, die bei soliden Tumoren unter dieser Therapie zu langfristigen Remissionen führen.

Schlüsselwörter: Mistel, intratumoral, Hochdosis, Therapieinduktion, Tumor-Immunologie, Escape, Fieber

Introduction

Mobilising the host's innate defences against established and residual disease is a rational therapeutic approach to the challenge of treating known and occult metastatic disease, from which relapses occur. However, tumours have persistent and long-lasting deleterious effects on the host immune system; patients who have had primary and adjuvant treatment, may continue to have dormant disease and may not readily recover immunological functions and restore immune competence. Although cancer patients are usually not immune deficient and have intact antiviral and antibacterial responses, they are unable to control tumour progression or relapse (Whiteside, 2006). Cancer immunotherapy aims to activate and maintain an anti-tumour immune response that targets residual disease and improves/ restores the immune competence of the host. William B. Coley (1862–1936) was the first to systematically apply the principles of robust generalised immune stimulation, initially using highly infectious pathogens. Coley achieved response rates that remain unsurpassed by subsequent and recent modern immunotherapy (Tsung and Norton, 2006). Modern immune therapies use either activation signals (cytokines and chemokines), tumour derived vaccines or activated immune cells – or combinations of these. Although such strategies are able to dissolve solid tumours in preclinical settings they have proved disappointingly less effective in clinical practice (Rosenberg *et al.*, 2004). Other strategies aim to alter the tumour micro environment (TME) that exerts powerful immunosuppressive effects, which develop gradually from local to systemic influence (Dunn *et al.*, 2004; de Visser *et al.*, 2006; Gajewski *et al.*, 2006; Zou, 2005). A constitutive interaction between host and tumour maintains tolerance and breaking this active process of 'tolerization' is the aim of an effective immunotherapy to improve immune surveillance and restore immune competence (Drake *et al.*, 2006).

Successful breaking of tumour escape with immunotherapeutic strategies will depend on at least two factors: the induction of synchronized cell death in the tumour, and the recruitment of activated immune competent cells. Both natural killer cells (NKs) and dendritic cells (DCs) are key immune cells in creating an integrated immune response that links up the innate and adaptive and leads to tumour-specific immune responses (Ghiringhelli *et al.*, 2007; Moretta *et al.*, 2008). One approach is to alter the TME *in situ*, by modifying its inflammatory characteristics, and to create effective DC activation and maturation, to recruit naïve T-cells into tumours and activate them through robust co-stimulation – in the presence of sufficient antigen load such as tumour debris (Neville *et al.*, 2001; Daniels *et al.*, 2004; den Brok *et al.*, 2004 and 2006; Mahvi et al., 2007; Thong *et al.*, 2007; Zitvogel and Kroemer, 2008). Such a loco-regional approach uses the tumour as a complex antigen source; it may reduce tumour escape and the need for extensive *ex vivo* handling of tumour cells (lysates) and of the patients' antigen presenting cells (APCs). If significant tumour cell death exceeds the phagocytic capacity of local scavenger cells, it will generate a pro-inflammatory environment that sustains APC activation and amplifies T-cell recruitment (Yu *et al.*, 2004). Thus, both antigen release and the delivery of immuno-stimulatory signals to APCs contribute to both local and systemic effects. Similarly, with tumour ablative strategies like radiofrequency ablation, cryo-ablation and photodynamic therapy a large burden of tumour cell debris is produced and the 'quality' of both apoptotic and necrotic tumour cell death will determine the quality of the resulting cognate effector cells (Yu *et al.*, 2004; Castano *et al.*, 2006; den Brok *et al.*, 2006; Rabinovich *et al.*, 2007; Zitvogel and Kroemer, 2008).

Successful activation and maturation of DCs and recruitment of T-cells requires antigen presentation in an optimal (acute) inflammatory context; in a non-inflammatory environment this leads instead to the induction of T-cell tolerance. In addition to tumour cell death, intentional but controlled inflammatory destruction of normal cells breaks tolerance to self-antigens and may represent a strategy to overcome tolerance and generate immunity against tumours. Methods that 'tune' and modulate the inflammatory status of APCs and DCs in particular, will further improve the outcome of the tumour-specific immune response (Philip *et al.*, 2004).

Other studies also describe (acute) inflammation as a hallmark of anti-tumour responses in vaccination models and a precursor of specific cellular immunity, and strongly suggest that the innate inflammatory response is capable of resisting tumourigenesis (Maria *et al.*, 2001; Coussens and Werb, 2002). Thus, loco-regional tumour ablative and immunomodulatory methods will produce a minimally invasive and 'host friendly' strategy of breaking immune tolerance to tumours by altering the TME (Thong *et al.*, 2007).

Mistletoe therapy (MT)

The outcomes of mistletoe therapy (MT) are based on traditional prescribing comprising subcutaneous (SC) administration that uses a variety of mistletoe extracts (MEs) with doses commonly ranging from 0.1–10 mg ME per injection 2–3 times a week (Kienle and Kiene, 2007). No systematic studies have been conducted to investigate the comparative benefits of other dose regimes and alternative ways of administering MEs. In practice, clinicians use IT and IV routes of administration and high dose mistletoe therapy (^{Hi}MT) induction regimes in an attempt to improve the immune-augmentive effect of the SC application and to achieve tumour reduction (Matthes, 2001). High grade fever is positively correlated with tumour regressions and remissions and is considered to be a strategy to break cancer tolerance (Penter et al., 2002 a,b; Hobohm, 2005). Scheffler et al (1996) reported on the first documented complete remission of oropharyngeal squamous cell carcinoma following repeated intratumoural injections (ITIs) with ME. Further anecdotal evidence for IT application and tumour reduction has accumulated (Huber et al., 2000; Nabrotzki and Scheffler, 2001).

High dose MT induction

Typically, a ^{Hi}MT induction lasts for about a month and the dose escalation and frequency of administration is guided by patients' tolerance. ^{Hi}MT elicits marked clinical signs of immune stimulation. The systemic acute inflammatory reactions (SAIRs) are characterised by marked flu-like symptoms, general malaise with generalised body aches, headache, fatigue, chills and fever over 38.5 °C. Such symptoms typically settle within 24–48 hours and the patient requires supportive measures only. Antipyretics are avoided and analgesia is usually not needed. Typically, the marked SAIRs in response to further high dose MEs lessen within 2–3 weeks of starting MT.

In addition to SAIRs, SC and IT doses give rise to local acute inflammatory reactions (LAIRs) at the injection sites, characterised by extensive (> 10 cm) and painful erythema, that persists for several days. With continuing treatment these LAIRs lessen.

With **intravenous** administration of ^{Hi}MT, MEs are infused over 60–90 min in 250 ml 0.9 % saline solution; this is well tolerated and rarely elicits symptoms of SAIRs.

Intratumoural injections with MEs will elicit both LAIRs and SAIRs at induction. Although the symptoms of SAIRs and LAIRs are intrusive and temporarily debilitating all patients reported here recovered fully without sequelae. In the literature MT with high dose ITIs of MEs has been found to be well tolerated with no evidence of significant local or systemic toxicity.

The dosage

Traditional and low-dose MT (^{Lo}MT) has well documented immunological effects and a beneficial impact on the quality of life of cancer patients (Kienle and Kiene, 2007). However, no systematic studies have been done to ascertain the optimal initial dose regimes for induction and maintenance of MT. This question will stay unanswered as long as it is unknown what the immunological characteristics are of 'optimal immune competence'. Schöffski *et al* (2004) reported on IVI aViscumine (rML1) – and found that doses up to 5.6 µg/kg BW were overall well tolerated and safe (Schoffski *et al.*, 2004). This recombinant mistletoe lectin I is not comparable with whole plant MEs used here, as whole plant ME contains a composite mixture of mistletoe lectins (ML I–III) and many other constituents. Here, we escalated doses of MEs according to clinical tolerance, often with initial doses of 40 mg ABNOBAviscum Fraxini IVI (which contains on average 28 µg/ml/ML) to a maximum pulse of 520 mg ABNOBAviscum Fraxini (total ML content approximately 364 µg/ml); for patient A this equates to 0.37–4.85 µg/ML/75 kg body weight.

For mistletoe-naïve patients, we use the following dose escalations:

day 1:	20 mg ME (ABNOBAviscum®) IVI (14µg ML (Abnobaviscum®Fraxini 20 mg) or 0.19 µg ML/kg body weight (BW))
day 2:	40 mg IVI (28 µg ML or 0.37 µg ML/kg BW)
day 3:	80 mg IVI + 20 mg SC (70 µg ML or 0,93 µg ML /kg BW); the IVI + SC injection is followed by 24 hrs S&LAIRs
day 5:	160 mg (or 200 mg) IVI + 40 mg SC

Case history patient A (PtA)

Head and neck squamous cell carcinoma is the most common malignant neoplasm of the mucosa of the upper aerodigestive tract and it is the fifth leading cause of cancer related deaths. Current therapy is associated with only modest improvements in patient survival and significant treatment-related morbidity (Grego and Heinsworth, 1993). Squamous cell carcinomas are notoriously immunosuppressive and insensitive to immune manipulation (Ferris *et al.*, 2006; O-Sullivan *et al.*, 2007).

Case history PtA: 54-year-old male, no known risks factors.
11/06 presents with two large lymph nodes left neck (at levels III and IV). Excisional biopsy of one node showed SCC. A second, right (level I) submandibular lymph node was not biopsied. Evaluation of the aerodigestive tract failed to establish the primary tumour, and he was staged $T_xN_2M_1$. No weight loss, no co-morbidity, no B symptoms. PtA declined concurrent chemo-radiation therapy (Cisplatin/5FU).
03/07 First presented for MT and after thorough discussions informed consent was obtained. PtA reported that the lymph nodes had slightly enlarged since 11/06.

Induction phase

day 1:	40 mg ABNOBAviscum® Fraxini (AV-F) IVI
day 2:	80 mg AV-F IVI
day 3:	160 mg AV-F IVI + 2mg AV-F ITI and 20 mg ME SC, followed by fever up to 38.2 °C
day 4:	resolution of fever
day 5:	200 mg AV-F IVI + 20mg AV-F SC, followed by fever up to 38.9 °C
day 6+7:	resolution of fever and recovery
day 8:	240 mg AV-F IVI + 40 mg AV-F SC, followed by fever up to 39.4 °C
day 9+10:	resolution of fever and recovery
day 11:	200 mg AV-F IVI + 40 mg AV-F SC, followed by fever up to 39 °C

Maintenance phase: see figure 1

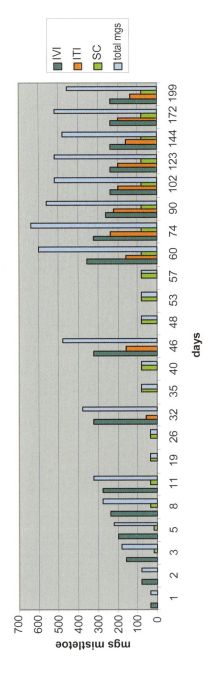

Fig. 1: Summary of mistletoe therapy over six months, starting in March (day 1) up to and including September 2007. Shown are mgs Mistletoe (AV-F). After day 60, PtA self-administered 80 mg ME SC twice weekly, inbetween outpatient sessions.

Intralesional administration of ME was followed by prompt and marked LAIRs in and around the lymph nodes of the neck with significant oedema. The associated modest discomfort never required analgesia or any other supportive measure and settled within 20–30 minutes of administration. The airway was never compromised, and no breathing difficulties or dysphagia were noted. No signs of hypersensitivity, urticaria or periorbital oedema developed at any time of treatment. Typically, the oedema resolved after 3–5 days. PtA reported moderate fatigue following the ^{Hi}MT lasting for less than five days; this never intruded on his normal activities.

After two months: no new palpable lymphadenopathy, gradual reduction of size of the palpable lymph nodes, to less than 1.5 cms.

After twelve months (03/08): PtA received no other treatment. His lymph nodes reduced in size, no other nodes or other secondaries were detected. Routine full blood count and biochemistry (liver functions, bone- and renal screen) showed no abnormalities. PtA remains asymptomatic and reported improvement in wellbeing and fitness. Chemo-radiation therapy remains an option, which he declines. By clinical RECIST criteria this is consistent with a partial response (Therasse *et al.*, 2000).

Case history patient B (PtB)

Breast cancer is the most common cancer among women and the second leading cause of cancer deaths in women after lung cancer (Souhami and Tobias, 2005). Bilateral breast cancer accounts for 2–11%, and synchronous bilateral cancer for < 2% of all women diagnosed with breast cancer. The prognosis for untreated breast cancer is poor, and most patients with Grade 3 and hormone insensitive breast cancer will die within five years (Johnstone *et al.*, 2000; Hartman *et al.*, 2005).

Case history: PtB: 50-year-old postmenopausal woman with bilateral breast cancer. No co-morbidity.
09/04 Diagnosis: right breast: Grade 1, invasive ductal carcinoma (IDC), oestrogen receptor positive (ER+ve); PtB declined treatment.
12/05 left breast: Grade 3 IDC, ER/PgR–ve, HER2+ve. In addition: progression of right breast lesion. PtB declined all conventional treatment. After obtaining informed consent, commenced MT.

01/06 first ITI into the *left* breast lesion. The tumour of the *right* breast never received it is.
01/06–01/08 received total 33 ITIs into the left breast (see figure 2 for dosages).
02/07 complete resolution of *right* breast tumour: impalpable and ultrasound-ve.
11/07 complete resolution of *left* breast tumour.

The dosages of the first twelve months of ^{Hi}MT are summarized in Fig.2.

The ^{Hi}MT induction phase & dose escalation (SC only)

day 1:	2 mg ABNOBAviscum® Mali (AV-M) ITI + 15 mg AV-M SC, f/b fever up to 39.3 °C
day 5:	20 mg AV-M ITI + 20 mg AV-M SC, followed by fever up to 39.5 °C
day 16:	80 mg AV-M ITI + 10 mg AV-M SC, followed by fever up to 39.0 °C

PtB developed marked and debilitating LAIRs and SAIRs that account for an extended induction phase and a three weeks interval before ITIs were resumed.

The **maintenance phase** of ^{Hi}MT commenced with weekly ITIs on day 41, with a dose escalation: 2 mg (day 41), 10 mg (day 48), 30 mg (day 52), 60 mg (day 60), 120 mg (day 66) to 160 mg on day 73. The marked LAIRs were well tolerated and typically settled within five days. These LAIRs of the breast would be noticeably reactivated after subsequent SC injections of 80 mg ME once weekly. After the induction, ^{Hi}MT did not elicit significant SAIRs (fever) and PtB reported reduced energy levels for only 24 hours after ITIs. She reported only one intercurrent episode of labyrinthitis with vertigo and nausea (**11/06**). After a full recovery (5-week treatment pause) treatment was resumed with weekly 40 mg ME SC and extended intervals between ITIs.

The importance of the primary dosage in mistletoe therapy 395

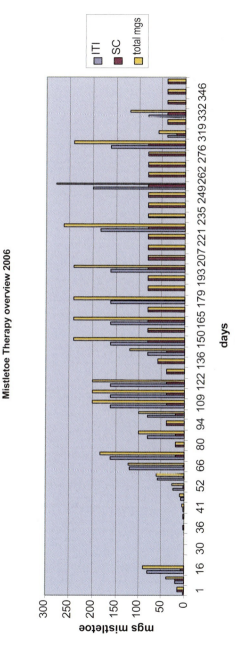

Fig. 2: PtB: overview of first twelve months MT, with intratumoural (IT) and subcutaneous (SC) administration; protracted induction phase (40 days), due to marked pyrexia and malaise

Review after two years

^{Hi}MT was commenced with *in situ* intratumoural priming and maintained for two years into the left breast only, with weekly SC injections. The injections were well tolerated, with no apparent toxicity or hypersensitivity. PtB reported much improved well-being and fitness as well as much increased self-regulatory capacity and autonomy (Frentzel-Beymea and Grossarth-Maticek, 2001; Grossarth-Maticek *et al.*, 2001). The complete resolution of the tumour in the right breast (which never received ITIs) can only be explained by a systemic and tumour-specific immune response, which was induced by the MT.

Concluding remarks

Emerging research in immunotherapy suggests that targeting the TME by intratumoural *in situ* priming with immuno-modulatory agents, may confer significant advantages in achieving a tumour-specific immune response in the tumour-bearing host. Furthermore, the importance of tumour cell death for eliciting an anti-tumour immune response is becoming clearer. It seems reasonable to assume that similar pathways of immune activation are involved with ITIs using MEs, and that the resulting quantity and quality of tumour cell death and acute inflammatory response will lead to an improved tumour antigen presentation and anti-tumour response. We hypothesise that ^{Hi}MT elicits an integrated innate and cognate immune response, capable of measurable tumour responses. The superior responses associated with the ITIs of MEs may be attributable to favourable characteristics of ME-associated cell death in the TME and its ability to elicit a potent acute inflammatory response. ^{Hi}MT and *in situ* administration of MEs is a simple, safe and efficient way of eliciting a robust anti-tumour immune response which could improve the outcomes of traditional ^{Lo}MT. These encouraging results suggest that tolerance to tumours can be safely broken in cancer patients. It is unknown how to maintain anti-tumour immunity, and further study of vaccination principles and elucidation of immunological pathways will provide some answers to these questions.

References

Castano A. P., Mroz P., Hamblin M. R. (2006): Photodynamic therapy and antitumour immunity, Nat Rev Cancer 6 (7): 535–545.
Coussens L. M., Werb Z. (2002): Inflammation and cancer, Nature 420(6917): 860–867.
Daniels G. A., Sanchez-Perez L., Diaz R. M., Kottke T., Thompson J., Lai M., Gough M., Karim M., Bushell A., Chong H., Melcher A., Harrington K., Vile R. G. (2004): A simple method to cure established tumors by inflammatory killing of normal cells, Nat Biotechnol 22 (9): 1125–1132.
de Visser K. E., Eichten A., Coussens L. M. (2006): Paradoxical roles of the immune system during cancer development, Nat Rev Cancer 6 (1): 24–37.
den Brok M. H., Sutmuller R. P., Nierkens S., Bennink E. J., Frielink C., Toonen L. W., Boerman O. C., Figdor C. G., Ruers T. J., Adema G. J. (2006): Efficient loading of dendritic cells following cryo and radiofrequency ablation in combination with immune modulation induces anti-tumour immunity, Br J Cancer 95 (7): 896–905.
den Brok M. H., Sutmuller R. P., van der Voort R., Bennink E. J., Figdor C. G., Ruers T. J. and Adema G. J. (2004): In situ tumor ablation creates an antigen source for the generation of antitumor immunity, Cancer Res 64 (11): 4024–4029.
Drake C. G., Jaffee E., Pardoll D. M. (2006): Mechanisms of immune evasion by tumors, Adv Immunol 90: 51–81.
Dunn G. P., Old L. J., Schreiber R. D. (2004): The immunobiology of cancer immunosurveillance and immunoediting, Immunity 21 (2): 137–148.
Ferris R. L., Whiteside T. L., Ferrone S. (2006): Immune escape associated with functional defects in antigen-processing machinery in head and neck cancer, Clin Cancer Res 12 (13): 3890–3895.
Frentzel-Beymea R., Grossarth-Maticek R. (2001): The interaction between risk factors and self-regulation in the development of chronic diseases, Int J Hyg Environ Health 204 (1): 81–88.
Gajewski T. F., Meng Y., Blank C., Brown I., Kacha A., Kline J., Harlin, H. (2006): Immune resistance orchestrated by the tumor microenvironment, Immunol Rev 213: 131–145.
Ghiringhelli F., Apetoh L., Housseau F., Kroemer G., Zitvogel L. (2007): Links between innate and cognate tumor immunity, Curr Opin Immunol 19 (2): 224–231.
Grego F. D., Hainsworth J. D. (1993): Cancer of unknown primary site, In: V. T. Devita, S. Hellmann, S. A. Rosenberg (Eds.): Cancer: Principles & Practice of Oncology. Vol. 4, Lippincott Williams & Wilkins, Philadelphia, 2079–2092.

Grossarth-Maticek R., Kiene H., Baumgartner S. M., Ziegler R. (2001): Use of Iscador, an extract of European mistletoe (*Viscum album*), in cancer treatment: prospective nonrandomized and randomized matched-pair studies nested within a cohort study, Altern Ther Health Med 7 (3): 57–66, 68–72, 74–76 passim.

Hartman M., Czene K., Reilly M., Bergh J., Lagiou P., Trichopoulos D., Adami H. O., Hall P. (2005): Genetic implications of bilateral breast cancer: a population based cohort study, Lancet Oncol 6 (6): 377–382.

Hobohm U. (2005): Fever therapy revisited, Br J Cancer 92 (3): 421–425.

Huber R., Barth H., Schmitt-Graff A., Klein R. (2000): Hypereosinophilia induced by high-dose intratumoral and peritumoral mistletoe application to a patient with pancreatic carcinoma, J Altern Complement Med 6 (4): 305–310.

Johnstone P. A., Norton M. S., Riffenburgh R. H. (2000): Survival of patients with untreated breast cancer, J Surg Oncol, 73 (4): 273–277.

Kienle G. S., Kiene H. (2007): Complementary cancer therapy: a systematic review of prospective clinical trials on anthroposophic mistletoe extracts, Eur J Med Res, 12 (3): 103–119.

Mahvi D. M., Henry M. B., Albertini M. R., Weber S., Meredith K., Schalch H., Rakhmilevich A., Hank J., Sondel P. (2007): Intratumoral injection of IL-12 plasmid DNA – results of a phase I/IB clinical trial, Cancer Gene Ther 14 (8): 717–723.

Maria D. A., Ribeiro O. G., Pizzocaro K. F., De Franco M., Cabrera W. K., Starobinas N., Gallois V., Siqueira M., Seman M., Ibanez O. M. (2001): Resistance to melanoma metastases in mice selected for high acute inflammatory response, Carcinogenesis 22 (2): 337–342.

Matthes H. (2001): Oncologic Mistletoe Therapy (*Viscum album* L.) from a Clinical Anthroposophic Point of View, In: R. Scheer, R. Bauer, H. Becker, P. A. Berg, V. Fintelmann (Eds.): Die Mistel in der Tumortherapie – Grundlagenforschung und Klinik, KVC Verlag, Essen, 253–274.

Moretta A., Marcenaro E., Parolini S., Ferlazzo G., Moretta L. (2008): NK cells at the interface between innate and adaptive immunity, Cell Death Differ 15(2): 226–233.

Nabrotzki M., Scheffler A. (2001): Komplette Remission nach intratumoraler Misteltherapie eines Duodenum-Karzinom-Rezidivs. (Complete Remission after Intralesional Mistletoe Therapy into a Recurrent Duodenal Carzinoma, In R. Scheer, R. Bauer, H. Becker, P. A. Berg, V. Fintelmann (Eds.): Die Mistel in der Tumortherapie – Grundlagenforschung und Klinik, KVC Verlag Essen, 413–422.

Neville M. E., Robb R. J., Popescu M. C. (2001): *In situ* vaccination against a non-immunogenic tumour using intratumoural injections of liposomal interleukin 2, Cytokine 16 (6): 239–250.

O-Sullivan I., Chopra A., Carr J., Kim T. S., Cohen E. P. (2007): T-regulatory cells are relatively deficient in squamous carcinomas undergoing regression in mice immunized with a squamous carcinoma vaccine enriched for immunotherapeutic cells, Cancer Gene Ther 14 (6): 573–582.

Penter R. *et al.* (2002): Die Fieberwirkung unter hochdosierter Gabe von *Viscum*-Präparaten bei der Mistelerstbehandlung/Teil I, Der Merkurstab 55 (5): 330–368.

Penter R. *et al.* (2002): Die Fieberwirkung unter hochdosierter Gabe von *Viscum*-Präparaten bei der Mistelerstbehandlung/Teil II, Der Merkurstab 55 (6): 430–440.

Philip M., Rowley D. A., Schreiber H. (2004): Inflammation as a tumor promoter in cancer induction, Semin Cancer Biol 14 (6): 433–439.

Rabinovich G. A., Gabrilovich D., Sotomayor E. M. (2007): Immunosuppressive strategies that are mediated by tumor cells, Annu Rev Immunol 25: 267–296.

Rosenberg S. A., Yang J. C., Restifo N. P. (2004): Cancer immunotherapy: moving beyond current vaccines, Nat Med 10 (9): 909–915.

Scheffler A., Mast H., Fischer S., Metelmann H. R. (1996): Komplette Remission eines Mundhöhlenkarzinoms nach alleiniger Mistelbehandlung. (Complete Remission of Oropharyngeal Carcinoma after sole Mistletoe treatment), In: R. Scheer, H. Becker, P. A. Berg (Eds.): Grundlagen der Misteltherapie – Aktueller Stand der Forschung und klinische Anwendung, Hippokrates Verlag, Stuttgart, 453–466.

Schöffski P., Riggert S., Fumoleau P., Campone M., Bolte O., Marreaud S., Lacombe D., Baron B., Herold M., Zwierzina H., Wilhelm-Ogunbiyi K., Lentzen H., Twelves C. (2004) Phase I trial of intravenous aviscumine (rViscumin) in patients with solid tumors: a study of the European Organization for Research and Treatment of Cancer New Drug Development Group, Ann Oncol 15 (12): 1816–1824.

Smyth M. J., Godfrey D. I., Trapani J. A. (2001): A fresh look at tumor immunosurveillance and immunotherapy, Nat Immunol 2 (4): 293–299.

Souhami R., Tobias J. (2005): Cancer and its management, Blackwell.

Therasse P., Arbuck S. G., Eisenhauer E. A., Wanders J., Kaplan R. S., Rubinstein L., Verweij J., Van Glabbeke M., van Oosterom A. T., Christian M. C., Gwyther S. G. (2000): New guidelines to evaluate the response to treatment in solid tumors, European Organization for Research and Treatment of Cancer, National Cancer Institute of the United States, National Cancer Institute of Canada, J Natl Cancer Inst 92 (3): 205–216.

Thong P. S., Ong K. W., Goh N. S., Kho K. W., Manivasager V., Bhuvaneswari R., Olivo M., Soo K. C. (2007): Photodynamic-therapy-activated immune response against distant untreated tumours in recurrent angiosarcoma, Lancet Oncol 8 (10): 950–952.

Tsung K., Norton J. A. (2006): Lessons from Coley's Toxin, Surg Oncol 15 (1): 25–28.
Whiteside T. L. (2006): Immune suppression in cancer: effects on immune cells, mechanisms and future therapeutic intervention, Semin Cancer Biol 16 (1): 3–15.
Yu P., Lee Y., Liu W., Chin R. K., Wang J., Wang Y., Schietinger A., Philip M., Schreiber H., Fu Y. X. (2004): Priming of naive T cells inside tumors leads to eradication of established tumors, Nat Immunol 5 (2): 141–149.
Zitvogel L., Kroemer G. (2008): The immune response against dying tumor cells: avoid disaster, achieve cure, Cell Death Differ 15 (1): 1–2.
Zou W. (2005): Immunosuppressive networks in the tumour environment and their therapeutic relevance, Nat Rev Cancer 5 (4): 263–274.

Dr. Maurice Orange[1], Dr. Aija Lace[1], Dr. Hans Broder von Laue[2]
[1] Park Attwood Clinic, Worcestershire, UK
[2] Onkologische Schwerpunktpraxis, D-Niefern-Öschelbronn

Korrespondenzadresse
Dr. Maurice Orange
Park Attwood Clinic
Trimpley / Bewdley
UK-Worcestershire DY12 1RE
maurice.orange@parkattwood.org

Misteltherapie in der Kinderonkologie – Bisherige Erfahrungen und aktueller Forschungsstand

The use of mistletoe-preparations in paediatric oncology – epidemiology and actual practice

Alfred Längler, Georg Seifert, Christoph Tautz

Zusammenfassung

Die Anwendung von Mistelpräparaten in der Erwachsenenonkologie spielt, gemessen an der Anzahl der Behandelten in Relation zu allen an Krebs erkrankten eine wesentliche Rolle. Die Anzahl der hierzu vorliegenden präklinischen und klinischen Studien mit ausreichender wissenschaftlicher Qualität hat in den vergangenen Jahren erheblich zugenommen. Auch in der Kinderonkologie werden komplementäre Behandlungsmethoden (CAM) generell häufig eingesetzt. Hierbei kommen auch Mistelpräparate zum Einsatz. Klinische Studien hierzu sind bislang nicht publiziert. In einer sehr großen repräsentativen Befragung von Eltern krebskranker Kinder in Deutschland (n=1061) zur Häufigkeit der Anwendung von CAM wurden auch wichtige Daten zur Mistel-Anwendung generiert, deren Ergebnisse hier vorgestellt werden: 16% der Befragten haben Mistelpräparate mit einer medianen Anwendungsdauer von 555 Tagen angewandt. Überproportional häufig wurden Mistelpräparate bei seltenen Tumoren und bei Krebserkrankungen mit eher schlechter Prognose verabreicht. Die häufigsten Anwendungsgründe waren der Wunsch nach Stärkung des Immunsystems (26/53) und nach körperlicher Stärkung (23/53). Eine deutliche Besserung oder Besserung beschrieben 49% der Anwender. 48 von 53 Anwendern würden anderen Eltern ebenfalls zum Mistel-Einsatz raten. Auf diesen Ergebnissen aufbauend wird ein Überblick über die wesentlichen Inhalte der bislang wenigen zur Misteltherapie bei krebskranken Kindern publizierten case-reports oder Fallserien gegeben. Dem folgt eine kurze Darstellung der für pädiatrische Fragestellungen relevanten präklinischen Studien.

Schlüsselwörter: Kinder, komplementäre und alternative Therapieverfahren, Misteltherapie, Krebs, Onkologie

Summary
The use of mistletoe-preparations (MP) in adults with cancer is very popular and one of the widely used complementary and alternative therapies in Germany. Even in paediatric oncology there is a wide use of complementary and alternative medicine (CAM) including MP. Till now no data has been published to quantify the use of CAM in paediatric oncology in Germany. Also, there are no published clinical trials on mistletoe-use in paediatric oncology worldwide. We report on a nationwide parents-questionnaire in which we asked 1061 parents from children diagnosed with cancer in Germany 2001. From the 363 CAM-users 16% used MP with a median duration of 555 days. The probability to give MP was higher, when the child suffered from a rare cancer and/or had a poor prognosis. The most mentioned reasons for MP-use were: to strengthen the immune system (26/53) and to strengthen the body (23/53). 49% of the MP-users described a very good or good improvement of their child under MP-use. 48 from 53 MP-users would suggest other parents to use MP if their child would be in the same condition as their own child.

Keywords: Children, complementary and alternative medicine, mistletoe, cancer

Originalveröffentlichung unter "Complementary and alternative treatment methods in children with cancer: A population based retrospective survey on the prevalence of use in Germany", Eur J Cancer 44 (2008): 2233–2240.

Dr. Alfred Längler[1,3], Dr. Georg Seifert[2], Dr. Christoph Tautz[1]
[1] Gemeinschaftskrankenhaus, Abteilung für Kinder- und Jugendmedizin, Herdecke
[2] Charité, Campus Virchow-Klinikum; Klinik für Pädiatrie mit Schwerpunkt Onkologie/Hämatologie; Berlin
[3] Universität Witten Herdecke; Fakultät für Medizin, integriertes Begleitstudium Anthroposophische Medizin, Witten

Korrespondenzadresse:
Dr. Alfred Längler
Gemeinschaftskrankenhaus, Abteilung für Kinder- und Jugendmedizin
Gerhard-Kienle-Weg 4, D-58313 Herdecke
a.laengler@gemeinschaftskrankenhaus.de

C) Klinische Studien

Pharmakokinetik von Mistellektinen – Eine Phase I-Studie

Pharmacokinetics of mistletoe lectins – a phase I study

Roman Huber, Jürgen Eisenbraun, Barbara Miletzki, Michael Adler, Christoph H. Gleiter

Zusammenfassung
Hintergrund: Die Pharmakokinetik von Mistellektinen aus Gesamtpflanzenextrakten der Mistel ist bisher unbekannt. Eine Studie zur intravenösen Applikation eines rekombinanten Typ II Ribosomen inaktivierenden Proteins analog zu Mistellektin zeigte bei Tumorpatienten eine kurze Halbwertszeit von circa 13 Minuten. **Methoden:** Bei 15 gesunden männlichen Probanden im Alter von 18–42 Jahren wurde die Phamakokinetik von Mistellektinen nach einmaliger subkutaner Injektion eines auf dem Markt zugelassenen Mistel-Gesamtpflanzenextraktes (abnobaVISCUM Fraxini®) untersucht, das pro Milliliter ca. 20 µg Mistellektin enthält. Sekundäre Prüfziele waren Sicherheit und Verträglichkeit. Mistellektine wurden mittels modifizierter Sandwich Immun-PCR-Technik (Imperacer®, Chimera Biotec) nachgewiesen. **Ergebnisse:** Vor der Injektion war bei keinem und nach der Injektion waren bei allen Probanden Mistellektine im Serum nachweisbar. Die individuellen Unterschiede waren allerdings beträchtlich. Die maximale Konzentration wurde 1–2 Stunden nach der Injektion erreicht. Bei einigen Probanden waren noch bei der Abschlussuntersuchung zwei Wochen nach der Injektion Mistellektine nachweisbar. Die Injektionen führten bei allen Probanden zu Fieber und grippeähnlichen Symptomen. Ernsthafte Nebenwirkungen traten allerdings nicht auf. Alle Symptome und Lokalreaktionen an der Einstichstelle verschwanden wieder komplett. **Schlussfolgerungen:** Mistellektine von abnobaVISCUM Fraxini® sind nach einmaliger subkutaner Injektion im Serum nachweisbar. Die Halbwertszeit ist erheblich länger als die von rekombinantem Mistellektin. Die subkutane Injektion dieses Präparates führt ohne die übliche Vorbehandlung mit niedrigeren Dosen zu Fieber und anderen grippeähnlichen Symptomen.

Schlüsselwörter: Mistellektin, abnobaVISCUM, Pharmakokinetik, Sicherheit, Verträglichkeit

Summary

Background: The pharmacokinetics of mistletoe lectins from whole plant mistletoe extracts is yet unknown. Studies with intravenous application of a recombinant type II ribosome inactivating protein analogous to mistletoe lectin revealed a short half life of about 13 minutes in cancer patients. **Methods:** In 15 healthy male volunteers aged 18–42 years the pharmacokinetics of mistletoe lectins was investigated after single subcutaneous injection of a regular marketed whole plant mistletoe extract (abnobaVISCUM Fraxini®), containing about 20 µg mistletoe lectins per millilitre. Secondary objectives were safety and tolerability. Mistletoe lectins were detected with a modified sandwich Immuno-PCR technique (Imperacer®, Chimera Biotec). **Results:** In none of the volunteers mistletoe lectins were detectable before the injection and in all volunteers mistletoe lectins were detected in serum samples after the injection. Individual differences were however strong. The peak concentration was reached 1–2 hours after injection. In some of the volunteers mistletoe lectins were still detectable at the final investigation two weeks after injection. The injection resulted in fever and flue-like symptoms in all of the volunteers. However, no serious adverse events occurred. All symptoms and local reactions at the injection side disappeared completely. **Conclusions:** Mistletoe lectins from abnobaVISCUM Fraxini® are detectable in serum after a single subcutaneous injection. Half-life is considerably longer compared to recombinant mistletoe lectin. The subcutaneous injection of this preparation without usual pretreatment with lower doses results in fever and other flu-like symptoms.

Keywords: Mistletoe lectin, abnobaVISCUM, pharmacokinetics, safety, tolerability

Dr. Roman Huber[1], Dr. Jürgen Eisenbraun[2], Dr. Barbara Miletzki[3],
Dr. Michael Adler[4], Prof. Dr. Christoph H. Gleiter[3]
[1] Uni-Zentrum Naturheilkunde Freiburg
[2] Abnoba GmbH, Pforzheim
[3] CenTrial GmbH, Universitätsklinikum Tübingen
[4] Chimera Biotec GmbH, Dortmund

Korrespondenzadresse:
Dr. Roman Huber
Uni-Zentrum Naturheilkunde
Universitätsklinik Freiburg
Breisacherstr 115b, D-79106 Freiburg
roman.huber@uniklinik-freiburg.de

Therapie mit *Viscum album Pini* zur Überprüfung neuer Surrogatparameter bei Patientinnen mit Mammakarzinom – Studiendesign und erste Ergebnisse zu Rekrutierung, Verträglichkeit und Sicherheit

Treatment with mistletoe extract in patients with breast cancer, a feasibility study to identify surrogate parameters for further studies – design and first results on recruitment, compatibility and safety

Cornelia v. Hagens, Annett Staudt, Anita Glenz, Bettina Reinhard-Hennch, Annette Loewe-Mesch, Sabina Lewicka, Thomas Giese, Heike Stammer, Jürgen J. Kuehn, Ulrich Abel, Carmen Bauer, Andreas Schneeweiss, Christof Sohn, Thomas Strowitzki

Zusammenfassung

Die Rekrutierung von Patientinnen mit Mammakarzinom für Stratum A (M0) verlief zügig, während sie im Stratum B (M1) wesentlich länger dauerte und eine laufende oder frühere Therapie mit *Viscum album* im Stratum B ein häufiges Ausschlusskriterium darstellte. Die Randomisation für das Wartegruppendesign wurde von den Patientinnen gut akzeptiert, und die Verträglichkeit von Iscador®P war gut bis sehr gut. Im Stratum B wurde vor (n = 2–3/12) oder während (n = 8/24) der Misteltherapie eine weitere Progression beobachtet, wobei die Häufigkeit dieser Ereignisse im Rahmen des zu erwartenden Krankheitsverlaufs lag. (ClinicalTrials.gov Identifier: NCT00176046)

Schlüsselwörter: Mistel, Mammakarzinom, Rekrutierung, Sicherheit, Lebensqualität, Immunparameter

Summary

Recruitment of early breast cancer patients (M0) for the adjuvant add-on treatment with Iscador® Pini (IP) was fast while in advanced stages (M1)

it took much longer and patients often had to be excluded because of prior mistletoe treatment. Randomisation for the waiting list design was well accepted and we observed a good tolerability during the trial. Progression of disease was observed in 2–3/12 patients of the M1 group before and 8/24 during add-on treatment and did not exceed the expected number due to the advanced stage of the disease. (ClinicalTrials.gov Identifier: NCT00176046)

Keywords: Mistletoe, breast cancer, recruitment, safety, quality of life, immune parameters

Einleitung

Da im ersten Teil dieser Feasibility-Studie keine geeigneten Surrogatparameter für eine Therapievergleichsstudie zur Wirksamkeit einer immunmodulierenden Therapie mit *Viscum album* identifiziert werden konnten, wurden nach Veränderung des Studiendesigns neue mögliche Surrogatparameter untersucht. Der folgende Beitrag stellt das geänderte Studiendesign sowie erste Ergebnisse zu Rekrutierung, Verträglichkeit und Sicherheit vor.

Material und Methoden

Design und Prüftherapie

In dieser prospektiven randomisierten Feasibility-Studie erhielten alle Patientinnen eine zusätzliche Therapie mit *Viscum album Pini* (Iscador® Pini = IP) s.c., wobei 50 % zur Wartegruppe gehörten und mit der Prüftherapie erst nach einer Wartezeit von drei Monaten begannen. Die Zieldosis war IP Serie II (1, 10, 20 mg), die nach Schulung als Selbstinjektion dreimal wöchentlich gegeben werden sollte. Diese Dosis sollte nach ansteigender Dosierung von je einmal Serie 0 und I möglichst mindestens vier Wochen vor Messung der Zielparameter (nach drei Monaten) gegeben werden. Beim Auftreten von Lokalreaktionen von > 5 cm war eine Verdünnung mit 0,9 % NaCl 1:1, die Wiederholung einer Serie, die Unterbrechung der Injektionen oder eine Kombination dieser Möglichkeiten vorgesehen.

Patientinnen

Um unabhängig vom Tumorstadium möglichst viele Patientinnen mit Wunsch nach einer Misteltherapie rekrutieren zu können, wurden zwei Strata definiert: Adjuvante Therapie mit IP nach Abschluss von Chemotherapie und/oder Radiatio (M0, Stratum A, n=24) und palliative Therapie mit IP (M1, Stratum B, n=24). Die Anzahl der Einschlusskriterien wurde auf die Bereitschaft zur Randomisation und das Vorhandensein einer ausreichenden Compliance beschränkt. Als Ausschlusskriterien wurden neben der Durchführung einer Misteltherapie in den letzten sechs Monaten und der früheren Durchführung einer Misteltherapie über mehr als zwei Jahre sowie den Kontraindikationen Mistelallergie, Tuberkulose, Hyperthyreose, akut entzündliche fieberhafte Erkrankungen, Hirndrucksteigerung bei intrakraniellen und intraspinalen Tumoren (einschließlich Hirnmetastasen) nur wenige weitere Ausschlusskriterien festgelegt (Tab. 1).

Tab. 1: Einschlusskriterien und besondere Ausschlusskriterien

Einschlusskriterien	Besondere Ausschlusskriterien
• Patientinnen mit Mammakarzinom und Wunsch nach einer zusätzlichen Misteltherapie • Bereitschaft zur Randomisation • Bereitschaft zur Teilnahme an den vorgesehenen Studienvisiten der Feasibility-Studie während sechs Monaten mit Blutabnahmen, Sammlung von Speichelproben und Ausfüllen von Fragebögen und Tagebuch gemäß dem Studienprotokoll • <u>Stratum 0:</u> Patientinnen mit Mammakarzinom der Stadien I/II (T1–3, N 0–1, M0), die bereits eine erforderliche adjuvante Chemo- und Strahlentherapie abgeschlossen haben • <u>Stratum 1:</u> Patientinnen mit Mammakarzinom des Stadiums IV (jedes T und N, M1), Studienbeginn jederzeit möglich	• Schwere Erkrankungen mit Beeinträchtigung des Allgemeinzustandes (Karnofsky < 60) und der Compliance • Dauermedikation mit Glukokortikoiden und andere immunsuppressive Therapien • Andere naturheilkundliche Therapien während der Studienteilnahme (Selbstmedikation von Nahrungsergänzungsmitteln erlaubt, aber keine Verordnung oder Durchführung durch Arzt oder Heilpraktiker, Anwendung von Verfahren aus den Bereichen Ordnungstherapie/Psychoonkologie/Selbsthilfe wird dokumentiert) • Fehlende Kommunikationsmöglichkeit bei der Beantwortung der Fragebögen und der Dokumentation von Dosis und Beschwerden • Gleichzeitige Teilnahme an einer anderen Studie oder in den letzten vier Wochen vor Studienbeginn

Ergebnisse

Rekrutierung

Die Rekrutierung für Stratum A verlief zügiger als im Stratum B (Abb. 1).

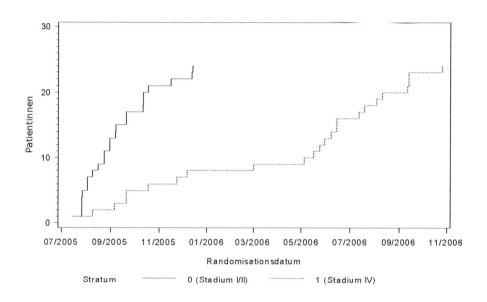

Abb. 1: Zeitlicher Verlauf der Rekrutierung

Verträglichkeit

Die Verträglichkeit der gewählten Dosierung war auch während der geplanten raschen Aufdosierung mit ansteigender Dosierung gut, so dass bei jeder Visite 83–100 % der Patientinnen die Verträglichkeit mit gut bis sehr gut beurteilten, und 75 % der Patientinnen die Prüftherapie exakt nach dem vorgesehenen Dosierungsschema erhalten konnten (Abb. 2).

Unerwünschte Ereignisse

Bei den Patientinnen des Stratum B wurden vor (n = 2–3), d. h. in der Wartephase, und während (n = 8) der 24–36-wöchigen Dauer der Studie (Wartegruppe) Progressionen beobachtet, die aufgrund des Prüfplans als unerwünschte Ereignisse dokumentiert wurden. Die Häufigkeit dieser Ereignisse entspricht dem erwarteten Krankheitsverlauf (O'Shaughnessy, 2005; Gralow, 2005) (Tab. 2).

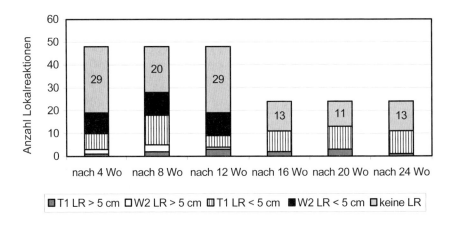

Abb. 2: Häufigkeit von Lokalreaktionen während der Studiendauer

Tab. 2: Unerwünschte Ereignisse (Stratum B, metastasiertes Mamma-CA)

	Wo 1–12	Wo 13–24	Wo 25–36
Progression vor IP bzw. unter IP < 1 Monat (Diagnostik fehlte bei Einschluss)	2 (3)/24	†(†)	
Progression unter IP 1–3 Monate	5/24	1/24	†
Progression unter IP 3–6 Monate		1/24	1/24,†
Progression erwartet unter Standard ohne IP	3–8/24	3–8/24	3–8/24

Im Stratum A wurden zwei unerwünschte Ereignisse dokumentiert. Es handelte sich dabei um geplante Operationen (Subtotale Strumektomie bei kaltem Knoten und Hysterektomie mit Adnexektomie bei Deszensus uteri mit Harninkontinenz), die aufgrund von bei Studieneinschluss bereits bekannten Begleiterkrankungen erforderlich waren.

Diskussion

Da die Rekrutierung für diese monozentrische randomisierte Feasibility-Studie zügig verlief, sind auch bei Studien mit *Viscum album* monozentrische Studien in einer akzeptablen Zeit durchführbar, wenn alle Patientinnen eine Misteltherapie erhalten und die Zahl der Ein- und Ausschlusskriterien begrenzt wird. Dies steht im Widerspruch zu einer früheren Studie, die aufgrund von Rekrutierungsproblemen abgebrochen und nicht publiziert wurde (Rostock und Huber, 2004). Die häufige Präferenz der Patientinnen für eine Misteltherapie führte aber auch bei einer nicht-randomisierten Studie (Gerhard *et al.*, 2004) zu einer deutlichen Verlängerung der Rekrutierungszeit. Mit einem Wartegruppen-Design lassen sich wegen des fehlenden Placeboarmes aber bestimmte Fragestellungen nicht beantworten. Die Verzögerung der Rekrutierungszeit im Stratum B erklärt sich einerseits durch die geringere Anzahl von Patientinnen im Stadium M1, andererseits war sie häufig bedingt durch den wegen einer laufenden oder früheren Misteltherapie notwendigen Studienausschluss. Somit bestätigt sich hier erneut, dass der Bekanntheitsgrad und die Beliebtheit der Misteltherapie die Rekrutierung von Patientinnen mit Mammakarzinom erschwert.

Die Verträglichkeit des gewählten Dosierungsschemas wurde sowohl von Seiten der Patientinnen als auch aufgrund der gemessenen Lokalreaktionen als gut bis sehr gut beurteilt.

Obwohl im Stratum B bei den metastasierten Patientinnen vor und während der Therapie mit IP Progressionen beobachtet wurden, überstieg ihre Häufigkeit nicht den in diesem fortgeschrittenen unheilbaren Krankheitsstadium erwarteten Verlauf (Gralow, 2005; O-Shaughnessy, 2005), so dass gegen die Durchführung von weiteren Studien zur Evaluation des Einflusses einer Therapie mit IP auf die Lebensqualität keine Bedenken bestehen. Wie der Verlauf der Erkrankung bei Eintreten einer weiteren Progression durch eine Fortführung der Misteltherapie beeinflusst wird, stellt eine gesonderte Fragestellung dar, die hier nicht geprüft wurde, da die gültigen Therapie-Leitlinien (Kreienberg *et al.*, 2004) zur Anwendung kamen, und die Misteltherapie bei weiterer Progression abgesetzt werden musste. Zu dieser wichtigen Fragestellung liegen bisher keine prospektiven Untersuchungen vor.

Ausblick, Schlussfolgerung

Die hier vorgestellten Teilergebnisse der laufenden Studie beziehen sich auf die Rekrutierbarkeit, die Verträglichkeit und die Sicherheit einer Behandlung mit IP. Die Rekrutierungszeit war im Stadium M0 kurz, jedoch im Stadium M1 deutlich verlängert. Der Grund dafür lag in Studienausschlüssen wegen einer bereits laufenden oder früheren Misteltherapie. Bekanntheit und Beliebtheit der Misteltherapie haben somit auch in dieser Studie zu Rekrutierungsproblemen geführt. Die gute bis sehr gute Verträglichkeit der Therapie mit IP bis zur hier gewählten Maximaldosis von 20 mg konnte bestätigt werden.

Wegen der kleinen Patientinnenzahl sind verlässliche Aussagen zur Sicherheit einer Therapie mit IP nicht möglich. Die erwartete Anzahl an Progressionen im bereits metastasierten Erkrankungsstadium wurde aber nicht überschritten.

Aufgrund der besonderen Schwierigkeiten bei der Durchführung von GCP-konformen Studien zur Therapie mit *Viscum album* (Rostock und Huber, 2004) sollten alle Ergebnisse laufender und künftiger Studien in Fachzeitschriften mit einer breiten Akzeptanz auch bei den für die Standardtherapie verantwortlichen Onkologen publiziert werden, damit die vorhandenen Probleme von allen aktuellen und künftigen Arbeitsgruppen bei der Planung und Durchführung weiterer Studien berücksichtigt werden können. Da für die Herausgeber der wichtigsten Fachzeitschriften die Registrierung der Studien in öffentlichen Registern seit einigen Jahren eine unabdingbare Voraussetzung ist, wird eine solche Registrierung unbedingt empfohlen. Dies ist umso wichtiger, weil in Deutschland und Europa, dem Haupteinsatzgebiet der Misteltherapie, nur sehr wenige Fördermittel für klinische Studien zur Komplementärmedizin und speziell zur Misteltherapie zur Verfügung stehen.

Danksagung

Wir danken der Firma Weleda AG, Schwäbisch Gmünd für die Bereitstellung der Prüfmedikation sowie allen Mitarbeiterinnen und Mitarbeitern der Universitätsfrauenklinik Heidelberg, die uns bei der Durchführung der Studie unterstützt haben. Ganz besonders danken wir jedoch allen teilnehmenden Patientinnen, deren Mitwirkung bei dieser klinischen Studie unverzichtbar war.

Literatur

Gerhard I., Abel U., Loewe-Mesch A., Huppmann S., Kuehn J. . (2004): Problematik randomisierter Studien in der Komplementärmedizin dargestellt am Beispiel der Misteltherapie bei Patientinnen mit Mammakarzinom, Forsch Komplementärmed Klass Naturheilkd 11: 150–157.

Gralow J. R. (2005): Optimizing the treatment of metastatic breast cancer, Breast Cancer Res Treat 89 Suppl 1: S9–S15.

Kreienberg R., Kopp I., Lorenz W. et al. (2004): Diagnostik, Therapie und Nachsorge des Mammakarzinoms der Frau, eine nationale S3-Leitlinie, http://www.uni-duesseldorf.de/WWW/AWMF/ll/032-045.htm, Version Juli 2004.

O'Shaughnessy J. (2005): Extending Survival with Chemotherapy in Breast Cancer, The Oncologist 10 (suppl3): 20–29.

Rostock M., Huber R. (2004): Randomized and double-blind studies – demands and reality as demonstrated by two examples of mistletoe research, Forsch Komplementärmed Klass Naturheilkd 11 Suppl 1: 18–22.

Dr. Cornelia v. Hagens[1], Annett Staudt[1], Dr. Anita Glenz[1], Dr. Bettina Reinhard-Hennch[1], Annette Loewe-Mesch[1], PD Dr. Sabina Lewicka[2], Dr. Thomas Giese[3], Prof. Dr. Heike Stammer[4], Dr. Jürgen Johannes Kuehn[5], Prof. Dr. Dr. Ulrich Abel[6], Carmen Bauer[6], Prof. Dr. Andreas Schneeweiss[4], Prof. Dr. Prof. h. c. Christof Sohn[4], Prof. Dr. Thomas Strowitzki[1]

[1] Ambulanz für Naturheilkunde und Integrative Medizin, Abt. Gynäkologische Endokrinologie und Fertilitätsstörungen, Universitätsfrauenklinik Heidelberg

[2] Pharmakologisches Institut der Universität Heidelberg, Deutschland

[3] Institut für Immunologie der Universität Heidelberg, Deutschland

[4] Sektion „Onkologische Ambulanz mit Tagesklinik" der Universitäts-
Frauenklinik Heidelberg, Deutschland
[5] Lukasklinik Arlesheim, Schweiz
[6] Nationales Zentrum für Tumorerkrankungen, Heidelberg c/o Institut für
Medizinische Biometrie und Statistik, Heidelberg, Deutschland

Korrespondenzadresse:
Dr. Cornelia v. Hagens
Ambulanz für Naturheilkunde und Integrative Medizin
Abteilung Gynäkologische Endokrinologie und Fertilitätsstörungen
Frauenklinik – Universitätsklinikum Heidelberg
Voßstr. 9, D-69115 Heidelberg
cornelia.von.hagens@med.uni-heidelberg.de

Bereitschaft zur Teilnahme an einer randomisierten Studie mit *Viscum album* – Ergebnisse der Befragung von 165 onkologischen Patientinnen einer deutschen Universitätsfrauenklinik

Willingness for the participation in a randomized study on mistletoe treatment – results of a survey including 165 cancer patients from a German university women's hospital

Anita Glenz, Jürgen J. Kuehn, Andreas Schneeweiss, Christof Sohn, Thomas Strowitzki, Cornelia v. Hagens

Zusammenfassung

Die Befragung von 165 onkologischen Patientinnen einer deutschen Universitätsfrauenklinik zeigte, dass die Bereitschaft, an einer klinischen Studie zur Prüfung einer medikamentösen Therapie teilzunehmen, nicht wesentlich verändert ist, wenn es sich um die Prüfung eines *Viscum album*-Präparates handelt. Die Randomisierung bei einer Studie zur Misteltherapie wird nur von nahezu der Hälfte der Tumorpatientinnen akzeptiert. Bei Wahl eines Studiendesigns, bei dem alle Patientinnen eine Misteltherapie erhalten, steigt die Teilnahmebereitschaft dagegen deutlich an.

Schlüsselwörter: Mistel, Mammakarzinom, Rekrutierung, Randomisierung, Placebo, Dauer klinischer Studien

Summary

The results of a survey among 165 oncological patients from a German university women's hospital showed that recruitment for a clinical trial is not different if the medication is an extract from *Viscum album*. Randomization to *Viscum* treatment is accepted by nearly half of the patients only. Recruitment would be substantially easier if the design allowed treatment with mistletoe for each group.

Keywords: Mistletoe, breast cancer, recruitment, randomisation, placebo controlled, duration of a trial

Einleitung

Randomisierte doppelblinde Studien werden heute als wissenschaftlicher Goldstandard zum Nachweis der Wirksamkeit von Arzneimitteln gefordert. Bei einer bereits lange bewährten, beliebten und für jeden interessierten Patienten verfügbaren onkologischen Zusatztherapie wie der Misteltherapie kann eine geringe Bereitschaft zur Randomisierung zu Problemen bei der Rekrutierung für die von Behörden und Gutachtern geforderten Studien führen (Rostock und Huber, 2004; Gerhard *et al.*, 2004). Daher wurden zur Vorbereitung einer randomisierten Studie mögliche Teilnehmerinnen befragt, um Informationen über ihre Bereitschaft zu erhalten, an einer randomisierten Studie mit *Viscum album* teilzunehmen.

Material und Methoden

Durch das Ausfüllen eines selbst entwickelten Fragebogens sollten Patientinnen, die sich zur Diagnostik, Beratung oder Therapie in verschiedenen Abteilungen der Universitätsfrauenklinik Heidelberg befanden, zu folgenden Themen Stellung nehmen: Wissensstand zu *Viscum album*, Teilnahmebereitschaft an wissenschaftlichen Studien allgemein, Teilnahmebereitschaft an naturheilkundlichen Studien sowie speziell an Studien mit *Viscum album*, wobei auch Fragen zur Randomisierung, zum Einsatz von Placebos und zur Dauer der Teilnahme an placebokontrollierten Studien gestellt wurden.

Ergebnisse

Von 06/2004 bis 11/2004 wurden 191 Fragebögen ausgefüllt, 165 (82,7 %) der Teilnehmerinnen hatten ein Mammakarzinom oder eine andere gynäkologische Karzinomerkrankung. Als Kontrollgruppe dienten 26 Patientinnen (17,3 %), die wegen eines Kinderwunsches in Behandlung waren. Die wichtigsten soziodemographischen Daten finden sich in Tabelle 1.

Tab. 1: Soziodemographische Daten

	Onkologische Patientinnen (N = 165, 129 = 78% Mammakarzinom)	Kontrollgruppe (N = 26)
Mittleres Alter	51,53 (< 29 > 70 J)	33,35 (< 29 > 40 J)
lebt allein *vs.* m. Partner und/oder Kindern	34 (20,6 %) *vs.* 131 (79,4%)	0 *vs.* 26 (100 %)
Berufstätig/ in Ausbildung	97 (58,7 %)	22 (84,6 %)
Schulabschluss ≥10 Jahre	127 (77 %)	20 (76,9 %)

Die Fragen sowie die Antworten der Patientinnen finden sich in den Tabellen 2–4.

Tab. 2: Wissensstand zur Misteltherapie

	Onkologische Patientinnen		Kontrollgruppe	
	N	%	N	%
1: Ich habe von der Misteltherapie gehört.	105	63,6	19	73,1
2: Ich kenne jemanden, der Miseltherapie anwendet.	39	23,6	3	11,5
3: Ich kenne jemanden, dem die Misteltherapie geholfen hat.	23	13,9	3	11,5
4: Ich mache zur Zeit eine Misteltherapie.	32	19,4	0	0
5: Bei einer Krebserkrankung würde ich in jedem Fall eine Misteltherapie machen oder empfehlen.	58	35,2	11	42,3
6: Bei einer Krebserkrankung würde ich von der Misteltherapie abraten.	2	1,2	0	0

Tab. 3: Bereitschaft zur Teilnahme an klinischen Studien allgemein

	Onkologische Patientinnen		Kontrollgruppe	
	N	%	N	%
7: Sind Sie allgemein zur Teilnahme an einer klinischen Studie bereit?	142	86,1	16	61,5
8: Ich halte generell nichts vom beschriebenen Verfahren der Randomisierung.	31	18,8	2	7,7
9: Ich halte generell nichts von der Gabe von Placebos in einer Studie.	46	27,9	1	3,8
10: Lehnen Sie eine Studienteilnahme wegen möglicher zusätzlicher Belastungen (z. B. Fragebögen, Blutabnahmen, Zeitaufwand) ab?	17	10,3	9	34,6
11: Haben Sie Interesse an naturheilkundlichen Zusatzbehandlungen?	142	86,1	21	80,8
12: Haben Sie Angst vor Nebenwirkungen von naturheilkundlichen Zusatzbehandlungen?	16	9,7	5	19,2
13: Sind Sie zur Teilnahme an einer Studie mit naturheilkundlicher Begleittherapie nur bereit, wenn Sie die Behandlungsgruppe selbst wählen dürfen?	77	46,7	14	53,8
14: Sind Sie zur Teilnahme an einer Studie mit naturheilkundlicher Begleittherapie auch bereit, wenn die Behandlungsgruppe zufällig zugeteilt wird (Randomisierung)?	69	41,8	8	30,8
15: Sind Sie zur Teilnahme an einer Studie mit naturkundlicher Begleittherapie auch bereit, wenn Sie wissen, dass Sie für eine längere Zeit ein wirkstofffreies Präparat (Placebo) erhalten?	54	32,7	13	50

Tab. 4: Bereitschaft zur Teilnahme an Mistelstudien

	Onkologische Patientinnen		Kontrollgruppe	
	N	%	N	%
16: Sind Sie generell zur Teilnahme an einer Mistelstudie bereit?	136	82,4	13	50,0
17: Haben Sie Angst vor Spritzen?	30	18,2	10	38,5
18: Sind Sie auch bei zufälliger Zuteilung zu den Behandlungsgruppen (Randomisierung) zur Teilnahme an einer Mistelstudie bereit?	73	44,2	10	38,5
19: Ich würde nur an einer Studie zur Misteltherapie teilnehmen, wenn ich auch tatsächlich eine Misteltherapie erhalten würde.	101	61,2	7	26,9
20: Ich wäre bei Randomisierung zu einer Studienteilnahme bereit, wenn es eine Kontrollgruppe ohne Mistelspritzen gäbe.	52	31,5	13	50
21: Ich würde meine bisherige naturheilkundliche Therapie beenden, um an einer Mistelstudie teilzunehmen.	40	24,2	1	3,8
22: Nur falls Sie bereits Mistel spritzen: Ich würde meine laufende Misteltherapie abbrechen, um an einer Mistelstudie teilnehmen zu können.	26	15,8	1	3,8
23: Ich möchte mit dem Beginn einer Misteltherapie warten, bis ich an der geplanten Mistelstudie teilnehmen kann.	54	32,7	4	15,4
24: Sind Sie zur Teilnahme an einer Mistelstudie bereit, auch wenn Sie möglicherweise über längere Zeit ein Placebo spritzen würden?	48	29,1	10	38,5

Auch den Patientinnen der Kontrollgruppe war die Misteltherapie bekannt, und im Fall einer Krebserkrankung würden sie sie selbst anwenden oder empfehlen (Frage. 1+5). Im Gegensatz zu den onkologischen Patientinnen war ihre Bereitschaft zu einer Studienteilnahme geringer (Frage 7) und nahm weiter ab, wenn das Studiendesign vorsehen würde, dass jede Patientin eine Misteltherapie erhält (Frage 19), während ein Placebo in einer Mistelstudie etwas besser akzeptiert würde. (Frage 24)

Die Bereitschaft der Tumorpatientinnen zur Teilnahme an einer randomisierten Mistelstudie betrug 44% und stieg sogar auf 61%, wenn das Design der Studie vorsieht, dass jede Gruppe eine Misteltherapie erhält (Frage 18+19).

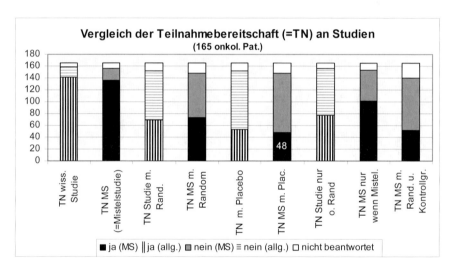

Abb. 1: Vergleich der Teilnahmebereitschaft onkologischer Patientinnen

48 von 165 (29 %) onkologischen Patientinnen (Frage 24) waren bereit, auch an einer placebokontrollierten Mistelstudie teilzunehmen (Abb. 1). Eine Placebogabe für mindestens ein Jahr konnten sich aber nur 16 von ihnen vorstellen (Abb. 2).

Die erforderliche Studiendauer von mindestens drei Jahren (Abb. 2) zur Evaluation des rezidivfreien oder des Gesamt-Überlebens würde nur von vier Teilnehmerinnen akzeptiert werden.

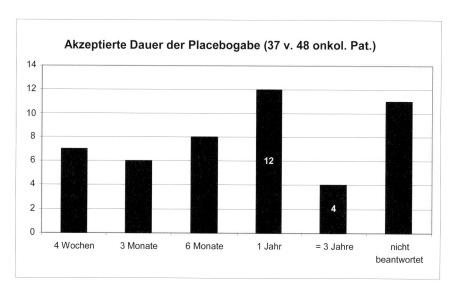

Abb. 2: Angaben zur akzeptierten Dauer einer Placebogabe, wenn vorhanden

Diskussion

Trotz mehr als 80-jähriger Erfahrung in der Therapie mit *Viscum album* fehlen sowohl randomisierte als auch placebokontrollierte klinische Studien, die die in retrospektiven oder retrolektiven Studien gefundenen Vorteile dieser Therapieform nach den heute geforderten Kriterien der evidenzbasierten Medizin bestätigen. Einer der Gründe dafür ist in speziellen Problemen bei der Durchführung randomisierter und ggf. placebokontrollierter Studien mit *Viscum album* zu sehen. Daher wurde der Verzicht auf randomisierte Studien und die Verbesserung der Methodik nicht-randomisierter Studien mit *Viscum album* dringend empfohlen (Rostock und Huber, 2004; Gerhard *et al.*, 2004). Ein Verzicht auf randomisierte Studien birgt aber das Risiko, dass die Kostenübernahme für die Misteltherapie durch die Krankenkassen zukünftig weiter eingeschränkt und diese Therapie dann bald nicht mehr in dem heutigen Umfang zur Verfügung stehen wird.

Die vorliegende Befragung, bei der unselektierte onkologische Patientinnen speziell nach der Teilnahmebereitschaft an einer Mistelstudie gefragt wurden, konnte zeigen, dass es bei den möglichen Studienteilnehmerinnen keine größeren Vorbehalte gegenüber einer Studienteilnahme als bei anderen Patientinnen gibt. Im Fall einer randomisierten Zuteilung zu Mistel- und Kontrollgruppe reduziert sich jedoch die generelle Bereitschaft zu einer Studienteilnahme von 82,4 auf 44,2 %. In einer früheren Befragung zur Teilnahmebereitschaft an einer randomisierten Mistelstudie bei Patientinnen, die zum Zeitpunkt der Befragung die Ein- und Ausschlusskriterien erfüllten, waren 61 von 154 (40 %, also ebenfalls knapp die Hälfte) der befragten Patientinnen zur Teilnahme bereit. Die damals beschriebenen Probleme der Rekrutierung und dem nachträglichen Ausschluss lassen sich durch die beim geplanten frühzeitigen Beginn der Misteltherapie noch nicht endgültig zu beurteilenden zahlreichen Ein- und Ausschlusskriterien erklären (Gerhard *et al.*, 2004).

Die Bereitschaft, an einer placebokontrollierten Studie, besonders über einen längeren Zeitraum, teilzunehmen, ist nochmals deutlich reduziert. Ob die Tatsache eine Rolle spielte, dass bei der Befragung nicht deutlich genug differenziert wurde zwischen Randomisierung allgemein und Randomisierung für eine placebokontrollierte Studie, bleibt unklar.

Das Problem der Entblindung bei der Misteltherapie (Rostock und Huber, 2004) konnte nicht Gegenstand dieser Erhebung sein. Es stellt jedoch bei der subkutanen Applikation wegen der Häufigkeit von Lokalreaktionen am Injektionsort ein ernsthaftes Problem dar, das die Durchführbarkeit placebokontrollierter Studien weiter erschwert.

Schlussfolgerung

Die Rekrutierung für eine randomisierte Studie mit *Viscum album* an einem Brustzentrum einer großen Universitätsfrauenklinik erscheint grundsätzlich machbar, wenn alle Patientinnen auch tatsächlich eine Misteltherapie erhalten und die Zahl der Ein- und Ausschlusskriterien beschränkt wird. Der Aufwand für die Durchführung einer placebokontrollierten multizentrischen Mistelstudie mit den Endpunkten rezidivfreies und Gesamtüberleben wäre sicher extrem hoch.

Danksagung

Wir danken allen Mitarbeiterinnen und Mitarbeitern der Universitätsfrauenklinik Heidelberg, die uns bei der Durchführung der Studie unterstützt haben, Herrn Rainer Staudigl für seine Hilfe bei der Erstellung und Auswertung der Fragebögen sowie ganz besonders allen Patientinnen für die Beantwortung der Fragen.

Literatur

Gerhard I., Abel U., Loewe-Mesch A., Huppmann S., Kuehn J. J. (2004): Problematik randomisierter Studien in der Komplementärmedizin dargestellt am Beispiel der Misteltherapie bei Patientinnen mit Mammakarzinom, Forsch Komplementärmed Klass Naturheilkd 11: 150–157.

Rostock M., Huber R. (2004): Randomized and double-blind studies – demands and reality as demonstrated by two examples of mistletoe research, Forsch Komplementärmed Klass Naturheilkd 11 Suppl 1: 18–22.

Dr. Anita Glenz[1], Dr. Jürgen Johannes Kuehn[2], Prof. Dr. Andreas Schneeweiss[3], Prof. Dr. Prof. h. c. Christof Sohn[3], Prof. Dr. Thomas Strowitzki[1], Dr. Cornelia v. Hagens[1]

[1] Ambulanz für Naturheilkunde und Integrative Medizin, Abt. Gynäkologische Endokrinologie und Fertilitätsstörungen, Universitätsfrauenklinik Heidelberg, Deutschland

[2] Lukasklinik, Arlesheim, Schweiz

[3] Sektion „Onkologische Ambulanz mit Tagesklinik" der Universitätsfrauenklinik Heidelberg, Deutschland

Korrespondenzadresse:
Dr. Cornelia v. Hagens
Ambulanz für Naturheilkunde und Integrative Medizin
Abteilung Gynäkologische Endokrinologie und Fertilitätsstörungen
Frauenklinik – Universitätsklinikum Heidelberg
Voßstr. 9, D-69115 Heidelberg
cornelia.von.hagens@med.uni-heidelberg.de

Vergleich der Überlebenszeit bei Patienten mit verschiedenen Tumorentitäten – Retrospektive Untersuchung zur Wirksamkeit von Misteltherapie *vs.* Daten eines Tumorregisters

Comparison of survival time of patients with different tumor entities – results of retrospective investigations for efficacy of mistletoe therapy *vs.* data from a tumor registry

Cristina Stumpf, Sabine Rieger, Imma U. Fischer, Jörg M. Schierholz, Michael Schietzel

Zusammenfassung

In retrospektiven Untersuchungen wurden die Daten von mit Misteltherapie behandelten Patientenkollektiven des Gemeinschaftskrankenhauses Herdecke (GKH) mit lymphatischen Erkrankungen (Leukämien/Lymphome, n = 5.430), mit Pankreaskarzinom (n = 460), malignem Melanom (n = 567), Mammakarzinom (n = 7.665) und kolorektalem Karzinom (n = 8.444) mit den Daten von Patienten des Epidemiologischen Krebsregisters Saarland (EKRS) verglichen. Studienziel war der Vergleich der Gesamtüberlebenszeit der Patienten mit begleitender Misteltherapie *versus* Patienten mit unbekannter Therapie im Zeitraum von 1982 bis 2001. Die explorative statistische Datenanalyse umfasste die Bestimmung der Gesamtüberlebenszeiten mit der Kaplan-Meier-Methode und den Vergleich zwischen Patienten des GKH *versus* Patienten des EKRS (Log-rank-Test), uni- und multivariate Coxregressionsanalysen der prognostischen Faktoren sowie eine Subgruppenanalyse nach Selektion über die CART-Methode (Classification And Regression Trees). Insgesamt war die Wahrscheinlichkeit für ein Überleben in allen Tumorentitäten für die Patienten des GKH auffällig höher. Die multivariaten statistischen Analysen (Cox-Regressionsmodell) zeigten als einflussreichsten prognostischen Faktor für die Überlebenszeit das Tumorstadium (Melanom, Mammakarzinom und kolorektales Karzinom), gefolgt vom Alter der Patienten und der

Anwendung der Misteltherapie. Alternativ zur statistischen Analyse mit den Coxschen Regressionsmodellen wurden daher prognostisch möglichst homogene Gruppen innerhalb der Tumorentitäten mit der CART-Methode definiert und diese dann auf Unterschiede in der Überlebenszeit zwischen den Gruppen untersucht.

Schlüsselwörter: Überlebenszeit, prognostische Faktoren, Misteltherapie, retrospektive Studie, Tumorregister

Summary
In retrospective studies, the efficacy of mistletoe therapy on the survival time of patients with five different tumor diseases – lymphoma/leukaemia (n = 5.430), pancreas cancer (n = 460), malignant melanoma (n = 567), breast cancer (n = 7.665), and colorectal cancer (n = 8.444) – was investigated. Survival time of patients who were treated between 1982 and 2001 additionally with mistletoe preparations was compared with the survival time of patients with unknown therapy whose data was collected from the "Epidemiologisches Krebsregister Saarland" (EKRS), a regional tumor registry. For each tumor entity, the data collection was obtained in the same time period. The explorative statistical analysis includes overall survival time analysis according to the Kaplan-Meier method, cox-regression analysis for prognostic factors and subgroup analysis after CART selection (Classification And Regression Trees). Within the five tumor entities, the patients with mistletoe therapy showed longer survival time than patients from the tumor registry. Prognostic factors for survival analyzed by cox-regression were tumor stage, age and administration of mistletoe therapy. Subgroups were defined by these results and selected by CART with tumor stage and age as factors.

Keywords: survival time, prognostic factors, mistletoe therapy, retrospective studies, tumor registry

Einleitung

Im Rahmen retrospektiv durchgeführter Studien (Stumpf, 2007, 2005, 2003, 2000) wurde in den letzten Jahren die Wirksamkeit einer Misteltherapie bei Patienten der Tumorambulanz des Gemeinschaftskrankenhauses Herdecke (GKH) mit folgenden Tumorentitäten untersucht: lymphatische Erkrankungen (Leukämien/Lymphome), Pankreas-Karzinom (Pankreas-Ca), malignes Melanom (Melanom), Mamma-Karzinom (Mamma-Ca) und kolorektales Karzinom (kolorektales Ca). Das primäre Zielkriterium aller Retrospektiven war der Vergleich der Überlebenszeit zwischen den Patienten mit begleitender Misteltherapie und den Patienten mit unbekannter Therapie. Dabei sollte jeweils u. a. geprüft werden, ob eine Misteltherapie gegenüber einer Kontrolle aus der Literatur oder einem Tumorregister und/ oder einer nicht-mistelbehandelten Kontrollgruppe desselben Zentrums die Überlebenszeit verlängerte.

In der nachfolgend beschriebenen Analyse wurden alle Patienten mit Misteltherapie, deren Daten im Rahmen dieser fünf Retrospektiven analysiert wurden, mit entsprechenden Daten einer Vergleichsgruppe des Epidemiologischen Krebsregisters des Saarlandes (EKRS) verglichen. Die Daten wurden bzgl. Tumorentität und Erhebungszeitraum abgeglichen.

Material und Methoden

Analysepopulationen

In den monozentrischen, einarmigen, retrospektiven Studien wurden alle Patienten mit der entsprechenden Tumorentität befragt, die sich seit Bestehen der Tumorambulanz des GKH Herdecke mindestens einmal dort vorgestellt hatten. Der Erhebungszeitraum umfasste je nach Tumorentität unterschiedliche Jahre (Tabelle 1). Grundlage war bei allen Erhebungen die krankenhausinterne Dokumentation der Patienten der Tumorambulanz des GKH, die vollständig zur Verfügung stand. Die Daten des Vergleichskollektives mit unbekannter Therapie wurden freundlicherweise vom Epidemiologischen Krebsregister Saarland (EKRS) zur Verfügung gestellt.

Tab: 1: Zeitraum der jeweiligen Datenerfassung im GKH

Tumorentität der Retrospektive	Anfang der Datenerhebung	Ende der Datenerhebung
Lymphome	01.01.1982	31.12.1998
Pankreas-Ca	01.01.1992	31.12.1997
Melanom	01.01.1981	31.12.1998
Mamma-Ca	01.01.1981	31.12.2000
Kolorektales Ca	01.01.1981	31.12.2001

Einschlusskriterien

Folgende Einschlusskriterien wurden vorab festgelegt:
1. Der Fragebogen musste vom Patienten oder von seinen Angehörigen beantwortet sein.
2. Das Geburtsjahr musste bekannt sein.
3. Bei den verstorbenen Patienten musste das Todesjahr bekannt sein. Für nicht-verstorbene Patienten wurde die Überlebenszeit zum Zeitpunkt „Ende der Datenerhebung" zensiert.
4. Das Stadium der Tumorerkrankung musste bekannt sein.
5. Die Frage nach Misteltherapie musste mit „ja" beantwortet sein.

Weiterhin galten folgende Einschränkungen:
- Für die Tumorentität Leukämien/Lymphome, mit Ausnahme niedrigmaligner Non-Hodgkin-Lymphome und Morbus Hodgkin, wurde das Tumorstadium nicht erhoben, somit entfiel hier das Einschlusskriterium 4.
- Bei Mamma-Ca wurden alle männlichen Patienten ausgeschlossen.

Für die Patienten des GKH galten alle Einschlusskriterien, für die des EKRS nur die Kriterien 2–4.

Statistische Analyse

Zielparameter zur Beurteilung des Einflusses der begleitenden Misteltherapie *versus* unbekannte Therapie war die Überlebenszeit der Patienten.

Zur Feststellung von prognostischen Faktoren, die die Überlebenszeit beeinflussen könnten, wurde der Einfluss von Tumorstadium, Alter und Geschlecht analysiert.

Als Gesamtüberlebenszeit eines Patienten galt die Zeit zwischen der Erstdiagnose oder der Erstoperation und dem angegebenen Todesdatum in vollendeten Monaten. Patienten, die nicht verstorben waren, wurden mit dem Status „lebend" zum Zeitpunkt der jeweiligen letzten dokumentierten Datenerhebung zensiert (siehe Tabelle 1). Die Auftretenswahrscheinlichkeit des Ereignisses Tod wurde mit der Kaplan-Meier-Methode bestimmt und graphisch dargestellt.

In der statistischen Auswertung wurde die Wahrscheinlichkeit für ein Überleben in den beiden Gruppen mit dem Log-Rank-Test zum Niveau $\alpha = 5\%$ verglichen. Das Signifikanzniveau wurde auf 5 % festgesetzt, eine multiple Anpassung auf ein globales Niveau erfolgte auf Grund des deskriptiven Charakters der Analysen nicht.

Da die zu vergleichenden Populationen prognostisch sehr heterogen waren, wurde jeweils der Effekt der Gruppenzugehörigkeit auf die Überlebenszeit in uni- und multivariaten statistischen Analysen (Cox-Modell) untersucht.

Außerdem wurden mit Hilfe der CART-Methode (**C**lassification **A**nd **R**egression **T**rees, Ulm *et al.*, 1989) prognostisch möglichst homogene Gruppen durch Aufteilung in Untergruppen definiert, um eine bestmögliche Unterscheidung hinsichtlich des Zielparameters Überlebenszeit zu erreichen. Die definierten Untergruppen wurden anschließend für eine differenzierte Aussage bzgl. der Effekte der Gruppenzugehörigkeit untersucht.

Ergebnisse

Analysepopulationen

Die Gesamtpopulation des GKH bestand aus 5.594 Patienten mit einer der fünf Tumorentitäten, die seit Bestehen der Tumorambulanz beraten oder behandelt worden waren, wobei 26,4 % (n = 1475) alle Einschlusskriterien erfüllten (Tabelle 2). Aus den Daten des EKRS wurden alle Patienten mit den entsprechenden Tumorentitäten rekrutiert (36.163 Patienten), wobei 33,7 % (n = 12.214) die Einschlusskriterien erfüllten (Tabelle 2).

Tab. 2: Patientenzahlen der Analysepopulationen – Erfüllung der Einschlusskriterien

		Kollektiv	Lymphome	Pankreas-Ca	Melanom	Mamma-Ca	Kolorektales Ca
Rekrutiert	GKH	700	69	284	3.187	1.354
	EKRS	5.209	903	1.579	12.238	16.234
Antwort auf Fragebogen	GKH	280	25	116	1.349	655
Geburtsjahr bekannt	GKH	278	25	116	1.317	627
	EKRS	5.209	903	1.577	12.237	16.234
Todesjahr bekannt	GKH	278	25	116	1.317	624
	EKRS	5.209	903	1.577	12.237	16.234
Tumorstadium bekannt	GKH	-	22	84	1.034	455
	EKRS	-	438	515	6.808	8.121
Misteltherapie	GKH	221	22	52	857	323
Status: lebend	GKH	176	3	46	721	161
	EKRS	1.354	11	283	3.904	3.325
Status: verstorben	GKH	45	19	6	136	162
	EKRS	3.855	427	232	2.904	4.796

Patientencharakteristika

Die Verteilung der Patientencharakteristika sowie die Ergebnisse der Gruppenvergleiche sind in Tabelle 3 angegeben.

Tab. 3: Patientencharakteristika

Variable		Kollektiv	Lymphome	Pankreas-Ca	Melanom	Mamma-Ca	Kolorektales Ca
Alter [Jahre]*		GKH	49,2	59,8	47,1	49,3	58,8
		EKRS	60,6	67,8	53,6	59,9	68,3
		p-Wert*	< 0,001	0,001	0,003	< 0,001	< 0,001
Geschlecht [m/w]		GKH	47,5 / 52,5	36,4 / 63,6	42,3 / 57,7	-	49,8 / 50,2
		EKRS	51,9 / 48,1	44,4 / 55,5	49,7 / 50,3	-	48,9 / 51,1
		p-Wert*	0,200	0,452	0,309	-	0,735
Tumorstadium		GKH	-	niedriger	niedriger	niedriger	höher
		EKRS	-	höher	höher	höher	niedriger
		p-Wert*	-	< 0,001	< 0,001	< 0,001	< 0,001
5-Jahres-Überlebensrate [%] (≤/>)		GKH	13,6 / 86,4	86,4 / 13,6	11,5 / 88,5	9,7 / 90,3	44,9 / 55,1
		EKRS	61,3 / 38,7	96,4 / 3,6	36,3 / 63,7	29,3 / 70,8	52,3 / 47,7
		p-Wert*	< 0,001	0,022	0,001	< 0,001	0,009
10-Jahres-Überlebensrate [%] (≤/>)		GKH	18,6 / 81,4	86,4 / 13,6	11,5 / 88,5	13,9 / 86,1	49,2 / 50,8
		EKRS	70,7 / 29,3	97,5 / 2,5	42,7 / 57,3	38,8 / 61,2	58,1 / 41,9
		p-Wert*	< 0,001	0,003	< 0,001	< 0,001	0,002

* Vergleich der Gruppen

Überlebenszeit

Beim Vergleich der Überlebenszeiten zwischen den Patienten des GKH versus Patienten des EKRS lag die Wahrscheinlichkeit für ein Überleben in allen Tumorentitäten für die Patienten des GKH Herdecke auffällig höher (Tabelle 4, Abbildungen 1–5). Dieses Ergebnis bestätigte sich bei den Vergleichen der Überlebenszeit innerhalb der einzelnen Tumorstadien für die Patienten mit Mamma-Ca und die Patienten mit kolorektalem Ca. Bei den Lymphom-Patienten gab es keine Angaben zum Tumorstadium, bei den

Melanom-Patienten überlebten nur die Patienten mit Tumorstadium II des GKH auffällig länger als diejenigen des EKRS. Der Tumorstadien spezifische Vergleich der Überlebenszeit für die Patienten mit Pankreas-Ca beschränkte sich wegen der geringen Fallzahl im Kollektiv des GKH auf Patienten mit Tumorstadium III oder IV.

Tab. 4: Status der Patienten im gesamten Beobachtungszeitraum

Kollektiv	Status [%]	Lymphome	Pankreas-Ca	Melanom	Mamma-Ca	Kolorektales Ca
GKH	lebend	79,6	13,6	88,5	84,1	49,8
	verstorben	20,4	86,4	11,5	15,9	50,2
EKRS	lebend	26,0	2,5	55,0	57,3	40,9
	verstorben	74,0	97,5	45,0	42,7	59,1
p-Wert*		< 0,001	0,010	< 0,001	< 0,001	< 0,001

* Log-Rank-Test

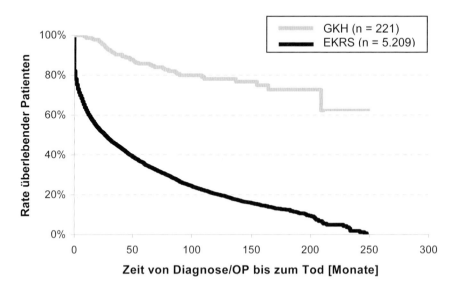

Abb. 1: Kaplan-Maier-Schätzer (KM-Schätzer) für die Überlebenszeit der Patienten mit Lymphomen (n = 5.430)

Vergleich der Überlebenszeit bei Patienten verschiedener Tumorentitäten 435

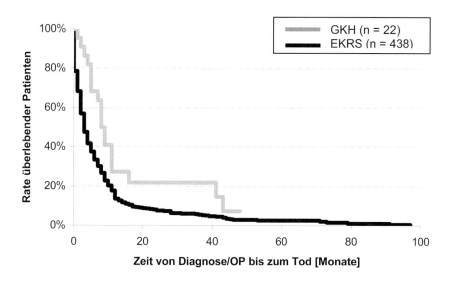

Abb. 2: KM-Schätzer für die Überlebenszeit der Patienten mit Pankreas-Ca (n = 460)

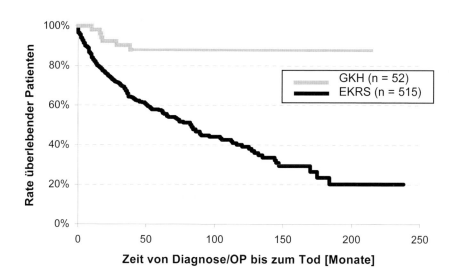

Abb. 3: KM-Schätzer für die Überlebenszeit der Patienten mit Melanom (n = 567)

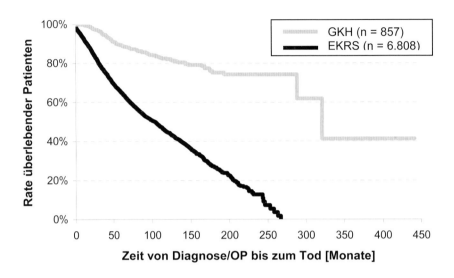

Abb. 4: KM-Schätzer für die Überlebenszeit der Patienten mit Mamma-Ca (n = 7.665)

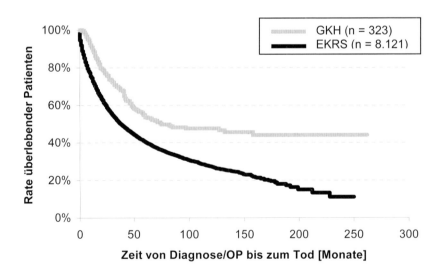

Abb. 5: KM-Schätzer für die Überlebenszeit der Patienten mit kolorektalem Ca (n = 8.444)

Prognostische Faktoren

Der Effekt der Gruppenzugehörigkeit auf die Überlebenszeit sowie die Effekte der prognostischen Faktoren Tumorstadium, Alter und Geschlecht wurden sowohl univariat als auch in multivariaten statistischen Analysen (Cox-Modell) untersucht (Tabelle 5). Auch nach Adjustierung für die prognostischen Faktoren blieb bei allen Tumorentitäten ein auffälliger Einfluss der Gruppenzugehörigkeit auf die Überlebenszeit bestehen.

Tab. 5: Prognostische Faktoren für die Überlebenszeit
(Ergebnis des Endmodells der jeweiligen Cox-Regression)

Tumorentität	Variable (Risikogruppe ang.)	Risikoverhältnis	95%-Konfidenzintervall	p-Wert
Lymphome	Gruppenzugehörigkeit EKRS	1,40	1,32 – 1,48	< 0,001
	Alter ≥ 60 Jahre	2,53	2,35 – 2,71	< 0,001
	Geschlecht männlich	1,07	1,00 – 1,14	0,004
Pankreas-Ca	Gruppenzugehörigkeit EKRS	1,13	1,02 – 1,25	0,023
	Tumorstadium IV	1,43	0,82 – 2,49	0,209
Melanom	Gruppenzugehörigkeit EKRS	1,32	1,12 – 1,56	0,001
	Tumorstadium III + IV	5,94	4,45 – 7,93	< 0,001
Mamma-Ca	Gruppenzugehörigkeit EKRS	1,29	1,24 – 1,34	< 0,001
	Tumorstadium III + IV	3,72	3,46 – 4,00	< 0,001
	Alter ≥ 59 Jahre	1,65	1,53 – 1,78	< 0,001
Kolorektales Ca	Gruppenzugehörigkeit EKRS	1,09	1,05 – 1,13	< 0,001
	Tumorstadium III + IV	2,70	2,54 – 2,87	< 0,001
	Geschlecht weiblich	0,51	0,35 – 0,74	0,001
	WW Gruppe*Geschlecht	1,11	1,04 – 1,18	0,002

CART-Analyse

Alternativ zur statistischen Analyse mit den Coxschen Regressionsmodellen wurden mit der CART-Methode prognostisch möglichst homogene Gruppen innerhalb der Tumorentitäten definiert und auf Unterschiede in der Überlebenszeit zwischen den Gruppen untersucht. Diese Gruppenselektion ergab die in Tabelle 6 angegebenen Untergruppen.

Tab. 6: Prognostisch homogene Untergruppen (Ergebnis der CART-Selektion)

Tumorentität	Untergruppe	GKH n (verst./lebt)]	EKRS [n (verst./lebt)]	p-Wert
Lymphome	Alter< 60 Jahre	24 / 136	1083 / 916	< 0,001
	Alter ≥ 60 Jahre	21 / 40	2772 / 438	< 0,001
Pankreas-Ca	-	-	-	-
Melanom	Stadium I+II und Alter < 50 Jahre	1 / 26	9 / 120	0,141
	Stadium I+II und Alter ≥ 50 Jahre	2 /16	54 / 128	0,010
Mamma-Ca	Stadium I+II und Alter < 59 Jahre	86 / 539	585 / 1911	< 0,001
	Stadium I+II und Alter ≥ 59 Jahre	15 / 107	1020 / 1546	< 0,001
	Stadium III+IV und Alter < 59 Jahre	28 / 60	423 / 186	< 0,001
	Stadium III+IV und Alter ≥ 59 Jahre	7 / 15	876 / 261	< 0,001
Kolorektales Ca	Stadium I+II und Alter < 68 Jahre	31 / 71	457 / 1085	0,077
	Stadium I+II und Alter ≥ 68 Jahre	6 / 9	1065 / 992	0,041
	Stadium III+IV und Alter < 68 Jahre	102 / 68	1389 / 722	< 0,001
	Stadium III+IV und Alter ≥ 68 Jahre	23 / 12	1885 / 524	0,009

Diskussion

Neben den in der vorliegenden Analyse untersuchten Einflussfaktoren auf die Überlebenszeit (Tumorstadium, Alter und Geschlecht) sind auch, wie in den bereits publizierten Retrospektiven angegeben (Stumpf, 2007, 2005, 2003, 2000), weitere Faktoren denkbar, die die Überlebenszeit in den beiden Kollektiven beeinflusst haben könnten.

Hier ist in erster Linie die in den EKRS-Kontrollen als unbekannt zu klassifizierende Therapie zu erwähnen. Bei den Patienten des GKH wurden in den Datenerhebungen immer auch die zusätzlichen Therapien, wie z. B. Operation, Chemo-, Strahlen- oder Hormontherapie erfragt. Für das Kollektiv des EKRS lagen diese Angaben nicht vor (im Rahmen der Meldepflicht werden diese Daten nur sehr global und vereinzelt erfasst). Alle Ergebnisse der vorliegenden Analyse beziehen sich damit auf ein Kollektiv mit onkologischer Standardtherapie plus Misteltherapie (Kollektiv GKH) und ein Kollektiv ohne Information zur Therapie (EKRS).

Ein weiterer Einflussfaktor, der zu einer verzerrten Einschätzung der Überlebenszeit bzw. des Unterschiedes zwischen den Kollektiven führen könnte, lag in der Tatsache der unbekannten Todesursache der Patienten (es wurde immer angenommen, dass die Patienten am jeweiligen Tumor verstorben waren). Da dieser Effekt aber beide Kollektive gleichermaßen betrifft, wurde zwar die allein tumorbedingte Überlebenszeit in beiden Kollektiven unterschätzt, der Vergleich war davon aber nicht betroffen.

Inwieweit die vorliegenden Kollektive repräsentativ für die Allgemeinbevölkerung sind, ist schwierig festzustellen. In beiden Fällen waren die Einzugsgebiete auf eine Region beschränkt: das Ruhrgebiet im Falle des GKH und das Saarland im Falle des EKRS. Da nicht bekannt war, wie viele Patienten jeweils von außen dazu kamen (Definition außen, Zuzug, Wegzug), kann für diesen möglicherweise verzerrenden Faktor keine zuverlässige Aussage gemacht werden.

Ein generelles Problem der gesamten Auswertung war der immer vorhandene sehr große Unterschied in den Patientenzahlen zwischen den Kollektiven. Der Anteil der Patienten des GKH an der Gesamtpopulation lag zwischen 2,7 % und 12,6 % (kolorektales Ca 4 %, Lymphom 2,7 %, Mamma-Ca 12,6 %, Melanom 10,1 % und Pankreas-Ca 5 %).

Eine methodische Verbesserung der Auswertung durch Vergleich balancierter Gruppen wird derzeit durchgeführt. Dabei werden innerhalb der fünf Tumorentitäten aus den Daten der Patienten, jeweils orientiert an den prognostischen Faktoren, matched pairs gebildet, für die die Überlebenszeit analysiert und zwischen den beiden Gruppen verglichen wird.

Literatur

Stumpf C., Rieger S., Fischer I. U., Schietzel M. (2007): Retrospektive Untersuchung zur Therapie mit Mistelextrakten bei Patienten mit kolorektalem Karzinom, Dtsche Zeitsch Onkol 39: 12–22.

Stumpf C., Rieger S., Schietzel M. (2005): Retrospektive Untersuchung zur Therapie mit Mistelextrakten bei Mammakarzinom, Dtsche Zeitsch Onkol 37: 106–113.

Stumpf C., Rosenberger A., Rieger S., Tröger W., Schietzel M., Stein G. M. (2003): Retrospektive Untersuchung von Patienten mit malignem Melanom unter einer Misteltherapie, Forsch Komplementärmed Klass Naturheilk 10: 248–255.

Stumpf C., Rosenberger A., Rieger S., Tröger W., Schietzel M. (2000): Therapie mit Mistelextrakten bei malignem hämatologischen und lymphatischen Erkrankungen – eine monozentrische retrospektive Analyse über 16 Jahre, Forsch Komplementärmed Klass Naturheilk 7: 139–146.

Ulm K., Schmoor C., Sauerbrei W., Kemmler G., Aydemir Ü., Müller B., Schumacher M. (1989): Strategien zur Auswertung einer Therapiestudie mit der Überlebenszeit als Zielkriterium, Biom Inform Med Biol 20: 171–205.

Dr. Cristina Stumpf [1], Dr. Imma U. Fischer[2], Sabine Rieger[3], PD Dr. Jörg M. Schierholz[3], Prof. Dr. Michael Schietzel[4]
[1] Gemeinschaftskrankenhaus Herdecke
[2] Biostatistik -Tübingen
[3] Helixor Heilmittel GmbH & Co. KG, Klinische Forschung, Rosenfeld
[4] Krebsforschung Herdecke e.V., Bochum-Gerthe

Korrespondenzadresse:
Dr. Imma U. Fischer
Biostatistik – Tübingen
Burgunderweg 36, D-72070 Tübingen
imma.fischer@biostatistik-tuebingen.de

Einfluss perioperativer Mistelextrakt-Infusionen auf eine operations- und narkosebedingte Immunsuppression bei Patienten mit kolorektalem Karzinom

Effect of a perioperative infusion of mistletoe extract on surgery-induced immunosuppression in colorectal cancer patients

Michael Schink, Wilfried Tröger, Andreas Goyert, Heinz Scheuerecker, Johannes Meyer, Imma U. Fischer, Florian Glaser

Zusammenfassung

Im Rahmen einer prospektiven, randomisierten klinischen Studie wurde der Einfluss einer perioperativen Mistelinfusion (Iscador®) auf Immunfunktionen von Patienten mit kolorektalem Karzinom und offener Tumorresektion untersucht. Unsere Hypothesen waren, dass die Misteltherapie die NK-Zellaktivität 24 h postoperativ und die absolute Anzahl des MHC Klasse II Antigens HLA-DR auf Monozyten sieben Tage postoperativ verbessert. Hierzu benutzten wir ein sequentielles Studiendesign. Die Entscheidungsgrenzen der beiden Triangulartests wurden für insgesamt 62 Patienten berechnet. Durch das sequenzielle Design bedingt, konnte aufgrund der eindeutigen Ergebnisse die Rekrutierung nach 22 Patienten vorzeitig beendet werden. Die NK-Zellaktivität zeigte 24 h nach OP einen signifikanten Unterschied zwischen den Therapiegruppen (p = 0.027), während sich bei der absoluten Anzahl der HLA-DR-Moleküle auf den Monozyten kein entsprechender Unterschied bis 7 Tage nach OP ergab. Mistelextrakt-behandelte Patienten wiesen für die HLA-DR-Expressionsdichte, nicht aber für die NK-Zellaktivität einen signifikanten postoperativen Abfall auf (NK-Zellaktivität: -7.9%; HLA-DR-Expression: -38,5%). Dagegen konnte in der Kontrollgruppe ein signifikanter Abfall beider Zielparameter nach der Operation gezeigt werden (NK-Zellaktivität: -44.4% nach 24h; HLA-DR-Expression: -31,7% nach 7d). Eine perioperative Mistelinfusion kann somit die Suppression der NK-Zellaktivität bei Krebspatienten verringern. Die Bedeutung dieses Effekts für Progression und Überleben der Patienten sollte in weiteren klinischen Studien geprüft werden.

Schlüsselwörter: RCT, sequentielle Analyse, kolorektales Karzinom, Mistel, NK-Zellaktivität, HLA-DR, Monozyten

Summary
The influence of a perioperative infusion of a mistletoe extract (Iscador®) on immune functions of colorectal cancer patients undergoing open tumour resection was tested in a prospective, sequential, randomized clinical trial. We hypothesized that mistletoe infusion improves NK cell activity and increases expression of MHC class II antigen HLA-DR on monocytes 24 h and seven days after surgery, respectively. For statistical analysis we used a sequential study design. The decision boundaries for the two triangular tests were calculated for altogether 62 patients. The sequential study design allowed stopping the recruitment prematurely after 22 patients. NK cell activity differed significantly between the therapy groups 24 h after surgery ($p = 0.027$). The absolute number of HLA-DR molecules on monocytes did not differ 7 days after surgery. NK cell activity of patients treated with mistletoe extract did not change significantly during the course of the study (NK cell activity: -7.9% 24 h after surgery), whereas HLA-DR-expression changed significantly (HLA-DR-expression: -38.5% at day 7 after surgery). For control patients both parameters decreased significantly after surgery (NK cell activity: -44.4% 24 h; HLA-DR-expression: -32.9% at day 7 after surgery). Perioperative infusion of mistletoe extracts can prevent a suppression of NK cell activity in cancer patients. The impact of this therapy on relapse and survival should be tested in further studies.

Keywords: Randomized controlled trial, sequential analysis, colorectal cancer, mistletoe, NK cell activity, HLA-DR, monocytes

Einleitung

Operative Eingriffe wirken sich u. a. supprimierend auf die Zytotoxizität der Natürlichen Killerzellen (NK-Zellen) aus (Pollock *et al.*, 1992), denen eine wesentliche Rolle bei der Kontrolle der Tumormetastasierung zugeschrieben wird (Brittenden *et al.*, 1996). So führt eine operationsbedingte Suppression der NK-Zellaktivität zu vermehrter Dissemination und verstärktem Wachstum experimentell implantierter Krebszellen (Ben-Eliyahu *et al.*, 1999). Zusätzlich zur NK-Zellaktivität wird auch die Expressionsdichte des MHC Klasse II-Antigens HLA-DR auf Monozyten bis eine Woche nach OP durch operative Eingriffe reduziert (Brune *et al.*, 1998; Wakefield *et al.*, 1993), was möglicherweise auch eine Einschränkung der Zellfunktion widerspiegelt (Sietses *et al.*, 1999).

Mistelpräparate besitzen umfangreiche immunmodulierende Eigenschaften (Berg und Stein, 2001). Unter anderem können sie sowohl *in vitro* als auch *in vivo* die NK-Zellaktivität stimulieren (Schink, 1997). Dies gilt insbesondere für Mistelinfusionen (Hajto und Lanzrein, 1986). Außerdem können Mistelextrakte bzw. daraus isolierte Inhaltsstoffe sowohl in der Zellkultur als auch unter therapeutischen Bedingungen eine TNFα- und IL-1-Freisetzung durch Monozyten induzieren (Hajto *et al.*, 1990; Ribéreau-Gayon *et al.*, 1996). Diese immunstimulierenden Wirkungen der Mistelpräparate könnten möglicherweise der operationsbedingten Suppression direkt entgegenwirken.

Wir haben daher in Rahmen einer randomisierten Studie den Einfluss einer perioperativen Infusion eines Mistelextraktes auf die postoperative Immunsuppression bei operierten Patienten mit kolorektalem Karzinom untersucht.

Patienten und Methoden

Design und Hypothesen

Das Vorhaben wurde als prospektive, randomisierte, sequentielle, nicht verblindete Phase III-Studie durchgeführt. Unsere primären Hypothesen lauteten:

- Die NK-Zellaktivität von Patienten, die eine perioperative Mistelinfusion erhalten, ist am post-OP-Tag 1 signifikant höher als in der unbehandelten Kontrollgruppe.
- Die Expressionsdichte des HLA-DR Antigens auf Monozyten im Blut von Patienten, die eine perioperative Mistelinfusion erhalten, ist am post-OP-Tag 7 signifikant höher als in der unbehandelten Kontrollgruppe.

Primäre Zielparameter waren entsprechend die Killing-Aktivität der NK-Zellen gegenüber K 562-Tumorzellen und die quantitative Expression des MHC Klasse II-Antigens HLA-DR pro Zelle auf Monozyten.

Die Studie wurde von der Ethik-Kommission der Landesärztekammer Baden-Württemberg, Stuttgart genehmigt und gemäß den Richtlinien der Good Clinical Practice (GCP) durchgeführt. Jeder Patient wurde erst nach ausführlicher Aufklärung und schriftlicher Einwilligung in die Studie aufgenommen.

Patienten, Therapie, Untersuchungen

Patienten mit primärem oder lokoregionär rezidiviertem kolorektalem Karzinom und am Gemeinschaftskrankenhaus Filderklinik, Filderstadt geplanter offener (Teil-)Resektion konnten in die Studie aufgenommen werden, sofern sie die Einschlusskriterien und keines der Ausschlusskriterien (u. a. präoperative NK-Zellaktivität < 10 % oder > 40 % Killing; peri- oder postoperative Bluttransfusion) erfüllten.

Nach der Rekrutierung wurden die Patienten 1:1 in die Verumgruppe oder in die Kontrollgruppe randomisiert. Patienten der Verumgruppe erhielten das Mistelpräparat Iscador® M spezial 5 mg (Weleda GmbH, Schwäbisch-Gmünd, Deutschland) zu Operationsbeginn intravenös infundiert. Patienten der Kontrollgruppe erhielten keine zusätzliche Therapie. Alle Maßnahmen vor, während und nach dem chirurgischen Eingriff folgten bei allen Patienten der Prüf- oder Kontrollgruppe grundsätzlich den im Prüfzentrum geltenden Standards. Die Verwendung immunstimulierender Substanzen außer dem Mistelextrakt war nicht gestattet.

Zu Beginn der Datenerhebungen wurden die Patienten körperlich untersucht, die Begleiterkrankungen und -therapien erfasst und das Tumorstadium dokumentiert. Am Tag vor der Operation sowie am post-OP-Tag 1 und post-OP-Tag 7 wurden Leukozytenzahl, Differentialblutbild, verschiedene Serumwerte und die immunologischen Zielparameter (NK-Zellaktivität und HLA-DR-Antigenexpression auf Monozyten) unter Verwendung standardisierter und validierter Verfahren bestimmt und alle unerwünschten Ereignisse dokumentiert.

Statistik

Unter Zugrundelegung geeigneter Vorgaben (Gruppenunterschied von 10 % im perioperativen Abfall der Zielvariablen (SD ± 12 %), jeweils $\alpha = 0.025$, $\beta = 0.2$ wurde die maximal erforderliche Patientenzahl bestimmt. Auf dieser Basis wurden insgesamt 62 Patienten als ausreichend angesehen, um einen signifikanten Gruppenunterschied nachzuweisen.

Für die konfirmatorische statistische Prüfung der Hauptzielvariablen wurde eine gruppensequentielle Analyse mit Triangulartest (nach Whitehead, 1992) verwendet, letzteres basierend auf einem Signifikanzniveau von $\alpha = 0.025$ (korrigiert auf multiples Testen) für den Gruppenunterschied in den post minus pre Veränderungen von NK-Zellaktivität (24 h nach OP - Baseline) und HLA-DR-Antigenexpression pro Zelle auf Monozyten (sieben Tage nach OP – Baseline) von jeweils 10 % (SD ±10 %). Die statistische Berechnung der beiden Zielgrößen erfolgte jeweils unmittelbar nach Abschluss jedes einzelnen Patienten. Die Studie war zu beenden, sobald beide Parameter die Entscheidungsgrenzen wenigstens dreimal hintereinander überschritten hatten.

Alle Parameter, die einer explorativen Zusatzanalyse unterzogen wurden, zeigten Normalverteilung und wurden mittels t-Test verglichen (Signifikanzniveau $\alpha = 0.05$). Die Interpretation der dabei erzielten Ergebnisse erfolgte rein deskriptiv.

Ergebnisse

Patientenkollektiv

Insgesamt stellten sich 49 Patienten im Prüfzentrum vor, die prinzipiell für die Studie geeignet schienen (Abb. 1). Drei Patienten lehnten eine Studienteilnahme ab. 14 Patienten erfüllten mindestens ein Ausschlusskriterium. 32 Patienten wurden randomisiert. Nach Gruppenzuweisung konnten drei

Patienten aufgrund von verletzten Ausschlusskriterien nicht weitergeführt werden. Während und nach der OP mussten sieben weitere Patienten nachträglich ausgeschlossen werden. Schlussendlich gingen 22 Patienten (11/11 in Mistel-/Kontrollgruppe) in die Auswertung ein.

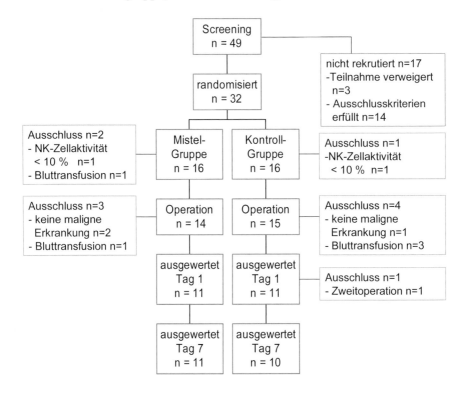

Abb. 1: Flussdiagramm von Rekrutierung und Ausschluss primär geeigneter Patienten

NK-Zellaktivität

Die erste Zielgröße – Gruppenunterschied in der perioperativen Veränderung der NK-Zellaktivität – wurde als % Killing gegenüber K 562-Zellen 24 h nach OP minus der Aktivität am Tag vor dem Eingriff bestimmt. Im Verlauf der sequentiellen Analyse wurde die obere Entscheidungsgrenze im

Triangulartest ab Patient Nr. 14 überschritten. Somit zeigen Patienten mit kolorektalem Karzinom, die eine perioperative Mistelinfusion erhalten, einen statistisch signifikant geringeren postoperativen Abfall der NK-Zellaktivität als Kontrollpatienten.

Die explorative Analyse des Verlaufs der NK-Zellaktivität ergab einen leichten, nicht signifikanten Abfall bei den Patienten der Verumgruppe zwischen dem Tag vor und 24 h nach der OP (p = 0.6456) und einen Anstieg bis zum post-OP-Tag 7 (p = 0.6455). In der Kontrollgruppe kam es dagegen zwischen dem Tag vor der Operation und 24h nach dem Eingriff zu einem starken signifikanten Abfall der NK-Zellaktivität (p = 0.0002) der auch am 7. Tag nach der OP noch vorhanden war (p = 0.0317). Der direkte Vergleich der Gruppen ergab nahezu identische Ausgangswerte. 24 h nach OP war aber die NK-Zellaktivität der Kontrollgruppe signifikant geringer als die der Verumgruppe (p = 0.027). Dieser Unterschied blieb auch am 7. post-OP-Tag erhalten (p = 0.040). Die Ergebnisse der gruppenspezifischen Analysen sind in Abb. 2 und Tab. 1 zusammengefasst.

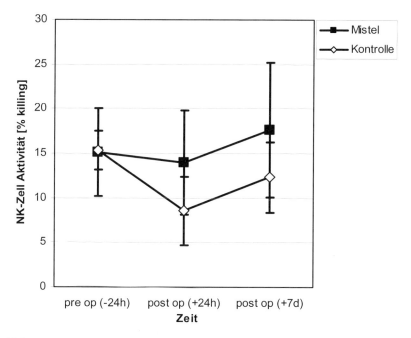

Abb. 2: NK-Zellaktivität auf K 562-Zellen, Daten vor/nach OP

Tab. 1: Zusammenfassung der Ergebnisse

	Endpunkt I: NK-Zellaktivität (K 562-Zellen; LDH-Release; % Killing)									
	Mistelgruppe (n = 11)					Kontrollgruppe (n = 11)				
	Preop.	24h nach OP		Tag 7 nach OP		Preop.	24h nach OP		Tag 7 nach OP	
	Wert	Wert	Diff. post-pre	Wert	Diff. post-pre	Wert	Wert	Diff. post-pre	Wert*	Diff. post-pre
MW (±SD)	15,2 (±4,9)	14,0 (±5,8)	**-1,2** (±6,5)	17,6 (±7,6)	**2,5** (±7,2)	15,3 (±2,1)	8,6 (±3,9)	**-6,8** (±3,9)	12,3 (±3,9)	**-3,2** (±4,2)
Signifikanz des Gruppenunterschieds**			**p=0,027**		**p=0,040**					

	Endpunkt II: HLA-DR Antigen auf Monozyten (absolute Anzahl pro Zelle)									
	Mistelgruppe (n = 11)					Kontrollgruppe (n = 11)				
	Preop.	24h nach OP		Tag 7 nach OP		Preop.	24h nach OP		Tag 7 nach OP	
	Wert	Wert	Diff. post-pre	Wert	Diff. post-pre	Wert	Wert	Diff. post-pre	Wert*	Diff. post-pre
MW (±SD)	35.420 (±8.909)	15.947 (±3.859)	**-19.472** (±6.630)	21.772 (±8.294)	**-13.648** (±8.507)	35.405 (±10.470)	14.310 (±2.295)	**-21.094** (±9.209)	23.744 (±7.351)	**-11.010** (±7.515)
Signifikanz des Gruppenunterschieds**			p=0,652		p=0,462					

* Daten von 10 Patienten; ** t-Test

HLA-DR-Antigen-Expression auf Monozyten

Die zweite Zielgröße – Gruppenunterschied in der perioperativen Veränderung der Expression des MHC Klasse II Antigens HLA-DR auf Monozyten – wurde als absolute Anzahl der HLA-DR-Moleküle pro Zelle sieben Tage nach OP minus ein Tag vor dem Eingriff ermittelt. Der Triangulartest ergab, dass die untere Entscheidungsgrenze ab Patient Nr. 19 unterschritten wurde. Dieses Ergebnis zeigt, dass Patienten mit kolorektalem Karzinom, die eine perioperative Mistelinfusion erhalten, keinen statistisch signifikant geringeren postoperativen Abfall der HLA-DR-Antigenexpression auf Monozyten aufweisen als Kontrollpatienten.

Die explorative Analyse des zeitlichen Verlaufs der monozytären HLA-DR-Expression ergab sowohl in der Verumgruppe als auch in der Kontrollgruppe sowohl 24 h ($p < 0.0001$ in beiden Gruppen) als auch sieben Tage nach der OP ($p = 0.0039$ bzw. $p = 0.0124$) eine im Vergleich zum jeweiligen präoperativen Ausgangswert signifikante Abnahme der Anzahl an HLA-DR-Molekülen auf den Zellen. Zwischen den beiden Behandlungsgruppen konnte zu keinem Zeitpunkt ein signifikanter Unterschied gefunden werden. In Abb. 3 und Tab. 1 sind die Ergebnisse der gruppenspezifischen Analysen zusammengefasst.

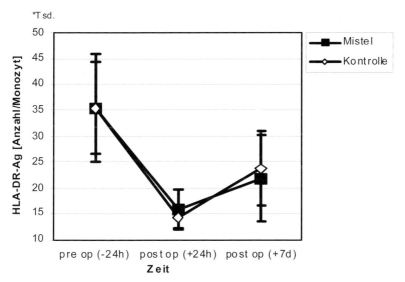

Abb. 3: Verlauf der HLA-DR Expressionsdichte auf Monozyten, Daten vor/nach OP

Diskussion

Die vorliegende Studie hat gezeigt, dass eine perioperative Mistelinfusion den Abfall der NK-Zellaktivität während einer Operation von Patienten mit kolorektalem Karzinom signifikant verringern kann. Da NK-Zellen Tumorzellen im Blut effektiv erkennen und lysieren können (Long, 2002), stellt deren perioperative Suppression einen möglicherweise kritischen schädlichen Nebeneffekt der Operation dar, weil dadurch die hämatogene Ausschwemmung und Metastasierung residualer Tumorzellen gefördert werden kann. Dieser Zusammenhang wurde im Tiermodell auch schon nachgewiesen (Ben-Eliyahu *et al.*, 1999). Beim Menschen haben zahlreiche Studien die prognostische Bedeutung zumindest der präoperativen NK-Zellaktivität gezeigt (Kondo *et al.*, 2003; Tartter *et al.*, 1987). Obwohl dies für die postoperative Situation noch nicht nachgewiesen werden konnte, wurden bereits verschiedene Therapien zur Verringerung der operationsbedingten Immunsuppression geprüft (u. a. IL-2, IFNγ). Diese Therapien sind jedoch vergleichsweise kostspielig und zeigen z. T. beträchtliche Nebenwirkungen (Nichols *et al.*, 1992; Houvenaeghel *et al.*, 1997). Eine Misteltherapie ist dagegen kostengünstig und induzierte im Verlauf unserer Studie keinerlei unerwünschte Ereignisse (Daten nicht gezeigt).

Mistelpräparate zeigen ein breites Spektrum immunmodulierender Aktivitäten (Berg und Stein, 2001). Daher sind weitere über die Stabilisierung der NK-Zellaktivität hinausgehende immunologische Effekte bei deren perioperativer Anwendung wahrscheinlich. So konnte u. a. eine Verringerung des postoperativen Abfalls der Granulozytenfunktion und der Anzahl bestimmter Lymphozytensubpopulationen gezeigt werden (Büssing *et al.*, 2005; Enesel *et al.*, 2005). Im Rahmen unserer Studie trat dagegen kein Effekt auf die absolute Anzahl der HLA-DR-Moleküle pro Zelle auf Monozyten auf. Dies schließt allerdings nicht die Möglichkeit aus, dass bestimmte von der HLA-DR-Expression unabhängige Monozytenfunktionen (z. B. direkte Tumorzell-Lyse) doch durch eine perioperative Mistelinfusion positiv beeinflusst werden können. So können Mistelextrakte diese Zellen unter Standardtherapiebedingungen und *in vitro* zur Freisetzung von TNFα und IL-1 stimulieren (Hajto *et al.*, 1990, Ribéreau-Gayon *et al.*, 1996).

Aufgrund des gewählten sequentiellen Designs unserer Studie konnte die Datenerhebung ohne Verlust an Aussagekraft ($\beta = 0.8$) bereits nach 22 statt der geplanten 62 Patienten beendet werden, weil das Ergebnis statistisch eindeutig und das Signifikanzniveau von p = 0.025 unterschritten worden war. Somit kann angenommen werden, dass die tatsächliche durch die Mistelinfusion verursachte Verringerung der NK-Zellsuppression wesentlich größer war als angenommen (-10 %). Dies belegt, dass die perioperative Mistelinfusion eine effektive und sichere Methode ist, die NK-Zellaktivität von Patienten mit kolorektalem Karzinom vor einer operationsbedingten Suppression zu schützen. Die klinische Relevanz dieses immunologischen Effekts muss nun im Rahmen geeigneter Folgestudien überprüft werden.

Literatur

Ben-Eliyahu S., Page G. G., Yirmiya R., Shakhar G. (1999): Evidence that stress and surgical interventions promote tumor development by suppressing natural killer cell activity, Int J Cancer 80: 880–888.
Berg P. A., Stein G. M. (2001): Does mistletoe therapy influence the defense against epithelial tumors? A critical immunological analysis, Dtsch Med Wochenschr 126: 339–345.
Brittenden J., Heys S. D., Ross J., Eremin, O. (1996): Natural killer cells and cancer, Cancer 77: 1226–1243.
Brune I. B., Wilke W., Hensler T., Feussner H., Holzmann B., Siewert J. R. (1998): Normal T lymphocyte and monocyte function after minimally invasive surgery, Surg Endosc 12: 1020–1024.
Büssing A., Bischof M., Hatzmann W., Bartsch F., Soto-Vera D., Fronk E. M., Gmeindl M., Stein G. M. (2005): Prevention of surgery-induced suppression of granulocyte function by intravenous application of a fermented extract from *Viscum album* L. in breast cancer patients, Anticancer Res 25: 4753–4758.
Enesel M. B., Acalovschi I., Grosu V., Sbarcea A., Rusu C., Dobre A., Weiss T., Zarkovic N. (2005): Perioperative application of the *Viscum album* extract Isorel in digestive tract cancer patients, Anticancer Res 25: 4583–4590.
Hajto T., Hostanska K., Frei K., Rordorf C., Gabius H. J. (1990): Increased secretion of tumor necrosis factor α, interleukin 1, and interleukin 6 by human mononuclear cells exposed to β-galactoside-specific lectin from clinically applied mistletoe extract, Cancer Res 50: 3322–3326.
Hajto T., Lanzrein C. (1986): Natural killer and antibody-dependent cell-mediated cytotoxicity activities and large granular lymphocyte frequencies in *Viscum album*-treated breast cancer patients, Oncology 43: 93–97.

Houvenaeghel G., Bladou F., Blache J. L., Olive D., Monges G., Jacquemier J., Chandet H., Delpero J. R., Guerinel G. (1997): Tolerance and feasibility of perioperative treatment with Interferon-alpha 2a in advanced cancers, Int Surg 82: 165–169.

Kondo E., Koda K., Takiguchi N., Oda K., Seike K., Ishizuka M., Miyazaki M. (2003): Preoperative natural killer cell activity as a prognostic factor for distant metastasis following surgery for colon cancer, Dig Surg 20: 445–451.

Long E. O. (2002): Tumor cell recognition by natural killer cells, Semin Cancer Biol 12: 57–61.

Nichols P. H., Ramsden C. W., Ward U., Sedman P. C., Primrose J. N. (1992): Perioperative immunotherapy with recombinant Interleukin 2 in patients undergoing surgery for colorectal cancer, Cancer Res 52: 5765–5769.

Pollock R. E., Lotzova E., Stanford S. D. (1992): Surgical stress impairs natural killer cell programming of tumor for lysis in patients with sarcomas and other solid tumors, Cancer 70: 2192–2202.

Ribéreau-Gayon G., Dumont S., Muller C., Jung M. L., Poindron P., Anton R. (1996): Mistletoe lectins I, II and III induce the production of cytokines by cultured human monocytes, Cancer Lett 109: 33–38.

Schink M. (1997): Mistletoe therapy for human cancer: the role of the natural killer cells, Anti-Cancer Drugs 8: S47–S51.

Sietses C., Beelen R. H., Meijer S., Cuest M. A. (1999): Immunological consequences of laparoscopic surgery, speculations on the cause and clinical implications, Langenbecks Arch Surg 384: 250–258.

Tartter P. I., Steinberg B., Barron D. M., Martinelli G. (1987): The prognostic significance of natural killer cell cytotoxicity in patients with colorectal cancer, Arch Surg 122: 1264–1268.

Wakefield C. H., Carey P. D., Foulds S., Monson J. R. T., Guillou P. J. (1993): Changes in major histocompatibility complex class II expression in monocytes and T cells of patients developing infection after surgery, Br J Surg 80: 205–209.

Whitehead J. (1992): The Design and Analysis of Sequential Clinical Trails, 2nd edition, Ellis Horwood Ltd, Chichester.

Dr. Michael Schink[1], Dr. Wilfried Tröger[2], Dr. Andreas Goyert[3], Dr. Heinz Scheuerecker[4], Dr. Johannes Meyer[5], Dr. Imma U. Fischer[6], PD Dr. Florian Glaser[4,7]

[1] Forschungsabteilung, Verein Filderklinik e.V., Filderstadt
[2] Klinische Forschung Dr. Tröger, Freiburg
[3] Abteilung für Innere Medizin, Die Filderklinik, Filderstadt
[4] Chirurgische Abteilung, Die Filderklinik, Filderstadt

[5] Abteilung für Anästhesiologie und Intensivmedizin, Die Filderklinik, Filderstadt
[6] Biostatistik, Tübingen
[7] Chirurgische Abteilung, Gemeinschaftskrankenhaus, Herdecke

Korrespondenzadresse:
Dr. Michael Schink, Verein Filderklinik e.V.
Forschungsabteilung
Im Haberschlai 7, D-70794 Filderstadt
m.schink@filderklinik.de

Anwendungsbeobachtung unter der Therapie mit prozessstandardisierten Mistelpräparaten beim Lymphozytischen Non-Hodgkin-Lymphom (CLL) – Sicherheit und Verlauf

Observation study on treatment with standardized *Viscum album* extracts (VA-E) in lymphocytic non-Hodgkin's lymphoma (CLL) – safety and course

Johannes Gutsch, Sabine Rieger, Jörg M. Schierholz, Dietrich Schlodder

Zusammenfassung

Hintergrund: Die CLL wird als eine monoklonale maligne Entartung des lymphatischen Systems mit chronischem Verlauf betrachtet. *In vitro* ist eine Apoptoseinduktion maligner B-Zellen nachgewiesen worden. Die Therapie mit *Viscum album*-Extrakten (VA-E) besitzt darüber hinaus eine modulatorische Wirkung auf das humorale und zelluläre Immunsystem. Aufgrund einer Fallbeobachtung stellt sich auch die Frage nach einer möglichen Stimulation des pathologischen Zellklons. **Methode:** Bei zehn Patienten unter Therapie mit VA-E HELIXOR P/A werden zu sechs Untersuchungszeitpunkten über ein Jahr klinischer Verlauf, Lymphozytenzahl, Apoptose mittels Apo2.7-Expression, proliferationsassoziierte Ki67-Expression sowie Stimulierbarkeit durch Pokeweed Mitogen (PWM), Phytohaemagglutinin (PHA) und IL-6 untersucht. **Ergebnis:** Die Zahl der malignen B-Zellen hat sich im Beobachtungsjahr nicht verdoppelt. Die *in vitro*-Inkubation mit dem jeweils *in vivo* applizierten VA-E HELIXOR® führt regelmäßig zu einer Inhibition des Wachstums durch eine statistisch signifikante Apoptoseinduktion, in keinem Fall zu einer Stimulation. Eine Stimulation durch IL-6 ist ebenfalls nicht messbar. Unerwünschte Wirkungen sind lokale Entzündungszellinfiltrate am Injektionsort bei zu rascher individueller Dosissteigerung und eine pseudoallergische Reaktion bei allergischer Diathese. Außerdem kommt es zu einer Verstärkung der Immunkompetenz, sichtbar an der Abnahme der Infektanfälligkeit. Der klinische Verlauf mit Leukozyten, Lymphozyten, CD5+/CD19+ B-Zellen wird dargestellt. **Schlussfolgerung:** Die Therapie mit *Viscum album*-Extrakt HELIXOR® A und P ist sicher und führt zu keiner Proliferationsinduktion des malignen Zellklons. Ob sich die beobachtete Verbesserung der Immunkompetenz bei Infektresistenzschwäche durch eine Reduktion unkontrollierbarer terminaler Infekte lebensverlängernd auswirkt, ist durch weitere Studien zu klären.

Schlüsselwörter: Anwendungsbeobachtung, Misteltherapie, HELIXOR, Nebenwirkungen, Sicherheit, Tumorenhancement, IL-6, Apoptose, Lymphozytenstimulation, B-CLL.

Summary
Background: CLL is a monoclonal malignant disorder of the lymphatic system with chronical course. An *in vitro* induction of apoptosis in malignant B-cells has been shown. Treatment with *Viscum album* L. extracts (VA-E) modulates the humoral and cellular immune system. A case report on B-cell infiltrates inherent to injection sites of a patient with leukaemic mantle cell lymphoma questioned safety of VA-E treatment in malignant lymphoma.
Methods: Ten patients treated with VA-E HELIXOR P/A have been followed up to one year by clinical measures, lymphocyte counts, expression of apoptosis-associated mitochondrial Apo2.7 molecules and proliferation-associated Ki-67 molecules, as well as by *in vitro* stimulation of malignant B-cells by Pokeweed Mitogen (PWM), Phythemagglutinin (PHA) and IL-6. **Results:** Counts of malignant B-cells have not doubled during observation period. *In vitro* incubation with the clinically administered VA-E regularly inhibited cell growth by apoptosis induction. In no case malignant cell proliferation has been stimulated, neither by VA-E nor by IL-6. As for adverse drug reactions, local inflammation at injection site due to brisk dose escalation and one pseudo-allergic reaction in a hypersensitive individual were observed. In addition, immunocompetence augmented, as liability to infections declined.
Conclusion: Treatment with VA-E (HELIXOR® A and P) is safe and does not enhance proliferation of the malignant cell clone. Whether augmentation of immunocompetence results in a longer survival of immunocompromised patients has to be verified in further studies.

Keywords: Observation study, mistletoe treatment, HELIXOR, adverse drug reactions, safety, tumour enhancement, B-CLL, IL-6, apoptosis, lymphocyte proliferation.

Einleitung

Die CLL ist bis heute durch eine nur zytoreduktive Chemotherapie nicht heilbar. Sie spielt sich auf zwei Ebenen ab: auf der Ebene des Wirts (Buchner et al., 2007; Shehata et al., 2007; Tinhofer et al., 2007) und der des malignen Zellklons (Kienle et al., 2007; Stilgenbauer et al., 2007).

Das Mikroenvironment und das Immunsystem tragen zum Verhalten der Einzelzelle entscheidend bei. Der maligne Zellklon lebt in einem Mikromilieu von Knochenmarkfibroblasten, Milzzellen und Lymphknotenzellen, die einen Einfluss auf die Akkumulation des malignen Zellklons, dessen Proliferationsrate und Apoptose haben (Shehata et al., 2007).

Sowohl zytotoxische (Giannopoulos et al., 2007; Weiss et al., 2007) als auch immunmodulatorische Therapien (Schmitt et al., 2007) spielen sich auf der Ebene der Wechselbeziehung zwischen Zellklon und Wirt ab.

Der Wirt steht über sein Immunsystem mit dem malignen Zellklon in einem so genannten Crosstalk. Wäre der Wirt in dieser Form nicht regulativ tätig, hätten biologische Therapien, die auf Stärkung der Ordnungskräfte und Immunkompetenz Einfluss nehmen, keinen Angriffspunkt. Auch die Therapie mit *Viscum album*-Extrakt HELIXOR® A/P könnte in dieses Beziehungsgefüge auf zellulärer (Büssing et al., 1999; Seifert et al., 2006) und Wirtsebene (Seifert et al., 2007) eingreifen.

Die Publikation einer Einzelbeobachtung eines Patienten mit leukämischem Mantelzell-Lymphom unter Misteltherapie (Hagenah et al., 1998), an dessen Injektionsstellen B-Zell-Infiltrate aufgetreten waren, hat die Frage zur Sicherheit der Misteltherapie von Non-Hodgkin-Lymphomen aufgeworfen. Dieser Beobachtung stehen die unkomplizierte 80-jährige Erfahrung der anthroposophischen Therapierichtung in der Therapie maligner Lymphome, klinische Kohortenstudien (Kühn und Fornalski, 2001; Stumpf et al., 2000) und Berichte über Remissionen von Non-Hodgkin-Lymphomen unter ausschließlicher subkutaner Therapie mit Mistelextrakten (Bruns, 2001; Kühn, 1999; Seifert et al., 2007) gegenüber.

Ziel dieser Untersuchung ist die Beobachtung der Sicherheit im Hinblick auf unerwünschte Wirkungen wie Tumorenhancement, lokale Entzündungsreaktionen am Injektionsort, Verschlechterung der Lebensqualität oder andere unerwünschte Wirkungen.

Patienten und Methode

Zehn nicht vorbehandelte Patienten erhalten aus ärztlicher Indikation *Viscum album abietis* und *pini* (HELIXOR® A/P[1] zwischen 1 und 150 mg s.c. 3 bis 7 mal/Woche) nach Information und Einwilligung. (Geschlecht: 4 w, 6 m, Alter 66,6 Jahre, Bereich 44–83. Stadienverteilung nach Binet A: n = 7, B: n = 2, C: n = 1; nach Rai: 0: n = 4, I: n = 4, II: n = 1; III: n = 0; IV: n = 1). Sie werden über ein Jahr klinisch und laborchemisch zu den Zeitpunkten 0 (vor Therapie), einen, drei, sechs, neun und zwölf Monate nach Therapiebeginn untersucht (Beobachtungsphase I).

Über die einjährige Verlaufsbeobachtung hinaus werden in einer Beobachtungsphase II die Patienten Nummer 8, 15, 16 und 19 in halbjährlichen Intervallen nach zwischengeschalteter Therapiepause weiter beobachtet. Die Beobachtungszeit liegt damit insgesamt zwischen einem und drei 3/4 Jahren (bis 14 Untersuchungszeitpunkte).

Unerwünschte Lokalreaktionen, der klinische Status mit peripheren Lymphomen und Milzgröße (sonographisch/computertomographisch) werden erhoben. *In vitro*-Teste zur Stimulierbarkeit der CLL-Zellen werden mit PHA, PWM, IL-6 und dem *in vivo* applizierten Mistelpräparat (HELIXOR® A/P) mittels Ki67-Bestimmung durchgeführt. Die Apoptose wird mittels der Apo 2.7-Expression gemessen (Büssing *et al.*, 2007).

Ergebnisse

Im Beobachtungszeitraum I sind die Leukozyten-/Lymphozytenzahlen bei Patient 1 in der Tendenz leicht rückläufig, bei den Patienten 3, 8, 10, 12 und 15 konstant (s. Tab. 1). Für die Patienten 11, 16, 17 und 19 wird ein leichter Anstieg gemessen. Eine statistisch signifikante Proliferation (Ki67) wird durch PHA und PWM induziert, während unter *in vitro*-Inkubation mit dem therapeutisch eingesetzten Mistelextrakt keine Stimulation eintritt. Vielmehr ist eine stetige und signifikante Zunahme der Apoptoseinduktion (Apo 2.7-Expression) ab dem vierten Untersuchungszeitpunkt nachweisbar. Die CD5+/CD19+ B-Lymphozyten der Patienten steigen in der Beobach-

---

[1] HELIXOR® A und HELIXOR® P der HELIXOR Heilmittel GmbH & Co. KG, Fischermühle 1, 72348 Rosenfeld

tungsphase I von 18.205 (± 12.835)/µl auf 31.901 (± 27.996)/µl nicht signifikant an. Im Beobachtungszeitraum II progrediieren Patienten 17 und 19 stetig und erhalten eine Chemotherapie. Ihre Lymphozytenzunahme addiert sich in den Summenkurven (Abb. 1). vier Patienten konnten zum Untersuchungszeitpunkt 7, drei zum Untersuchungszeitpunkt 9, einer bis zum Untersuchungszeitpunkt 14 kontrolliert werden (Abb. 2).

Eine vorhandene Infektresistenzschwäche (Patient 8, 15 und 16) nimmt unter der Therapie regelmäßig ab bzw. normalisiert sich. Diese korreliert bei Patienten 8, 15 und 16 mit einem deutlichen Anstieg der T-Zellen (CD 3+ und CD 3+/CD 4+ Helferzellen) und der NK-Zellen (Tab. 1). Auch Patient 10 zeigt diese Tendenz.

Diskussion

Aus 70-jähriger Erfahrung mit der Therapie maligner Lymphome mit Mistelextrakten findet sich in der Literatur ein hohes therapeutisches Potenzial. Signifikante Lebensverlängerung in Kohortenstudien und Retrospektiven (Kühn und Fornalski, 2001; Stumpf et al., 2000) wird berichtet; partielle bis komplette Remissionen in Fallberichten (Bruns, 2001; Kühn, 2007; Kühn und Fornalski, 2001; Kühn, 1999; Seifert et al., 2007) mit neuerlichem Rezidiv bei Aussetzen der Therapie und partieller Remission bei Wiederaufnahme derselben (Kühn, 1999) weisen auf einen Wirkmechanismus, der nur teilweise durch Induktion von Apoptose erklärbar ist. In der Zellkultur konnten wir durch HELIXOR® A/P keine Hochregulation von Aktivierungsmarkern beobachten (Büssing et al., 1999, 2007). Vielmehr führt die Inkubation zu vermehrtem Zelltod durch Apoptose.

Jedoch werden auch unerwünschte Wirkungen beobachtet: Entzündungszellinfiltrate am Injektionsort, die sich überwiegend aus Eosinophilen, Makrophagen und lympho-plasmozellulären Zellen zusammensetzen (Finall et al., 2006; Gorter et al., 1998). Diese Entzündungen gehören nach Auffassung der anthroposophischen Therapierichtung zu den therapeutischen Wirkungen der Misteltherapie, wenngleich nicht die lokale Reaktion, sondern eine systemische Verstärkung der Immunkompetenz (Schink et al. 2007), eine Verbesserung der Lebensqualität und eine Temperaturregulation angestrebt werden (Fintelmann, 2002; Steiner, 1920).

Tab. 1: Demographische Daten, Stadium der CLL, Begleiterkrankungen und Verlauf (P/A= HELIXOR® P/A)

Patient/ Geschlecht	Alter	Erst-diagnose	Stadium Binet/Rai	Begleiterkrankungen	Mistel-präparat	Verlauf: – Lymphozyten – Infekte
01/f	44	06/2001	A/I	Toxoplasmose	P	Tendenziell ↓ B-Lymphozyten
03/m	69	12/1998	A/I	Keine	P	Stabiler Verlauf
08/m	65	07/2002	A/0	AT III-Mangel – Lungenembolie – rezidivierende spast. Bronchitis – Infektresistenzschwäche	A P	Stabiler Verlauf ↑ CD3+ u. T-Helferzellen ↓ Resistenzschwäche
10/m	72	10/2002	A/0	Keine	P	↑ NK-Zellen, CD3+ ↑ T-Helferzellen
11/m	68	12/2002	B/I	Keine	P	↑ T-Helferzellen
12/f	72	01/2003	A/0	Polyneuropathie	A	↓ NK-Zellen
15/m	59	03/1997	C/IV	– Infektresistenzschwäche – Chronische Gastritis	P	Stab. Verlauf ↓ Infektresistenzschwäche ↓ Fatiguesyndrom
16/m	75	05/2003	A/0	– Infektresistenzschwäche – Mitralklappenendokarditis – ACVB	P	↑ NK-Zellen, CD3+ ↑ T-Helferzellen ↓ Infektresistenzschwäche In Therapiepause Exacerbation
17/f	59	05/2003	B/II	– M. Hodgkin – Radiatio mit Hüftkopfnekrose	A P	Stetige Progression → Chemo-therapie
19/f	83	11/2003	A/I	– Chronische Rhinitis – Allergisches Exanthem – Niereninsuffizienz	P	↓ Fatiguesyndrom Karnofsky 80 % → 100 %, stetige Progression, Chemo-therapie

Eine Einzelfallbeobachtung mit progredientem Mantelzell-Lymphom nach mehrfachen Chemotherapien und spontanen subkutanen Infiltraten durch das Lymphom in der Vorgeschichte (Hagenah *et al.*, 1998) wirft die Frage auf, ob lokale Infiltrationen am Injektionsort einem Enhancement oder lediglich einer chemotaktischen Anschoppung entsprechen. Die dort beobachteten Infiltrationen waren histologisch Lymphom-Infiltrate mit einem Proliferationsindex Ki67 von 20 %. Eine Zunahme derselben gegenüber den vorbestehenden (mistelunabhängigen) kutanen Lymphom-Infiltraten bzw. dem bereits vor der s.c. Therapie bestehenden progredienten Lymphom ist nicht nachgewiesen worden. Es bleibt offen, ob die Infiltrate nicht aufgrund veränderter Chemokin-Rezeptor-Expression durch Anschoppung entstanden sind, da sich maligne Lymphozyten durch einen erhöhten Besatz derselben auf der Zelloberfläche auszeichnen können (Hasegawa *et al.*, 2000).

Bei unseren Langzeitbeobachtungen über maximal drei 3/4 Jahre ist in keinem Falle eine Stimulation unter Inkubation mit dem jeweils eingesetzten Mistelpräparat *in vitro* (Ki67) eingetreten. Auch *in vivo* tritt keine Zunahme der krankheitsimmanenten Verdopplungsrate der B-CLL-Zellen ein (s. Abb. 1). Der im biologischen Verlauf der Erkrankung zu erwartende Anstieg selbst ist nicht signifikant (p = 0,09; Wilcoxon).

Lokalreaktionen entzündlicher Art in unerwünschtem Ausmaß treten bei individuell zu rascher Dosissteigerung auf und klingen bei Reduktion der Dosis spontan ab.

Auffälligste Wirkung ist der Rückgang vorhandener Infektresistenzschwäche bei den Patienten 8, 15, 16, die sich hier in der Normalisierung rezidivierender Erkrankungen der oberen Luftwege manifestiert, unabhängig vom sekundären Immunglobulin-Mangel. Auf zellulärer Ebene ist ein Anstieg der Anzahl der T- und der NK - Zellen zu beobachten.

Eine häufige Todesursache bei CLL (der Non-Hodgkin-Lymphome allgemein) sind therapeutisch nicht kontrollierbare Infektionen. Die Klärung der Frage, ob die Therapie mit HELIXOR® A/P über die beobachtete Steigerung der klinischen Immunkompetenz zu einem Rückgang des Infektrisikos und damit einer Lebensverlängerung führt, bleibt weiteren klinischen Studien vorbehalten.

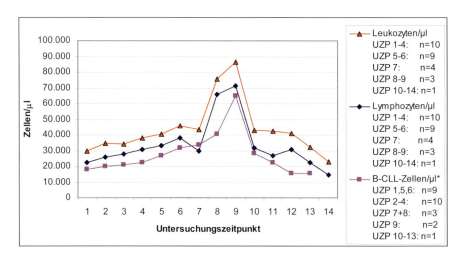

Abb. 1: Mittelwerte der Leukozyten/µl, Lymphozyten/µl und *CD5+/CD19+ B-CLL-Zellen unter HELIXOR® A/P zu den Untersuchungszeitpunkten (UZP) 1–14. n = Patienten

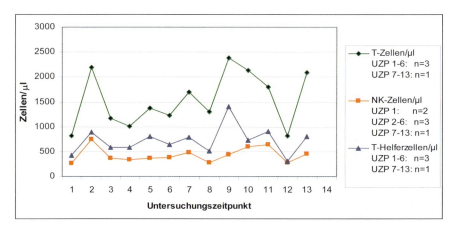

Abb. 2: Mittelwerte der T-Zellen, NK-Zellen und T-Helferzellen unter HELIXOR® A/P der Patienten 8, 15 und 16 über 13 Untersuchungszeitpunkte (UZP)

Danksagung

Die Anwendungsbeobachtung wurde von der HELIXOR Heilmittel GmbH & Co. KG finanziell unterstützt.
Potentieller Interessenkonflikt: Der Erstautor und die kooperierenden Ärzte arbeiten in freier Praxis ohne Sponsoring, ohne Beratungsvertrag, ohne Aktienbesitz. Die weiteren Autoren[2] sind Projektleiter/ärztliche Leiter im Bereich Med.-Wiss./F&E der HELIXOR Heilmittel GmbH & Co. KG.

Literatur

Bruns H. (2001): Therapie der *Mycosis fungoides*, Biol Med 30: 259–261.
Buchner M., Burger M., Brantner P., Prinz G., Mertelsmann R., Gribben J. G., Veelken H., Zirlik K. (2007): Interactions with stromal cells protect CLL cells from spontaneous apoptosis but not from T-cell mediated cytotoxicity, Jahrestagung der DGHO, ÖGHO, SGMO, Basel: 05.–09.11.07.
Büssing A., Kochskämper H., Rieger S., Schierholz J. M., Schlodder D., Schietzel M. (2007): In Vitro Response of Stimulated B-CLL Lymphocytes of Patients Treated with *Viscum album* L. Extracts, Anticancer Res 27: 4193–4198.
Büssing A., Stein G. M., Stumpf C., Schietzel M. (1999): Release of Interleukin-6 in Cultured B-Chronic Lymphocytic Leukemia Cells is Associated with both Activation and Cell Death *via* Apoptosis, Anticancer Res 19: 3953–3960.
Büssing A., Stein G. M., Pfüller U., Schietzel M. (1998): Differential Binding of Toxic Lectins from *Viscum album* L., ML I and ML III, to Human Lymphocytes, Anticancer Res 19: 5095–5100.
Büssing A. (1998): Apoptose-Induktion und DNA-Stabilisierung durch *Viscum album* L., Forsch Komplementärmed Klass Naturheilkd 5: 164–171.
Finall A. I., McIntosh S. A., Thompson W. D. (2006): Subcutaneous inflammation mimicking metastatic malignancy induced by injection of mistletoe extract, Comment in BMJ. 23; 333 (7582): 1282–1283.
Fintelmann V. (Hrsg.) (2002): Ätiologie der Krebskrankheit. In: Onkologie auf anthroposophischer Grundlage, Verlag Meyer, Stuttgart, Berlin, 1–10.
Giannopoulos K., Wlasiuk P., Chen J., Bojarska-Junak A., Kowal M., Rolinski J., Dmoszynska A., Schmitt M. (2007): The high frequency of regulatory T-cells in the peripheral blood of patients with B-cell chronic lymphocytic leukemia is decreased through therapy with thalidomide and fludarabine. Jahrestagung der DGHO, ÖGHO, SGMO, Basel: 05.–09.11.07.
Gorter R. W., van Wely M., Stoss M., Wollina U. (1998): Subcutaneous infiltrates induced by injection of mistletoe extracts (Iscador), Am J Ther 5: 181–187.

Hagenah W., Kisro J., Dörges I., Wagner T. (1998): Subcutaneous manifestations of a centrocytic lymphoma at mistletoe injection sites, Ann Hematol 77: 147.

Hasegawa H., Nomura T., Kohno M., Tateishi N., Suzuki Y., Maeda N., Fujisawa R., Yoshie O., Fujita S. (2000): Increased chemokine receptor CCR7/EBI1 expression enhances the infiltration of lymphoid organs by adult T-cell leukemia cells, Blood 95: 30–38.

Kienle D., Läufle C., Benner A., Schneider C., Winkler D., Habermann A., Hensel M., Lichter P., Dalla-Favera R., Döhner H., Stilgenbauer S. (2007): Quantitative gene expression analysis of surrogate markers for genetic risk groups and survival in CLL: Jahrestagung der DGHO, ÖGHO, SGMO, Basel: 05.–09.11.07.

Kuehn J. J. (2007): Efficacy and risk estimation of subcutaneous mistletoe treatment (*Viscum album* L. *Pini*) in patients with non-Hodgkin's lymphoma, Phytomedicine 14 Suppl. VII: 25.

Kuehn J. J., Fornalski M. (2001): Non-Hodgkin-Lymphom – Immunologische Spekulation und klinische Realität, In: R. Scheer, R. Bauer, H. Becker, P. A. Berg, V. Fintelmann (Hrsg.): Die Mistel in der Tumortherapie. Grundlagenforschung und Klinik, KVC Verlag Essen, 327–341.

Kuehn J. J. (1999): Langfristig guter Verlauf unter Misteltherapie bei einem Patienten mit einem zentroblastisch-zentrozytischen Non-Hodgkin-Lymphom, Dtsch Med Wochenschr 124: 1414–1418.

Schink M., Tröger W., Dabibian A., Goyert A., Scheuerecker H., Meyer J., Fischer U., Glaser F. (2007): Mistletoe Extract Reduces the Surgical Suppression of Natural Killer Cell Activity in Cancer Patients. A Phase III Trial, Forsch Komplementärmed 17: 9–17.

Schmitt M., Hus I., Tabarkiewicz J., Radej S., Wojas K., Bojarska-Junak A., Schmitt A., Giannopoulos K., Dmoszynska A., Rolinski J. (2007): Vaccination of B-CLL patients with autologous dendritic cells results in immunological and clinical responses. Jahrestagung der DGHO, ÖGHO, SGMO, Basel: 05.–11.07.

Shehata M., Schnabl S., Demirtas D., Schwarzmeier J. D., Hilgarth M., Gaiger A., Hubmann R., Jäger U. (2007): Role of lymphoid microenvironment in inhibition of apoptosis in B-CLL. Jahrestagung der DGHO, ÖGHO, SGMO, Basel: 05.–09.11.07.

Seifert G., Längler A., Tautz C., Seeger K., Henze G. (2007): Response to subcutaneous therapy with mistletoe in recurrent multisystem Langerhans cell histiocytosis, Pediatr Blood Cancer: 48 (5): 591–592.

Seifert G., Jesse P., Prokop A., Reindl T., Lobitz S., Längler A., Lode H. N., Henze G. (2006): Effective Induction of Apoptosis by Mistletoe Plant Extracts in an Acute Lymphoblastic Leukemia Model, Blood 108: 533A.

Stein G. M., Büssing A., Schietzel M. (2002): Activation of Dendritic Cells by an Aqueous Mistletoe Extract and Mistletoe Lectin-3 *In Vitro*, Anticancer Res 22: 267–274.

Steiner R. (1920): Geisteswissenschaft und Medizin, 13. Vortrag 1924., Rudolf Steiner-Nachlassverwaltung, Dornach/Schweiz (1961), GA 312.

Stilgenbauer S., Sander S., Bullinger L., Benner A., Leupold E., Winkler D., Kröber A., Kienle D., Lichter P., Döhner H. (2007): Clonal evolution in chronic lymphocytic leukaemia: acquisition of high-risk genomic aberrations associated with unmutated VH, resistance to therapy, and short survival. Jahrestagung der DGHO, ÖGHO, SGMO, Basel: 05.–09.11.07.

Stumpf C., Rosenberger A., Rieger S., Tröger W., Schietzel M. (2000): Therapie mit Mistelextrakten bei malignen hämatologischen und lymphatischen Erkrankungen, Forsch Komplementärmed 7: 139–146.

Tinhofer I., Weiss L., Gassner F., Greil R. (2007): The T-cell signature in B-cell chronic lymphocytic leukaemia. Jahrestagung der DGHO, ÖGHO, SGMO, Basel: 05.–09.11.07.

Weiss L., Gassner F., Egle A., Greil R., Tinhofer I. (2007): Dynamic changes within the immune compartment in patients with B-CLL under treatment with fludarabine/cyclophosphamide/rituximab. Jahrestagung der DGHO, ÖGHO, SGMO, Basel: 05.–09.11.07.

Dr. Johannes Gutsch[1], Sabine Rieger[2], PD Dr. Jörg M. Schierholz[2], Dr. Dietrich Schlodder[2]
[1] Wittener Str. 41, 58285 Gevelsberg
[2] HELIXOR Heilmittel GmbH & Co. KG, Fischermühle 1, 72348 Rosenfeld

Mitwirkende Institutionen/Praxen:
Dr. H. Grah, Aurich; Dr. P. Mirbach, Bad Neuenahr; R. Sarbacher, Kreuzwertheim; Dr. A. Schwarz, Denkingen; Dr. E. Seever, Schönebeck.

Korrespondenzadresse:
Dr. Johannes Gutsch
Auf dem Schnee 51
D-58454 Witten
johgutsch@web.de

Abnahme der *in vitro*-Empfindlichkeit leukämischer B-Zellen von Patienten mit B-CLL gegenüber dem applizierten *Viscum album*-Extrakt

Decreased *in vitro* susceptibility of patients' B-CLL cells towards the applied *Viscum album* extract

Arndt Büssing, Heidi Kochskämper, Sabine Rieger, Dietrich Schlodder, Michael Schietzel

Zusammenfassung

Um mögliche B-CLL propagierende Effekte auszuschließen, wurden die *in vitro*-Reaktionen kultivierter peripherer B-CLL-Zellen von Patienten untersucht, die während einer zwölfmonatigen Beobachtungszeit Mistelextrakte subkutan appliziert bekamen. Hierzu wurde die intrazelluläre Expression der Apoptose assoziierten mitochondrialen Apo2.7- und der proliferationsassoziierten Ki-67-Moleküle in stimulierten B-CLL-Zellen durchflusszytometrisch untersucht. Innerhalb des Beobachtungszeitraumes fiel die Empfindlichkeit gegenüber dem Apoptose induzierenden Potential der Mistelextrakte signifikante ab. Dies könnte auf die Präsenz hemmender anti-Mistellektin-Antikörper zurückzuführen sein. Eine signifikante Induktion der Ki-67-Moleküle ließ sich nicht nachweisen, jedoch eine Zunahme der unspezifischen Bindung innerhalb der letzten Monate des Beobachtungszeitraumes auch in der Mediumkontrolle. In diesem Setting konnten keine Hinweise für eine *in vitro* Stimulation leukämischer B-CLL-Zellen von Patienten unter einer Mistelextraktgabe gefunden werden.

Schlüsselwörter: Mistelextrakt, *Viscum album*, Apoptose, Proliferation, leukämische B-Zellen

Summary

To exclude possible B-CLL propagating effects, the *in vitro* reactions of cultured peripheral blood B-CLL cells from patients treated for twelve months with mistletoe extracts subcutaneously were analysed. Intracellular expression of apoptosis-associated mitochondrial Apo2.7 and proliferation-associated Ki-67 molecules in stimulated B-CLL cells were measured by flowcytometry. Within the observation period, the susceptibility of the B-CLL cells towards the apoptosis-inducing potential of the mistletoe extracts significantly decreased. This effect could be due to the presence of blocking anti-mistletoe lectin antibodies. No significant induction of Ki-67 molecules was observed, but an increase of non-specific binding within the last months of the observation period, even in untreated medium controls. In this setting, we did not find hints of an *in vitro* stimulation of leukaemic cells from patients treated with mistletoe extracts.

Keywords: Mistletoe extracts, *Viscum album*, apoptosis, proliferation, leukaemic B cells

Einführung

Obwohl bekannt ist, dass *Viscum album*-Extrakte (VA-E) sowohl die Apoptose induzieren (Janssen *et al.*, 1993; Büssing *et al.*, 1996; 1998; 1999 a, b, c) als auch das Immunsystem indirekt stimulieren können (Übersicht in Büssing, 2000; Kienle und Kiene, 2003), ist es von besonderer Bedeutung, mögliche stimulierende Wirkungen der VA-E auf chronisch lymphatische B-Zellen (B-CLL) auszuschließen. In einer vorangegangenen Untersuchung mit leukämischen Zellen von Patienten mit B-CLL konnte nach Inkubation mit verschiedenen Immunmodulatoren gezeigt werden, dass apoptotische Zellen zwar Interleukin-6 (IL-6) freisetzen, dies aber dennoch nicht mit einer Proliferation assoziiert ist (Büssing *et al.*, 1999 d). Eine Proliferationsantwort ließ sich hier nur durch mitogene Stimulation erzielen, nicht jedoch durch VA-E oder IL-6 (Büssing *et al.*, 1999 d). Die klinische Situation ist jedoch weitaus komplexer, so dass nun im Rahmen einer Anwendungsbeobachtung die Reaktionen kultivierter Zellen von Patienten mit B-CLL untersucht werden sollen, die während einer zwölfmonatigen Beobachtungszeit VA-E subkutan injiziert bekamen.

Patienten und Methoden

Patienten

Das primäre Ziel der Untersuchung war es, die Empfindlichkeit leukämischer B-Zellen von mit VA-E behandelten Patienten gegenüber der VA-E induzierten Apoptose und eine mögliche Proliferationsantwort gegenüber dem subkutan applizierten VA-E zu beurteilen. Hierzu wurden, nach Aufklärung und schriftlicher Einwilligung, im Rahmen einer Anwendungsbeobachtung zehn Patienten mit B-CLL in verschiedenen Arztpraxen rekrutiert und zwölf Monate lang verfolgt (Büssing *et al.*, 2007).

Das mittlere Alter der Patienten betrug 67 ± 11 Jahre. Sieben Patienten hatten ein zytologisches Stadium gemäß Binet A, zwei hatten Binet B und einer Binet C; gemäß der Rai-Klassifikation hatten vier Patienten ein niedriges Risiko (Rai 0), fünf waren in der Kategorie mit intermediärem Risiko (Rai I–II), während sich einer in der Hochrisiko-Kategorie befand (Rai IV). Alle weiteren demographischen Details finden sich bei Büssing *et al.*

(2007) sowie zum klinischen Verlauf bei Gutsch *et al.* (Beitrag in diesem Buch). Die Patienten bekamen mindestens dreimal pro Woche einen wässrigen VA-E subkutan appliziert: Sieben Patienten erhielten HELIXOR® P (HP), das einen relativ hohen Mistellektingehalt aufweist (Büssing *et al.*, 1999 d), und drei Patienten HELIXOR® A (HA), das einen geringeren Mistellektingehalt aufweist (Büssing *et al.*, 1999 d). Von diesen drei Patienten wechselten zwei später zu HELIXOR® P. Für die Ärzte wurden hinsichtlich der Dosierung der VA-E keinerlei Vorgaben gemacht, so dass die maximal applizierten Konzentrationen differierten (Büssing *et al.*, 2007).

Zellkulturen

Wie beschrieben (Büssing *et al.*, 1999 d; 2007), wurden Ficoll isolierte Lymphozyten (1,5 x 10^6 Zellen/ml) der Patienten für 96 h in RPMI FG 1640 Medium (Biochrom, Berlin) mit 10 % autologem Plasma bei 37 °C inkubiert. Die VA-E wurden von der Firma HELIXOR Heilmittel GmbH & Co. KG, Rosenfeld, zur Verfügung gestellt und in Endkonzentrationen von 10, 100 und 1000 µg/ml für 96 h zugesetzt. Als Positivkontrollen dienten die Mitogene Pokeweed Mitogen (PWM; Sigma, Deisenhofen) und Phytohämagglutinin (PHA; Sigma), die beide in Endkonzentrationen von 2,5 µg/ml zugesetzt wurden, sowie IL-6 in 1000 U/ml (Boehringer Mannheim). RPMI FG 1640 Medium diente für alle Zellkulturen als Negativkontrolle.

Durchflusszytometrie

Die durchflusszytometrischen Analysen erfolgten mit dem EPICS XL-MCL (Coulter, Krefeld). Um intrazytoplasmatische Proteine zu detektieren, wurden die kultivierten Zellen bei 4 °C mit Digitonin permeabilisiert (Büssing *et al.*, 1999 a,d). Das mitochondriale Membranprotein Apo2.7 (7A6 Antigen) ist ein 38 kDa Protein, das in apoptotischen Zellen exprimiert wird (Zhang *et al.*, 1996; Büssing *et al.*, 1999a,b,c,d, 2007) und das mit dem PE-markierten monoklonalen Antikörper Apo2.7 (Coulter-Immunotech, Krefeld) nachgewiesen wurde. Ki-67 hingegen ist ein Proliferationsassoziierter Marker, der in der späten G_1-, S-, M- und G_2-Phase des Zellzyklus exprimiert wird, jedoch nicht in ruhenden (G_0) Zellen (Starborg *et al.*, 1996; Pinto *et al.*, 2001); auch dieser Marker wurde intrazellulär mittels der Durchflusszytometrie detektiert.

Statistik

Alle Daten werden als Mittelwerte ± Standardabweichung präsentiert. Als statistisch signifikant wurden Unterschiede $p < 0,05$ (Wilcoxon-Rangsummentest) angesehen.

Ergebnisse

Die Inkubation der Zellen der Patienten mit dem subkutan applizierten VA-E resultierte in einer Dosis-abhängigen Zunahme der Apoptose, deren relativer Anteil innerhalb des Beobachtungszeitraumes jedoch abnahm (Tabelle 1). IL-6 hemmte leicht die spontane Apoptose, wobei sich der Anteil der apoptotischen Zellen im Zeitverlauf nicht signifikant veränderte (Tabelle 1).

Die proliferationsträgen B-CLL-Zellen ließen sich nur durch die Mitogene stimulieren, nicht jedoch durch IL-6 oder die VA-E (Tabelle 2). Innerhalb des Beobachtungszeitraumes fanden sich jedoch starke Varianzen, die in den meisten Fällen auf eine Zunahme der unspezifischen Bindung der monoklonalen Antikörper (Ki-67 und Apo2.7) zurückzuführen waren (Büssing *et al.*, 2007). Während der Visiten 4 und 6 wurden in allen mit den VA-E inkubierten Kulturen eine erhöhte Ki-67-Expression (Tabelle 2) beobachtet.

Die Zunahme der Ki-67-Fluoreszenz sowie der Ki-67/Apo2.7 doppelt positiven Zellen fand sich auch in den Mediumkontrollen (Büssing *et al.*, 2007), so dass hier nicht von einer Proliferation im eigentlichen Sinne, sondern von Phänomenen auszugehen ist, die nicht im Sinne einer Mistelextrakt-induzierten Proliferation zu interpretieren sind.

Tab. 1: Intrazelluläre Expression des Apoptose-Markers Apo2.7 (% der Mediumkontrolle)

	Visit 1 Screening	Visit 2 1 Monat später	Visit 3 3 Monate später	Visit 4 6 Monate später	Visit 5 9 Monate später	Visit 6 12 Monate später
HA 10	96,8 ± 14,9	93,4 ± 16,5	99,3 ± 11,1	103,2 ± 9,7	106,2 ± 7,2	108,7 ± 17,9
HP 10	140,6 ± 59,9	101,3 ± 14,8	123,2 ± 38,1	101,0 ± 14,6*	108,2 ± 9,1	102,3 ± 27,5*
HA 100	167,0 ± 102,0	106,3 ± 23,3*	133,0 ± 47,0	105,3 ± 11,7*	107,2 ± 9,5*	91,2 ± 26,3*
HP 100	249,2 ± 119,6	156,5 ± 64,1	160,7 ± 117,0	106,5 ± 14,0**	122,8 ± 24,3*	95,2 ± 31,4*
HA 1000	329,4 ± 409,4	195,5 ± 93,6	207,3 ± 116,4	160,3 ± 98,5*	125,9 ± 50,0	143,1 ± 116,4
HP 1000	325,7 ± 201,0	275,3 ± 183,3	280,8 ± 136,6	200,0 ± 70,6	187,4 ± 105,6	138,8 ± 100,5
IL-6	86,5 ± 19,0	69,7 ± 29,2	81,2 ± 22,5	79,2 ± 11,7	91,4 ± 15,4	74,4 ± 14,4
PHA	68,4 ± 27,8	66,1 ± 25,4	106,9 ± 48,9	97,8 ± 78,4	66,2 ± 23,9	65,2 ± 32,7
PWM	67,3 ± 36,5	64,9 ± 24,5	73,5 ± 31,5	62,4 ± 31,2	51,2 ± 25,8	44,9 ± 28,4

Tab. 2: Intrazelluläre Expression des Proliferations-assoziierten Markers Ki-67 (% der Mediumkontrolle)

	Visit 1 Screening	Visit 2 1 Monat später	Visit 3 3 Monate später	Visit 4 6 Monate später	Visit 5 9 Monate später	Visit 6 12 Monate später
Medium	0,47 ± 0,41	0,77 ± 0,71	0,41 ± 0,28	1,48 ± 1,49	0,73 ± 0,45	1,10 ± 0,62
HA 10	0,44 ± 0,35	0,59 ± 0,45	0,48 ± 0,45	1,24 ± 1,20	0,73 ± 0,43	1,03 ± 0,64
HP 10	0,49 ± 0,44	0,67 ± 0,68	0,44 ± 0,40	1,11 ± 1,08	0,93 ± 0,71	1,16 ± 0,91
HA 100	0,51 ± 0,48	0,52 ± 0,42	0,43 ± 0,34	1,46 ± 1,79	0,84 ± 0,63	1,09 ± 0,63
HP 100	0,51 ± 0,58	0,86 ± 1,09	0,39 ± 0,25	1,18 ± 1,30	0,69 ± 0,47	1,36 ± 0,97
HA 1000	1,05 ± 1,80	0,63 ± 0,56	0,52 ± 0,41	2,30 ± 3,87	2,47 ± 2,19	1,54 ± 1,21
HP 1000	0,42 ± 0,53	1,03 ± 1,23	0,41 ± 0,29	2,32 ± 3,85	0,81 ± 0,62	1,16 ± 0,86*
IL-6	0,47 ± 0,46	1,03 ± 1,08	0,39 ± 0,39	1,10 ± 1,04	0,60 ± 0,49	0,70 ± 0,47
PHA	12,2 ± 16,1	12,9 ± 14,6	11,5 ± 13,7	13,3 ± 17,5	11,7 ± 20,2	4,84 ± 4,96
PWM	4,45 ± 4,94	4,50 ± 4,88	3,51 ± 3,09	4,87 ± 5,04	4,69 ± 8,68	1,53 ± 0,92*

Ergebnisse (10) unterscheiden sich signifikant vom Ausgangswert (Visit 1): *p<0,05, **p<0,01 (Wilcoxon)

Diskussion

Die Abnahme der Apoptose in den kultivierten Zellen im Beobachtungszeitraum (die mit der Zunahme einer unspezifischen Antikörperbindung zusammenfiel) könnte mit der Induktion von anti-Mistellektin-Antikörpern *in vivo* erklärt werden, die im zugesetzten Patientenplasma präsent sein und so die Mistellektin vermittelte Zytotoxizität hemmen können (Stettin *et al.*, 1990; Stein *et al.*, 1997; 1998). Die marginale Zunahme der Ki-67-Expression auch in den Mediumkontrollen war deutlich geringer ausgeprägt als die Mitogen induzierte, die auch eine stärkere Fluoreszenzintensität aufwies (Büssing *et al.*, 2007), so dass hier nicht von einer Proliferation auszugehen ist. Diese ließ sich auch nicht durch IL-6 induzieren, vielmehr eine IL-6 bedingte Hemmung der spontanen Apoptose.

Auch wenn in dem vorliegenden Setting kein Hinweis für eine Stimulation der B-CLL-Zellen *in vitro* nachgewiesen werden konnte, so muss die klinische Situation der Patienten dennoch im Einzelfall abgewogen werden. In einer retrospektiven Untersuchung mit mehr als 200 Patienten mit malignen hämatologischen und lymphatischen Erkrankungen konnten von Stumpf *et al.* (2000) jedoch kein Hinweis für mögliche Risiken einer subkutanen Applikation von VA-E hinsichtlich eines Progresses der Grunderkrankung oder einer eingeschränkten Überlebenszeit gefunden werden; vielmehr war die Überlebenszeit der mit VA-E behandelten Patienten deutlich länger (Stumpf *et al.*, 2000).

Danksagung

Herzlichen Dank an die Drs. Grah, Gutsch, Mirbach, Sarbacher, Schwarz und Seever für die Übersendung der Blutproben.

Literatur

Büssing A., Kochskämper H., Rieger S., Schierholz J. M., Schlodder D., Schietzel M. (2007): In vitro response of stimulated B-CLL lymphocytes of patients treated with *Viscum album* L. extracts, Anticancer Res 27: 4193–4198.

Büssing A. (2000): Mistletoe – The Genus *Viscum*. Amsterdam, Harwood Academic Publishers.

Büssing A., Wagner M., Wagner B., Stein G. M., Schietzel M., Schaller G., Pfüller U. (1999a): Induction of mitochondrial Apo2.7 molecules and generation of reactive oxygen-intermediates in cultured lymphocytes by the toxic proteins from *Viscum album* L., Cancer Lett 139: 79–88.

Büssing A., Vervecken W., Wagner M., Wagner B., Pfüller U., Schietzel M. (1999b): Expression of mitochondrial Apo2.7 molecules and caspase-3 activation in human lymphocytes treated with the ribosome-inhibiting mistletoe lectins and the cell membrane permeabilizing viscotoxins, Cytometry 37: 133–139.

Büssing A., Wagner M., Wagner B., Stein G. M., Schietzel M., Schaller G., Pfüller U. (1999c): Induction of mitochondiral Apo2.7 molecules and generation of reactive oxygen-intermediates in cultured lymphocytes by the toxic proteins from *Viscum album* L., Cancer Lett 139: 79–88.

Büssing A., Stein G. M., Stumpf C., Schietzel M. (1999d): Release of interleukin-6 in cultured B-chronic lymphocytic leukaemia cells is associated with both activation and cell death via apoptosis, Anticancer Res 19: 3953–3960.

Büssing A., Stein G. M., Pfüller U. (1998): Selective killing of CD8(+) cells with a "memory" phenotype (CD62L(lo)) by the N-acetyl-D-galactosamine-specific lectin from *Viscum album* L., Cell Death Differ 5: 231–240.

Büssing A., Suzart K., Bergmann J., Pfüller U., Schietzel M., Schweizer K. (1996): Induction of apoptosis in human lymphocytes treated with *Viscum album* L. is mediated by the mistletoe lectins, Cancer Lett 99: 59–72.

Janssen O., Scheffler A., Kabelitz D. (1993): In vitro effects of mistletoe extracts and mistletoe lectins cytotoxicity towards tumor cells due to the induction of programmed cell death (apoptosis), Arzneimittel-Forsch 43 (II): 1221–1227.

Kienle G. S., Kiene H. (2003): Die Mistel in der Onkologie. Fakten und konzeptionelle Grundlagen. Stuttgart, New York, Schattauer.

Pinto A. E., André S., Pereira T., Nóbrega S., Soares J. (2001): Prognostic comparative study of S-phase fraction and Ki-67 index in breast carcinoma, J Clin Pathol 54: 543–549.

Starborg M., Gell K., Brundell E., Höög C. (1996): The murine Ki-67 cell proliferation antigen accumulates in the nucleolar and heterochromatic regions of interphase cells and at the periphery of the mitotic chromosomes in a process essential for cell cycle progression, J Cell Sci 109: 143–153.

Stein G. M., von Laue H. B., Henn W., Berg P. A. (1998): Human anti-mistletoe lectin antibodies, In: S. Bardocz, U. Pfüller, A. Pusztai (Eds.): COST 98. Effects of antinutrients on the nutritional value of legume diets. Luxembourg, Office for Official Publications of the European Communites, 168–175.

Stein G. M., Stettin A., Schultze J., Berg P. A. (1997): Induction of anti-mistletoe lectin antibodies in relation to different mistletoe extracts, Anti-Cancer Drugs 8: S57–S59.

Stettin A., Schultze J. L., Stechemesser E., Berg P. A. (1990): Anti-mistletoe lectin antibodies are produced in patients during therapy with aqueous mistletoe extract derived from *Viscum album* L. and neutralize lectin-induced cytotoxicity *in vitro*, Klin Wochenschr 68: 896–900.

Stumpf C., Rosenberger A., Rieger S., Tröger W., Schietzel M. (2000): Therapie mit Mistelextrakten bei malignen hämatologischen und lymphatischen Erkrankungen – eine monozentrische retrospektive Analyse über 16 Jahre, Forsch Komplementärmed Klass Naturheilkd 7: 139–146.

Zhang C., Ao Z., Seth A., Schlossman S. F. (1996): A mitochondrial membrane protein defined by a novel monoclonal antibody is preferentially detected in apoptotic cells, J Immunol 157: 3980–3987.

Prof. Dr. Arndt Büssing,[1,2] Heidi Kochskämper,[2] Sabine Rieger,[3]
Dr. Dietrich Schlodder,[3] Prof. Dr. Michael Schietzel[2]

[1] Lehrstuhl für Medizintheorie und Komplementärmedizin, Universität Witten/Herdecke

[2] Krebsforschung Herdecke e.V., Immunologisches Labor, Bochum-Gerthe

[3] Helixor Heilmittel GmbH & Co. KG, Rosenfeld

Korrespondenzadresse:
Prof. Dr. Arndt Büssing
Lehrstuhl für Medizintheorie und Komplementärmedizin
(Inh.: Prof. Dr. Peter F. Matthiessen)
Universität Witten/Herdecke
Gerhard-Kienle-Weg 4, 58313 Herdecke
arndt.buessing@uni-wh.de

Langzeiterhaltung der Lebensqualität bei fortgeschrittener Krebskrankheit – Prospektive Studie über zwölf Monate während und nach stationärer Behandlung in einer anthroposophischen Klinik

Long term sustainability of quality of life in advanced cancer – a prospective pilot study over twelve months after palliative treatment in an anthroposophic hospital

Peter Heusser, Manuel Bertschy, René Burkhardt, Renatus Ziegler, Thomas Cerny, Ursula Wolf

Zusammenfassung

Eine im Rahmen des Schweizerischen Nationalfonds für wissenschaftliche Forschung durchgeführte prospektive Lebensqualitätsuntersuchung bei 144 Patienten mit fortgeschrittener Krebskrankheit zeigte, dass während einer durchschnittlich dreiwöchentlichen stationären ganzheitlichen, multimodalen und integrativen Behandlung der anthroposophischen Lukas Klinik Arlesheim, Schweiz, die Lebensqualität in allen ihren Hauptdomänen (globale, körperliche, emotionale, kognitive, spirituelle und soziale LQ) signifikant gesteigert werden konnte. Vier Monate nach Hospitalisation war die durchschnittliche LQ wieder abgesunken, blieb jedoch bei den noch erreichbaren Patienten in allen gemessenen Parametern über den Ausgangswerten und erreichte diese erst nach acht bis zwölf Monaten oder später. Emotionale und kognitiv-spirituelle Aspekte der LQ blieben am nachhaltigsten erhöht. Zusammen mit den Compliance-Daten weisen diese Ergebnisse auf einen deutlichen und nachhaltigen Effekt der palliativen stationären anthroposophischen Tumorbehandlung auf die LQ hin. Die Ergebnisse gehören zu den besten der internationalen Literatur.

Schlüsselwörter: Palliative Tumortherapie, anthroposophische Tumortherapie, Misteltherapie, Lebensqualität, Nachhaltigkeit

Summary
Within a larger research project of the Swiss National Foundation for Scientific Research a prospective quality of life (QoL) study was performed with 144 patients suffering from advanced tumors. During the average three weeks of stationary holistic, multimodal and integrative treatment in the anthroposophic Lukas Klinik in Arlesheim, Switzerland, QoL was significantly enhanced in all of its major domains (global, physical, emotional, cognitive, spiritual and social QoL). Four months after hospitalization the average QoL of the patients remaining in the study had dropped again but stayed above baseline values in all measured parameters. Baseline values were reached only after eight to twelve months or later, with emotional and cognitive-spiritual aspects of QoL showing the most persistent elevation. Together with the compliance data, these results indicate a relevant and persistent effect of palliative stationary anthroposophic tumor treatment on QoL. The results belong to the best ones reported in the international literature.

Keywords: Palliative tumor therapy, anthroposophic tumor therapy, mistletoe therapy, quality of life, sustainability

Einleitung

Diese Studie ist Teil eines größeren Forschungsprojekts über Lebensqualität (LQ) bei Patienten mit fortgeschrittener Krebskrankheit, die im Rahmen des Schweizerischen Nationalfonds für wissenschaftliche Forschung von 1994–1998 gemeinsam von Fachleuten aus Onkologie, Lebensqualitätsforschung, anthroposophischer Medizin und Statistik durchgeführt wurde (NFP34, Projekt Nr. 4034-35866). Das Gesamtprojekt bestand aus drei Teilprojekten:
1. Registrierstudie zum Vergleich der Patientenpopulationen des Instituts für Medizinische Onkologie der Universität Bern (IMO) und der anthroposophischen Lukas Klinik in Arlesheim (LK) hinsichtlich soziodemographischer und medizinischer Daten sowie basaler Lebensqualität (Hürny et al., 1994; Pampallona et al., 2002; von Rohr et al., 2000a).
2. Dreiarmige, prospektive, randomisierte Studie am IMO zum Vergleich der LQ unter ambulanter konventioneller Tumortherapie mit Zusatz von entweder anthroposophischer Behandlung oder von supportivexpressiver Gruppentherapie nach Spiegel oder gar keiner Zusatztherapie (Kontrollgruppe) (von Rohr et al., 2000b).
3. Prospektive Studie an der LK, um erstmals zu untersuchen, ob die LQ von stationären Tumorpatienten unter den speziellen ganzheitlichen Behandlungsmöglichkeiten einer anthroposophischen Klinik verbessert werden können (Heusser et al., 2006a; Heusser et al., 2006b).

Zusätzlich sollte untersucht werden, ob eine allfällig verbesserte LQ nach Spitalentlassung längerfristig erhalten werden kann. Dies wird in der vorliegenden Arbeit dargestellt.

Patienten und Behandlung

144 Patienten (davon 126 = 87,5 % Frauen) waren bereit, an der Studie teilzunehmen. Alle hatten inkurable, lokal fortgeschrittene oder metastasierende Karzinome der folgenden Primärlokalisationen: Brust (55 = 38,2 %), Gastrointestinaltumoren incl. Pankreas (45 = 31,2 %), weibliche Genitaltumoren (28 = 19,4 %), Lunge (13 = 9 %), unbekannte Primärlokalisation (3 = 2,1 %) (Heusser et al., 2006 a).

Die Behandlung war integrativ, d. h. sie umfasste konventionelle und anthroposophische Elemente. Die Häufigkeit der Therapien in den durchschnittlich drei Wochen stationärer Behandlung der LK wurde verglichen mit der Häufigkeit in den je vier Monaten vor und nach der Hospitalisation. Bei folgenden Therapien war die Häufigkeit etwa vergleichbar: Hormontherapie, Kortikosteroide, Analgetika WHO Klasse III (Opiate). Während der Hospitalisation in der LK wurde fast keine Chemotherapie (24,3 % vor, 2 % während, 22,3 % nach LK) oder Radiotherapie (14,6 % vor, 1,2 % während, 4,7 % nach LK) gegeben. Ferner wurden während des Aufenthaltes in der LK weniger Analgetika WHO I und II (27,8 % vor, 16,7 % während, 17,2 % nach), Schlafmedikamente (27,1 % vor, 14,6 % während, 20,2 % nach), Antidepressiva oder andere psychoaktive Medikamente gegeben. Anthroposophische Therapien waren wie folgt verteilt: Misteltherapie mit Iscador® subkutan 96 %, als Infusion 26 %, und intrapleural/intraperitoneal 8 %, andere anthroposophische Medikamente (oral 97 %, subkutan/intravenös 81 %), äußere Anwendungen (1–2 Arten 97 %, 3–4 Arten 48 %), Bäder oder rhythmische Massage 85 %, Heileurythmie 86 %, Kunsttherapien 97 % (Malen/Plastizieren 48 %, Musiktherapie 33 %, Sprachtherapie 7 %, Farblichttherapie 20 %) (Heusser *et al.*, 2006a).

LQ-Erfassung während der Hospitaliation

Die LQ-Erhebung wurde mit international gebräuchlichen, validierten Lebensqualitätsfragebögen durchgeführt, die so komponiert wurden, dass die LQ multidimensional gemäß der für das anthroposophisch-medizinische Menschenbild relevanten Domänen von Körper, Seele und Geist abgebildet werden konnte. Dazu dienten einerseits der Multi-Item-Fragebogen EORTC QLQ-C30, die Hospital Anxiety and Depression Scales HADS und die deutschen Skalen zur Erfassung der LQ bei Tumorpatienten SELT. Dieser Fragebogen enthielt bereits Fragen zur allgemeinen Lebensorientierung, welche von uns durch acht Fragen über spirituelle LQ ergänzt und validiert wurden (van Wegberg *et al.*, 1998). Diese modifizierte Version SELT-M wurde dann bei der Erhebung verwendet. Aus diesen drei Fragebögen ergaben sich insgesamt 20 LQ-Parameter, die am Anfang und am Ende sowie vier Monate nach der Hospitalisierung verwendet wurden und alle Hauptdomänen der LQ abbildeten: globale, körperliche, emotionale, kognitive, spirituelle und soziale LQ (Heusser *et al.*, 2006a, Heusser *et al.*, 2006b).

Resultat LQ-Entwicklung während der Hospitalisation

Während der durchschnittlich 22 Tage (Quartile 18–25, Gesamtbereich 7–85 Tage) Hospitalisation in der LK wurde die durchschnittliche LQ in allen 20 Parametern verbessert, in zwölf davon statistisch signifikant (p < 0,0025 bei Korrektur nach Bonferroni für multiples Testen). Das betrifft alle LQ-Domänen: globale, körperliche, emotionale, kognitive, spirituelle und soziale LQ (Heusser *et al.*, 2006b).

Die Abbildungen 1 und 2 zeigen den Verlauf der Lebensqualität zwischen Aufnahme und Entlassung (linker, bzw. rechter Balken) bei stationären Patienten mit fortgeschrittener Krebskrankheit während einer durchschnittlich dreiwöchigen palliativen Behandlung in der Lukas Klinik, gemessen mit EORTC QLQ-C30, HADS, und SELT-M.

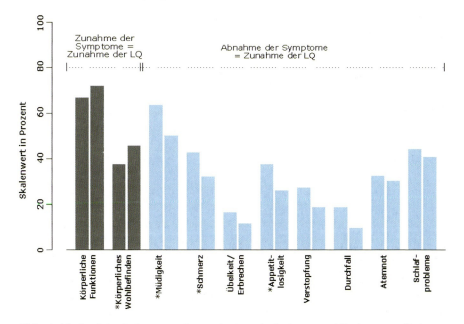

Abb. 1: Verlauf der Lebensqualität zwischen Aufnahme und Entlassung (linker, bzw. rechter Balken) – Körperliche Aspekte (*adjustierte Signifikanz p < 0.0025)

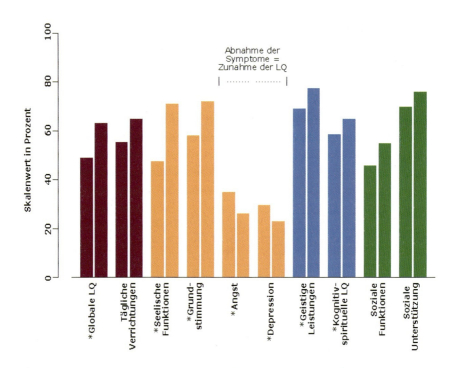

Abb. 2: Verlauf der Lebensqualität zwischen Aufnahme und Entlassung (linker, bzw. rechter Balken) – Globale, seelische, geistige und soziale Aspekte der Lebensqualität (*adjustierte Signifikanz p < 0.0025)

Langzeiterhebung der LQ

Die stationäre Behandlung an der LK ist individualisiert, sehr intensiv, integrativ und multimodal, entsprechend den berücksichtigten Aspekten von Körper, Seele und Geist. Es stellt sich deshalb die Frage, wie sich der LQ-Verlauf nach der Entlassung verhält, ob und wie sich die während der Hospitalisation verbesserte LQ unter weniger intensiven Therapiebedingungen im ambulanten Bereich sowie unter der bei diesen Patienten wegen Krankheitsprogression zu erwartenden Zustandsverschlechterung weiter halten lässt, ob die Patienten mit der ambulant weitergeführten anthroposophischen Therapie compliant bleiben, oder ob andere komplementär- oder alternativmedizinische oder vermehrt konventionelle Therapien verwendet werden. Auch interessierte uns, wie die einzelnen Patienten retrospektiv den subjektiv empfundenen Nutzen des Aufenthalts in der LK sowie die durchgemachte konventionelle Therapie beurteilen.

Langzeiterfassung und Resultat der LQ durch Multi-Item-Fragebögen vier Monate nach Hospitalisation

Da im Zeitverlauf bei diesen schwerkranken Patienten mit einem relativ großen Datenausfall wegen Verschlechterung des Allgemeinzustandes und Tod zu rechnen war, wurde die LQ im Langzeitverlauf nur explorativ untersucht. Dazu wurden die bereits genannten Multi-Item-Fragebögen EORTC QLQ-C30, HADS und SELT-M nach vier Monaten nochmals eingesetzt und eine statistische Berechnung mit einem Signifikanzniveau von $p < 0.05$ durchgeführt.

Tabelle 1 zeigt anhand der Ergebnisse der Multi-Item-Fragebögen EORTC QLQ-C30, HADS und SELT-M, dass die von Eintritt bis Austritt angestiegenen LQ-Werte bis Monat 4 bei den noch in der Studie verbliebenen Patienten wieder absinken, jedoch nicht auf den Ausgangswert zurückkehren. Zudem ist das Muster der signifikanten Werte sehr ähnlich wie bei Austritt.

Tab. 1: Lebensqualität (LQ) bei Tumorpatienten mit fortgeschrittener Krebskrankheit. Relative (a) und absolute (b) Differenz zwischen Eintritt und Austritt, (c) absolute Differenz zwischen Eintritt und nach vier Monaten. (**: $p<0.0025$; *: $p<0.05$, explorative Analyse). Sämtliche gefundenen Differenzen gegenüber Eintritt bedeuten Zunahme der Lebensqualität. Verwendete Instrumente: C: EORTC QLQ-C30; S: SELT-M; H: HADS

LQ Domänen	LQ Dimensionen	Instrument	a) Austritt Relative Differenz %	b) Austritt Absolute Differenz 100-Skala	c) 4 Monate Absolute Differenz 100-Skala
Globale LQ	Globale LQ	C	+ 29%	+14,3**	+10,5*
Körperliche Aspekte der LQ	– Körperliche Funktionen	C	+8 %	+5,2	+1,7
	– Tägliche Verrichtungen	C	+17 %	+9,6	+4,9
	– Körperliches Wohlbefinden	S	+21 %	+7,9**	+9,4*
	– Müdigkeit	C	-21 %	-13,7**	-8,9*

LQ Domänen	LQ Dimensionen	Instrument	a) Austritt Relative Differenz %	b) Austritt Absolute Differenz 100-Skala	c) 4 Monate Absolute Differenz 100-Skala
	– Schmerz	C	-24 %	-10,5**	-9,1*
	– Übelkeit/Erbrechen	C	-29 %	-4,8	-2,8
	– Appetitverlust	C	-31 %	-11,6**	-12,8*
	– Verstopfung	C	-32 %	-8,7	-8,3
	– Durchfall	C	-50 %	-9,4	-8,3
	– Atemnot	C	-7 %	-2,1	-2,8
	– Schlafstörungen	C	-8 %	-3,7	-12,8*
Seelische Aspekte der LQ	– Seelische Befindlichkeit	C	+50 %	+23,6**	+11,7*
	– Grundstimmung	S	+24 %	+14,0**	+11,4*
	– Angst	H	-25 %	-8,3**	-5,0
	– Depression	H	-23 %	-6,8**	-2,3
Geistige Aspekte der LQ	– Geistige Leistungsfähigkeit	C	+12 %	+8,3**	+5,2
	– Spirituell-kognitive LQ	S	+11 %	+6,4**	+3,6
Soziale Aspekte der LQ	– Soziale Funktionen	C	+19 %	+8,9**	+10,3*
	– Soziale Unterstützung	S	+9 %	+6,2	+4,7

Langzeiterfassung der LQ durch LASA

Ferner wurde ein Single-Item-Fragebogen mit 20 Fragen konstruiert, der mit Hilfe von Linear-Skalen zu beantworten war (Linear Analogue Scale Assessment, LASA), und ebenfalls Fragen zur globalen, körperlichen, emotionalen, kognitiven, spirituellen und sozialen LQ enthielt. Der LASA-Fragebogen war leicht einsetzbar und geeignet, die LQ auch bei Schwerkranken im Langzeitverlauf zu evaluieren. Er wurde am Anfang und am Ende der Hospitalisation eingesetzt, um eine Korrelation mit den Multi-Item-Fragebogen errechnen zu können. Zudem wurde er im Langzeitverlauf nach vier, sechs, acht und zwölf Monaten eingesetzt.

Um die Korrelation zwischen Ergebnissen der LASA und den Multi-Item-Fragebögen zu untersuchen, wurden Einzelfragen des LASA so kombiniert, dass sechs LQ-Dimensionen entstanden, die inhaltlich mit sechs Dimensionen der Multi-Item-Fragebögen übereinstimmten, deren Anstieg während der Hospitalisation signifikant war: Globale LQ, körperliches Wohlbefinden, Müdigkeit, Schmerz, seelische Grundstimmung und kognitiv-spirituelle LQ. Die Korrelation zwischen den sechs LASA-Dimensionen und denjenigen aus EORTC QLQ-C30, HADS und SELT-M wurde zu den Zeitpunkten Ein- und Austritt durch den Korrelations-Koeffizienten, den Rank-Korrelations-Koeffizienten, durch ein lineares Modell und den Determinations-Koeffizienten berechnet. Danach wurde die LQ-Differenz zwischen Ein- und Austritt für diese sechs LASA-Dimensionen bestimmt und mit Bonferroni-Korrektur für ihre Signifikanz kalkuliert.

Zuletzt wurde der LQ-Langzeitverlauf dieser sechs LASA-LQ-Dimensionen explorativ für die Monate vier, sechs, acht und zwölf bestimmt. Dazu wurden wegen dem hohen Patientenausfall durch Zustandsverschlechterung oder Tod keine Unterschiede mehr berechnet, sondern zu jedem Zeitpunkt die Schar individueller Verlaufslinien, deren Median, das 95 %-Konfidenzintervall für den Median und die erste und dritte Quartile bestimmt sowie das Resultat graphisch dargestellt. Dadurch wird eine übersichtliche Einschätzung der LQ im Langzeitverlauf bei den noch in der Studie verbliebenden Patienten ersichtlich.

LASA: Resultat der LQ im Langzeitverlauf

Die Korrelation zwischen den sechs LQ-Dimensionen von LASA und den andern Fragebögen (globale LQ, körperliches Wohlbefinden, Müdigkeit, Schmerz, seelische Grundstimmung, und kognitiv-spirituelle LQ) war hoch (Daten nicht gezeigt), und für alle sechs Dimensionen ergab sich ein signifikanter Anstieg der LQ von Ein- bis Austritt. Hingegen sank die LQ auch für diese LASA-Dimensionen bis Monat 4, ohne auf die Ausgangswerte zurückzusinken. Ein solcher Abfall fand erst später statt, für globale LQ bis Monat 8, Müdigkeit und Schmerz etwa bis Monat 12. Seelische Grundstimmung und besonders kognitiv-spirituelle LQ tendierten eher zu einem Verlauf auf höher bleibendem Niveau. Abbildungen 3–8 zeigen den Verlauf des explorativ untersuchten langzeitigen Lebensqualitätsverlaufs bei Patienten mit fortgeschrittener Krebskrankheit, gemessen mit LASA, vor (bei Eintritt: 0) und nach (bei Austritt bzw. Hospital Discharge HD) einer durchschnittlich dreiwöchigen Hospitalisation in der Lukas Klinik Arlesheim, sowie nach vier, sechs, acht und zwölf Monaten.

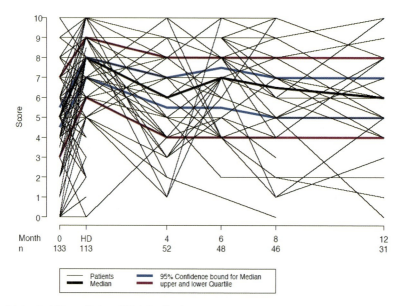

Abb. 3: Körperliches Wohlbefinden

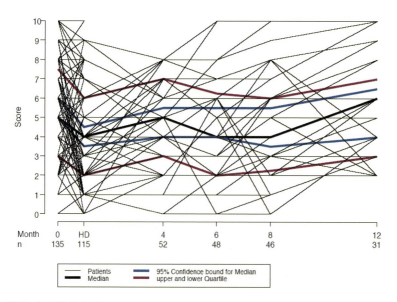

Abb. 4: Müdigkeit

Langzeiterhaltung der Lebensqualität bei fortgeschrittener Krebskrankheit   487

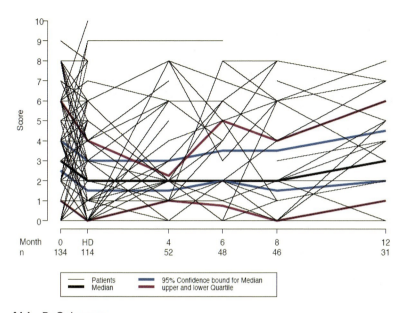

Abb. 5: Schmerz

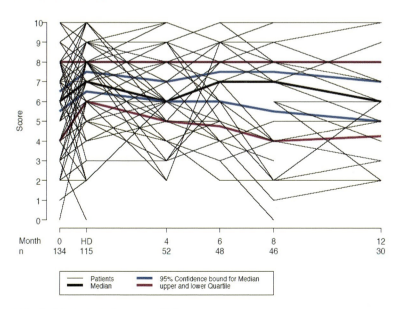

Abb. 6: Globale Lebensqualität

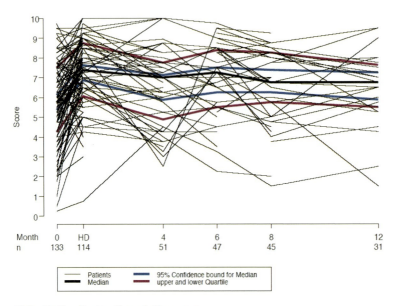

Abb. 7: Seelische Grundstimmung

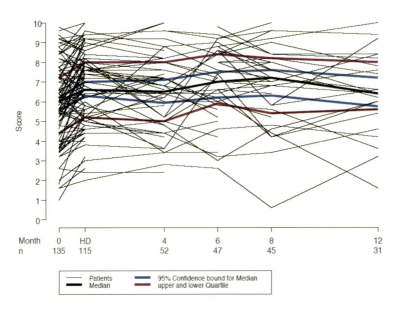

Abb. 8: Kognitiv-Spirituelle Lebensqualität

Retrospektive Therapiebeurteilung nach vier Monaten

Vier Monate nach Hospitalisation wurden allen noch erreichbaren Patienten vom Berner Interviewteam in einem telefonischen Interview die folgenden zwei vorformulierten Fragen gestellt:
1. „Wie haben Sie die Therapie in der Lukas Klinik erlebt? Und was hat sie Ihnen gebracht?"
2. „Wie haben Sie die konventionelle Krebstherapie erlebt? Und was hat sie Ihnen gebracht?"

Die spontanen, freien Antworten der Patienten wurden von den Interviewern in Stichworten und Kurzsätzen notiert, exakt transkribiert, ihrem Inhalt nach kategorisiert und dann von zwei unabhängigen Reviewern den Kategorien zugeordnet und in einer Häufigkeitstabelle dargestellt.

Das Resultat der retrospektiven Therapiebeurteilung ist in Tabelle 2 ersichtlich.

Tab. 2: Retrospektive Beurteilung der erlebten Therapien durch dieselben Patienten, vier Monate nach Hospitalisation

Domänen der Antwortkategorien und Beurteilungen (als positiv oder negativ)		Konventionelle Krebstherapie	Therapie in der LK
Wirkungen auf Tumor und Körper	positiv	35	30
	negativ	23	10
Emotionale Wirkungen	positiv	15	48
	negativ	4	4
Kognitiv-spirituelle Wirkungen	positiv	0	31
	negativ	1	2
Langzeiteffekte	positiv	1	10
	negativ	2	9
Qualität menschlicher Beziehungen	positiv	7	35
	negativ	7	5
Qualität der Therapien, Infrastruktur, Organisation	positiv	6	15
	negativ	4	11
Gesamtbeurteilung	positiv	10	42
	negativ	1	5

Lediglich hinsichtlich der Wirkung auf den Tumor und den Körper haben mehr Patienten die konventionelle Therapie positiv beurteilt als die Behandlung in der LK. Eine Inhaltsanalyse der Antworten zeigt, dass die positiven Wirkungen der konventionellen Krebstherapie fast ausschließlich auf den Tumor bezogen waren. Positive Wirkungen der Behandlung in der LK bezogen sich auch auf andere, den ganzen Organismus betreffende Wirkungen wie z. B. allgemeine Stärkung.

Analog dazu bezogen sich Angaben zu negativen Wirkungen der konventionellen Therapie nebst Unwirksamkeit vor allem auf Nebenwirkungen, bei der anthroposophischen Behandlung vor allem auf Unwirksamkeit. Bei allen anderen Antwortdomänen werden der LK klar mehr positive Wirkungen attestiert als der konventionellen Therapie, insbesondere bei emotionalen und kognitiv-spirituellen Wirkungen, bei der Qualität menschlicher Beziehungen und bei globalen Einschätzungen (Heusser *et al.*, 2006b).

Diskussion

Sowohl die Ergebnisse der Multi-Item-Fragebögen EORTC QLQ-C30, HADS und SELT-M wie auch der mit sechs Dimensionen von ihnen korrelierenden LASA-Dimensionen zeigen während der durchschnittlich dreiwöchigen Hospitalisation in der LK einen klinisch deutlichen und statistisch signifikanten Anstieg in zwölf von 20 Dimensionen, der alle Hauptdomänen der LQ betrifft: globale, körperliche, emotionale, kognitive, spirituelle und soziale LQ. Diese Resultate gehören international zu den besten.

Wir haben in PubMed für den entsprechenden Zeitraum neun Studien gefunden, die bezüglich Studiengröße, Tumorarten und Stadien, Behandlungszeiträumen und Therapien einigermaßen vergleichbar mit unserer Studie an der LK waren und bei denen die LQ mit dem EORTC QLQ-C30 untersucht wurde. Tabelle 3 zeigt einen Vergleich der LQ-Veränderung für alle sieben Parameter des QLQ-C30, in denen die Ergebnisse an der LK signifikant waren, d. h. einem Anstieg der LQ von Eintritt bis zum Austritt entsprechen. In vier Parametern ist die Zunahme der LQ in der LK am höchsten, in den anderen drei klar im oberen Bereich. Und nur in der LK war in **allen** LQ-Parametern eine durchschnittliche Zunahme der LQ zu verzeichnen. Dabei wird auch klar, dass die anthroposophische Behandlung nicht einfach einer „best supportive care" (BSC) zu entsprechen scheint, da diese deutlich schlechter, ja z. T. schlechter als die Behandlung mit Chemotherapie, abschneidet (Heusser et al., 2006b).

Tab. 3: Lebensqualitätsdaten im Kontext ähnlicher Studien. Veränderung der LQ-Scores im EORTC QLQ-C30 bei den LQ-Dimensionen, bei denen die Veränderung bei den Patienten der Lukas Klinik signifikant war.

	PubMed: 9 Studien 1996–2004	Lukas Klinik
Patienten n	48–434	114
Tumorarten	Solide Tumoren	
Stadien	Lokal fortgeschritten/metastasierend	
Zeitraum	2–8 Wochen	3 Wochen
Therapien	Chemotherapie/Radiotherapie/ best supportive care	Integrative anthropsophische Therapie
LQ-Dimensionen	Schlechteste (links) und beste rechts) Resultate der 9 Studien	Resultat der Lukas Klinik
– Globale Lebensqualität	-8,0 bis +10,6	+14,3
– Müdigkeit	+18,0 bis -9,1	-13,7
– Schmerz	+18,3 bis -14,9	-10,5
– Appetitverlust	+11,1 bis -15,0	-11,5
– Seelische Befindlichkeit	-5,0 bis +15,5	+23,3
– Geistige Leistungsfähigkeit	-4,7 bis +6,5	+8,3
– Soziale Funktionen	-4,2 bis +12,3	+8,9

Die Tatsache, dass die LQ in sämtlichen und mit allen Instrumenten bestimmten Dimensionen bis Monat 4 nicht auf Ausgangswerte zurücksinkt, und dass das Muster der signifikanten Werte bei Austritt und Monat 4 ähnlich ist, spricht für eine gewisse Nachhaltigkeit des Therapieeffekts. Dieser mag auch durch die gute Compliance mit der anthroposophischen Therapie bedingt sein, was durch den geringen, im Ganzen sogar sinkenden Gebrauch an anderen komplementärmedizinischen Methoden bis Monat 4 bestätigt wird. Die Rate der Patienten, welche die während der Hospitalisation angewendeten Therapien noch korrekt weiterführten, betrug dann noch: Misteltherapie 89,9 %, andere anthroposophische Medikamente 73,7 %. Hingegen waren andere, privat eingenommene unkonventionelle Therapien meist rückläufig: pro Therapieart von maximal 9,8 % auf 3,2 % (Homöopathie, Vitamine, Mineralien, Pflanzenpräparate, Handauflegen, Visualisation, Psycho- und Gruppentherapien). Lediglich bei Akupunktur und anderen, inhaltlich nicht näher bezeichnete Therapien stiegen die Werte etwas an (von 2,8 % auf 7,4 %). Dasselbe galt für die Chemotherapie mit einem Anstieg von 2 % auf 22,3 %, also fast so viel wie vor der Hospitalisation in der Lukas Klinik (Heusser *et al.*, 2006a).

Letzteres mag einerseits damit zusammenhängen, dass einige Patienten angesichts der progredienten Erkrankung nochmals eine palliative Chemotherapie versuchen wollten, oder dass Patienten während Chemotherapiepausen einen Aufenthalt in der Lukas Klinik wählten. Jedoch war bei ca. 75 % dieser schwerkranken Patienten keine Chemotherapie mehr möglich, was nahe legt, dass gerade für solche Patienten eine stationäre anthroposophische Behandlung einen deutlichen und nachhaltigen LQ-Gewinn bieten kann.

Die retrospektive Therapiebeurteilung durch die Patienten zeigt übereinstimmend mit den Ergebnissen der prospektiven LQ-Untersuchung, dass dieser Gewinn tatsächlich alle Bereiche betrifft, die durch die ganzheitliche, multimodale anthroposophische Therapiemethode angesprochen werden: Körper, Seele und Geist, und dass dabei auch die menschliche Beziehungsqualität ein wesentliches Element darstellt (Heusser *et al.*, 2006b).

Literaturverzeichnis

Heusser P., Braun S., Ziegler R., Bertschy M., Helwig S., van Wegberg B., Cerny T. (2006a): Palliative In-Patient Cancer in an Anthroposophic Hospital: I Treatment Patterns and Compliance with Anthroposophic Medicine, Forsch Komplementärmed 13: 94–100.

Heusser P., Braun S., Ziegler R., Bertschy M., Burkard R., Ziegler R., Helwig S., van Wegberg B., Cerny T. (2006b): Palliative In-Patient Cancer Treatment in an Anthroposophic Hospital: II Quality of Life during and after Stationary Treatment, and Subjective Treatment Benefits, Forsch Komplementärmed 13: 156–166.

Hürny C., Heusser P., Bernhard J., Castiglione M., Cerny T. (1994): Verbessern nicht-konventionelle Zusatztherapien die Lebensqualität von Krebspatienten? Eine methodenkritische Übersicht, Schweiz Med Wochenschr 124: 55–63.

Pampallona S., von Rohr E., van Wegberg B., Bernhard J., Helwig S., Heusser P., Hürny C., Schaad R., Cerny T. (2002): Socio-Demographic and Medical Characteristics of Advanced Cancer Patients Using Conventional or Complementary Medicines, Onkologie 25: 165–170.

van Wegberg B., Bacchi M., Heusser P., Helwig S., Schaad R., von Rohr E., Bernhard J., Hürny C., Castiglione M., Cerny T. (1998): The cognitive-spiritual dimension – an important addition to the assessment of quality of life. Validation of a questionnaire (SELT-M) in patients with advanced cancer, Ann Oncol 9: 1091–1096.

von Rohr E., Pampallona S., van Wegberg B., Cerny T., Hürny C., Bernhard J., Helwig S., Heusser P. (2000a): Attitudes and beliefs towards disease and treatment in patiens with advanced cancer using anthroposophical medicine, Onkologie 23: 558–563.

von Rohr E., Pampallona S,. van Wegberg B., Hürny C., Bernhard J., Heusser P., Cerny Th. (2000b): Experiences in the realisation of a research project in anthroposophical medicine in patients with advanced cancer, Schweiz Med Wochenschr 130:1173–1184.

Dr. Peter Heusser[1], Manuel Bertschy[2], René Burkhardt[2],
Dr. Renatus Ziegler[3], Prof. Dr. Thomas Cerny[4], Dr. Ursula Wolf[1]
[1] Kollegiale Instanz für Komplementärmedizin KIKOM, Universität Bern, Schweiz
[2] Institut für Mathematische Statistik, Universität Bern, Schweiz
[3] Institut Hiscia, Arlesheim, Schweiz
[4] Departement Innere Medizin, Onkologie/Hämatologie, Kantonsspital St. Gallen, Schweiz

Korrespondenzadresse:
Dr. Peter Heusser
Kollegiale Instanz für Komplementärmedizin KIKOM
Universität Bern, Inselspital
CH-3010 Bern
peter.heusser@kikom.unibe.ch

Lebensqualität von Brustkrebs-Patientinnen während der Chemotherapie und einer begleitenden Therapie mit einem Apfelbaum-Mistelextrakt

Quality of Life in breast cancer patients during chemotherapy and concomitant therapy with a mistletoe-extract of the apple tree

Jürgen Eisenbraun, Roman Huber, Matthias Kröz, Friedemann Schad, Rainer Scheer

Zusammenfassung

Die Untersuchung des Einflusses von standardisierten, wässrigen Mistelextrakten auf die gesundheitsbezogene Lebensqualität von Tumorpatienten wurde in den letzten Jahren schon in mehreren klinischen Studien untersucht. Das Ziel der folgenden nicht-kontrollierten, nicht-interventionellen, prospektiven Untersuchung war der Verlauf der Lebensqualität von Brustkrebs-Patientinnen während einer adjuvanten Chemotherapie und gleichzeitiger Misteltherapie mit abnobaVISCUM® Mali. Zusätzlich wurden als sekundäre Studienziele Verträglichkeit und Sicherheit von abnobaVISCUM® Mali in Kombination mit einer Chemotherapie unter Praxisbedingungen untersucht.

Die Basis der statistischen Auswertung bildeten 270 vollständig ausgefüllte Beobachtungsbögen. Alle Patientinnen hatten die Indikation für eine postoperative adjuvante Chemotherapie. Insgesamt wurde die Lebensqualität an vier Terminen durch Ausfüllen des EORTC QLQ-C30 Lebensqualitäts-Fragebogens erfasst. Die Zeitpunkte der Erfassung waren Beginn der Chemo- und der Misteltherapie, vier Wochen später, Ende der Chemotherapie-Zyklen und vier Wochen nach Ende der Chemotherapie.

Die Mittelwerte der Scores aller QLQ-C30 Funktionsskalen verbesserten sich nach einem anfänglichen Abfall in den ersten vier Wochen der Chemotherapie von initial 48,9 bis 71,5 signifikant ($p < 0,0001$) auf 66,9 bis 80,7 vier Wochen nach Beendigung der Chemotherapie. 47,2 % der Patientinnen begannen allerdings mit der Chemotherapie bereits vor der Misteltherapie. Die Symptomskalen des QLQ-C30 lagen bei der Aufnahmeuntersuchung durchschnittlich bei einem Score von 16,2 bis 44,1. Alle Symptomscores waren bei der Abschlussuntersuchung signifikant ($p < 0{,}001$) verringert (11,2 bis 29,9), was eine Linderung der Symptome bedeutet. Die Verträglichkeit der Misteltherapie wurde von den Prüfärzten für 91,1 % der Patientinnen als gut bzw. sehr gut beurteilt und die Wirksamkeit für 93,7 % als gut bzw. sehr gut. Von den Patienten waren 88,8 % der Meinung, die Therapie habe gut bzw. sehr gut geholfen. Insgesamt deuten die Ergebnisse auf eine bemerkenswerte Stabilisierung der gesundheitsbezogenen Lebensqualität unter verschiedenen Chemotherapieregimen, wahrscheinlich durch eine Verringerung der chemotherapiebedingten Nebenwirkungen bei insgesamt exzellenter Verträglichkeit der Misteltherapie für die Patientinnen.

Schlüsselwörter: Mistel, abnobaVISCUM®, Brustkrebs, komplementär, gesundheitsbezogene Lebensqualität, QLQ-C30

Summary

The evaluation of the influence of standardized aqueous mistletoe extracts on health related quality of life (HRQOL) of tumor patients has been object of several clinical investigations in the last years. The aim of the following uncontrolled, non-interventional, prospective clinical investigation was to evaluate the course of quality of life of breast cancer patients during adjuvant chemotherapy and mistletoe therapy with abnobaVISCUM® Mali. The secondary objectives were the tolerability and safety of abnobaVISCUM® Mali in combination with chemotherapy under conditions of daily practice.

The basis for the statistical evaluation were 270 completed case report forms. All documented patients had the indication for a postsurgical, adjuvant chemotherapy. Altogether four examinations of HRQOL were done with the EORTC QLQ-C30 questionnaire. The intended points for the assessments were at the beginning of mistletoe- and chemotherapy, four weeks later, at the end of the chemotherapy cycles and four weeks later.

The average range of all QLQ-C30 functional scales (48.9–71.5) improved significantly ($p < 0.0001$) to 66.9–80.7 after an initial decrease after the first four weeks of chemotherapy, comparing the initial with the final visit. 47.2 % of the patients started chemotherapy already before mistletoe therapy.

The symptom scales of the QLQ-C30 had an average range from 16.2–44.1 at the initial visit. All of the symptom scores were decreased (11.2–29.9) significantly (p < 0.001) at the final visit, which indicates an abatement of symptom intensity. The tolerability of the therapy was judged by the physicians as good or very good for 91.1 % of the patients and the efficacy as good or very good for 93.7 %. 88.8 % of the patients reported a good or very good therapy benefit. The overall results point to a remarkable stabilisation of health related quality of life during various chemotherapy regimes, possibly due to a reduction of chemotherapy caused side-effects with an excellent tolerability of the mistletoe therapy for the patients.

Keywords: Mistletoe, abnobaVISCUM®, breast cancer, complementary, health related quality of life, QLQ-C30

Einleitung

Aus mehreren kontrollierten Studien (Übersicht in Kienle und Kiene, 2007) ist der positive Einfluss einer Misteltherapie bei onkologischen Patienten auf die Lebensqualität bekannt. In der vorliegenden Beobachtungsstudie sollte der Einfluss einer abnobaVISCUM®–Therapie bei Patientinnen mit Brustkrebs während einer Chemotherapie untersucht werden. Dies sollte an einer repräsentativen Anzahl von Patientinnen unter Alltagsbedingungen durchgeführt werden. So konnten auch Rückschlüsse auf Compliance und Verträglichkeit unter Praxisbedingungen gezogen werden.

Patienten und Methoden

Um den Einfluss einer additiven abnobaVISCUM®-Therapie zur adjuvanten Chemotherapie bei Patientinnen mit Brustkrebs zu untersuchen, wurde eine multizentrische, prospektive, nicht-interventionelle Prüfung (nach § 4 Abs. 23 AMG) entsprechend den Empfehlungen des BfArM vom 12.11.1998 durchgeführt. Die Prüfung wurde gemäß § 67 Abs. 6 AMG angezeigt und diente auch der Erfassung von Daten zur sicheren und verträglichen Anwendung von abnobaVISCUM® Mali unter Praxisbedingungen. Die Wirksamkeit wurde durch Befragung der Ärzte und Patientinnen überprüft. Hauptzielgröße für den Einfluss der abnobaVISCUM®-Therapie war die Lebensqualität, die mit Hilfe von standardisierten EORTC-Lebensqualitäts-Fragebögen longitudinal erfasst wurde.

Dazu wurde ein detaillierter Beobachtungsplan mit ausführlicher Beschreibung der Zielsetzung, der Methodik und der Qualitätssicherung ausgearbeitet, der den Ärzten mit den Beobachtungsbögen zur Verfügung gestellt wurde. Von insgesamt 84 Ärzten in Klinikambulanzen, onkologischen Schwerpunktpraxen und niedergelassenen Internisten und Gynäkologen im Bundesgebiet wurden 270 auswertbare Erfassungsbögen ausgefüllt. Beobachtungszeitraum war von März 2004 (frühester Therapiebeginn) bis Juni 2006 (spätestes Therapieende).

Dokumentiert wurden Patientinnen, die zum Zeitpunkt des Beginns der adjuvanten Chemotherapie eine Misteltherapie mit abnobaVISCUM® Mali entsprechend dem vom Hersteller empfohlenen Dosierungsschema (Anwendungsempfehlung abnobaVISCUM®, 2003) begannen. Insgesamt wurden bei jeder Patientin vier Untersuchungen durchgeführt. Bei der Aufnahmeuntersuchung wurde eine sorgfältige Anamnese durchgeführt. Zusätzlich wurde die Lebensqualität mittels EORTC QLQ-C30 erfasst. Die darauf folgende erste Kontrolluntersuchung fand vier Wochen später statt, die zweite zeitgleich mit Abschluss der Chemotherapie. Die Abschlussuntersuchung, bei der außer der Lebensqualität auch die Verträglichkeit und die Wirksamkeit aus Arzt- und Patientinnensicht beurteilt wurde, fand vier Wochen nach Beendigung der Chemotherapie statt. Das abnobaVISCUM®-Dosierungsschema und unerwünschte Arzneimittelwirkungen (UAWs) wurden durchgehend erfasst.

In den Erfassungsbögen wurden Patientinnen mit Brustkrebs im Alter von 18 bis 70 Jahren dokumentiert, bei denen nach der Operation eine adjuvante Chemotherapie durchgeführt wurde. Patientinnen im Stadium IV, mit einem Karnofsky-Index kleiner 60 %, mit schwerwiegenden Begleiterkrankungen, mit vorheriger Misteltherapie bzw. der Unfähigkeit, die Fragebögen zu beantworten, wurden von der Beobachtung ausgenommen. Alle adjuvanten Chemotherapie-Regimes waren möglich, ausgeschlossen waren lediglich Patientinnen mit einer zusätzlichen neoadjuvanten (präoperativen) Chemotherapie.

Die Patientinnen sollten mit Beginn der Chemotherapie eine subkutane Misteltherapie mit abnobaVISCUM® Mali gemäß Fachinformation erhalten. Jede Dosierung wurde im Dosierungsprotokoll des Erhebungsbogens genau dokumentiert, Abweichungen von den Empfehlungen konnten so erkannt werden.

Hauptzielgröße war die Veränderung der Lebensqualität im Verlauf der Therapie. Weitere Parameter waren die subjektive Wirksamkeit, die Verträglichkeit, die Sicherheit und die Erfassung der praktischen Durchführung der Therapie. Die Wirksamkeit wurde durch Abfragen der Arzt- und Patientinneneinschätzung beurteilt, da in der durchgeführten nicht-interventionellen Studie keine Kontrollgruppe ohne abnobaVISCUM®-Behandlung zur Verfügung stand.

Aufgrund des explorativen Charakters der Studie kamen Methoden der deskriptiven Statistik zur Anwendung. Die Scores der Aufnahme- und der Abschlussuntersuchung der einzelnen Parameter der Lebensqualitäts-Fragebögen wurden mit dem nicht-parametrischen Wilcoxon-Test für verbundene Stichproben auf signifikante Unterschiede überprüft. Bei Einflussgrößen, für die ein Einfluss auf die Lebensqualitätsparameter denkbar schien, wurde eine Kovarianzanalyse durchgeführt. Dazu wurden die Patientinnen in Subgruppen aufgeteilt und deren baselineadjustierte Differenzen der Aufnahmeuntersuchung zur Abschlussuntersuchung auf signifikante Unterschiede getestet (zweiseitig, 95 %-iges Konfidenzintervall). Vor Beginn der nicht-interventionellen Prüfung wurde die geplante Anzahl von auswertbaren Patientinnen auf 270 festgelegt. Mit dieser Fallzahl können unerwünschte Arzneimittelwirkungen, die eine Inzidenzrate von 1,2 % („12 von 1000 Fällen") aufweisen, mit 95 %-iger Wahrscheinlichkeit mindestens einmal beobachtet werden.

Ergebnisse

Demographie/Anamnese

Von 271 zurückgeschickten Beobachtungsbögen konnten die Daten von 270 Frauen im Alter von 31 bis 80 Jahren (Mittelwert: 55,3 Jahre) ausgewertet werden. Dabei lagen zwischen Erstdiagnose und Aufnahmeuntersuchung durchschnittlich 10,8 Wochen. Histologisch lag meist (bei 68,1 %) ein invasives Karzinom vor, das UICC Stadium II war mit 42,6 % am häufigsten vertreten. Erfasst wurden auch Rezeptorstatus und Art der Operation. Bei 123 Patientinnen (45,6 %) wurden Begleiterkrankungen dokumentiert.

Chemotherapie/Misteltherapie

Das am häufigsten eingesetzte Chemotherapieschema war CMF (Cyclophosphamid, Methotrexat, 5-Fluorouracil) mit 49,3 %. EC (Epirubicin, Cyclophosphamid) folgte mit 25,6 % und AC (Adriamycin, Cyclophosphamid) mit 8,5 %. Die meisten Patientinnen erhielten entweder sechs (54,8 %) oder vier (20,0%) Zyklen. 113 Patientinnen (41,9 %) erhielten zusätzliche Begleitmedikation. Bei 53,3 % der Patientinnen wurde zusätzlich zur Chemotherapie eine Strahlentherapie durchgeführt, bei 48,5 % eine (Anti)-Hormontherapie. Bei 38,9 % hatte die Chemotherapie bei der Aufnahmeuntersuchung bereits begonnen, bei 43,3 % wurde erst danach begonnen.

Der Beginn der Misteltherapie lag bei 66,3 % der Patientinnen innerhalb einer Woche vor oder nach Beginn der Chemotherapie. Die Therapiedauer betrug im Durchschnitt 20,3 Wochen, was auch der Zeit zwischen Aufnahme- und Abschlussuntersuchung entsprach. Fast immer wurde 1 ml abnobaVISCUM® Mali entsprechend der Anwendungsempfehlung mit einer Häufigkeit von drei Injektionen pro Woche subkutan appliziert.

Verträglichkeit

Eine wirksame Dosierung von abnobaVISCUM® zeigt sich an Hautreaktionen an der Injektionsstelle und an spezifischen systemischen Reaktionen. Diese wurden von den Prüfärzten bei der Abschlussuntersuchung dokumentiert. Hautreaktionen traten bei 87 % der Patientinnen auf. Die häufigsten systemischen Reaktionen traten bei 33 % bzw. 32 % der Patientinnen in Form von Abgeschlagenheit bzw. Frösteln auf. Es folgten Kopfschmerzen bei 24,1 % und allgemeines Krankheitsgefühl bei 18,9 %. Die Symptome verschwanden nach einem Tag (56,3 %) bzw. nach höchstens zwei Tagen. Nur bei elf Patientinnen dauerten sie länger. Insgesamt waren die lokalen bzw. systemischen Reaktionen nur milde ausgeprägt. Die Verträglichkeit wurde dementsprechend von den Ärzten bei 91,1 % der Patientinnen als gut oder sehr gut bewertet.

Therapieabbruch/UAW

Insgesamt wurden sieben UAWs bei sechs Patientinnen (2,2 %) dokumentiert. Sechs der UAWs hatten einen gesicherten oder wahrscheinlichen Kausalzusammenhang und waren nicht schwerwiegend. Vier davon waren stärkere lokale Reaktionen an der Injektionsstelle (Durchmesser ca. 10 cm). Einmal wurde eine allergische Dermatitis und einmal Schwindelgefühl dokumentiert. Als schwerwiegend wurde eine UAW dokumentiert, der Kausalzusammenhang wurde vom Prüfarzt aber als unwahrscheinlich beurteilt. Es handelte sich um eine nekrotisierende Kolitis und somit um eine typische Nebenwirkung der bei dieser Patientin durchgeführten Chemotherapie. Bei 17 Patientinnen (6,3 %) wurde die Therapie nicht bis zur Abschlussuntersuchung beibehalten. Am häufigsten (bei zehn Patientinnen) wurde die durch das regelmäßige Spritzen bedingte Belastung als Grund genannt. Weitere Gründe waren z. B, zu starke Reaktion auf die Injektion, Therapie zu teuer, Infektion der Prothese und Präparatewechsel.

Wirksamkeitsbeurteilung

Bei der Abschlussuntersuchung antworteten 88,9 % der Patientinnen auf die Frage, ob Ihnen die Misteltherapie geholfen hat, mit gut bzw. sehr gut. Die Prüfärzte beurteilten die Wirkung von abnobaVISCUM® anhand von sechs Fragen zum subjektiven Empfinden der Patientinnen. 235 Patientinnen (87 %) gaben eine Besserung des Allgemeinbefindens an, 191 (70,4 %) eine Besserung der psychischen Befindlichkeit und 135 (50 %) eine Steigerung bezüglich der eigenen Initiative, die Krankheit zu bewältigen. Bei 121 Patientinnen (44,8 %) verbesserte sich der Appetit, bei 96 (35,6 %) der Schlaf und bei 93 Patientinnen (34,4 %) verringerte sich das Schmerzempfinden. So wurde dann auch die Wirksamkeit bei 93,7 % der Patientinnen von den Ärzten als gut bzw. sehr gut beurteilt. Bei 84,8 % der Patientinnen würden die Ärzte das Präparat weiter verordnen. Als häufigste Gründe dagegen wurden finanzielle Gründe genannt.

Lebensqualität

Im Rahmen dieser Übersicht kann nicht im Einzelnen auf den longitudinalen Verlauf eingegangen werden. Eine ausführliche Publikation ist in Planung. Bei den meisten Parametern war nach vier Wochen bei der ersten Kontrolluntersuchung eine Verschlechterung der Funktion bzw. der Symptome zu beobachten. Vier Wochen nach Ende der Chemotherapie verbesserten sich die Werte wieder deutlich über den Ausgangswert. Die durchschnittliche Änderung der Scores bei den einzelnen Patientinnen ist in den Tabellen 1 und 2 dargestellt (mittlere Veränderung) und entspricht in etwa der Differenz der Mittelwerte von Aufnahme- und Abschlussuntersuchung. Diese Differenz wurde auf Signifikanz geprüft. Die Mittelwerte der sechs Funktionsparameter, die jeweils Werte zwischen 0 und 100 annehmen können, verbesserten sich alle signifikant, wobei ein Anstieg eine Verbesserung für die Patientinnen bedeutet.

Die neun Parameter der Symptomskala des QLQ-C30 ergaben ein ähnlich positives Bild. Alle Scores verringerten sich signifikant (Tab. 2).

Tab. 1: Ergebnisse der Funktionsscores des QLQ-C30 Fragebogens

EORTC QLQ-C30	Funktionsscores ± Std.-Abw.			Wilcoxon-Signifikanztest	
	Aufnahme-Untersuchung	Abschluss-Untersuchung	mittlere Veränderung	N	p-Wert
Globaler Gesundheitszustand	48,9 ± 21,9	66,9 ± 19,6	+ 18,3 ± 25,0	262	< 0,0001
Körperliche Funktion	71,5 ± 22,6	80,3 ± 21,1	+ 9,2 ± 26,3	262	< 0,0001
Rollen-Funktion	58,6 ± 30,6	73,4 ± 23,6	+ 15,1 ± 34,9	262	< 0,0001
Emotionale Funktion	49,3 ± 27,5	69,8 ± 24,9	+ 21,1 ± 28,2	262	< 0,0001
Kognitive Funktion	70,0 ± 26,1	80,7 ± 22,4	+ 11,3 ± 26,0	262	< 0,0001
Soziale Funktion	58,1 ± 29,8	74,9 ± 25,4	+ 17,2 ± 33,5	262	< 0,0001

N: Zahl der verbundenen Stichproben
p-Wert für α = 0,05

Tab. 2: Ergebnisse der Symptomscores des QLQ-C30 Fragebogens

EORTC QLQ-C30	Symptomscores ± Std.-Abw.			Wilcoxon-Signifikanztest	
	Aufnahme-Untersuchung	Abschluss-Untersuchung	mittlere Veränderung	N	p-Wert
Ermüdung	43,6 ± 27,2	29,9 ± 23,1	-14,0 ± 28,7	262	< 0,0001
Übelkeit und Erbrechen	19,8 ± 24,6	10,2 ± 19,7	-10,1 ± 28,2	262	< 0,0001
Schmerzen	36,1 ± 27,4	19,6 ± 22,5	-16,7 ± 31,3	262	< 0,0001
Atemnot	25,6 ± 30,9	15,8 ± 22,9	-10,3 ± 32,2	262	< 0,0001
Schlaflosigkeit	44,1 ± 32,9	26,0 ± 28,4	-18,5 ± 36,7	260	< 0,0001
Appetitlosigkeit	35,6 ± 32,0	19,5 ± 26,7	-16,5 ± 38,1	262	< 0,0001
Obstipation	21,6 ± 29,2	13,5 ± 22,9	-8,3 ± 25,4	261	< 0,0001
Diarrhoe	16,2 ± 25,2	11,2 ± 21,7	-5,3 ± 28,1	262	< 0,0010
finanzielle Schwierigkeiten	27,3 ± 28,8	21,0 ± 27,6	-6,7 ± 30,5	262	< 0,0003

N: Zahl der verbundenen Stichproben
p-Wert für α = 0,05

Auf die Ergebnisse der Kovarianzanalyse kann im Rahmen dieser Übersicht nicht im Einzelnen eingegangen werden. Es zeigte sich, dass das Tumorstadium und der Karnofsky-Index wenig Einfluss auf die Veränderung der Lebensqualitätsparameter während der Therapie hatten. Dagegen wirkte sich der Zeitpunkt der Baseline-Messung deutlich auf die Differenz der einzelnen Parameter in den Subgruppen aus.

Diskussion

Für Aussagen zur Wirksamkeit von medikamentösen Therapien ist die randomisierte, kontrollierte Studie (RCT) aufgrund der internen Kontrollgruppe die ideale Methodik. Ohne Kontrollgruppe sind Aussagen zur Wirkung nur in Form von Arzt- und Patientenbefragung zur subjektiven Einschätzung möglich. In der vorliegenden Untersuchung beurteilten die Prüfärzte die Wirkung der Misteltherapie bei über 90 % der Patientinnen positiv. Das entsprach auch in etwa der Selbsteinschätzung der Patientinnen.

Die meisten neueren kontrollierten, klinischen Studien, bei denen der Einfluss einer Misteltherapie auf die Lebensqualität gemessen wurde, kommen zum gleichen Ergebnis. Die Patienten geben unter begleitender Misteltherapie zur adjuvanten Chemotherapie eine Verminderung der Nebenwirkungen und eine bessere Lebensqualität verglichen mit den Patienten ohne zusätzliche Misteltherapie an (Piao *et al.*, 2004; Semiglasov *et al.* 2004; Semiglazov *et al.*, 2006).

Hauptzielgröße für die Beurteilung des Einflusses von abnobaVISCUM® Mali war die Veränderung der Lebensqualität im Verlauf der Therapie. Bei den untersuchten Patientinnen wurde die Lebensqualität insbesondere durch die Nebenwirkungen der durchgeführten Chemotherapie beeinträchtigt. Die niedrige initiale Lebensqualität, insbesondere die deutliche Einschränkung der emotionalen, sozialen und der Rollen-Funktion ist neben der kurz zuvor erfolgten Operation und der bestehenden Angstbelastung durch die Konfrontation mit der Diagnose vor allem auf den bei 38,9 % der Patientinnen bereits begonnenen ersten Chemotherapie-Zyklus zurückzuführen. So sind die durchschnittlichen Funktionswerte bei der Aufnahmeuntersuchung (48,9–71,5) relativ niedrig, was insbesondere beim globalen Gesundheitszustand (48,9) deutlich wird. Dieser liegt bei einem gesunden weiblichen Vergleichskollektiv der entsprechenden Altersgruppe bei 70,1 (Schwarz und Hinz, 2001). Vergleicht man die Ausgangswerte der Funktionsscores mit dem relativ kleinen Kollektiv von Watters *et al.* (2003), der 65 Brustkrebs-Patientinnen vor, während und sechs Monate nach einer adjuvanten Chemotherapie (FAC: 5-Fluorouracil, Adriamycin, Cyclophosphamid) befragte, so liegen die Werte vor Beginn der Chemotherapie bei Watters *et al.* um mehr als 20 Score-Punkte über den Werten des vorliegenden Kollektivs.

Ein entsprechendes Bild ergibt auch der Vergleich der Baseline der Symptom-Scores. Beim vorliegenden Kollektiv lag die Symptomintensität zu Beginn durchschnittlich mehr als 10 Score-Punkte höher. Bei den von Watters *et al.* befragten Patientinnen war die Lebensqualität vor Beginn der Chemotherapie nur wenig beeinträchtigt. Dementsprechend verbesserten sich die Funktions- und Symptomparameter beim Vergleich der Baseline-Werte mit den Werten sechs Monate nach Ende der Chemotherapie auch nur marginal.

Bemerkenswert beim vorliegenden Kollektiv ist jedoch die Verbesserung der Funktionsscores schon nach durchschnittlich fünf Monaten. Alle Scores verbesserten sich signifikant um 9,2–21,1. Änderungen um 10 oder mehr werden als klinisch relevant angesehen (Osoba *et al.*, 1998). Diese Funktionsverbesserung entspricht auch den signifikanten Verbesserungen der Symptomscores (-2,3 bis -18,5). Bis auf die Symptome Obstipation, Diarrhoe und finanzielle Schwierigkeiten lagen alle über der klinisch bedeutsamen Verbesserung von 10 Score-Punkten.

Solche externen Vergleiche sind zwar mit Vorsicht zu interpretieren, da eigentlich immer eine Adjustierung nach bekannten Störgrößen wie Alter und Tumorstadium stattfinden muss. Allerdings weist das Kollektiv der OVIS-Studie (1927 Patientinnen aus Schleswig-Holstein mit Mamma-Karzinom, 1,5 Jahre nach Erstdiagnose, Waldmann *et al.*, 2007) beim globalen Gesundheitszustand (Score: 65,5) eine hohe Übereinstimmung mit dem Mittelwert der vorliegenden Untersuchung nur einen Monat nach Ende der Chemotherapie (66,9) auf, was auf eine bemerkenswert schnelle Erholung der Patientinnen unter begleitender Misteltherapie hindeutet.

Zum positiven Ergebnis hinsichtlich der additiven Misteltherapie kommt auch ein HTA-Bericht (Lange-Lindberg *et al.*, 2006). Dabei wurde versucht, die Frage zu beantworten, ob eine Misteltherapie die Toxizität einer Chemotherapie reduzieren kann. Dazu wurden ausschließlich systematische Übersichtsarbeiten und randomisierte, kontrollierte klinische Studien herangezogen. Neben der obligatorischen Forderung nach weiteren gut durchgeführten RCTs kommen die Gutachter zu dem Schluss, dass die begleitende Misteltherapie einen positiven Einfluss auf die Lebensqualität von Frauen mit Brustkrebs haben kann. Die vorliegende nicht-interventionelle Prüfung weist darauf hin, dass diese positiven Ergebnisse auch mit abnobaVISCUM® Mali erzielt werden können.

Literatur

Abnoba Heilmittel GmbH (2003): Anwendungsempfehlung abnobaVISCUM® entsprechend Art. 11 Dir. 2001/83/EC.

Kienle G., Kiene H. (2007): Complementary Cancer Therapy: A Systematic Review of Prospective Clinical Trials on Anthroposophic Mistletoe Extracts, Eur J Med Res 12: 103–119.

Lange-Lindberg A., Velasco-Garido M., Busse R. (2006): Misteltherapie als begleitende Behandlung zur Reduktion der Toxizität der Chemotherapie maligner Erkrankungen, HTA-Bericht 44 der Deutschen Agentur für Health Technology Assessment des DIMDI.

Osoba D., Rodrigues G., Myles J., Zee B., Pater J. (1998): Interpreting the significance of changes in health-related quality-of-life scores, J Clin Oncol 16: 139–144.

Piao B. K., Wang Y. X., Xie G. R., Mansmann U., Matthes H., Beuth J., Lin H. S. (2004): Impact of Complementary Mistletoe Extract Treatment on Quality of Life in Breast, Ovarian and Non-small Cell Lung Cancer Patients. A Prospective Randomized Controlled Clinical Trial, Anticancer Res 24: 303–310.

Schwarz R., Hinz A. (2001): Reference data for the quality of life questionnaire EORTC QLQ-C30 in the general German population, Eur J Cancer 37: 1345–1351.

Semiglasov V. F., Stepula V. V., Dudov A., Lehmacher W., Mengs U. (2004): The Standardised Mistletoe Extract PS76A2 Improves QoL in Patients with Breast Cancer Receiving Adjuvant CMF Chemotherapy: A Randomised, Placebo-controlled, Double-blind, Multicentre Clinical Trial, Anticancer Res 24: 1293–1302.

Semiglazov V. F., Stepula V. V., Dudov A., Schnitker J., Mengs U. (2006): Quality of Life is Improved in Breast Cancer Patients by Standardised Mistletoe Extract PS76A2 during Chemotherapy and Follow-up: A Randomised, Placebo-controlled, Double-blind, Multicentre Clinical Trial, Anticancer Res 26: 1519–1530.

Waldmann A., Pritzkuleit R., Raspe H., Katalinic A. (2007): The OVIS study: health related quality of life measured by the EORTC-C30 and BR-23 in German female patients with breast cancer from Schleswig-Holstein, Qual Life Res 16: 767–776.

Watters M. J., Yau C. J., O'Rourke K., Tomiak E., Gertler S. Z. (2003): Functional status is well maintained in older women during adjuvant chemotherapy for breast cancer, Ann Oncol 14: 1744–1750.

Dr. Jürgen Eisenbraun[1], Dr. Roman Huber[2], Dr. Matthias Kröz[3], Dr. Friedemann Schad[3], Dr. Rainer Scheer[1]

[1] ABNOBA GmbH, Pforzheim
[2] Uni-Zentrum Naturheilkunde, Universitätsklinikum Freiburg
[3] Forschungsinstitut Havelhöhe (FIH) gGmbH & Abteilung für Innere Medizin am Gemeinschaftskrankenhaus Havelhöhe, Berlin

Korrespondenzadresse:
Dr. Jürgen Eisenbraun
ABNOBA GmbH
Hohenzollernstr. 16, 75177 Pforzheim
eisenbraun@abnoba.de

Additional therapy with mistletoe extracts in breast cancer patients receiving chemotherapy – a prospective randomized open label pilot study

Additive Misteltherapie von Brustkrebspatientinnen während Chemotherapie – Eine prospektive randomisierte offene Pilotstudie

Wilfried Tröger, Miodrag Matijašević, Zdravko Ždrale, Nevena Tisma, Svetlana Jezdić

Summary

This open label, randomized controlled phase III trial comprised post-surgical patients with breast cancer ($T_{1-3}N_{0-2}M_0$), starting chemotherapy with CAF (Cyclophosphamide 500 mg, Adriamycin 50 mg, 5-FU 500 mg, calculated per 1 m² of total body area). Patients were randomized (2:1) to additional mistletoe therapy (with Helixor® or Iscador®) or no additional therapy during six consecutive three-weekly cycles of CAF. Primary endpoints were quality of life and neutropenia.

96 patients were included into the study, 89 patients were evaluable. The mistletoe group (N = 59) had significantly better quality of life in five of 15 EORTC-QLQ-C30 dimensions. Furthermore, a trend ($p < 0.2$) towards better quality of life was found in another five EORTC-QLQ-C30 dimensions. Neutropenia was less frequent in the mistletoe group (15 %) than in the control group (27 %; $p = 0.1954$).

Keywords: Mistletoe therapy, breast neoplasms, randomized controlled trial, quality of life, neutropenia

Zusammenfassung

In dieser randomisierten, offenen Phase III-Studie wurden Brustkrebspatientinnen (postoperativ, $T_{1-3}N_{0-2}M_0$) rekrutiert, die eine Behandlung mit CAF (Cyclophosphamide 500 mg, Adriamycin 50 mg, 5-FU 500 mg, berechnet für

1 m² Körperoberfläche) beginnen sollten. Gemäß der Randomisierung (2:1) erhielten die Patientinnen Misteltherapie (Helixor® oder Iscador®) oder keine zusätzliche Therapie zu den sechs dreiwöchentlich angewandten CAF-Zyklen. Die primären Endpunkte der Studie waren die Lebensqualität und die Neutropenie.

96 Patienten wurden in die Studie eingeschlossen. 89 Patienten waren auswertbar. Die Mistel-Gruppe (N = 59) zeigte gegenüber der Kontrollgruppe (N = 30) signifikante Verbesserungen in fünf von 15 Dimensionen des EORTC-QLQ-C30. In weiteren fünf Dimensionen wurde ein Trend (p < 0,2) für eine bessere Lebensqualität gefunden. Neutropenien waren in der Mistelgruppe (15 %) weniger häufig als in der Kontrollgruppe (27 %) (p = 0.1954).

Schlüsselwörter: Misteltherapie, Brustkrebs, randomisierte Studie, Lebensqualität, Neutropenie

Introduction

During chemotherapy for cancer treatment mistletoe extracts are often administered in order to ameliorate side effects (low quality of life, immunosuppression). Only a few randomized studies (Auerbach *et al.*, 2005; Piao *et al.*, 2004; Semiglazov *et al.*, 2006) have investigated the possible benefit of mistletoe therapy during chemotherapy.

We conducted an open-label, prospective, randomized, controlled phase III study of mistletoe injections during chemotherapy. The objective of this pilot study was to assess the feasibility of a subsequent confirmatory clinical trial, concerning recruitment rate, sensitivity of the quality of life instrument, and quality assurance of the laboratory and documentation. Here, we present data on the quality of life and the number of neutropenic episodes from this pilot study.

Patients and methods

Post-surgical patients with breast cancer ($T_{1-3}N_{0-2}M_0$) in the Daily Chemotherapy Hospital, Clinic of Medical Oncology, Institute for Oncology and Radiology of Serbia (National Cancer Research Center of Serbia, EORTC-Center for Serbia) waiting for the first of six consecutive three-weekly administered cycles of CAF (Cyclophosphamide 500 mg, Adriamycin 50 mg, 5-FU 500 mg, calculated per 1 m^2 of total body area) were candidates for the study. Additional inclusion criteria were: (1) female patients aged ≥ 18 years at study enrolment, (2) written informed consent, (3) Karnofsky-Index ≥ 60, (4) sufficient bone marrow function, defined as leucocytes $\geq 3,000/mm^3$ and thrombocytes $\geq 100,000/mm^3$ in peripheral blood, (5) sufficient renal function, defined as serum creatinine $\leq 2mg$ %, (6) sufficient liver function, defined by SGOT and SGPT ≤ 2.5 x upper institutional limit, (7) pregnancy test and adequate birth-control method for premenopausal patients, and (8) any previous investigational treatment received at least 30 days prior to study entry. Exclusion criteria were: (1) pregnancy or lactation, (2) scheduled radiation or hormone therapy during all of the six CAF cycles, (3) current use of immunostimulant or immunosuppressive agents (e. g. corticosteroids) except for the indications such as nausea and emesis, (4) current use of other investigational agents, and (5) known hypersensitivity to mistletoe-containing products.

Intervention

After having signed the informed consent patients were randomized according to a 2:1 randomization by sealed envelopes using variable block size. Patients in the mistletoe group were instructed in the administration of mistletoe extracts (1 ml injected s.c. early in the morning each Monday, Wednesday and Friday). Mistletoe therapy started on the day before the first CAF cycle. In the induction phase of mistletoe therapy a dose escalating regimen was used, in the subsequent maintenance phase a constant dose was used. Patients using Helixor® A administered the doses 3 x 1 mg, 3 x 5 mg, 3 x 10 mg, and 3 x 30 mg during the induction phase, and 50 mg three times per week in the maintenance phase. Patients using Iscador® M special administered the doses 2 x 0.01 mg, 2 x 0.1 mg, 1 x 1 mg, and 8 x 2 mg during the induction phase, and 5 mg three times per week in the maintenance phase. Mistletoe treatment was administered throughout the six cycles of CAF. Because individual tolerability towards mistletoe extracts can be expected to differ, patients were instructed to reduce the dose to the highest tolerated dose, if the local reaction at the injection site exceeded 5 cm or if fever > 38 °C occured.

All patients received six cycles of CAF (Cyclophosphamide 500 mg, Adriamycin 50 mg, 5-FU 500 mg, calculated per 1 m^2 of total body area) in intervals of 21 days. All patients received antiemetic agents (Ondasetronchloride; Dexamethasone) and some patients received Ranitidine prior to each CAF cycle. No other cancer therapies were permitted.

Objective and hypothesis

Since this was a pilot study for collecting sufficient data to enable sample size estimation for a confirmative study, the formulation of a hypothesis was not appropriate. Nevertheless, a preliminary hypothesis was formed: Breast cancer patients receiving additional mistletoe preparations during chemotherapy (CAF) will show (1) better quality of life and (2) less neutropenia, compared to patients receiving chemotherapy only.

Outcome measures and data collection

Outcome measures were the Quality of Life Questionnaire (EORTC-QLQ C30, comprising 15 dimensions) and the occurrence of neutropenia, defined as a neutrophile count $< 1,000$ µ/l. Data was collected at baseline (1. Visit) and six follow-up visits. Each visit was scheduled on the same day but prior to each CAF cycle. At each visit, patients filled out the EORTC-QLQ C30 and were interviewed by the investigators (control of the patients diary, concomitant therapies, adverse events (AEs), suspected unexpected serious adverse reactions (SUSARs), and blood was drawn. Patients and investigators were not blinded towards treatment allocation.

Statistical analysis

The statistical analysis comprised 89 patients. An additional analysis, comprising all 95 patients up till their last visit before drop-out, did not show appreciable differences. For all tests of the descriptive analysis: in case of normally distributed continuous data t-tests were used. Kruskal-Wallis test was used to compare the groups at baseline. All tests were two-sided; main significance level was $p \leq 0.05$.

Because of the pilot character of this feasibility study and in order to determine promising outcome measures for future studies, significance levels were graded: $p \leq 0.001$ was defined as highly significant, $p \leq 0.05$ as significant, and $p \leq 0.2$ as a trend. No adjustment for multiple comparisons was made. The statistical software SPSS® 14.0 was used.

Results

From 12th December 2005 to 15th February 2007, a total of 95 patients were included (figure 1). Patients received therapy and were followed up for a median of 4.3 months. In the mistletoe groups five patients and in the control group one patient dropped out, all by withdrawing consent. No major protocol violations were detected.

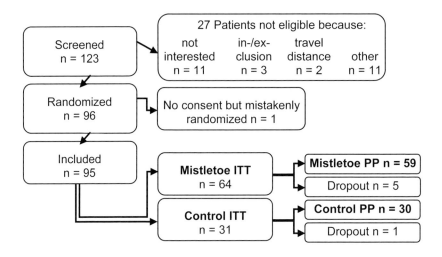

Fig. 1: Disposition of patients

Baseline characteristics are presented in table 1. No significant differences were found between the therapy groups at baseline. A reduction of the chemotherapy dose was necessary in one patient (3 %) of the control group and two patients (3 %) of the mistletoe group. None of these three events were related to neutropenia.

During follow-up, all 15 EORTC dimensions showed differences favouring the mistletoe group (six dimensions are displayed in figures 3–8). Differences were highly significant in the symptom scales "pain" ($p = 0.0003$) and diarrhoea ($p = 0.0073$) and in the function scale "role" ($p = 0.0008$); differences were significant in the symptom scales "insomnia" ($p = 0.0212$) and "nausea/vomiting" ($p = 0.0438$); trends were found in the function scales "emotional" ($p = 0.0686$), "social" ($p = 0.0898$), "cognitive" ($p = 0.1519$) and in the symptom scales "appetite loss" ($p = 0.0817$) and "constipation" ($p = 0.1675$). Non-significant differences favouring the mistletoe group were found in the remaining five dimensions.

During the course of the chemotherapy, eight patients (27 %) of the control group experienced altogether nine neutropenias ($< 1,000/\mu l$) whereas nine patients (15 %) of the mistletoe group experienced altogether nine neutropenias (figure 2). The difference shows a trend ($p = 0.1954$, Fishers exact test) favouring the mistletoe group.

Tab. 1: Baseline demographic and clinical characteristics

Item	Mistletoe group (n = 59)	Control group (n = 30)	p
age (mean ±sd)	49,3 (±7.2)	51,3 (±8.0)	p = 0.2543
BMI (mean ±sd)	26,4 (±5.2)	26,0 (±4.7)	p = 0.7156
Karnofsky = 100	100%; n = 59	100%; n = 30	p = 1.0000
$T_xN_0M_0$	0%; n = 0	0%; n = 0	
$T_xN_1M_0$	2%; n = 1	3%, n = 1	p = 1.0000
$T_xN_2M_0$	0%; n = 0	0%; n = 0	
$T_1N_0M_0$	11%; n = 7	19%, n = 6	
$T_1N_1M_0$	9%; n = 6	6%; n = 2	p = 0.1644
$T_1N_2M_0$	3%; n = 2	3%; n = 1	
$T_2N_0M_0$	25%; n = 16	26%; n = 8	
$T_2N_1M_0$	38%; n = 24	32%; n = 10	p = 0.6327
$T_2N_2M_0$	2%; n = 1	0%; n = 0	
$T_3N_0M_0$	0%; n = 0	6%; n = 2	
$T_3N_1M_0$	3%; n = 2	0%; n = 0	p = 0.0832
$T_3N_2M_0$	0%; n = 0	0%; n = 0	

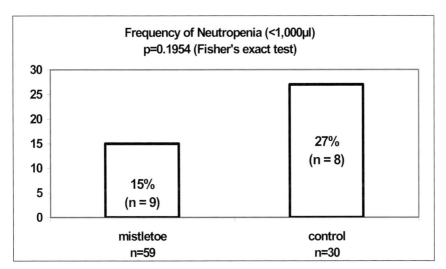

Fig. 2: Frequency of neutropenia during 6 cycles CAF with and without additional mistletoe therapy.

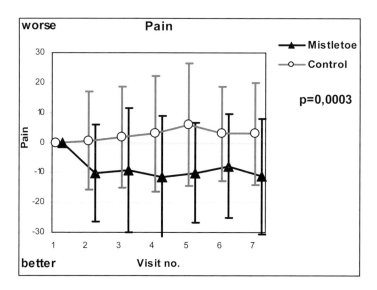

Fig. 3: Dimension "Pain" (EORTC QLQ-C30)

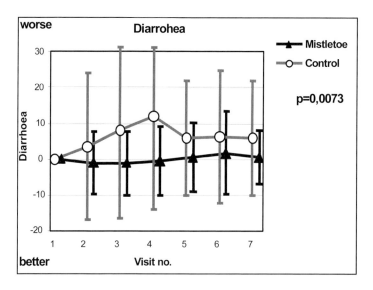

Fig. 4: Dimension "Diarrhoea" (EORTC QLQ-C30)

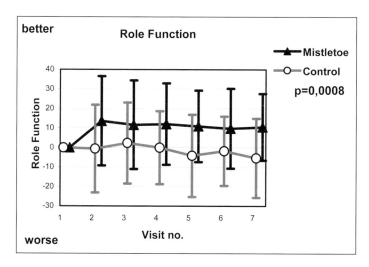

Fig. 5: Dimension "Role Function" (EORTC QLQ-C30)

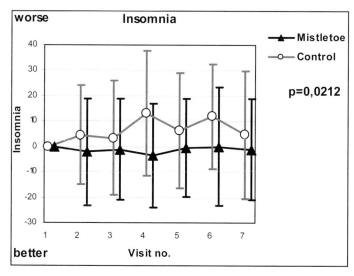

Fig. 6: Dimension "Insomnia" (EORTC QLQ-C30)

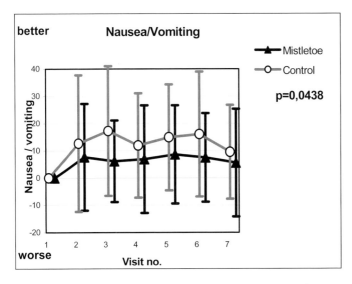

Fig. 7: Dimension "Nausea/Vom." (EORTC QLQ-C30)

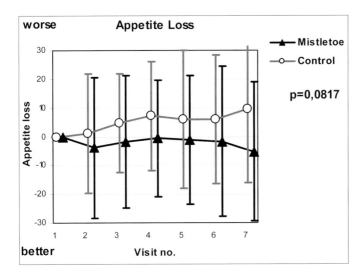

Fig. 8: Dimension "Appetite Loss" (EORTC QLQ-C30)

Discussion

In this open label, randomized controlled phase III trial, post-surgical patients with breast cancer ($T_{1-3}N_{0-2}M_0$) starting chemotherapy with CAF were randomized to additional mistletoe therapy or no additional therapy. Because of the pilot character of the study and the low number of patients, we did not expect significant differences in the primary outcome, EORTC. Therefore we defined a trend ($p < 0.2$) for parameters which should be included in later sample size calculations. Nevertheless, patients receiving additional mistletoe therapy during the six CAF cycles had significantly better quality of life in five of 15 dimensions of EORTC, and five further dimensions showed a trend favouring mistletoe. Even in the remaining five dimensions the mistletoe group had better quality of life, but these results were not significant.

The second main objective of the study was to assess neutropenia during CAF therapy. Neutropenia sometimes necessitates delay and dose reductions of chemotherapy. Here we found a trend toward less neutropenia in the mistletoe group.

Both findings represent known effects of mistletoe extracts on the immune system (review in Kienle and Kiene, 2003) and their DNA protecting properties of mistletoe extracts (Büssing et al., 1994; Büssing et al., 1995).

The study was not blinded, hence effects of patient expectations on the quality of life cannot be excluded. This limitation cannot be compensated because of the problems associated with blinding of mistletoe therapy. The unique and characteristic reactions towards mistletoe administrations (local reactions like swelling, redness, and pain combined with a temperature increase) will inevitably unmask patients and investigators towards treatment assignment (Auerbach et al., 2005; Rostock and Huber, 2004; von Hagens et al., 2005). In the setting of the present study, we do not expect a strong impact of expectations of patients and investigators, because mistletoe therapy is unknown in Serbia. The results can be generalized at least to the study center because most of the patients receiving CAF in the center could be assessed during the study recruitment period. Furthermore, the EORTC QLQ C30 and the laboratory measurements are standardized. One relevant difference between the center in Belgrade and other European countries is the total absence of any other cancer therapies besides CAF and mistletoe in Belgrade.

The study, although a pilot study, taken together with previous results suggests that mistletoe may have a favourable effect on quality of life during chemotherapy of cancer. The study also shows that EORTC is a useful instrument to evaluate mistletoe effects. Finally, study results can be of use in sample size calculations for future confirmative studies.

References

Auerbach L., Dostal V., Václavik-Fleck I., Kubista E., Rosenberger A., Rieger S., Tröger W., Schierholz J. M. (2005): Signifikant höherer Anteil aktivierter NK-Zellen durch additive Misteltherapie bei chemotherapierten Mamma-CA-Patientinnen in einer prospektiven randomisierten doppelblinden Studie, In: R. Scheer, R. Bauer, H. Becker, V. Fintelmann, F. H. Kemper, H. Schilcher (Hrsg.): Fortschritte in der Misteltherapie. Aktueller Stand der Forschung und klinischen Anwendung. KCV Verlag, Essen, 543–554.

Büssing A., Regnery A., Schweizer K. (1995): Effects of *Viscum album* L. on cyclophosphamide-treated peripheral blood mononuclear cells in vitro: sister chromatid exchanges and activation/proliferation marker expression, Cancer Lett 94: 199–205.

Büssing A., Azhari T., Ostendorp H., Lehnert A., Schweizer K. (1994): *Viscum album* L. extracts reduce sister chromatid exchanges in cultured peripheral blood mononuclear cells, Eur J Cancer 30A: 1836–1841.

Kienle G. S., Kiene H. (2003): Die Mistel in der Onkologie – Fakten und konzeptionelle Grundlagen. Schattauer Verlag, Stuttgart.

Piao B. K., Wang Y. X., Xie G. R., Mansmann U., Matthes H., Beuth J., Lin H. S. (2004): Impact of complementary mistletoe extract treatment on quality of life in breast, ovarian and non-small cell lung cancer patients. A prospective randomized controlled clinical trial, Anticancer Res 24: 303–309.

Rostock M., Huber R. (2004): Randomized and double-blind studies--demands and reality as demonstrated by two examples of mistletoe research, Forsch Komplementärmed Klass Naturheilkd 11: 18–22.

Semiglazov V. F., Stepula V. V., Dudov A., Schnitker J., Mengs U. (2006): Quality of life is improved in breast cancer patients by Standardised Mistletoe Extract PS76A2 during chemotherapy and follow-up: a randomised, placebo-controlled, double-blind, multicentre clinical trial, Anticancer Res 26: 1519–1529.

von Hagens C., Loewe-Mesch A., Kuehn J. J., Abel U., Gerhard I. (2005): Prospektive kontrollierte nicht randomisierte Machbarkeits-Studie zu einer postoperativen simultanen Mistel-/Chemotherapie bei Patientinnen mit Mammakarzinom - Ergebnisse zu Rekrutier- und Randomisierbarkeit, Immunparametern, Lebensqualität und Verträglichkeit, In: R. Scheer, R. Bauer, H. Becker, V. Fintelmann, F.H. Kemper, H. Schilcher (Hrsg.): Fortschritte in der Misteltherapie. Aktueller Stand der Forschung und klinischen Anwendung. KCV Verlag, Essen, 567–578.

Acknowledgement

This study was sponsored by Helixor Heilmittel GmbH & Co. KG, Rosenfeld, Germany and Verein für Krebsforschung Hiscia, Arlesheim, Switzerland.
We thank D. Jelecanin, the coordinator of clinical trials, and M. Sokol and Z. Randelović, the study nurses of this trial, at the Institute of Oncology and Radiology, National Cancer Research Center of Serbia, Belgrade. Thanks also to P. Siemers (monitoring) and C. Bihl (data management). We especially thank all patients participating in this study.

Dr. Wilfried Tröger[1], Dr. Miodrag Matijašević[2], Dr. Zsravko Ždrale[2], Nevena Tisma[2], Dr. Svedlana Jezdić[2]
[1] Clinical Research Dr. Tröger, Freiburg; Germany
[2] Institute for Oncology and Radiology, National Cancer Research Center of Serbia, Belgrad, Serbia

Corresponding author:
Dr. Wilfried Tröger
Clinical Research Dr. Tröger
Zechenweg 6, D-79111 Freiburg
troeger@crdt.de

Zusammenhänge zwischen ausgewählten Immunparametern, Tumorstaging und Lebensqualität

Correlation between distinct immune parameters, tumour staging and quality of life

Arndt Büssing, Wilfried Tröger, Cristina Stumpf, Michael Schietzel

Zusammenfassung

Bei 67 Tumorpatienten (Brust-, Darm- und Prostata-Krebs) wurden mögliche Zusammenhänge zwischen ausgewählten Immunparametern, Tumorstaging und Lebensqualität (HLQ-Fragebogen) untersucht. Für die lymphogene Metastasierung konnte ein nachvollziehbarer Zusammenhang mit definierten peripheren Lymphozyten-Subpopulationen gefunden werden, nicht jedoch für die Fernmetastasierung. Zusammenhänge zwischen variablen immunologischen Parametern und der sich im Verlauf einer Misteltherapie ebenfalls ändernden Lebensqualitäts-Aspekte konnten jedoch nur bedingt bestätigt werden. Hier kommt am ehesten der körperlichen Verfassung und dem seelischen Verhalten („Gestimmtheit") eine gewisse Bedeutung zu. Die hier identifizierten Parameter könnten in konfirmatorische Untersuchungen an einem größeren Patientenkollektiv einbezogen werden.

Schlüsselwörter: Immunsystem, Immunstatus, Lymphozyten, Tumorstaging, Lebensqualität, Misteltherapie, Krebs

Summary

We investigated correlations between distinct immune cells, tumour staging and quality of life (HLQ questionnaire) of 67 tumour patients (breast, colorectal, and prostate cancer). Particularly the lymphogenic dissemination showed a comprehensible correlation with distinct peripheral lymphocyte subsets, but not the distant dissemination. Correlations between variable immune parameters and changing aspects of quality of life during a treatment with mistletoe extracts could be demonstrated just with limitations. The most relevant aspects were physical well-being and mental behaviour. The identified parameter could be tested in confirmatory studies and at a larger population.

Keywords: Immune system, immune status, lymphocytes, tumour staging, quality of life, mistletoe therapy, cancer

Einführung

Eine durchflusszytometrische Differenzierung lymphozytärer Subpopulationen des peripheren Blutes wird routinemäßig aus Gründen der Diagnostik (Immundefekte, Infektanfälligkeit, Autoimmunerkrankungen, HIV-Diagnostik und -Kontrolle, Ausschluss von Neoplasien des Immunsystems, Immunkompetenz bei Tumorerkrankungen etc.) und der Verlaufskontrolle bei immunmodulierenden Therapieverfahren wie einer Misteltherapie oder bei persistierender Immundefizienz nach zytostatischer/immunsuppressiver Therapie angewandt. Die Relevanz der Untersuchungen in der ärztlichen Begleitung der Tumorpatienten wird jedoch unterschiedlich diskutiert. Es gibt aber Hinweise, dass die Prognose von Tumorpatienten mit bestimmten lymphozytären Konstellationen korreliert.

Bei Patienten mit Oesophagus-Karzinom korrelierte die Prognose mit der Zahl $CD4^+$ und $CD8^+$ T-Lymphozyten im Stroma und mit der Zahl $CD8^+$ T-Lymphozyten im Tumorgewebe (Cho et al., 2003). Auch Patientinnen mit Endometrium-Karzinom zeigten ein längeres Überleben, wenn sie eine höhere Zahl $CD8^+$ T-Zellen im Tumorgewebe aufwiesen als Patientinnen mit geringerer Anzahl (Kondratiev et al., 2004). Die Zahl intraepithelialer $CD8^+$ T-Zellen erwies sich ebenso wie das Tumorstadium und die Tumorvaskularisation als unabhängiger Prädiktor für das Überleben.

Diese Untersuchungen beschränkten sich auf die deutlich schwerer zugänglichen Tumor infiltrierenden Lymphozyten. Hinsichtlich der peripheren Lymphozyten finden sich jedoch einige Hinweise. So wurde eine höhere Zahl $CD3^+ CD8^+$ T-Lymphoyzten als signifikanter Prädiktor für das Überleben von Patientinnen mit metastasiertem oder rezidiviertem Mamma-Karzinom beschrieben (Blake-Mortimer et al., 2004), während die Zahl der Gesamt-Leukozyten hier nicht korrelierte. In einer Studie von Nakamura et al. (2003) lag die Vierjahres-Überlebensrate von Patienten mit Lungen-Karzinom, die einen hohen Anteil $HLA-DR^+ CD8^-$ Zellen aufwiesen, bei 26 %, während das Survival von Patienten mit geringerem Anteil bei 53 % lag. Der Anteil $HLA-DR^+ CD4^+$ aktivierter T-Helfer/Induktor-Lymphozyten oder $HLA-DR^+ CD8^+$ aktivierter T-Zellen korrelierte hier jedoch nicht mit dem Überleben.

Eigene Vorarbeiten deuten an, dass eine bestimmte lymphozytäre Konstellation im peripheren Blut typischerweise als Reaktion auf tumorbedingten Gewebszerfall auftreten kann (Büssing und Schietzel, 1997a,

1997b; Büssing, 2005): Patienten mit metastasierten Tumoren hatten im Vergleich zu gesunden Probanden und Patienten ohne Metastasierung deutlich höhere Anteile HLA-DR$^+$ (aktivierter) T-Zellen bzw. zeigen eine Vermehrung suppressorischer Zellen mit Memory-Phänotyp (CD8$^+$ CD28$^-$ CD62L^{low}) und (hierzu negativ korrelierend) eine Reduktion naiver zytotoxischer Zellen (CD8$^+$ CD28$^+$ CD62L^{high}).

Um aus der Vielzahl messbarer immunologischer Parameter für die Begleitung von Tumorpatienten relevante Parameter identifizieren zu können, sollten diese in einem praxisnahen Setting untersucht werden. Da sich die beschriebenen Konstellationen einer Auseinandersetzung des zellulären Immunsystems mit Tumorzellen (oder anderen Körperzellen) sowohl über mehrere Monate erstrecken als auch eventuell nur sehr kurzfristig beobachtbar sein können, sollen die entsprechenden Parameter bei Tumorpatienten unter einer Misteltherapie über mindestens sechs Monate verfolgt werden, um zu erwartende Änderungen des immunologischen Profils einschätzen und mögliche Zusammenhänge mit dem Tumorstaging/-grading sowie der Lebensqualität darstellen zu können.

Patienten und Methoden

Patienten

In der Tumorambulanz des Gemeinschaftskrankenhauses Herdecke wurde der zelluläre Immunstatus von Tumorpatienten erhoben, welche sich zur Beratung und Behandlung mit einem Mistelpräparat vorgestellt hatten (Büssing *et al.*, 2007). Diese wurden über die vorliegende Anwendungsbeobachtung gemäß §67 Abs. 6 des Arzneimittelgesetztes aufgeklärt und gaben eine schriftliche Einwilligung zur Teilnahme ab. Die Patienten wurden nicht selektiert, sondern konsekutiv eingeschlossen.

Als Einschlusskriterien wurden definiert: Vorliegen der Geschäftsfähigkeit und schriftliche Einwilligungserklärung, Karnofsky-Index > 60%, Serum-Kreatinin < 1,5 mg %, SGOT und SGPT < 2 x oberer Normwert, Leukozyten > 3.000/µl, Thrombozyten > 100.000/µl, vorangegangene Operationen vor mehr als zwei Wochen, vorangegangene Immun- oder Strahlentherapie vor mehr als vier Wochen, Chemotherapie vor mehr als vier Wochen, Misteltherapie vor mehr als zwölf Wochen. Ausschlusskriterien waren Teilnahme an einer Anwendungsbeobachtung bzw. Studie während der letzten vier Wochen, immunmodulierende Therapien, Schwangerschaft und Stillzeit, schwerwiegende internistische Begleiterkrankungen, persistierende Toxizität einer vorangegangenen Chemo- oder Strahlentherapie.

In der Auswertung wurden 67 Patienten berücksichtigt (Büssing et al., 2007). 67 % der Patienten waren weiblichen und 33 % männlichen Geschlechts. Das mittlere Alter betrug 60,6 ± 9,6 Jahre. 36 Patientinnen hatten Brustkrebs, 14 Patienten Prostatakrebs und 17 einen Darmtumor (8 Colon, 8 Rectum, 1 Sigma).

Das Staging der Tumoren zeigte folgendes Muster: Tumorausbreitung (T): 37 % T1, 41 % T2, 17 % T3 und 5 % T4. Lymphogene Metastasierung (N): 70 % N0, 25 % N1 und 5 % N2. Fernmetastasen (M): 85 % M0 und 15 % M1. Das Grading (G) zeigte folgende Verteilung: 12 % G1, 64 % G2 und 25 % G3.

Laborparameter

Folgende Parameter des peripheren Blutes wurden mit den etablierten Routinemethoden bestimmt: Leukozyten, Lymphozyten, Monozyten, Erythrozyten, Thrombozyten, Hämoglobin, Neutrophile, Eosinophile, $CD3^+$ T-Lymphoyzen, $CD19^+$ B-Lymphozyten, $CD16^+/CD56^+$ $CD3^-$ NK-Zellen, $CD4^+$ T-Helfer/Induktor-Lymphozyten, $CD8^+$ $CD28^+$ suppressorische Zellen, $CD8^+$ $CD28^-$ zytotoxische Zellen, $HLA-DR^+$ (aktivierte) T-Zellen, $CD25^+$ (aktivierte) T-Zellen, Expression des L-Selektions auf $CD8^+$ T-Zellen (differenziert nach $CD62L^{high}$ und $CD62L^{low}$), sowie die Serumproteine Glutamat-Oxalacetat-Transaminase (GOT; Aspartat-Aminotransferase), Glutamat-Pyruvat-Transaminase (GPT; Alanin-Aminotransferase), Gamma-Glutamyl-Transferase (gGT) und das C-reaktive Protein (CRP).

Lebensqualität

Zur Beurteilung der Lebensqualität wurde der HLQ-Fragebogen verwendet (Schulte et al., 2000; Ostermann et al. 2005), der in der allgemeinen Fassung folgende Faktoren abbildet: körperliche Verfassung, Vitalität, Persönlichkeitspräsenz, seelisches Verhalten und soziales Umfeld.

Patienten

Mit Hilfe des Statistikprogramms SPSS 12.0 wurden Korrelationsanalysen durchgeführt, die ausdrücklich einen explorativen Charakter haben und nicht als Wirksamkeitsnachweis für eine Misteltherapie vorgesehen sind. Hinsichtlich der zu korrelierenden immunologischen Parameter wurde ein Fokus auf solche gelegt, die bereits im Vorfeld als möglicherweise relevant für einen Hinweis auf Tumorprogress vermutet wurden (Büssing, 2005).

Ergebnisse

Wie in Tabelle 1 gezeigt, bestand bei den Tumorpatienten kein signifikanter Zusammenhang zwischen den Staging-Variablen Tumorausbreitung (T), lymphogene Metastasierung (N), Fernmetastasen (M) sowie dem Grading (G). Lediglich zwischen T und N zeigte sich ein moderater Zusammenhang (r=0,309).

Die Fernmetastasierung korrelierte deutlich mit den Leberenzymen GOT, GPT und gGT, die Tumorausdehnung moderat mit GPT und dem CRP. Die lymphogene Metastasierung zeigte keinen positiven Zusammenhang mit den Leberenzymen. Ein positiver Zusammenhang konnte außerdem zwischen der Erythrozytenzahl und der Tumorausbreitung sowie zwischen dem Anteil der eosinophilen Granulozyten und dem Grading gefunden werden (Tabelle 1).

Als „indikative" zelluläre Immunparameter wurden, wie beschrieben (Büssing *et al.*, 2005), $CD8^+$ $CD28^-$ suppressorische Zellen, HLA-DR+ (aktivierte) T-Zellen und $CD4^+$ T-Helfer/Induktor-Lymphozyten sowie der resultierende CD4/CD8-Quotient angesehen. Hier fand sich ein schwacher Zusammenhang (Tabelle 1) zwischen dem relativen Anteil der $CD8^+$ $CD28^-$ suppressorischen Zellen und der Tumorausbreitung (r=0,266), sowie zwischen der Expression des MHC-Klasse II-Moleküls HLA-DR auf den T-Zellen mit der lymphogenen Metastasierung (r=0,277). Die $CD4^+$ T-Helfer/Induktor-Lymphozyten (und der CD4/CD8-Quotient) hingegen korrelierten negativ mit dem Grading und der lymphogenen, nicht jedoch mit der Fern-Metastasierung. Alle weiteren Parameter (inkl. Leukozytenzahl) zeigten keinerlei signifikanten Zusammenhang mit Staging und Grading.

Tab. 1: Korrelation zwischen Tumorstatus, Lymphozytensubpopulationen, Leberenzymen und Lebensqualität beim Erstkontakt in der Tumorambulanz

Staging /Grading	Staging			Grading
	T	N	M	G
T	1,000	,309 *	,078	,202
N		1,000	,222	,025
M			1,000	,256
G				1,000
Serumproteine				
GOT	-,134	,074	,358 **	,187
GPT	,116	,092	,424 **	,253
gGT	,263 *	,233	,332 **	,033
CRP	,305 *	,128	,135	,181
Zellulärer Immunstatus				
Leukozyten (n)	,232	-,139	,076	-,016
Erythrozyten (n)	,394 **	-,119	,004	,103
Eosinophile (%)	-,044	,194	,051	,336 **
Lymphozytensubsets				
%CD4$^+$ Th	-,176	-,324 *	-,032	-,368 **
%CD8$^+$ CD28$^-$ Ts	,266 *	,174	-,012	,297 *
%CD8$^+$ CD28$^+$ Tc	-,036	,044	,034	-,049
% CD28$^+$ in CD8$^+$	-,203	-,057	,047	-,220
CD4/CD8 Quotient	-,179	-,276 *	-,012	-,353 **
%CD62L^{hi} in CD8$^+$	-,232	,020	-,059	-,163
%CD62L^{lo} in CD8$^+$	,232	,033	-,003	,091
%CD16$^+$/CD56$^+$ NK	-,105	,094	-,127	-,039
%HLA-DR$^+$ in CD3$^+$	-,036	,277 *	-,034	,155
Lebensqualität (HLQ)				
Körperliche Verfassung	,015	-,081	,090	,017
Vitalität	-,169	-,119	-,397 **	-,218
Seelisches Verhalten	-,214	-,032	-,106	-,270 *
Persönlichkeitspräsenz	,073	,045	,169	,069
Soziales Umfeld	-,107	-,200	,036	-,019
HLQ-Gesamt-Score	-,205	-,151	-,113	-,207

* $p < 0,05$ bzw. ** $p < 0,01$ (Spearman's rho, 2-seitig)

Hinsichtlich der Lebensqualität (Tabelle 1) fanden sich ein negativer Zusammenhang zwischen der Fernmetastasierung und der Vitalität, sowie eine signifikante negative Korrelation zwischen dem Grading und der emotionalen Gestimmtheit. Für alle weiteren Zusammenhänge zwischen Lebensqualitätsaspekten und dem Staging/Grading konnte kein relevantes Signifikanzniveau erreicht werden

In einem nächsten Schritt wurde untersucht, ob signifikante Zusammenhänge zwischen ausgewählten zellulären Immunparametern und der Lebensqualität besteht. Wie in Tabelle 2 dargestellt, besteht ein schwacher negativer Zusammenhang zwischen der Persönlichkeitspräsenz und dem Anteil der $CD4^+$ T-Helfer/Induktor-Lymphozyten (r= -0,287) sowie ein positiver mit den CD8+ $CD28^+$ zytotoxischen Zellen (r=0,277). Die körperliche Verfassung wies eine negative Assoziation mit den $CD8^+$ $CD62L^{high}$ (Memory) Zellen auf (r= -0,320). Für Leukozyten, Monozyten, Erythrozyten und Eosinophile zeigten sich keine signifikanten Zusammenhänge (nicht dargestellt). In Bezug auf die Serumproteine fanden sich mit Ausnahme einer negativen Korrelation zwischen der Vitalität und gGT (r= -0,310) keinerlei signifikante Zusammenhänge.

Da sich die Patienten in der Tumorambulanz zur Behandlung mit einem Mistelextrakt vorgestellt hatten, sollten die oben dargestellten Zusammenhänge im Verlauf von 6 Monaten verfolgt werden, um zu erwartende Änderungen der Assoziationen verfolgen zu können. Es sollte also nicht der Einfluss einer bestimmten therapeutischen Intervention verifiziert werden, sondern nur das Änderungsverhalten.

Hinsichtlich der Lebensqualität fand sich zu Beginn der Beobachtungszeit ein schwacher negativer Zusammenhang zwischen der HLA-DR-Expression auf den T-Zellen mit der körperlichen Verfassung (Tabelle 3), dieser verschwand während des 3./4. Monats und wurde im 5./6. Monat positiv – es fand unter einer Misteltherapie (Iscador) also eine Zusammenhangs-Umkehr statt. Hierzu passte der schwache positive Zusammenhang mit dem Anteil der $CD8^+$ $CD28^-$ Suppressor-Zellen sowie der negative mit dem Anteil der $CD28^+$ Zellen innerhalb des $CD8^+$ Subsets. Sowohl innerhalb der ersten als auch während der letzten zwei Monate fand sich ein schwacher Zusammenhang zwischen seelischer Gestimmtheit und den $CD8^+$ $CD28^+$ zytotoxischen Zellen, der während des 3./4. Monats jedoch nicht nachweisbar war. Für alle weiteren Parameter fanden sich entweder keine oder nur geringfügige und zudem inkonsistente Zusammenhänge.

Tab. 2: Korrelation zwischen Lebensqualität, Lymphozytensubpopulationen und Leberenzymen beim Erstkontakt in der Tumorambulanz

	Körperl. Verfassung	Vitalität	Seelisches Verhalten	Persönlichkeitspräsenz	Soziales Umfeld	HLQ-Gesamt-Score
Serumproteine						
GOT	-,143	-,116	-,103	-,066	,081	-,130
GPT	-,100	-,135	-,133	-,011	,067	-,131
gGT	-,191	-,310 *	-,032	-,034	,006	-,203
CRP	-,080	-,182	-,113	-,067	,071	-,148
Lymphozytensubsets						
%CD4$^+$ Th	,123	,111	,144	-,287 *	,227	,174
%CD8$^+$ CD28$^-$ Ts	,075	,190	,033	,027	-,034	,096
%CD8$^+$ CD28$^+$ Tc	-,044	-,180	-,153	,277 *	-,045	-,111
% CD28$^+$ in CD8$^+$	-,062	-,211	-,062	,205	,013	-,059
CD4/CD8 Quotient	-,051	-,042	,050	-,118	,169	,039
%CD62L^{hi} in CD8$^+$	-,320 *	,011	-,073	-,016	-,085	-,193
%CD62L^{lo} in CD8$^+$	,014	-,112	,117	-,001	-,026	,024
%CD16$^+$/CD56$^+$ NK	-,053	,088	-,158	,085	-,027	-,073
%HLA-DR$^+$ in CD3$^+$	-,199	-,085	-,130	-,058	-,161	-,245

* $p < 0,05$ bzw. ** $p < 0,01$ (Pearson, 2-seitig)

Tab. 3: Korrelation zwischen definierten lymphozytären Subpopulationen und Lebensqualität im 6-monatigen Verlauf

	%HLA-DR+ in CD3+	%CD4+ Th	%CD8+ CD28- Ts	%CD8+ CD28+ Tc	% CD28+ in CD8+	CD4/ CD8 Quotient	%CD16+/ CD56+ NK
1.+ 2. Monat							
Körperliche Verfassung	-,204 *	,046	,095	,008	-,062	-,100	-,249 **
Vitalität	-,105	,142	,092	-,133	-,081	,063	-,044
Seelisches Verhalten	-,126	,099	,075	-,190 *	-,113	,036	-,079
Persönlichkeitspräsenz	-,040	-,086	,034	,203 *	,129	-,080	-,047
Soziales Umfeld	-,076	,046	,081	-,059	-,070	-,006	-,101
HLQ-Gesamtscore	-,200 *	,148	,118	-,126	-,081	,033	-,182 *
3.+ 4. Monat							
Körperliche Verfassung	,053	,079	,049	,013	-,039	-,038	-,129
Vitalität	,056	,137	,061	-,146	-,081	,110	-,027
Seelisches Verhalten	,029	,012	-,028	-,092	,000	,026	,000
Persönlichkeitspräsenz	,048	,127	-,080	,171	,174	,051	-,176 *
Soziales Umfeld	,009	,131	-,066	-,061	,034	,064	,098
HLQ-Gesamtscore	,069	,162	-,014	-,076	,011	,090	-,119
5.+ 6. Monat							
Körperliche Verfassung	,267 **	-,095	,231 *	-,145	-,276 **	-,105	,045
Vitalität	,093	,148	,068	-,170	-,130	,134	,023
Seelisches Verhalten	,044	-,017	-,048	-,178 *	-,036	,069	-,047
Persönlichkeitspräsenz	,163	,012	,111	,041	-,064	-,006	,121
Soziales Umfeld	,027	,032	,045	-,156	-,096	-,002	-,072
HLQ-Gesamtscore	,170	,049	,103	-,257 **	-,188 *	,069	,018

* $p < 0{,}05$ bzw. ** $p < 0{,}01$ (Pearson, 2-seitig).

Zusammenfassende Diskussion

In der vorliegenden explorativen Untersuchung konnte an 67 Patienten mit unterschiedlichen Tumorentitäten (Brust-, Darm- sowie Prostata-Krebs) gezeigt werden, dass die lymphogene Metastasierung (N) und das Tumor-Grading (G) mit zellulären Immunparametern korrelieren können, insbesondere mit dem Anteil der $CD4^+$ T-Helfer/Induktor-Lymphozyten (negativ), $CD8^+$ $CD28^-$ Suppressor-Zellen (positiv) - und davon abhängig der CD4/CD8-Quotient (negativ) – sowie mit der HLA-DR-Expression auf den T-Zellen (positiv). Die Fernmetastasierung (M) hingegen zeigte keinen Zusammenhang mit peripheren Lymphoyzensubsets, jedoch mit den Leberenzymen, was nachvollziehbar ist. Die Tumorausdehnung zeigte einen deutlichen positiven Zusammenhang mit der Erythrozytenzahl, dem CRP und den $CD8^+$ $CD28^+$ Suppressor-Zellen. Die Grundhypothese, dass bestimmte immunkompetente Zellen mit dem Tumorstaging/-grading zusammenzuhängen scheinen, lässt sich somit bestätigen. Hinsichtlich ihrer prognostischen Wertigkeit können zunächst noch keine Aussagen getroffen werden.

Zusammenhänge zwischen variablen immunologischen Parametern und der sich im Verlauf einer Misteltherapie ebenfalls ändernden Lebensqualitäts-Aspekte konnten nur bedingt bestätigt werden. Hier kommt am ehesten der körperlichen Verfassung und dem seelischen Verhalten („Gestimmtheit") eine gewisse Bedeutung zu. Um zu verlässlichen Aussagen (auch vor dem Hintergrund der Problematik multipler Teste) kommen zu können, müssen diese eher schwachen Zusammenhänge in Folgestudien detaillierter untersucht werden. Die bisherigen klinischen Arbeiten zur Beeinflussung peripherer Immunzellen von Tumorpatienten durch Mistelpräparate sind eher widersprüchlich (Büssing, 2006), sodass beobachtbare Zusammenhänge vom jeweils besonderen Kontext abhängig sein könnten.

Die vorliegende Auswertung verfolgte das Ziel, aus der Vielzahl messbarer immunologischer Parameter solche identifizieren zu können, die für die Begleitung von Tumorpatienten prognostisch möglicherweise relevant sind. Die beschriebenen Parameter könnten für konfirmatorische Untersuchungen an einem größeren Patientenkollektiv einbezogen werden.

Danksagung

Herzlichen Dank an die Werner Richard – Dr. Karl Doerken Stiftung für die Unterstützung der Arbeit im immunologischen Labor der Krebsforschung Herdecke e.V.

Literatur

Blake-Mortimer J. S., Sephton S. E., Carlson R. W., Stites D., Spiegel D. (2004): Cytotoxic T lymphocyte count and survival time in women with metastatic breast cancer, Breast J 10: 195–199.

Büssing A., Stumpf C., Tröger W., Schietzel M. (2007): Course of mitogen stimulated T lymphocytes in cancer patients treated with *Viscum album* extracts, Anticancer Res 27 (4C): 2903–2910.

Büssing A. (2006): Immune modulation using mistletoe extracts. Influencing cell function through subcutaneous and intravenous application, Arzneimittel-Forsch 56 (6a): 508–515.

Büssing A. (2005): Immunstatusuntersuchung bei Tumorpatienten. Dtsch Z Onkol 37: 135–139.

Büssing A., Schietzel M. (1997a): Increase of HLA-DR+ T cells and CD8+ CD28- putative suppressor cells in patients with metastases, low grade lymphoma, systemic sclerosis and HIV infection, Immunol Lett, 56 (Suppl.): 454, P.5.10.27.

Büssing A., Schietzel M. (1997b): Increase of HLA-DR+ T cells and decrease of CD8+ CD28+ putative cytotoxic cells with 'naïve' phenotype (CD62Lhi) in cancer patients with dissemination, Eur J Cancer 33 (suppl. 8): S51, 221.

Cho Y., Miyamoto M., Kato K., Fukunaga A., Shichinohe T., Kawarada Y., Hida Y., Oshikiri T., Kurokawa T., Suzuoki M., Nakakubo Y., Hiraoka K., Murakami S., Shinohara T., Itoh T., Okushiba S., Kondo S., Katoh H. (2003): CD4+ and CD8+ T cells cooperate to improve prognosis of patients with esophageal squamous cell carcinoma, Cancer Res 63: 1555–1559.

Kondratiev S., Sabo E., Yakirevich E., Lavie O., Resnick M. B. (2004): Intratumoral CD8+ T lymphocytes as a prognostic factor of survival in endometrial carcinoma, Clin Cancer Res 10: 4450–4456.

Nakamura H., Saji H., Aute I., Kawasaki N., Hosaka M., Ogata A., Saijo T., Kato H. (2003): Peripheral leukocytes with HLA-DR+/CD8- phenotype are associated with prognosis in patients with lung cancer, Anticancer Res 23: 4149–4152.

Ostermann T., Büssing A., Beer A. M., Matthiessen P. F. (2005): The Herdecke questionnaire on quality of life (HLQ): Validation of factorial structure and development of a short form within a naturopathy treated in-patient collective, Health Qual Life Outcomes 3: 40: 1–10.

Schulte M., Heckmann C., Kümmell H. C. (1999): Der Herdecker Fragebogen zur Lebensqualität (HLQ): Entwicklung, Ergebnisse, Verwendungsmöglichkeiten, In: P. Heusser (Hrsg): Akademische Forschung in der Anthroposophischen Medizin: Peter Lang Verlag Bern, 249–253.

Prof. Dr. Arndt Büssing,[1] Dr. Wilfried Tröger,[2] Dr. Cristina Stumpf,[3]
Prof. Dr. Michael Schietzel[3,4]

[1] Lehrstuhl für Medizintheorie und Komplementärmedizin, Universität Witten/Herdecke
[2] Klinische Forschung Dr. Tröger, Freiburg
[3] Tumorambulanz, Gemeinschaftskrankenhaus Herdecke
[4] Krebsforschung Herdecke e.V., Immunologisches Labor, Bochum-Gerthe

Korrespondenzadresse:
Prof. Dr. Arndt Büssing
Lehrstuhl für Medizintheorie und Komplementärmedizin
(Leitung: Prof. Dr. Peter F. Matthiessen)
Universität Witten/Herdecke
Gerhard-Kienle-Weg 4, D-58313 Herdecke
arndt.buessing@uni-wh.de

Kontrollierte Studien zur präventiven Misteltherapie bei Myomen, Endometriosen und Cervix Dysplasie

Controlled studies for the prevention of cancer with a mistletoe extract for myomas, endometrioses and cervix dysplasia

Ronald Grossarth-Maticek, Renatus Ziegler

Zusammenfassung
Ziel: Langfristig vergleichende Beobachtung der präventiven Wirkung einer Therapie mit dem Mistelextrakt Iscador® als Zusatztherapie zur Standardtherapie auf Krebserkrankung und Tod durch Krebs von Patientinnen mit Myomen, Endometriosen oder Cervix Dysplasie. **Design**: Je eine randomisierte und eine nichtrandomisierte vergleichende prospektive Kohortenstudie im Matched-Pair-Design zu Patientinnen mit Myomen, Endometriosen und Cervix Dysplasie. **Matching-Kriterien**: Diagnoseparameter, Alter bei Erstdiagnose, Jahr der Erstdiagnose. **Patientinnen**: Rekrutierung aus: Heidelberger Prospektive Interventionsstudie, sechs Krankenhäuser und Nachsorgeeinrichtungen in Deutschland, Institut für Präventive Medizin in Heidelberg. **Untersuchungszeitraum**: Prospektive Datenerfassung zwischen 1973 und 1998. Abschliessende Nachuntersuchung 1999 bis 2001. **Zielkriterien**: Krebsfreies Überleben, krebsbedingtes Überleben. **Deskriptive Resultate**: Bei allen Studien zeigte die Iscadorgruppe bei Patientinnen mit Myomen, Endometriosen und Cervix Dysplasie sowohl weniger Krebserkrankungen als auch weniger Todesfälle durch Krebs. **Schlussfolgerungen**: Für Myome, Endometriosen und Cervix Dysplasie zeigten die randomisierten und die nichtrandomisierten Studien konsistent bessere Resultate in der Iscadorgruppe bei krebsfreiem und krebsbedingtem Überleben.

Schlüsselwörter: *Viscum album* L., Iscador, krebsfreies Überleben, krebsbedingtes Überleben, Endometriose, Myome, Cervix Dysplasie.

Summary

Objective: Long-term comparative study of the preventive effect of therapy with Iscador® mistletoe extract as complementary to standard therapy on cancer incidence and death through cancer in female patients suffering from myomas, endometrioses or cervix dysplasia. **Design**: Matched-pair study design involving, respectively, one randomized and one non-randomized controlled prospective cohort study on female patients with myomas, endometrioses and cervix dysplasia. **Matching criteria**: diagnosis parameters, age at first diagnosis, year of first diagnosis. **Patients**: Recruitment from: Heidelberg Prospective Intervention Study, six hospitals and after-care institutions in Germany, Institute for Preventive Medicine in Heidelberg. **Study duration**: Prospective data recording between 1973 and 1998. Concluding follow-up from 1999 to 2001. **Target criteria**: Cancer incidence, death through cancer. **Descriptive Results**: In all studies, the Iscador group of patients with myomas, endometrioses and cervix dysplasia had fewer cancer cases as well as fewer deaths through cancer. **Conclusions**: For myomas, endometrioses and cervix dysplasia, the randomized and non-randomized studies demonstrated in the Iscador group consistently better results on cancer-free and cancer-related survival.

Keywords: *Viscum album* L., Iscador, cancer-free survival, cancer-related survival, endometriosis, myoma, cervix dysplasia.

Einleitung

Es gibt wenig langfristig angelegte epidemiologische Studien zu den Auswirkungen der Misteltherapie auf klinisch relevante Parameter und insbesondere wenig randomisierte Studien zu den Langzeitfolgen dieser Therapie. Die hier vorgestellten drei randomisierten und drei nichtrandomisierten Studien sind *Teilstudien* verschiedener breit und langfristig angelegter epidemiologischer Studien zur Krebsprävention in Deutschland unter Berücksichtigung des Einflusses und der Interaktion organisch-physiologischer, psycho-sozialer, individueller und therapeutischer Faktoren. Es handelt sich um in der Datenerhebung **prospektiv** durchgeführte Langzeit-Kohortenstudien zu prognostischen Faktoren in Bezug auf Eintritt und Verlauf von Krebserkrankungen (Grossarth-Maticek, 1999, 2003; Stierlin und Grossarth-Maticek, 1998; Grossarth-Maticek *et al.*, 2001).

Endometriose, Myome und Cervix Dysplasie sind häufige Erkrankungen von Frauen. Als Primärtherapie werden immer wieder Mistelpräparate eingesetzt, es scheint jedoch keine Literatur über die Art der Therapie und ihre klinischen Auswirkungen zu geben. Da jedoch Myome (gutartige Tumoren), Endometriosen (Analogien zu Krebs wie rasches Wachstum, erhöhte Proliferation, invasiver Charakter, Metastasenbildung) und Cervix Dysplasie (Präkanzerosen) eine Verwandtschaft zum Krebs haben, ist ihre Anwendung nachvollziehbar. Im Falle von Myomen und Endometriose ist ein Einsatz der Misteltherapie als explizite Maßnahme zur Krebsprävention nicht sehr wahrscheinlich, da die maligne Transformation dieser Krankheiten ein sehr seltenes Ereignis ist.

In diesen Studien wird nun nicht die Auswirkung der Misteltherapie als Primärtherapie auf den klinischen Verlauf der Myombildung, der Endometriose oder der Cervix Dysplasie untersucht, sondern die Auswirkungen der Misteltherapie mit Iscador® auf krebsfreies Überleben, tumorabhängiges Überleben und Gesamtüberleben. Dazu scheint es weder Studien noch Literaturberichte zu geben.

Material und Methoden

Datenquellen

Die Daten stammen aus drei Quellen:
Gruppe A: Heidelberger Prospektive Interventionsstudie (Rekrutierung 1973–1995).
Gruppe B: Sechs Krankenhäuser und Nachsorgeeinrichtungen in Deutschland (Rekrutierung 1976–1986).
Gruppe C: Ratsuchende Frauen, die sich zum Thema Selbstregulation und Autonomietraining an das Institut für Präventive Medizin in Heidelberg gewandt haben (1973–1995).

Zur Diskussion um die Herkunft, Qualität und Verlässlichkeit der Daten siehe Grossarth-Maticek und Ziegler (2005).

Protokoll, Fallzahl- und Analysenplanung

Außer der prospektiven Festlegung der Struktur des Erstinterviews und der Follow-up-Datenerhebungen sowie der Kriterien der Paarbildung wurden prospektiv weder ein spezifisches Studienprotokoll, noch eine Fallzahlplanung, noch ein Analyseplan, also auch keine vorformulierten spezifischen Studienhypothesen erstellt.

Studienziele

Folgende Studienziele wurden festgelegt:
– Krebsfreies Überleben: Zeit bis Krebserkrankung.
– Krebsabhängiges Überleben: Zeit bis Tod durch Krebs,
– Gesamtüberleben: Zeit bis Tod aus irgendwelchen Gründen.

Risikofaktoren

Als Risikofaktoren wurden beschrieben:
– Rauchen: Anzahl Zigaretten pro Tag.
– Alkohol: Gramm Alkohol pro Tag.
– Ernährung: Anzahl Tage im Monat mit Getreide, Gemüse und/oder Früchte.

Patientinnen

In die Studie eingeschlossen wurden Krebspatientinnen aller Altersstufen mit vollständigen medizinischen Daten und expliziter Einwilligung. Alle Patientinnen erhielten eine Standardtherapie (inklusive watchful waiting). Folgende Diagnosegruppen wurden rekrutiert und prospektiv weiterverfolgt: Endometriose (genitalis interna); Myome (subserosus, submukosus, intramural); Cervix Dysplasie (PAP III, IV).

Behandlung und Kontrolle

Prüfmedikation war das Mistelpräparat Iscador®. Es wurde nur die Gesamtdauer der Iscador-Anwendung in Monaten registriert, nicht aber die Iscador-Sorte, die Frequenz und die Intervalle der Applikation, das Dosierungsschema oder die Gesamtdosis. Die Kontrollpatientinnen erhielten nur die Standardtherapie. Eventuell ergänzende nicht-konventionelle Therapiemaßnahmen (Ko-Interventionen) wurden nicht dokumentiert.

Follow-up

Bei nicht metastasierten Stadien gab es etwa alle drei bis fünf Jahre ein Follow-up. Die letzte Nachuntersuchung zur Todesursache in den Jahren 1999 bis 2001 erfolgte für die jeweiligen Paare innerhalb einer Woche.

Randomisierte Studien: Design und Auswertung

Datensätze

Im Rahmen der genannten epidemiologischen Kohortenstudien gibt es je eine prospektive randomisierte Kohortenstudie im Matched-Pair-Design zu folgenden gynäkologischen Erkrankungen: Myome, Endometriosen, Cervix Dysplasie (Tab. 1).

Tab. 1: Fluss der Matched Pairs in den randomisierten Studien

Randomisierte Studien	Anzahl Matched Pairs					
	ursprünglich gematcht	Studienteilnahme abgelehnt	ausgeschieden	verloren	fehlende Daten	analysiert
Myom	35	2	1	0	1	31
Endometriose	80	2	8	9	6	55
Cervix Dysplasie	46	1	2	1	0	42

Design

Datenerfassung bei Baseline

Personendaten und medizinische Daten wurden in einem höchstens drei Jahre nach der Erstdiagnose liegenden Erstinterview erhoben und durch Kontakt mit dem behandelnden Arzt ergänzt bzw. bestätigt.

Prospektives paarweises Matching

Aus dem Pool der sukzessive rekrutierten Patientinnen ohne Mistel- und Immuntherapie, die an keiner anderen Studie beteiligt waren, wurden in einem Zeitraum von zwölf Monaten nach der Rekrutierung (Erstinterview) Paare gebildet. Die beiden Partnerinnen eines Paares stammen jeweils aus einer der Gruppen A, B bzw. C (siehe oben).

Paarbildung nach prognostischen Faktoren

In allen randomisierten Experimenten wurde ein möglichst gutes Matching nach folgenden prognostischen Faktoren durchgeführt: Alter, Jahr der Erstdiagnose, Diagnoseparameter.

Intervention

Es wurde die Empfehlung an die Patientin ausgesprochen, eine Iscador-Therapie in Absprache mit ihrem Hausarzt zu beginnen.

Paarweise Randomisierung

Wie sich im Nachhinein ergab, erfolgte die Randomisierung exakt gemäß den Empfehlungen der CONSORT-Gruppe (Moher *et al.*, 2001; Altman *et al.*, 2001), welche die folgenden drei Komponenten als von besonderer Bedeutung hervorheben: sequence generation, allocation concealment, implementation. Alle drei Merkmale sind vollständig erfüllt:
1. Sequence generation: Unmittelbar nach einer Paarbildung wurden durch den Studienleiter in einen Hut zwei Zettel mit den Namen der Partnerinnen des entsprechenden Matched Pairs gelegt und anschließend durch einen maskierten Mitarbeiter einer davon gezogen. Durch die vorgängig festgelegte Zuteilungsregel, dass die zuerst gezogene Patientin eine Empfehlung für eine Iscador-Therapie erhält, ist keine subjektive Beeinflussung des Vorgangs möglich.
2. Allocation concealment: Maskierung des Interventions-Zuteilungsmechanismus vor Beginn der Intervention: Der genannte Zuteilungsmechanismus lässt keinen Spielraum zwischen der Erzeugung und der Zuteilung. Er kann trivialerweise nicht demaskiert werden.
3. Implementation: Der nicht direkt am Randomisierungsprozess beteiligte Studienleiter leitet die Empfehlung zur Iscador-Therapie an die entsprechende Patientin weiter. – Es handelt sich um eine Randomisierung ohne Restriktion, denn es wird weder nach den dem Matching zugrunde liegenden prognostischen Faktoren stratifiziert noch vorgängig eine bestimmte Gruppengröße festgelegt. Es findet also weder eine Stratifikation noch eine Blockbildung statt.

Informed Consent

Nach einer mündlichen Aufklärung über die Ziele der prospektiven Kohortenstudie haben sich alle rekrutierten Patientinnen explizit mündlich für eine Teilnahme an der Studie ausgesprochen (keine schriftliche Dokumentation). Die Kontrollpatientinnen wurden über das Verfahren der paarweise randomisierten Therapieempfehlung nicht orientiert (Spezialfall des „Zelen randomised consent design").

Ausschluss von gematchten Paaren

1. Wenn die randomisierte Zuweisung einer Therapie-Empfehlung durch die Patientin und/oder den behandelnden Arzt nicht aufgegriffen wird, oder die Kontrollpatientin auf eigene Initiative eine Mistel- oder Immuntherapie beginnt.
2. Wenn eine Partnerin einen nicht krebsbedingten Tod erleidet (Unfall, Selbstmord, etc.).
3. Verweigerinnen, Dropouts und in der Nachuntersuchung nicht mehr auffindbare Paare. – Alle ausgeschlossenen Paare wurden nicht weiterverfolgt. Sie wurden auch nicht für andere Studien als Kontrollen weiter verwendet.

Verblindung/Maskierung der Iscador-Therapie

Eine Verblindung ist auf die Intervention dieser Studie nicht anwendbar. Eine Verblindung der den Krankheitsverlauf beobachtenden Personen (outcome assessor) wurde nicht durchgeführt. Die Analyse wurde ebenfalls unverblindet durchgeführt.

Prognostische Faktoren

Prognostischer Faktor (außer den Matching-Variablen) war Selbstregulation beim ersten Assessment (Rekrutierung).

Deskriptive Resultate

Krebsfälle, Tod durch Krebs und Tod aus irgendwelchen Gründen sind in Tabelle 2 dargestellt.

Tab. 2: Deskriptive Analyse des Überlebens in den randomisierten Studien

Randomisierte Studien	Krebserkrankungen: Iscador *vs.* Kontrolle	Tod durch Krebs: Iscador *vs.* Kontrolle	Gestorbene: Iscador *vs.* Kontrolle
Myom	3 *vs.* 7	3 *vs.* 6	14 *vs.* 18
Endometriose	4 *vs.* 17	4 *vs.* 14	21 *vs.* 37
Cervix Dysplasie	6 *vs.* 13	5 *vs.* 12	23 *vs.* 29

Nichtrandomisierte Studien: Design und Auswertung

Datensätze

Im Rahmen der genannten epidemiologischen Kohortenstudien gibt es je eine prospektive kontrollierte nichtrandomisierte Kohortenstudie im Matched-Pair-Design zu den gynäkologischen Erkrankungen Myome, Endometriosen und Cervix Dysplasie (Tab. 3).

Tab. 3: Fluss der Matched Pairs in den nichtrandomisierten Studien

Nichtrandomisierte Studien	Anzahl Matched Pairs								
	ursprünglich gematcht	abgelehnt	ausgeschieden	verloren	fehlende Daten	unvollständiges Matching	analysiert	balanciert	strikt gematcht
Myom	134	2	5	6	2	4	115	109	67
Endometriose	74	3	0	0	0	0	71	65	45
Cervix Dysplasie	55	2	1	2	0	3	47	39	10

Design

Datenerfassung bei Baseline

Personendaten und medizinische Daten wurden in einem höchstens drei Jahre nach der Erstdiagnose liegenden Erstinterview erhoben und durch Kontakt mit dem behandelnden Arzt ergänzt bzw. bestätigt.

Prospektives paarweises Matching

Aus dem Pool der sukzessive rekrutierten Patientinnen mit Misteltherapie, die an keiner anderen Studie beteiligt waren, wurden in einem Zeitraum von zwölf Monaten nach der Rekrutierung Paare mit Kontrollpatienten gebildet. Die beiden Partnerinnen eines Paares stammen jeweils aus einer der Gruppen A, B bzw. C (siehe oben).

Paarbildung nach prognostischen Faktoren

In allen nichtrandomisierten Studien wurde ein möglichst gutes Matching nach folgenden prognostischen Faktoren durchgeführt: Alter, Jahr der Erstdiagnose, Diagnoseparameter.

Informed Consent

Nach einer mündlichen Aufklärung über die Ziele der prospektiven Kohortenstudie haben sich alle rekrutierten Patientinnen explizit mündlich für eine Teilnahme an der Studie ausgesprochen (keine schriftliche Dokumentation).

Ausschluss von gematchten Paaren

1. Wenn eine Partnerin einen nicht krebsbedingten Tod erleidet (Unfall, Selbstmord, etc.).
2. Verweigerinnen, Dropouts und in der Nachuntersuchung nicht mehr auffindbare Paare. – Alle ausgeschlossenen Paare wurden nicht weiterverfolgt. Sie wurden auch nicht für andere Studien als Kontrollen weiter verwendet.

Deskriptive Resultate

Krebsfälle, Tod durch Krebs und Tod aus irgendwelchen Gründen sind in Tabelle 4 dargestellt.

Tab. 4: Deskriptive Analyse des Überlebens in den nichtrandomisierten Studien

Nichtrandomisierte Studien	Krebserkrankungen: Iscador *vs.* Kontrolle	Tod durch Krebs: Iscador *vs.* Kontrolle	Gestorbene: Iscador *vs.* Kontrolle
Myom	10 *vs.* 31	8 *vs.* 22	48 *vs.* 66
Endometriose	5 *vs.* 14	5 *vs.* 14	28 *vs.* 39
Cervix Dysplasie	3 *vs.* 9	3 *vs.* 8	19 *vs.* 26

Diskussion

Messgenauigkeit und Fehlklassifikation

Da nach dem Erstdiagnosejahr gematcht wurde, ist eine Klassifikation der Partnerinnen nach unterschiedlichen Kriterien unwahrscheinlich. Andererseits sind die vorliegenden medizinischen Daten nicht sehr präzise und zum Teil unvollständig (z. B. Diagnosedaten, allgemeine Risikofaktoren). Dies betrifft jedoch sowohl Iscador- als auch Kontrollpatientinnen.

Bei den randomisierten Matched-Pair-Studien wird der Selection Bias in den jeweiligen Paaren durch die Randomisierung neutralisiert. Der Performance Bias ist nicht abschätzbar, da Ko-Interventionen nicht vollständig erfasst wurden. Ein Detection Bias ist durch die harten Endpunkte nahezu ausgeschlossen. Für den Attrition Bias (Datenverlust, mangelhaftes oder einseitiges Follow-up) gibt es keine Hinweise, dass der geringe Datenverlust mit der Intervention assoziiert sein könnte. Ein einseitiges Follow-up liegt nicht vor. Bei Nachuntersuchungen wurden die Paare immer wenn möglich im Zeitrahmen einer Woche kontaktiert.

Für nichtrandomisierte Studien bleiben einige Probleme bestehen: Residual Bias kann es geben (1) bei nicht perfektem Matching, (2) bei nicht gematchten prognostischen Faktoren und (3) bei nicht erfassten prognostischen Faktoren. Als Lösung für (1) kann man im Sinne einer Sensitivitätsanalyse zusätzliche Datensets bilden und in der Analyse mit den vollen Sets vergleichen; bei balancierten Sets wurden diejenigen Paare ausgeschlossen, in denen die Iscador-Gruppe prognostisch begünstigt ist und in den streng gematchten Sets wurden nur diejenigen Paare berücksichtigt, die nach strengen Kriterien ohne Ausnahme gematcht werden konnten. Für (2) und (3) gibt es im Nachhinein keine Lösung mehr. Wie auch immer dieser Vergleich ausfällt, als Konsequenz ergibt sich, dass die interne Validität nichtrandomisierter Studien nicht hinreichend klar ist wegen Selection Bias und Confounding

Limitierungen der internen Validität

Die interne Validität wurde durch folgende Faktoren limitiert: geringe Fallzahlen, keine vorformulierten Hypothesen für statistische Tests und keine Fallzahlplanung, mangelnde Präzision der Daten (Diagnosedatum, Interviewdatum und Datum der Paarbildung nur in Jahreszahlen; keine exakte Bestimmung der Intervention), keine detaillierte Untersuchung der Ko-Interventionen (performance bias).

Limitierungen der externen Validität

Die externe Validität wurde durch folgende Faktoren limitiert: keine präzisen Ein- und Ausschlusskriterien für Patientinnen, Bevorzugung prognostisch günstiger Fälle (frühverstorbene Iscador- und/oder Kontrollpatienten können nicht mehr rekrutiert werden), Ausschluss von Patientinnen mit geringer Compliance bezüglich Iscador-Therapie (Empfehlung zur Iscador-Therapie wurde nicht aufgegriffen).

Adverse Events / Nebenwirkungen

Die systematische Erfassung und Klassifikation aller Arten von unerwünschten Ereignissen sowohl während konventioneller Therapie (Kontroll-Gruppe) als auch während zusätzlicher Iscador-Therapie (Iscador-Gruppe) war im ursprünglichen Studiendesign vom Anfang der 1970er Jahre nicht vorgesehen. Alle Patientinnen wurden jedoch informiert, dass eine Therapie mit dem Mistelextrakt Iscador zu milden bis mäßig starken unerwünschten Ereignissen führen könne, z. B. lokale Reaktionen am Injektionsort oder Fieber. Sie wurden angewiesen, nur solche Fälle von unerwünschten Ereignissen im Zusammenhang mit der Iscador-Therapie an die Studienleitung weiter zu melden, die mehr als einen Besuch beim behandelnden Arzt notwendig machten, z. B. schwere Allergien, anaphylaktische Reaktionen etc. Es wurden keine solchen Fälle gemeldet.

Schlussfolgerung

Wegen der genannten Limitierungen sind die Ergebnisse mit Vorsicht zu interpretieren. Für Patientinnen mit Myomen, Endometriosen oder Cervix Dysplasie zeigten die randomisierten und die nichtrandomisierten Studien konsistent positive Effekte in der Iscadorgruppe für krebsfreies und krebsbedingtes Überleben.

Finanzierung

Deutsche Forschungsgemeinschaft e.V., Bonn; Deutsche Krebshilfe e.V., Bonn; Stiftung für Bildung und Behindertenförderung GmbH, Stuttgart; Eduard Aeberhardt-Stiftung zur Förderung der Gesundheit, Zürich; Institute of Psychiatry (H.-J. Eysenck), University of London; Institut für Sozialmedizin, Universität Heidelberg; Rosemarie Schäfer, Florida, USA.

Ab 1999 erfolgte für die Schlusserhebung der Todesursachen eine Teilfinanzierung durch den Verein für Krebsforschung. Die Analyse der Daten und die Darstellung der Studienergebnisse sind ebenfalls vom Verein für Krebsforschung mitfinanziert.

Literatur

Altman D. G., Schulz K. F., Moher D., Egger M., Davidoff F., Elbourne D., Gøtzsche P. C., Lang T. (2001): The revised CONSORT statement for reporting randomized trials, Explanation and elaboration, Ann Intern Med 134: 663–694.

Grossarth-Maticek R. (2003): Selbstregulation, Autonomie und Gesundheit. Krankheitsfaktoren und soziale Gesundheitsressourcen im sozio-psychobiologischen System, Walter de Gruyter, Berlin.

Grossarth-Maticek R. (1999): Systemische Epidemiologie und präventive Verhaltensmedizin chronischer Erkrankungen. Strategien zur Aufrechterhaltung der Gesundheit, Walter de Gruyter, Berlin.

Grossarth-Maticek R., Ziegler R. (2005): Randomisierte Kohortenstudien im Matched-Pair-Design zur Misteltherapie (Iscador) bei gynäkologischen Karzinomen, In: R. Scheer, R. Bauer, H. Becker, V. Fintelmann, F. H. Kemper, H. Schilcher (Hrsg.): Fortschritte in der Misteltherapie, Aktueller Stand der Forschung und klinische Anwendung, KVC Verlag, Essen, 611–623.

Grossarth-Maticek R., Kiene H., Baumgartner S., Ziegler R. (2001): Use of Iscador, an extract of european mistletoe (*Viscum album*), in cancer treatment: prospective nonrandomized and randomized matched-pairs studies nested within a cohort study, Altern Ther Health Med 7 (3): 57–78.

Moher D., Schulz K. F., Altman D. G. (2001): The CONSORT Statement: Revised recommendations for improving the quality of reports of parallel-group randomized trials, J Am Med Assoc 285: 1987–1991.

Stierlin H., Grossarth-Maticek R. (1998): Krebsrisiken – Überlebenschancen: Wie Körper, Seele und soziale Umwelt zusammenwirken, Verlag Carl-Auer-Systeme, Heidelberg.

Dr. Dr. Dr. h.c. Ronald Grossarth-Maticek[1], Dr. Renatus Ziegler[2]
[1] Institut für Präventive Medizin, Europäisches Zentrum für Frieden und Entwicklung, Heidelberg, Deutschland
[2] Verein für Krebsforschung, Arlesheim, Schweiz

Korrespondenzadresse:
Dr. Renatus Ziegler
Verein für Krebsforschung
Institut Hiscia
Kirschweg 9, CH-4144 Arlesheim
ziegler@hiscia.ch

Supportive care in pancreatic carcinoma patients treated with a fermented mistletoe (*Viscum album* L.) extract

Supportive Therapie mit einem fermentierten Mistelextrakt (*Viscum album* L.) bei Patienten mit Pankreaskarzinom

Harald Matthes, Walter E. Friedel, Paul R. Bock

> **Summary**
> The treatment with fermented mistletoe extract Iscador® (ISC) was evaluated as part of the supportive care of pancreatic carcinoma patients in comparison with a parallel control group without ISC, in a multicenter, epidemiological retrospective cohort study in Germany and Switzerland.
> ISC was given in addition to conventional chemotherapy (± radiotherapy) or passive aftercare, while the control group was treated with conventional therapy or passive aftercare alone. A total of 396 (201 ISC and 195 control) evaluable patients from 17 centers were treated and followed-up for a median duration of 15.2 *vs.* 10.1 months. The supportive ISC therapy was given for a median duration of 15 months.
> The ISC group showed significantly fewer adverse drug reactions (ADRs) attributed to the conventional therapy (mainly Gemcitabine), fewer persistent disease- and therapy-related symptoms, better functional condition, shorter need for hospitalization, and significantly longer overall survival than the parallel control group without ISC therapy.
> In the present study, the ISC-treatment was well tolerated and showed a beneficial role in supportive care in pancreatic carcinoma patients.
>
> **Keywords:** Pancreatic carcinoma, supportive therapy, quality of life, disease-free survival, mistletoe

Zusammenfassung

Die Behandlung mit dem fermentierten Mistelextrakt Iscador® (ISC) als Teil der supportiven Therapie bei Pankreaskarzinom-Patienten wurde im Vergleich zu einer parallelen Kontrollgruppe ohne ISC in einer multizentrischen, epidemiologischen retrospektiven Kohortenstudie in Deutschland und der Schweiz bewertet.

ISC wurde zusätzlich zur konventionellen Chemotherapie (± Radiotherapie) oder passiven Nachsorge gegeben. Die Kontrollgruppe wurde mit konventioneller Therapie oder passiver Nachsorge allein behandelt. Insgesamt wurden 396 auswertbare Patienten (201 in der ISC- und 195 in der Kontrollgruppe) aus 17 Zentren behandelt. Die mediane Beobachtungsdauer lag bei 15.2 *vs.* 10.1 Monaten. Die supportive ISC-Therapie dauerte im Median 15 Monate.

Die ISC-Gruppe hatte signifikant weniger Nebenwirkungen der konventionellen Therapie (v. a. Gemcitabin), weniger anhaltende krankheits- oder therapiebedingte Symptome, einen besseren Allgemeinzustand, kürzere Krankenhausaufenthaltsdauer und ein signifikant längeres Gesamtüberleben als die parallele Kontrollgruppe ohne ISC.

In der vorliegenden Studie wurde die ISC-Therapie gut vertragen und zeigte einen günstigen Effekt in der supportiven Behandlung von Pankreaskarzinom-Patienten.

Schlüsselwörter: Pankreaskarzinom, supportive Therapie, Lebensqualität, krankheitsfreies Überleben, Misteltherapie

Objective of the study

The present study was designed to evaluate the efficacy and safety of the mistletoe (*Viscum album* L.) extract Iscador® (ISC), administered subcutaneously 2–3 times per week as part of supportive care in hospitals and private practices, in patients with any stage of pancreatic carcinoma receiving chemotherapy (± radiotherapy) or passive aftercare.

Study design and methods

Design

This multicenter, controlled, retrospective, epidemiological cohort study was performed according to Good Epidemiological Practice (GEP) rules, (Bellach, 2000) using anonymized eligible patient data documented chronologically in standardized case report forms. This study design was presented and discussed elsewhere (Schneider, 2001; Bock *et al.*, 2004a; Feinstein, 1984), and several controlled epidemiologic cohort studies were performed in oncology using this method (Sakalová *et al.*, 2001; Augustin *et al.*, 2005; Bock *et al.*, 2004b).

Outcome endpoints

The efficacy was assessed by evaluation of quality of life (QoL) surrogate criteria and the overall survival (OS) in the ISC-treated group, compared to a parallel control group without ISC. The following clinically relevant QoL-surrogate criteria were used:
1. Rate of patients with adverse drug reactions (ADR) attributed to the conventional chemo- and/or radiotherapy.
2. Persistence of disease- and treatment-associated symptoms.
3. Mean functional capacity (Karnofsky-Index).
4. Mean duration of hospitalization during therapy and follow-up.

In addition, the overall survival (OS) was evaluated.

Adjustment

All endpoint results were adjusted for confounder effects by multivariable analysis with logistic regression (QoL surrogate criteria) or Cox proportional hazard regression (survival analysis), respectively. The predefined confounders used for adjusting were age, sex, center group, non-oncological chronic diseases, tumor-multiplicity, UICC tumor stage, tumor surgery, post-surgical tumor staging (complete response, CR, *vs.* residual tumor), chemotherapy, radiotherapy, duration of chemotherapy, and additional supportive therapy with high-dose vitamins, minerals, and trace elements.

Results

Inclusion

396 patients (201 ISC and 195 control) treated between 1990 and 2003 (median 1999) for pancreatic carcinoma were included. The patients received oncological treatment as well as supportive care in 17 oncological hospitals and private practices.

Baseline characteristics and treatment regimen

The median follow-up duration was 15.2 (ISC) and 10.1 (control) months, and the median ISC therapy duration was 15.0 months. The baseline demography and prognostic factors are summarized in table 1, the treatment regimen is presented in table 2.

While many baseline criteria did not relevantly differ between the therapy groups, some were different, for example age, tumor stage (pT and pN), UICC IIb, UICC IV, histopathological tumor grade (pG 3-4), frequency of chemotherapy, radiotherapy, and additional supportive therapy. Due to these baseline differences, only multivariable-adjusted outcome results, confirmed in sensitivity analyses, were interpreted.

Tab 1: Baseline characteristics of demographic and prognostic criteria

Pancreatic carcinoma baseline criteria *Total sample – valid N*		Mistletoe group 201	Control group 195
Age, years	mean (SD)	58.2 (10.7)	63.7 (9.8)
Body weight, kg	mean (SD)	67.2 (11.5)	69.9 (13.5)
Sex, %	female	44.3	50.3
	male	55.7	49.7
Tumor localization, %	pancreas head	74.1	69.2
	pancreas body	13.9	10.8
	pancreas tail	7.5	10.8
	others	4.5	9.2
Tumor stage pT, %	early (1–2, is, x)	45.3	28.7
	advanced (3–4)	54.7	71.3
Tumor stage pN, %	lymph nodes – (N0, x)	33.3	62.6
	lymph nodes + (N>0)	66.7	37.4
Tumor stage pM, %	no metastases (M0, x)	71.1	65.6
	distant metastases (M1)	28.9	34.4
Tumor grade pG, %	less malignant (1–2, x)	83.5	73.8
	highly malignant (3–4)	16.5	26.2
Tumor stage UICC, %	UICC I	11.4	13.3
	UICC IIa	12.4	12.8
	UICC IIb	49.8	24.6
	UICC III	11.4	19.5
	UICC IV	15.0	29.8
Tumor multiplicity, %	solitary	87.6	93.3
	multiple	12.4	6.7
Tumor status post-op., %	CR	30.8	40.5
	residual tumor	69.2	59.5
Other chronic (non-oncological) diseases, %		55.2	61.5

Tab 2: Therapy and observation

Pancreatic carcinoma baseline criteria *Total sample – valid N*	Mistletoe group *201*	Control group *195*
Tumor surgery, %	69.2	48.2
Chemotherapy (all), %	71.6	43.6
- Gemcitabine / combination, %	66.2	33.8
Chemotherapy duration, mean (SD), months	6.9 (7.3)	4.7 (6.3)
Radiotherapy, %	4.5	18.5
Other supportive therapy (overall), %	54.7	32.8
- analgesic therapy, %	80.6	71.8
- supportive high-dose vitamins, trace elements, %	39.8	0.0
Mistletoe therapy duration, mean (SD), months	20.5 (18.6)	–
- median (range), months	15.0 (1–87)	–
Follow-up duration, mean (SD), months	23.1 (24.3)	16.9 (21.5)
- median (range), months	15.2 (0–159)	10.1 (0–123)

Outcome results

Among the patients treated with chemotherapy (± radiotherapy), the ISC group showed significantly fewer therapy induced ADRs (13.7 % vs. 48.9 %, $p < 0.001$) than the control group. The adjusted relative ADR risk (estimated as odds ratio, OR) was significantly lower in the ISC group as compared to the control group: OR (95 % CI) = 0.26 (0.13–0.53), $p < 0.001$ (fig. 1).

Fewer patients in the ISC group showed persistence of confounder-adjusted disease- and therapy-related symptoms after the first therapy course (mean chemotherapy duration was 6.9 *vs.* 4.7 months). Particularly gastrointestinal and CNS symptoms and back pain were less pronounced in the ISC group (fig. 2).

Supportive care in pancreatic carcinoma patients

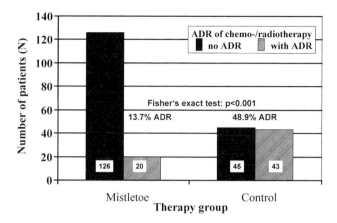

Fig. 1: Incidence of ADR associated with chemotherapy (± radiotherapy) in pancreatic carcinoma patients. Comparison of mistletoe with control group. Only patients actually treated with chemotherapy (± radiotherapy) were included (N=234)

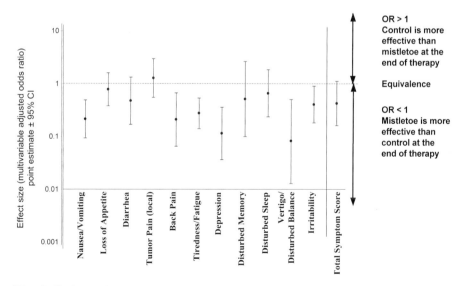

Fig. 2: Estimated risk of symptom persistence or new occurrence (multivariable- and baseline-adjusted odds ratio, (OR)) in the mistletoe group compared with the control group after the end of the 1st therapy course in patients with pancreatic carcinoma

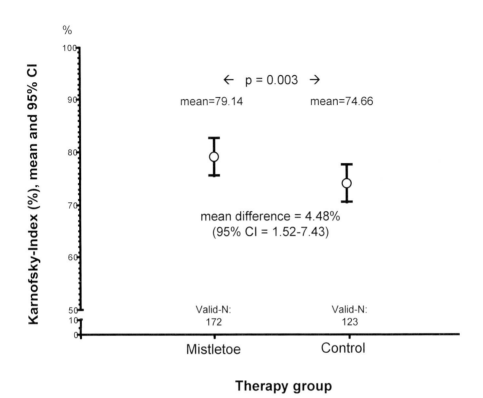

Fig. 3: Multivariable- and baseline-adjusted Karnofsky-Index (KI) after the first therapy course. Comparison of mistletoe and control group in pancreatic carcinoma.

At baseline, KI was worse in the ISC than in the control group (mean 74.1 % vs. 80.3 %, p<0.001). After the 1st therapy course, the adjusted KI had improved in the ISC group but deteriorated in the control group (mean values 79.1 % vs. 74.7 %, mean difference: + 4.5 %, p = 0.003) (fig. 3).

The adjusted mean (95 % CI) duration of hospitalization was 39.5 (32.8–46.3) days in the ISC group compared to 53.6 (48.6–58.7) days in the control group. Consequently, the ISC-treated patients needed shorter hospitalization (-14.1 days on average) than the controls (p < 0.001) (fig. 4).

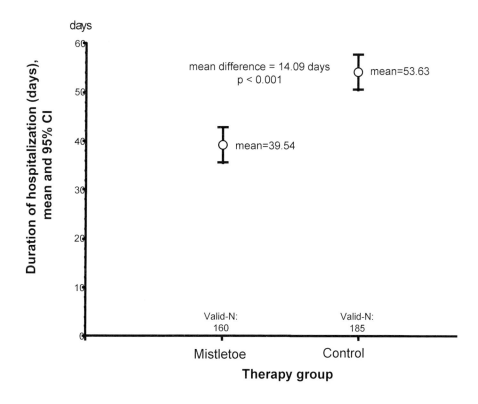

Fig. 4: Multivariable-adjusted mean duration of hospitalization during the study observation period in the mistletoe-treated group compared to the control group in pancreatic carcinoma.

The adjusted relative hazard to die from any cause during the therapy and follow-up period was significantly lower in the ISC group than in the controls. The adjusted overall mortality (OS) hazard ratio was HR (95 % CI) = 0.58 (0.42–0.79), $p = 0.001$ (fig. 5).

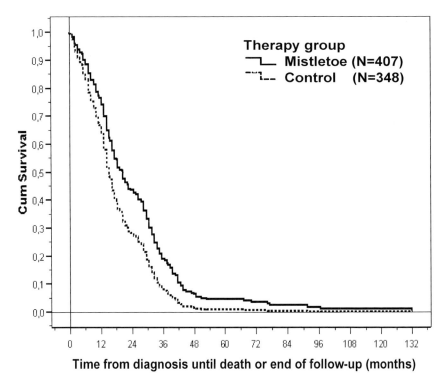

Fig. 5: Multivariable-adjusted overall survival (OS) estimate (hazard ratio, (HR)) in all stages of pancreatic carcinoma patients who received supportive mistletoe treatment (continuous line) compared to a control group without mistletoe (dashed line).

Safety of the Iscador® therapy

Systemic ADRs attributed to the ISC therapy were documented in three patients (1.5 %). They were mild and unspecific such as dizziness, fatigue, depression, nausea, and low-grade fever. Local ADRs at the injection site of mild to medium severity occurred in 45 patients (22.4 %), mainly as induration, edema, erythema, itching and local pain. Severe life-threatening or persisting ADRs did not occur. Tumor enhancement was not observed. In conclusion, the ISC therapy was well tolerated and can be regarded as safe.

Discussion

The present study is the largest systematic comparative clinical data evaluation concerning the supportive mistletoe treatment of pancreatic carcinoma ever performed. The results showed a significant improvement of QoL surrogate criteria and a significant survival benefit under supportive ISC therapy. The toxicity of chemo-/radiotherapy was reduced.

Despite the limitation of a non-randomized study design, the potential biases have been minimized by strict adherence to the GEP rules, unselected eligible patient data, parallel control group, systematic data quality monitoring, multivariable adjusting for baseline imbalances and confounders, and a re-confirmation of the results in sensitivity analyses (Schneider, 2001; Bock *et al.*, 2004a,b; Feinstein, 1984).

The results are in agreement with earlier cohort studies on supportive mistletoe (ISC) treatment in other solid tumors (Augustin *et al.*, 2005; Bock *et al.*, 2004b; Illert *et al.*, 2008).

Acknowledgment

The present study was supported by an educational grant of the Society of Cancer Research, Arlesheim, Switzerland

References

Augustin M., Bock P. R., Hanisch J., Karasmann M., Schneider B. (2005): Safety and efficacy of a long-term treatment of primary intermediate to high risk malignant melanoma (UICC / AJCL stage II and III) with standardized fermented European mistletoe (*Viscum album* L.) extract., Arzneimittel-Forsch 55 (1): 38–49.

Bellach B. M. (2000): Leitlinien und Empfehlungen zur Sicherung von Guter Epidemiologischer Praxis (GEP). Bundesgesundheitsblatt 43: 468-475.

Bock P. R., Friedel W. E., Hanisch J., Karasmann M., Schneider B. (2004a): Retrolective, comparative, epidemiological cohort study with parallel groups design for evaluation of efficacy and safety of drugs with "well established use" – Experience with the long-term treatment using the european mistletoe extract (*Viscum album* L.) in addition to conventional oncological therapy in primary, non-metastatic breast carcinoma, Forsch Komplementärmed Klass Naturheilkd 11 (suppl 1): 23–29.

Bock P. R., Friedel W. E., Hanisch J., Karasmann M., Schneider B. (2004b): Wirksamkeit und Sicherheit der komplementären Langzeitbehandlung mit einem standardisierten Extrakt aus Europäischer Mistel (*Viscum album* L.) zusätzlich zur konventionellen onkologischen Therapie beim primären, nicht metastasierten Mammakarzinom, Arzneimittel-Forsch 54 (8): 456–466.

Feinstein A. R. (1984): The role of observational studies in the evaluation of therapy, Stat Med 3 (4): 341–345.

Illert B., Matthes H., Friedel W. E., Bock P. (2008): Supportive care in pancreatic carcinoma UICC stages I-IV patients treated with fermented mistletoe (*Viscum album* L.) extract, Onkologie 31 (suppl 1): 1.

Sakalová A., Bock P. R., Dedik L., Hanisch J., Schiess W., Gazová S. (2001): Retrolective cohort study of an additive therapy with an oral enzyme preparation in patients with multiple myeloma Cancer Chemoth Pharm 47 (Suppl.): 38–44.

Schneider B. (2001): Analysis of therapeutic efficacy in observational cohort studies, Cancer Chemoth Pharm 47 (Suppl.): 35–37.

Dr. Harald Matthes[1], PD Dr. Dr. Walter E. Friedel[2], Dr. Paul R. Bock[3]
[1] Hospital Havelhöhe, Oncology Clinic, Berlin, Germany
[2] Hospital Bad Bocklet, Dept. of Internal Medicine and Oncology, Bad Bocklet, Germany
[3] Institute for Applied Medical Research, IFAG Basel AG, Basel, Switzerland

Corresponding author:
Dr. Harald Matthes
Gemeinschaftskrankenhaus Havelhöhe
Kladower Damm 221, D-14089 Berlin
hmatthes@havelhoehe.de

Fermented European mistletoe (*Viscum album* L.) extract in supportive care in patients with primary non-metastatic colorectal carcinoma

Fermentierter Mistelextrakt (*Viscum album* L.) in der supportiven Therapie bei Patienten mit nicht-metastasiertem kolorektalem Karzinom

Walter E. Friedel, Harald Matthes, Paul R. Bock

Summary

In a multicenter, controlled, observational, retrospective cohort study in Germany and Switzerland the treatment with fermented mistletoe extract Iscador® (ISC) given in addition to conventional therapy or passive aftercare was evaluated as part of supportive care of surgically treated patients with primary non-metastatic colorectal carcinoma (UICC stage I–III) in comparison to a parallel control group without ISC.

804 (429 ISC and 375 control) evaluable patients from 26 centers were included. After a median follow-up of 58 *vs.* 51 months, and a median ISC therapy duration of 52 months, the ISC-group showed significantly fewer adverse drug reactions (ADRs) attributed to the conventional therapy, fewer persistent disease- and therapy-related symptoms, better functional condition, less hospitalization, and a longer disease-free survival than the parallel control group without ISC therapy. ISC-treatment was well tolerated.

The results of this study might be regarded as a convincing suggestion of a beneficial role of mistletoe (ISC) treatment within the framework of supportive care in primary, non-metastatic colorectal carcinoma.

Keywords: Colorectal carcinoma, supportive therapy, quality of life, disease-free survival, mistletoe

Zusammenfassung

In einer multizentrischen, kontrollierten, retrospektiven Kohortenstudie in Deutschland und der Schweiz wurde die Behandlung mit dem fermentierten Mistelextrakt Iscador® (ISC), zusätzlich zur konventionellen Therapie oder passiven Nachsorge als Teil der supportiven Behandlung bei operierten Patienten mit primärem nicht-metastasiertem kolorektalem Karzinom (UICC Stadien I–III) im Vergleich zu einer parallelen Kontrollgruppe ohne ISC bewertet.

804 auswertbare Patienten (429 in der ISC- und 375 in der Kontrollgruppe) aus 26 Zentren wurden aufgenommen. Nach einer medianen Beobachtungsdauer von 58 *vs.* 51 Monaten und einer medianen ISC-Therapiedauer von 52 Monaten, zeigte die ISC-Gruppe signifikant weniger Nebenwirkungen der konventionellen Therapie, weniger anhaltende krankheits- oder therapiebedingte Symptome, einen besseren Allgemeinzustand, kürzere Krankenhausaufenthaltsdauer und ein längeres tumorfreies Überleben als die parallele Kontrollgruppe ohne ISC. Die ISC-Therapie wurde gut vertragen. Die Ergebnisse dieser Studie rechtfertigen die Annahme, dass die Misteltherapie (ISC) einen wirksamen Beitrag in der komplexen supportiven Therapie beim primären, nicht-metastasierten kolorektalen Karzinom liefern kann.

Schlüsselwörter: Kolorektales Karzinom, supportive Therapie, Lebensqualität, krankheitsfreies Überleben, Misteltherapie

Objective of the study

The efficacy and safety of the frequently used mistletoe product Iscador® (ISC), a fermented extract from *Viscum album* L., were evaluated as part of long-term supportive care in hospitals and private practices in patients with surgically treated UICC stage I–III primary non-metastatic colorectal carcinoma, followed by adjuvant chemo- and/or radiotherapy (conventional therapy) or passive aftercare.

Study design and methods

Design

This multicenter, controlled, retrospective, observational cohort study was performed according to Good Epidemiological Practice (GEP) (Bellach, 2000) and similar rules, using anonymized eligible patient data documented chronologically in standardized case report forms. This study design was presented and discussed elsewhere (Schneider, 2001; Bock *et al.*, 2004a; Feinstein, 1984; Benson, 2000), and several controlled epidemiological cohort studies were performed in oncology using this approach (Sakalová *et al.*, 2001; Augustin *et al.*, 2005; Bock *et al.*, 2004b).

Outcome endpoints

The efficacy was assessed by evaluation of the following quality of life (QoL) surrogate criteria and of disease-free survival (DFS) in the ISC-treated group, compared to a parallel control group without ISC:
1. Rate of patients with adverse drug reactions (ADR) attributed to the conventional therapy.
2. Persistence of disease- and treatment-associated symptoms.
3. Mean functional capacity (Karnofsky-Index).
4. Mean duration of hospitalization during therapy and follow-up.

In addition, the disease-free survival (DFS) was evaluated.

Adjustment

All endpoint results were adjusted for pre-specified confounder effects by multivariable analysis (age, gender, center group, non-oncologic chronic diseases, tumor localization, tumor stage (UICC) and grade, post-surgical tumor staging (complete response, CR, *vs.* residual tumor), chemotherapy, radiotherapy, duration of chemotherapy, and additional supportive therapy with high-dose vitamins).

Results

Inclusion

A total of 804 patients (429 ISC and 375 control) in 26 oncologic hospitals and private practices who were surgically treated between 1990 and 2004 for primary non-metastatic colorectal carcinoma and received oncologic treatment as well as supportive care were included. The baseline demography and prognostic factors are summarized in table 1 and the treatment regimen is presented in table 2.

Tab 1: Baseline characteristics of demographic and prognostic criteria

Colorectal Carcinoma baseline criteria		Mistletoe group	Control group
	Total sample – valid N	*429*	*375*
Age, years	mean (SD)	57.2 (11.2)	62.8 (11.7)
Body weight, kg	mean (SD)	72.5 (11.1)	74.6 (13.7)
Sex, %	female	49.9	46.7
	male	50.1	53.3
Tumor localization, %	colon	59.8	67.4
	rectum	36.2	30.2
	multiple	4.0	2.4
Tumor stage pT, %	early (1-2, is, x)	43.1	32.3
	advanced (3-4)	56.9	67.7

Colorectal Carcinoma baseline criteria		Mistletoe group	Control group
	Total sample – valid N	429	375
Tumor stage pN, %	lymph nodes - (N=0, x)	48.5	68.5
	lymph nodes + (N>0)	51.5	31.5
Tumor grade pG, %	less malignant (1-2, x)	80.2	85.0
	highly malignant (3-4)	19.8	15.0
Tumor stage UICC, %	UICC 0-I	32.4	27.8
	UICC II	16.1	40.8
	UICC III	51.5	31.4
Tumor multiplicity, %	solitary	95.2	90.3
	multiple	4.8	9.7
Tumor status post-op., %	CR	97.9	96.4
	residual tumor	2.1	3.6
Other chronic (non-oncological) diseases, %		59.3	69.8

Tab 2: Therapy and observation

Colorectal Carcinoma baseline criteria	Mistletoe group	Control group
Total sample – valid N	429	375
Chemotherapy (mainly 5-FU and combination), %	53.3	53.6
Chemotherapy duration, mean (SD), months	8.1 (11.7)	8.5 (12.3)
Radiotherapy, %	17.8	16.5
Other supportive therapy (overall), %	56.5	34.1
- supportive physical therapy and rehabilitation, %	10.5	22.9
- supportive high-dose vitamins, trace elements, %	32.9	0.8
Mistletoe therapy duration, mean (SD), months	53.4 (29.7)	–
- median (range), months	52.0 (0.25-153.0)	–
Follow-up duration, mean (SD), months	61.0 (31.1)	55.9 (28.3)
- median (range), months	57.8 (1–160)	50.7 (1–144)

Outcome results

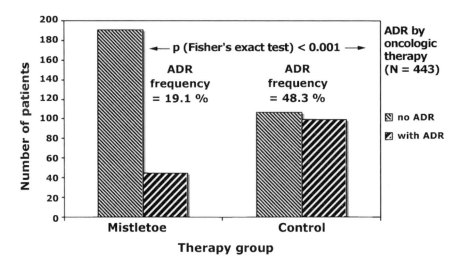

Fig. 1: Incidence of ADR associated with chemo- and/or radiotherapy. Comparison of mistletoe *vs.* control group.
Only patients actually treated with chemo- and/or radiotherapy were included (N=443). Multivariable adjusted odds ratio (OR, logistic regression) with 95 % confidence intervals for relative ADR-risk estimate (mistletoe *vs.* control) was: OR = 0.46 (0.28–0.77), p = 0.003.
See in the text for the list of confounders (covariates) used for multivariable adjusting.

Among the actually treated patients, significantly fewer experienced ADR by the conventional therapy in the ISC group than in the control group (19.1 % *vs.* 48.3 %, p < 0.001). The adjusted relative ADR risk (estimated as odds ratio, OR) was significantly lower in the ISC group as compared to the control group: OR (95 % CI) = 0.46 (0.28–0.77), p = 0.003.

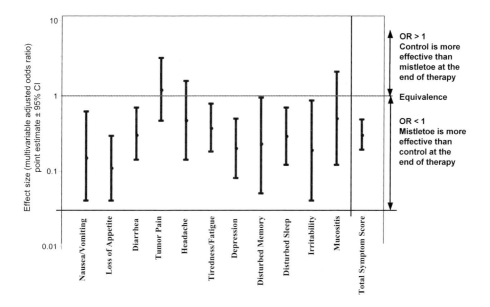

Fig. 2: Estimated risk of symptom persistence (multivariable adjusted odds ratio) in the mistletoe group compared with the control group after the end of therapy. Symptom persistence means that a symptom present at baseline is persisting at the end of therapy. Total symptom status means the persistence of any (at least one) symptom. All odds ratios were multivariable adjusted by logistic regression for confounding effects of covariates (see the text for included confounders).
OR, odds ratio, CI, confidence intervals. Mean chemo- and/or radiotherapy duration was 8.7 months.

After a mean duration of conventional therapy of 8.7 months, significantly fewer ISC patients showed a persistence of confounder-adjusted disease and therapy related symptoms. Particularly, the gastrointestinal and CNS symptoms as well as mucositis improved consistently in the ISC group.

At baseline, the mean values of KI (77.5 % $vs.$ 85.5 %) indicate a significantly worse initial general condition in the ISC group. During the course of therapy, the KI improved significantly in the ISC group up to a mean value of 93.7 % ($p<0.001$), while the KI did not change significantly in the control group (fig. 3).

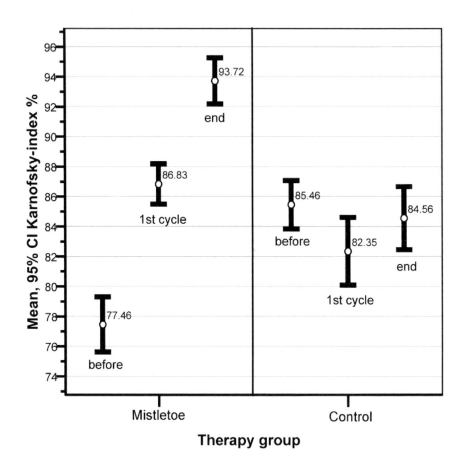

Fig. 3: Mean Karnofsky-Index (KI) before, during and after the adjuvant therapy course. Comparison of the mistletoe and the control group.
The differences between the mean Karnofsky-Index measurements in the mistletoe group are statistically significant (p<0.001), but are not significant in the control group. Mean (circle) with 95 % CI (bars); CI, confidence interval.

The adjusted mean duration of hospitalization was 35.5 (ISC) vs. 41.2 days (control), i.e. on average 5.7 days less hospitalization in the ISC than in the control group (p=0.015) (fig. 4).

Supportive care in patients with primary non-metastatic colorectal carcinoma 571

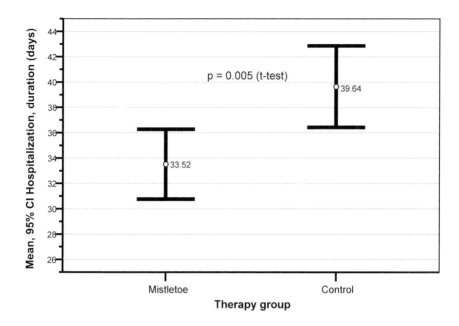

Fig. 4: Mean duration of hospitalization during the study observation period in the mistletoe treated group compared with the control group without mistletoe (non-adjusted).
The multivariable adjusted means (95 % CI) were 35.5 (30.3–40.8) days in the ISC group and 41.2 (35.8–46.6) days in the control group (p=0.015).
Mean (circle) with 95 % CI (bars); CI, confidence interval.

Multivariable adjusted relative hazard to experience a first tumor-related event (i. e. recurrence, distant metastasis, or death) during the therapy and follow-up period was significantly lower in the ISC group as compared to the controls. The adjusted hazard ratio HR (95 % CI) = 0.68 (0.51–0.92), p = 0.013, indicates an improved survival chance in ISC-treated patients (fig. 5 and 6).

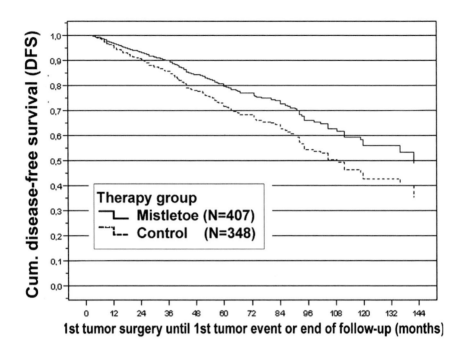

Fig. 5: Disease-free survival (DFS, multivariable-adjusted) in UICC-stage I-III colorectal carcinoma patients who received supportive adjuvant mistletoe treatment (continuous line), compared with the control group without mistletoe (dashed line).
Cox proportional hazard regression, HR (95 % CI) = 0.68 (0.51–0.92), p = 0.013. HR, hazard ratio, CI, confidence intervals.

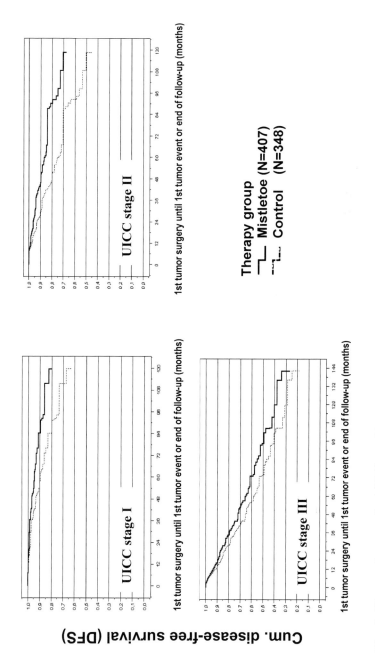

Fig. 6: Disease-free survival (DFS, multivariable adjusted) of colorectal carcinoma patients, stratified by UICC-stage (sub-group analysis).
Cox proportional hazard regression, multivariable adjusted hazard ratio (HR): UICC-stage I: HR = 0.49, p = 0.198; UICC-stage II: HR = 0.50, p = 0.055; UICC-stage III: HR = 0.78, p = 0.233; HR, hazard ratio.

UICC stage I (Tis, T1-2, N0, M0) in 231 patients: The multivariable adjusted DFS analysis in this subgroup revealed a HR = 0.49 (0.16–1.45), p = 0.198, suggesting a non-significant trend in relative disease-free survival hazard (reduction by 51 %) in favor of the ISC group.

UICC stage II (T3-T4, N0, M0) in 208 patients: The multivariable adjusted DFS analysis in this subgroup revealed a HR = 0.50 (0.26–1.01), p = 0.055, suggesting a prominent non-significant trend in relative disease-free survival hazard (reduction by 50 %) in favor of the ISC group.

UICC stage III (any T, N1-2, M0) in 316 patients: The multivariable adjusted DFS analysis in this subgroup revealed a HR = 0.78 (0.52–1.18), p = 0.233, suggesting a non-significant trend in relative disease-free survival hazard (reduction by 22 %) in favor of the ISC group.

Safety of the Iscador® therapy

Systemic ADRs attributed to the ISC therapy were documented in ten patients (2.3 %). In five cases (1.2 %) the ISC therapy was interrupted due to systemic ADRs. Local, mild to medium severe ADRs at the injection site occurred in 100 patients (23.3 %). Severe life-threatening or persisting ADRs did not occur. Tumor enhancement was not observed.

Discussion

The present study is the largest systematic comparative clinical data evaluation concerning the supportive mistletoe treatment in colorectal cancer ever performed.

The results show a significant improvement of QoL surrogate criteria and a prolongation of disease-free survival by supportive ISC therapy. The toxicity of chemo-/radiotherapy was reduced in the ISC group. These results are in agreement with earlier published epidemiological cohort studies in oncology on mistletoe treatment in other tumors (Augustin *et al.*, 2005; Bock *et al*, 2004a,b).

The potential biases have been minimized by strict adherence to the GEP rules, unselected eligible patient data, parallel control group, systematic data quality monitoring, multivariable adjusting for baseline imbalance and confounders, and a re-confirmation of the results in sensitivity analyses (Bock et al., 2004a; Feinstein, 1984).

Acknowledgment

The present study was supported by an educational grant of the Society of Cancer Research, Arlesheim, Switzerland

References

Augustin M., Bock P. R., Hanisch J., Karasmann M., Schneider B. (2005): Safety and efficacy of a long-term adjuvant treatment of primary intermediate to high risk malignant melanoma (UICC / AJCL stage II and III) with standardized fermented European mistletoe (*Viscum album* L.) extract, Arzneimittel-Forsch 55 (1): 38–49.

Bellach B. M. (2000): Leitlinien und Empfehlungen zur Sicherung von Guter Epidemiologischer Praxis (GEP), Bundesgesundheitsblatt 43: 468–475.

Benson K. A. (2000): Comparison of observational studies and randomized clinical trials, N Engl J Med 342: 1878–1886.

Bock P. R., Friedel W. E., Hanisch J., Karasmann M., Schneider B. (2004a): Retrolective, comparative, epidemiological cohort study with parallel groups design for evaluation of efficacy and safety of drugs with "well established use" – Experience with the long-term treatment using the European mistletoe extract (*Viscum album* L.) in addition to conventional oncological therapy in primary, non-metastatic breast carcinoma, Forsch Komplementärmed Klass Naturheilkd 11 (suppl 1): 23–29.

Bock P. R., Friedel W. E., Hanisch J., Karasmann M., Schneider B. (2004b): Wirksamkeit und Sicherheit der komplementären Langzeitbehandlung mit einem standardisierten Extrakt aus Europäischer Mistel (*Viscum album* L.) zusätzlich zur konventionellen adjuvanten onkologischen Therapie beim primären, nicht metastasierten Mammakarzinom, Arzneimittel-Forsch 54 (8): 456–466.

Feinstein A. R. (1984): The role of observational studies in the evaluation of therapy, Stat Med 3(4): 341–345.

Sakalová A., Bock P. R., Dedik L., Hanisch J., Schiess W., Gazová S. (2001): Retrolective cohort study of an additive therapy with an oral enzyme preparation in patients with multiple myeloma, Cancer Chemoth Pharm 47 (Suppl.): 38–44.

Schneider B. (2001): Analysis of therapeutic efficacy in observational cohort studies, Cancer Chemoth Pharm 47 (Suppl.): 35–37.

PD Dr. Dr. Walter E. Friedel[1], Dr. Harald Matthes[2], Dr. Paul R. Bock[3]
[1] Hospital Bad Bocklet, Dept. of Internal Medicine and Oncology, Bad Bocklet, Germany
[2] Hospital Havelhöhe, Oncology Clinic, Berlin, Germany
[3] Institute for Applied Medical Research, IFAG Basel AG, Basel, Switzerland

Corresponding author:
PD Dr. Dr. Walter E. Friedel
Jägerstrasse 11, D-97688 Bad Kissingen
Eckart.Friedel@t-online.de

Unbedenklichkeit und Wirksamkeit der Behandlung mit einem standardisierten Mistelextrakt in der Nachsorge von Mammakarzinom-Patientinnen – Eine retrospektive, kontrollierte, epidemiologische Kohortenstudie

Safety and efficacy of complementary treatment of breast cancer patients with standardized mistletoe extract in the aftercare period – a retrospective, controlled epidemiological cohort study

Josef Beuth, Jörg M. Schierholz, Berthold Schneider

Zusammenfassung

Grundlage: Prüfung der Unbedenklichkeit und Wirksamkeit einer komplementären Therapie mit dem standardisierten Mistelextrakt Helixor® in der Nachsorge des Mammakarzinoms. Primäres Zielkriterium der Studie war die Evaluation von Beschwerden in der Nachsorgephase. **Patientinnen und Methode:** In die retrospektive epidemiologische Kohortenstudie wurden 53 zufällig ausgewählte Behandlungszentren (Kliniken, Arztpraxen) eingeschlossen, die 741 Patientinnen mit primärem Mammakarzinom rekrutierten, die in den Jahren 1990–2000 behandelt wurden. Die Kontrollgruppe (n = 514) hatte eine konsensierte onkologische Standardtherapie erhalten, die Therapiegruppe (n = 167) erhielt im Anschluss an die Standardtherapie das standardisierte Mistelextrakt Helixor®. Die Behandlungs- und Beobachtungsdauer betrug circa fünf Jahre. **Ergebnisse:** Im Verlauf der Nachsorge hatten in der Prüfgruppe 56,3 %, in der Kontrollgruppe 70,0 % der Patientinnen Beschwerden. Die Beschwerdehäufigkeit war für die Prüfgruppe signifikant ($p < 0.001$) geringer als für die Kontrollgruppe. Die Spezifizierung der Beschwerden der Mammakarzinom-Patientinnen in der Nachsorgephase zeigt, dass insbesondere die Häufigkeit von Tumor- und Kopfschmerz, Fatigue-Syndrom und Mukositis abnahm. Nebenwirkungen der Misteltherapie waren meist leicht und selbst limitierend. **Schlussfolgerung:** Helixor® hat sich als wirksam und sicher bei der Reduktion von Beschwerden in der Tumornachsorge erwiesen.

Schlüsselwörter: Mammakarzinom, komplementäre Therapiemaßnahmen, standardisierte Misteltherapie, Beschwerden in der Nachsorgephase, epidemiologische Kohortenstudie.

Abstract
Objectives: In order to investigate the safety and efficacy of complementary treatment of breast cancer patients with the standardized mistletoe extract Helixor® in routine practice during aftercare, a retrospective multicenter comparative epidemiological cohort study was performed with 53 randomly selected hospitals/practices representatively distributed in Germany, including oncologists, gynaecologists and general practitioners. **Patients and Methods:** Data from 741 screened patients fulfilling the inclusion/exclusion criteria were checked. Of these, 681 patients were eligible for the final analysis of the study group (n = 167 complementary treated with mistletoe extract) and the control group (n = 514 without immunotherapy). Efficacy (development of disease/therapy-induced signs and symptoms; quality of life) and safety (number and severity of adverse events) of complementary treatment with mistletoe extract in breast cancer patients in the aftercare period were determined. **Result:** Complementary treatment of breast cancer patients with standardized mistletoe extract during the aftercare period of approximately five years after terminating recommended standard therapies resulted in significantly fewer ($p < 0.001$) complaints of patients (56.3 % study group versus 70.0 % control group). The reduced number of disease/therapy-related signs/symptoms (e. g. mucositis, fatigue, pain, headache) correlated to a significantly improved quality of life. Adverse drug reactions to the mistletoe extract treatment were mostly mild and self limiting. **Conclusion:** Complementary treatment with the standardized mistletoe extract Helixor® proved to be beneficial for breast cancer patients since it significantly reduced persistent signs/symptoms of the disease/treatment during the validated aftercare period of approximately five years.

Keywords: Breast cancer, complementary treatment, standardized mistletoe extract, disease/therapy induced side effects, epidemiological cohort study.

Einleitung

Die Anwendung komplementärmedizinischer Diagnostik- und Therapieverfahren ist bei Mammakarzinom-Patientinnen weit verbreitet. Sie resultiert meist aus dem verständlichen Wunsch, nichts unversucht zu lassen, um Heilung zu erzielen oder die Lebensqualität zu erhalten bzw. zu verbessern (Beuth, 2007b; Unger und Weis, 2005). Die überwiegende Mehrzahl komplementärmedizinischer Therapieverfahren erzielt ihre angebliche Wirkung über unspezifische Immunstimulation/Immunmodulation, antioxidative oder Zellmembran oder Genom stabilisierende Aktivitäten (Münstedt, 2005). Randomisierte kontrollierte klinische Studien zur Unbedenklichkeit und Wirksamkeit fehlen für die meisten Verfahren (Beuth, 2007a). Vereinzelte komplementärmedizinische Maßnahmen können die konsensierten onkologischen Standardtherapien optimieren (Beuth, 2006) und sind in das für Kassenärzte/-ärztinnen verpflichtende Curriculum des Disease Management Programms (DMP) Mammakarzinom der KV Nordrhein integriert.

Nach wie vor wird die Misteltherapie als komplementäronkologische Therapiemaßnahme kontrovers diskutiert. Mittlerweile konnten Studien der Evidenzgrade I und II bei einigen Tumorentitäten belegen, dass standardisierte Mistelextrakte die Lebensqualität von Krebspatienten/-patientinnen signifikant verbessern. Insbesondere die durch die onkologische Standard-Chemo-/Strahlentherapie induzierte Immunsuppression kann unter Misteltherapie verhindert bzw. behoben werden (Kienle und Kiene 2003; Scheer *et al.*, 2005; Büssing, 2000). Aus kontrollierten klinischen Studien ergaben sich bislang keine Hinweise, dass standardisierte Mistelextrakte den Verlauf einer Krebserkrankung ungünstig beeinflussen (Kienle und Kiene, 2003; Scheer *et al.*, 2005).

Die vorliegende epidemiologische Kohortenstudie sollte unter Praxisbedingungen die Unbedenklichkeit und Wirksamkeit der standardisierten Mistelextrakttherapie mit Helixor® bei Mammakarzinom-Patientinnen belegen. Primäres Zielkriterium war die Häufigkeit von Krankheits- bzw. Therapie assoziierten Beschwerden in der Nachsorgephase.

Patientinnen und Methode

Eine epidemiologische Kohortenstudie wurde entsprechend EU-Direktive (European Commission, Richtlinie 199/83/EG vom 8. September 1999; Amtsblatt der Europäischen Gemeinschaft vom 15. 9. 1999, L243/9) zur Wirksamkeit und Verträglichkeit von Helixor® durchgeführt. Nach dieser EU-Direktive können epidemiologische Kohortenstudien als „Nachweis für die Sicherheit und Wirksamkeit eines Arzneimittels dienen". In der EBM-Klassifizierung der Cochrane Collaboration befinden sich epidemiologische Kohortenstudien in der Evidenzklasse II (Schneider, 2001).

Für diese epidemiologische Kohortenstudie wurden repräsentative Facharztpraxen in Deutschland, die eine Nachsorge für Mammakarzinom-Patientinnen durchführen, nach dem Zufallsprinzip ausgewählt. In den Praxen wurden retrospektiv die Daten aller Patientinnen bewertet, die wegen dieser Indikation betreut wurden. Eingeschlossen wurden Patientinnen, die vom 01.01.1990 bis 31.12.2000 an einem primären Mammakarzinom operiert und R_0 reseziert wurden, zum Diagnosezeitpunkt ein Erkrankungsstadium im UICC-Level I–III aufwiesen, nach der Operation eine adjuvante Chemo- und/oder Strahlentherapie erhalten haben, unter der adjuvanten Therapie keine Rezidive oder Metastasen entwickelten, nach Abschluss der adjuvanten Therapie einen NED-Status (no evidence of disease) aufwiesen, und bei denen die Dokumentation der Histologie, der relevanten Operationsdaten sowie der relevanten Behandlungs- und Verlaufsdaten für die adjuvante Therapie und Nachsorge vorlagen. Als Beginn der Nachsorge galt das Ende der adjuvanten Therapie. Die Beobachtungsdauer in der Nachsorge musste mindestens sechs Monate betragen. Alle Befunde dieser Patientinnen wurden anonymisiert in vorbereitete und standardisierte Befundbogen übertragen. Die Daten wurden durch Angaben zur Praxis bzw. Institution und zur Bewertung des Verlaufs durch den Arzt ergänzt. Die erfassten Daten wurden kontrolliert in eine Datenbank eingegeben. Die Vollständigkeit, Richtigkeit und Plausibilität der Eingaben wurde überprüft. Fehlerhafte oder nicht plausible Angaben wurden durch Rückfrage beim Arzt geklärt und korrigiert. Die so dokumentierten Daten bilden die Grundlage für die Auswertung und Evaluation.

In 53 Praxen wurden die Daten von 761 Patienten erfasst. Davon hatten 20 keine Angaben zu den Ein- und Ausschlusskriterien bzw. verletzten die Ein- und Ausschlusskriterien. Ein protokollgemäßer Einschluss erfolgte von 741 Patientinnen. Davon gehörten 167 zur Prüfgruppe (Helixor® entsprechend der Einschlusskriterien), 514 zur Kontrollgruppe (kein Helixor® in der Nachsorge). 60 Patientinnen wechselten die Misteltherapie, was ein Ausschlusskriterium war.

Die Daten über Tumorstatus, diagnostische Maßnahmen, Operation, UICC Status, Tumorstaging, Therapien, Zusatzerkrankungen, Beschwerden, Rezidive, Metastasen, Zusatzoperationen sowie unerwünschte Ereignisse wurden aus den Krankenakten entnommen. In der Nachsorge erfolgte die Dokumentation bei einem Teil der Patienten (n = 167) halbjährlich, bei einem anderen Teil (n = 574) jährlich. Für eine gemeinsame Auswertung wurden die halbjährlich erfassten Befunde dokumentiert. Eine Beschwerde galt als vorhanden, wenn sie entweder im ersten oder im zweiten oder in beiden Halbjahren dokumentiert war. Entsprechend wurden auch die Angaben zu den Behandlungsmaßnahmen (OP, Chemotherapie, Strahlentherapie, Zusatzmedikation, Hormontherapie, psychoonkologische Behandlung, sonstige Therapie) dokumentiert. Eine Behandlungsmaßnahme galt in einem Nachsorgejahr als durchgeführt, wenn sie für mindestens ein Halbjahr dokumentiert war. Für den aktuellen Tumorstatus galt der maximale Status des Nachsorgejahres. Karnofsky-Index, ECOG und Gewicht wurden gemittelt.

Primäre Zielgröße für die Wirksamkeit war die Häufigkeit von Krankheits- bzw. Therapie assoziierten Beschwerden in der Nachsorgephase. Diese wurde durch die Dokumentation der Beschwerden Übelkeit, Durchfall, Erbrechen, Appetitlosigkeit, Tumorschmerzen, Kopfschmerzen, Müdigkeit/Mattigkeit/Erschöpfung, Antriebsmangel/Depression, Schlafstörungen, Schwindel/Gleichgewichtsstörungen, Allgemeine Kachexie, Blutungen/Hämorrhagische Diathese, Mukositis/Hautblutungen und Infektionen bewertet.

Zur statistischen Evaluation der Wirksamkeit wurde der Unterschied in der Beschwerdehäufigkeit während der Nachsorge zwischen Prüf- und Kontrollgruppe mit dem Fisher-Test getestet. Bei einem Patienten galten Beschwerden als vorhanden, wenn in mindestens einem Nachsorgejahr mindestens eine Beschwerde dokumentiert war. Zur Ermittlung und Elimination des Einflusses der Ausgangsbefunde und Behandlungen während der Nachsorge wurde eine logistische Analyse durchgeführt, bei der die Beschwerdequote (Wahrscheinlichkeit für Beschwerden zur Wahrscheinlichkeit ohne Beschwerden) als log-lineare Funktion der Ausgangsbefunde und

Zusatzbehandlungen angesetzt wurde. Der delogarithmierte Koeffizient für Helixor®-Therapie (durchgehend in der Nachsorge) gibt den auf gleiche Werte der übrigen Einflussgrößen adjustierten Einfluss der Prüfbehandlung auf die Beschwerdequote (relative Quote, odds ratio) an.

Ergebnisse

Im Verlauf der Nachsorge hatten in der Prüfgruppe 56,3 %, in der Kontrollgruppe 70,0 % Beschwerden. Die Beschwerdehäufigkeit war für die Prüfgruppe signifikant geringer als für die Kontrollgruppe. Um mögliche Einflüsse durch ungleiche Ausgangsdaten und Zusatzbehandlungen in den Gruppen auszugleichen, wurde für den Vergleich zwischen Prüf- und Kontrollgruppe eine logistische Analyse durchgeführt. Diese ergab eine auf gleiche Bedingungen adjustierte relative Beschwerdequote (odds ratio) der Prüfgruppe in Relation zur Kontrollgruppe von 0,508. Das bedeutet, dass durch Helixor®-Therapie in der Nachsorge die Beschwerdequote auf ca. die Hälfte reduziert werden kann. Das 95 % -Konfidenzintervall der relativen Quote geht von 0,319 bis 0,811. Sie ist signifikant kleiner als 1 (p = 0,003). Den Verlauf der Beschwerdehäufigkeit in der Nachsorge zeigt Abbildung 1.

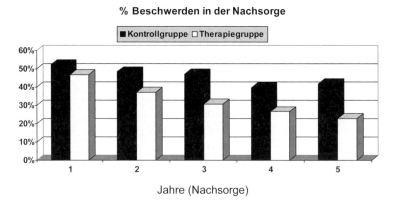

Abb. 1: Gesamtbeschwerden von Mammakarzinom-Patientinnen in den Jahren 1 bis 5 der Nachsorgephase. Die Therapiegruppe erhielt eine komplementäre Helixor® Therapie, die Kontrollgruppe erhielt keine komplementäre Immuntherapie.

Bereits im ersten Jahr der Nachsorge ist die Beschwerdehäufigkeit in der Prüfgruppe geringer als in der Kontrollgruppe. Der Unterschied verstärkt sich bis zum fünften Jahr der Nachsorge und ist ab Jahr 2 statistisch signifikant. Die Spezifizierung der Beschwerden von Mammakarzinom-Patientinnen in der Nachsorgephase zeigt, dass insbesondere die Häufigkeit von Tumor- und Kopfschmerz, Fatigue-Syndrom und Mukositis abnahm (Tabelle 1).

Tab. 1: Spezifizierung der Beschwerden von Mammakarzinom-Patientinnen während der Nachsorgephase.

		Therapiegruppe		Kontrollgruppe	
		n	%	n	%
Magen-Darm-Trakt Beschwerden	Nein	152	91,0	482	93,8
	Ja	15	9,0	32	6,2
Tumorschmerz	Nein	130	77,8	309	60,1
	Ja	37	22,2	205	39,9
Kopfschmerz	Nein	166	99,4	502	97,7
	Ja	1	0,6	12	2,3
Müdigkeit/Fatigue Syndrom	Nein	166	99,4	509	99,0
	Ja	1	0,6	5	1,0
Depression	Nein	146	87,4	498	96,9
	Ja	21	12,6	16	3,1
Schlafstörungen	Nein	141	84,4	442	86,0
	Ja	26	15,6	72	14,0
Kachexie	Nein	109	65,3	350	68,1
	Ja	58	34,7	164	31,9
Blutungen	Nein	158	94,6	475	92,4
	Ja	9	5,4	39	7,6
Mukositis	Nein	166	99,4	507	98,6
	Ja	1	0,6	7	1,4

Nebenwirkungen der Mistelextraktanwendung traten bei 10,2 % der Patientinnen auf. Mit Ausnahme einer generalisierten Reaktion, die zum Therapieabbruch führte, waren sie leicht und spontan reversibel (Rötung, Schwellung und Juckreiz an der Injektionsstelle, grippeartige Symptome).

Bezüglich Rezidivhäufigkeit (4,1 *versus* 3,3 %) und Metastasenhäufigkeit (2,7 *versus* 4,6 %) bestehen keine signifikanten Unterschiede zwischen Prüf- und Kontrollgruppe.

Diskussion

Die derzeit praktizierte Mistelextrakttherapie erfolgt mit standardisierten Präparaten der anthroposophischen Therapierichtung oder mit lektinnormierten (Mistellektin I = ML I) Extrakten. Unter Berücksichtigung der wissenschaftlichen Anforderungen der evidenzbasierten Medizin (evidence-based medicine; EBM) kann derzeit konstatiert werden, dass die präklinische Erforschung der immunmodulatorischen, zytotoxischen und antitumoralen Wirkungen von standardisierten Mistelextrakten der anthroposophischen Therapierichtung weit fortgeschritten ist (Kienle und Kiene, 2003; Scheer *et al.*, 2005; Büssing, 2000). Erste kontrollierte klinische Studien der EBM-Grade I und II zeigten eine Reduktion von Nebenwirkungen der Standardtherapie mit einhergehender Steigerung der Lebensqualität sowie eine reproduzierbare Immunstimulation bzw. -restauration unter standardisierter Mistelextrakttherapie (Piao *et al.*, 2004; Bock *et al.*, 2004; Auerbach *et al.*, 2005).

Diese epidemiologische Kohortenstudie wurde durchgeführt, um den Einfluss der Therapie mit Helixor®, einem standardisierten Mistelextrakt der anthroposophischen Therapierichtung, auf die Häufigkeit von krankheits- bzw. therapieassoziierten Beschwerden von Mammakarzinom-Patientinnen in der Nachsorgephase von ca. fünf Jahren zu untersuchen. Das primäre Studienziel war die Analyse von therapie- oder erkrankungsassoziierten Nebenwirkungen bzw. Beschwerden bei Mammakarzinom-Patientinnen ohne (Kontrollgruppe) und mit komplementärer Mistelextrakttherapie (Therapiegruppe). 681 Patientinnen wurden protokollgemäß (per protocol treatment) behandelt und ausgewertet. Strikte Ein- und Ausschlusskriterien wurden der Studie zugrunde gelegt und waren die Grundlage für ein auswertbares Patientinnen-Kollektiv. In diese Studie wurden ausschließlich Mammakarzinom-Patientinnen eingeschlossen, die eine konsensierte Standardtherapie (Operation, Chemo-, Strahlen- und indikationsabhängig Hormontherapie) erhalten hatten und ohne (Kontrollgruppe) bzw. mit Mistelextrakt therapiert wurden (Therapiegruppe). Die Ergebnisse demonstrieren, dass eine komplementäre Mistelextrakttherapie mit Helixor® im Verlauf einer fünfjährigen Nachsorgephase therapie- bzw. krankheitsassoziierte Beschwerden wie Tumorschmerzen, Kopfschmerzen, Fatigue und Mukositis reduzieren kann. Bezogen auf die Gesamtmenge an Beschwerden betrug die Beschwerdehäufigkeit im Verlauf der Nachsorge in der Therapiegruppe 56,3 % und in der Kontrollgruppe 70,0 %. Dieser Unterschied ist statistisch signifikant ($p < 0{,}001$) und ging einher mit einer verbesserten Lebensqualität der Patientinnen.

Nebenwirkungen der Mistelextrakt-Anwendung (zumeist Rötung an der Injektionsstelle) waren in der Regel leicht und selbst limitierend, so dass die Therapie mit Helixor® als sicher, wirksam und gut verträglich bezeichnet werden kann.

Literatur

Auerbach L., Dostal V., Václavik-Fleck I., Kubista E., Rosenberger A., Rieger S., Tröger W., Schierholz J. M. (2005): Signifikant höherer Anteil aktivierter NK-Zellen durch additive Misteltherapie bei chemotherapierten Mamma-Ca-Patientinnen in einer prospektiv-randomisierten doppelblinden Studie, In: R. Scheer, R. Bauer, H. Becker, V. Fintelmann, K. H. Kemper, H. Schilcher (Hrsg.): Fortschritte in der Misteltherapie. Aktueller Stand der Forschung und klinische Anwendung, KVC Verlag Essen, 543–554.

Beuth J. (2007a): Evidenzbasierte Komplementäronkologie. Aktuelle Studien und Ausblick, Der Onkologe 13: 534–541.

Beuth J. (2007b): Krebs ganzheitlich behandeln, Trias Verlag, Stuttgart.

Beuth J. (2006): Einsatz komplementärmedizinischer Maßnahmen in der Therapie des Mammakarzinoms, In: R. Kreienberg, W. Jonat, T. Volm, V. Möbus, D. Alt (Hrsg.): Management des Mammakarzinoms, Springer Verlag, Berlin, 394–402.

Bock P. R., Friedel W. E., Hanisch J., Karasmann M., Schneider B. (2004): Wirksamkeit und Sicherheit der komplementären Langzeitbehandlung mit einem standardisierten Extrakt aus europäischer Mistel (Viscum album L.) zusätzlich zur konventionellen onkologischen Therapie bei primärem, nicht metastasiertem Mammakarzinom, Arzneimittel-Forsch 54: 456–466.

Büssing A. (2000): Mistletoe – The genus viscum, Harwood Academic Publishers, The Netherlands.

Kienle G. S., Kiene H. (2003): Die Mistel in der Onkologie. Fakten und konzeptionelle Grundlagen, Schattauer Verlag, Stuttgart.

Münstedt K. (2005): Ratgeber unkonventionelle Krebstherapien. ecomed Medizin, Landsberg.
Piao B. K., Wang Y. X., Xie G. R., Mannsmann U., Matthes H., Beuth J., Lin H. S. (2004): Impact of complementary mistletoe extract treatment on quality of life in breast, ovarian and non-small cell lung cancer patients. A prospective randomized controlled clinical trial, Anticancer Res 24: 303–310.
Scheer R., Bauer R., Becker H., Fintelmann V., Kemper F. H., Schilcher H. (Hrsg.) (2005): Fortschritte in der Misteltherapie, KVC Verlag, Essen.
Schneider B. (2001): Analysis of therapeutic efficacy in observational cohort studies, Cancer Chemoth Pharm 47: 35–37.
Unger C., Weis J. (2005): Onkologie. Unkonventionelle und supportive Therapiestrategien. Wissenschaftliche Verlagsgesellschaft, Stuttgart.

Prof. Dr. Josef Beuth[1], PD Dr. Dr. Jörg M. Schierholz[2], Prof. Dr. Berthold Schneider[3]
[1] Institut zur wissenschaftlichen Evaluation naturheilkundlicher Verfahren an der Universität zu Köln
[2] Helixor Heilmittel GmbH & Co. KG
[3] Medizinische Hochschule Hannover, Institut für Biometrie

Korrespondenzadresse:
Prof. Dr. Josef Beuth
Institut zur wissenschaftlichen Evaluation naturheilkundlicher Verfahren an der Universität zu Köln
Joseph-Stelzmann-Straße 9, D-50931 Köln
hans.beuth@uk-koeln.de

D) Validierung klinischer Prüfinstrumente und Dokumentation

Reliabilität, Validität und Misteltherapie-Sensitivität der deutschen Version der Cancer Fatigue Skala (CFS-D)

Reliability, validity and mistletoe sensitivity of the German version of the cancer fatigue scale (CFS-D)

Matthias Kröz, Marcus Reif, Hans Broder von Laue, Dagmar Brauer, Margarita Kirchhoff, Roland Zerm, Erdmute Nickel, Hartmut Riess, Cornelia Herbstreit, Gene Feder, Matthias Girke

Zusammenfassung

Cancer Related Fatigue (CRF) ist einer der wichtigsten Lebensqualität beeinflussenden Faktoren bei onkologischen Patienten. CRF tritt bei Anämie, während und nach Chemo- oder Strahlentherapie und bei Patienten mit fortgeschrittenen Tumoren auf und könnte ein sehr interessanter Zielparameter für die Misteltherapie sein. Die Cancer Fatigue Skala (CFS) ist ein zunächst in Japan entwickeltes dreidimensionales Inventar mit 15 Fragen. Wir stellen die Ergebnisse zweier konsekutiver Validierungsstudien vor.
114 Studienteilnehmern wurde die deutsche Version (CFS-D) in einer matched-pair-Studie ausgeteilt. 57 dieser Teilnehmer hatten maligne Erkrankungen, 57 waren Gesunde. Zur Erfassung der Multidimensionalität wurde die Fatigue Numerical Scale FNS), der Karnofsky-Index, die Hospital Anxiety and Depression Scale (HADS) und die Skala zur autonomen Regulation (aR) verwendet. In einer zweiten Studie wurde die Chemo- und Misteltherapie-Responsiveness im Rahmen einer adjuvanten Chemotherapie oder Radio-Chemotherapie gemessen. 25 Patienten wurden mit einem kolorektalen Karzinom mit begleitender Misteltherapie und 41 Mammakarzinom-Patientinnen mit durchgehender oder nur zeitweiliger adjuvanter Misteltherapie erfasst. Dabei wurde vor Beginn der Chemotherapie, nach dem dritten Zyklus und vier bis acht Wochen nach Beendigung der Chemotherapie befragt.
Wir entwickelten ein dreidimensionales Inventar zur CFS-D mit den Subskalen a) körperliche Fatigue/Vitalität, b) kognitive und c) affektive Fatigue. Die Reliabilität der Gesamtskala: Cronbach's-α: r_α = 0.94, Retest-Reliabilität: r_{rt} = 0,82 ($p < 0.001$). FNS, KPI, HADS und aR zeigen moderate Korrelationen

zum CFS-D (r = 0,47–0,63, jeweils p < 0.001). In der kolorektalen Krebsgruppe wurde eine Chemotherapiesensitivität gezeigt. Die Mammakarzinom-Gruppe, die kontinuierlich mit Mistel behandelt wurde, zeigte ein reduziertes globales and kognitives CRF-Niveau nach dem dritten Zyklus, verglichen mit der erst ab dem dritten Zyklus mistelbehandelten Gruppe.
Der CFS-D ist hoch zuverlässig, zeigt Konstruktvalidität und Misteltherapiesensitivität und könnte daher eine interessante Skala zur Erfassung von Misteltherapie Effekten unter laufender Chemotherapie Behandlung sein.

Schlüsselwörter: Autonome Regulation (aR), Mammakarzinom, Cancer Fatigue Scale (CFS-D), Kolonkarzinom, Müdigkeit, Misteltherapie

Abstract
Cancer Related Fatigue (CRF) is one of the most important factors determining the quality of life in patients with malignancies. CRF occurs with anaemia, during and after chemo- or radiotherapy and in advanced tumour states and might be a very interesting target for mistletoe therapy. The Cancer Fatigue Scale (CFS) is a three-dimensional inventory with 15 items which was originally developed in Japan. We present the results of two consecutive validation studies of the German version of this instrument.
The German version (CFS-D) was first administered to 114 participants in a matched-pair study. 57 (41 women) of the participants had malignant conditions and 57 (41 women) were healthy volunteers. The Fatigue Numerical Scale (FNS) was used to test convergence, the performance status was assessed by the Karnofsky-Index (KPI). Criteria for testing multidimensionality consisted of the hospital anxiety and depression scale (HADS-D) and the questionnaire on autonomic regulation (aR). In a second study we tested the responsiveness on chemo- and mistletoe therapy during an adjuvant chemotherapy or radio-chemo-therapy. 25 colorectal cancer patients with mistletoe and 41 breast cancer patients with full- or part-time mistletoe therapy have been administered on three points of time: before, after the third cycle and between four and eight weeks after finishing the chemotherapy.
We generated a three dimensional inventory of the CFS-D with the subscales a) physical fatigue/vitality, b) cognitive and c) affective fatigue. The reliability results for the sum scale: Cronbach's-α: r_α = 0.94, retest-reliability: r_{rt} = 0.82 (p < 0.001). The FNS, the KPI, the anxiety and depression scales

correlate with the CFS-D (r = 0.47–0.63, in all cases p < 0.001). In the colorectal cancer group chemotherapy sensitivity could be demonstrated. The breast cancer group treated continuously with mistletoe showed a reduced global and cognitive CRF-level after the third cycle compared to the breast cancer group in which patients were not treated with mistletoe before the third chemotherapy cycle.

The CFS-D is highly reliable and has construct validity in relation to other measures and could be also an interesting scale for the measurement of mistletoe efficacy in patients undergoing chemotherapy treatment.

Keywords: Autonomic regulation (aR), breast cancer, cancer fatigue scale (CFS-D), colorectal cancer, fatigue, mistletoe therapy

Einleitung

Bei wachsendem Interesse an der Lebensqualität onkologischer Patienten ist in jüngster Zeit das Cancer Related Fatigue-Syndrom (CRF) immer stärker in das wissenschaftliche Interesse gerückt. Neuere Studien zeigen, dass die globale Lebensqualität von ambulanten Tumorpatienten weniger durch Schmerzen oder depressive Verstimmungen als vielmehr durch Tagesmüdigkeit bestimmt wird, die zudem unzureichend behandelt wird (Stone *et al.*, 2000). CRF ist eine der häufigsten Beschwerden von Krebspatienten und wird von 70 bis über 90 % aller Krebspatienten unter Strahlen- oder Chemotherapie angegeben (Ahlberg *et al.*, 2003). Bei Mammakarzinom persistiert das Cancer Fatigue-Syndrom bei 34 % aller Patientinnen in Rezidivfreiheit noch nach fünf bis zehn Jahren (Bower *et al.*, 2005). Unter CRF wird der persistierende Eindruck von Kraft- oder Leistungsminderung, Tagesschläfrigkeit, vermehrter Müdigkeit, Energie- oder Motivationsmangel und von Konzentrationsstörung verstanden (Ahlberg *et al.*, 2003). Ätiologisch tritt sie unter Anämien, während und nach Chemo- oder Strahlentherapien und bei fortgeschrittenen Tumorerkrankungen auf. Dabei werden körperliche, affektive und soziale Einflussfaktoren im Sinne eines multidimensionalen Konstruktes diskutiert, wie körperlicher Allgemeinzustand, Aktivität, Schlaf und Depression, ohne dass die exakte Pathogenese geklärt wäre (Ahlberg *et al.*, 2003). Schlafstörungen kommen häufig bei Krebspatienten vor. So geben Patientinnen mit metastasiertem Mammakarzinom in 24,7 % Einschlaf-, in 44,3 % Durchschlaf- und 29,9 % Aufwachprobleme an (Koopman *et al.*, 2002). Aus Sicht der Phytotherapie und Anthroposophischen Medizin ist CRF von besonderem Interesse, da konventionelle Lebensqualitätskonstrukte wie der EORTC QLQ C30 oder FACT klinisch beobachtete Misteltherapieeffekte nur unzulänglich abzubilden vermögen (Steuer-Vogt, 2006).

In den letzten Jahren sind eine Reihe von Inventaren zur Erfassung von CRF publiziert worden, wobei relevante Unterschiede in der Item-Zahl, den Subskalen und der Reliabilität bestehen (Dittner *et al.*, 2004). Die Cancer Fatigue Scale (CFS) ist ein in Japan entwickeltes, hoch zuverlässiges und valides, dreidimensionales Inventar mit 15 Items und Subskalen zu körperlicher, kognitiver und affektiver Erschöpfung, das bereits in mehreren Studien angewendet wurde (Okuyama *et al.*, 2000a; Okuyama *et al.*, 2000b; Okuyama *et al.*, 2001). Mit der vorliegenden Arbeit werden die Ergebnisse der deutschen Validierungsstudie mitsamt den Ergebnissen zur Chemo- und Misteltherapiesensitivität vorgestellt.

Methodik

Die Validierungsstudie gliederte sich in zwei Schritte. Die deutsche Übersetzung der Cancer Fatigue Scale (CFS-D) (Tab.1) erfolgte durch jeweils zwei verschiedene Übersetzerinnen für die Hin- und anschließende Rückübersetzung der englischen Originalarbeit (iterative forward-backward translation sequence) und anschließender Hin- und Rückübersetzung der japanischen Originalversion ins Deutsche. Schließlich wurden die Übersetzungsversionen in einer Expertenrunde auf inhaltliche Validität geprüft (Tab.1). Jede Frage hat fünf Antwortmöglichkeiten mit einer fünf Punkte-Likert-Scale von 0 (gar nicht), 1 (kaum), 2 (mäßig), 3 (ziemlich) bis 4 (außerordentlich).

1. Von Januar 2003 bis Februar 2004 wurden bei 114 Studienteilnehmern (57 mit einem histologisch gesicherten Malignom unterschiedlicher Entität und einer alters- und geschlechts-gematchten gesunden Kontrollgruppe (n = 57)), die zu prüfenden Items des CFS-D, Fatigue-Numerical-Scale (FNS) (Okuyama et al., 2001) und die Skalen zur autonomen Regulation (aR) (Kröz et al., 2003; Kröz et al., 2005), Hospital Anxiety and Depression Scale (HADS) (Herrmann und Buss, 1995) erfragt sowie der Hämoglobinwert und der Karnofsky Performance-Index (KPI) erhoben. Ein Retest erfolgt bei 65 Personen im Median nach vier Wochen. Zur weiteren Methodik sei auf die Originalpublikation verwiesen (Kröz et al., 2008).

2. Im zweiten Studienteil wurden von April 2003 bis März 2007 die Chemotherapiesensitivität an 25 kolorektalen Karzinompatienten (CRC) und die Misteltherapie-Responsiveness an 41 Mammakarzinom-Patientinnen mit einer begleitenden Misteltherapie (subkutan und intravenös) unter laufender adjuvanter Chemotherapie (a) ab dem ersten oder (b) ab dem dritten Zyklus gemessen. Hierzu wurde mittels CFS-D 1–5 Tage vor Beginn der Chemotherapie (a) oder 1–5 Tage vor Beginn des dritten Chemotherapiezyklus (b), während (nach dem dritten Zyklus) und nach 4–8 Wochen nach adjuvanter Chemotherapie befragt. Beide Gruppen waren bezüglich Alter, KPI, Karzinomstadium, Operation und Chemotherapie vergleichbar. Entsprechend dem ersten Mammakarzinom-Studienarm wurde die

Chemotherapie-Sensitivität an CRC-Patienten vor, während und nach Abschluss der adjuvanten Chemotherapie gemessen.

Mittels SPSS 13.0 wurde eine Reliabilitätsanalyse aller 15 Items, eine orthogonale Varimax-Hauptkomponentenanalyse durchgeführt. Korrelative Beziehungen wurden mit Spearman Rang-Korrelationen, der Vergleich mit dem FNS wurde mittels U-Test gerechnet.

Ergebnisse

1. Studienteil

Die Malignomgruppe besteht aus 41 Frauen und 16 Männern, die ein mittleres Alter von 58,8 Jahren (SD = 11,6, Range 30–83 Jahre) aufweisen. Das geschlechts- und altersbezogene Matching der Kontrollgruppe gelingt (41 Frauen, 16 Männer; mittleres Alter von 59,9 Jahren (SD = 10,3, Range 32–81 Jahre). Der mittlere KPI der Krebspatienten beträgt 81,8 % (SD = 11,6). Zum Erkrankungsstatus der Malignomgruppe: 22 Patienten befinden sich in einem nicht metastasierten Stadium, 35 in einem metastasierten/generalisierten Stadium. Es wird ein konsistentes Drei-Hauptkomponenten-Modell generiert (Tabelle 1):
1. Körperliche Erschöpfung/Vitalität (6 Item, Range: 0–24)
2. Kognitive Erschöpfung (5 Item, Range: 0–20)
3. Affektive Erschöpfung (4 Item, Range: 0–16)

Gegenüber der japanischen CFS-Skala finden sich nur sehr geringe Unterschiede, so dass die Skala bis auf Ladungsunterschiede zweier Items (11 und 15, Tabelle 1) bestätigt wird.

Die Gesamt- und die Subskalen zeigen eine gute bis sehr gute interne Konsistenz (r_α = 0,94–0,84) und eine befriedigende bis gute Retest-Reliabilität (r_{rt} = 0,86–0,73) . Alle relevanten Konvergenz-Kriterien zeigen positive Korrelationen zum CFS-D gesamt: niedriger KPI, niedriger Hb, niedrige aR, vermehrt Angst und Depression im HADS (r = 0.41–0.63, p < 0,006). Das Trennungsvermögen des CFS-D zwischen Malignom- und Kontrollgruppe ist gegenüber dem FNS besser (U-Test nach Mann-Whitney: CFS-D: p < 0,001; FNS: p = 0,27. Darüber hinausgehende Ergebnisse können der Originalpublikation entnommen werden (Kröz et al., 2008).

Reliabilität, Validität und Misteltherapie-Sensitivität

Tab. 1: Fragen des CFS-D und ihre Aufteilung in die verschiedenen Subskalen. Zuerst sind die Items zu körperlicher Fatigue/Vitalität gelistet, darunter zu kognitiver Fatigue und affektiver Fatigue mit MW (SD), Faktorladung, Item/Skalen-Korrelation mit der FNS. Dazu Details zu den Subskalen, Cronbach-α and Retest Reliabilität.

Item	MW (SD)	Faktor Ladung	Item/Skala-Korrelation mit FNS
1 Werden Sie schnell müde?	2,11 (1,03)	0,80	0,46
2 Haben Sie das Bedürfnis, sich hinzulegen?	2,00 (0,94)	0,85	0,44
3 Fühlen Sie sich schlapp?	1,92 (1,17)	0,78	0,45
6 Fühlt sich Ihr Körper schwer und müde an?	1,58 (1,17)	0,80	0,39
9 Wird Ihnen alles zu viel?	1,71 (0,99)	0,65	0,45
12 Ist Ihnen vieles zu anstrengend?	1,89 (1,05)	0,78	0,32
Faktor 1: Körperliche Fatigue /Vitalität (Cronbach- α = 0,93; r_{rt} =0,76)	11,23 (5,47)		0,47
4 Haben Sie den Eindruck, dass Sie unkonzentrierter geworden sind?	1,42 (1,11)	0,71	0,29
7 Haben Sie den Eindruck, dass Ihnen beim Sprechen öfter Fehler unterlaufen?	1,19 (1,00)	0,80	0,18
10 Haben Sie den Eindruck, dass Sie vergesslich geworden sind?	1,58 (1,13)	0,78	0,16
11 Können Sie sich auf bestimmte Dinge konzentrieren?	1,18 (0,63)	0,60	0,32
13 Haben Sie den Eindruck, dass Sie langsamer denken als früher?	1,35 (1,06)	0,79	0,22
Faktor 2: Kognitive Fatigue (Cronbach-α = 0,88; r_{rt} =0,86)	6,70 (4,08)		0,27
5 Können Sie etwas unternehmen?	1,39 (0,93)	0,65	0,33
8 Können Sie sich für Dinge interessieren?	0,94 (0,72)	0,83	0,21
14 Können Sie sich zum Tun aufraffen?	1,15 (0,73)	0,50	0,35
15 Fühlen Sie sich erschöpft, so dass Sie nichts mit sich selbst anzufangen wissen?	0,90 (0,99)	0,70	0,38
Faktor 3: Affektive Fatigue (Cronbach- α = 0,84; r_{rt} =0,73)	4,39 (2,78)		0,35
CFS-D- Gesamtskala	22,37 (10,71)		0,44

2. Studienteil

Bei Mammakarzinom-Patientinnen im Studienarm 1 findet sich nach dem dritten Zyklus eine geringere globale und kognitive CFS-D (beide p < 0,030) als im Studienarm 2 (Abb. 1 und 2), der erst mit dem dritten Zyklus Mistel erhalten hat (keine Unterschiede bei der körperlichen und affektiven Erschöpfung).

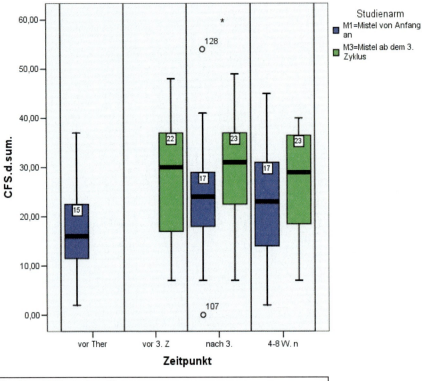

Abb. 1: CFS-D gesamt für Mammakarzinom Patientinnen 1–5 Tage vor, während (1–5 Tage nach dem dritten Zyklus) und 4–8 Wochen nach adjuvanter Chemotherapie unter permanenter Misteltherapie (Arm 1: blau) und unter Misteltherapie spätestens ab dem dritten Zyklus (Arm 2: grün) 1–5 fünf Tage vor und nach dem dritten Zyklus sowie 4–8 Wochen nach Chemotherapie getestet mittels exaktem U-Test

Vier bis acht Wochen nach Chemotherapie verliert sich dieser Unterschied. Bei der CRC-Gruppe kann ein Anstieg der CFS-D unter Chemotherapie und Abfall nach deren Beendigung gemessen werden (beide p<0,048).

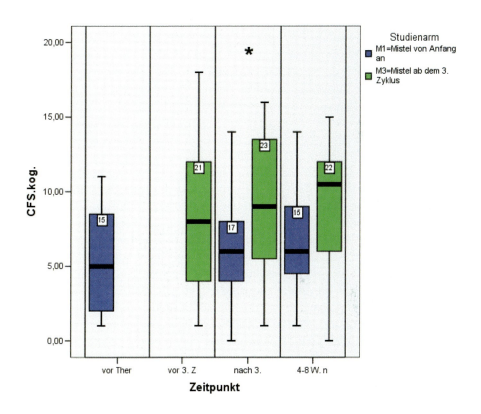

Abb. 2: Kognitive CFS-D bei Mammakarzinom Patientinnen 1–5 vor, während (1–5 Tage nach dem dritten Zyklus) und 4–8 Wochen nach adjuvanter Chemotherapie unter permanenter Misteltherapie (Arm 1: blau) und unter Misteltherapie spätestens ab dem dritten Zyklus (Arm 2: grün) 1–5 Tage vor und nach dem dritten Zyklus sowie 4–8 Wochen nach Chemotherapie getestet mittels exaktem U-Test.

Diskussion

Es gelingt die Generierung einer hoch reliablen und validen Skala, die zu allen relevanten Konstruktvaliditätsmerkmalen hinreichende bis straffe Beziehungen aufweist und Hinweise auf eine Chemo- und Misteltherapiesensitivität, insbesondere in Bezug auf globale und kognitive Fatigue zeigt.

Die Multidimensionalität von CRF wird mit dem CFS-D gut abgebildet. So kann neben der straffen Beziehung zum KPI eine hinreichende Beziehung zur Anämie gezeigt werden. Ebenso bestehen straffe positive Beziehungen zu depressiven Symptomen und Angst, die im Bereich der Ergebnisse des japanischen CFS zur A- und D-HADS liegen (Okuyama *et al.*, 2000b, Okuyama *et al.*, 2001) und einen vermehrten Distress anzeigen. Für andere Fatigue-Skalen wird von vergleichbaren Bezügen zu Depression berichtet (Wu and McSweeney 2004; Dittner *et al.*, 2004). Die Bezüge zur aR, die den vegetativen Regulationszustand und die Ruhe/Aktivitäts-Regulation erfasst (Kröz *et al.*, 2003), weisen auf den gestörten Ruhe-Aktivitätsrhythmus und damit auf insomnische Störungen bei Malignom-Patienten hin. Bei metastasierten Kolonkarzinom-Patienten ist ein verkürztes Überleben bei gestörtem Ruhe/Aktivitätsrhythmus gezeigt worden (Mormont *et al.*, 2000), was eine prognostische Bedeutung von Tagesrhythmus- und Schlafstörungen bei diesen Patienten nahe legt. Die Häufigkeit von Schlafstörungen bei Krebspatienten wird in kleineren Studien mit 44–80 % angegeben (Ancoli-Israel *et al.*, 2001). Dabei werden Ein- und Durchschlafstörungen wie unruhiger Schlaf, verminderte Schlafeffizienz und vermehrte Wachphasen nach Sleep-onset beschrieben (Silberfarb *et al.*, 1993). Wenn sich, wie hier und in zwei weiteren Studien gezeigt (Piao *et al.*, 2004; Semiglasov *et al.*, 2004), eine Reduktion von CRF durch eine begleitende Misteltherapie zur adjuvanten Chemotherapie bestätigen sollte, könnte möglicherweise auch die Langzeit-CRF begrenzt werden. Somit könnte eine positive Beeinflussung der CRF zu einer Verbesserung der wissenschaftlichen Akzeptanz der Misteltherapie beitragen.

Literatur

Ahlberg K., Ekman T., Gaston-Johannson F., Mock V. (2003): Assessment and management of cancer-related fatigue in adults, Lancet 23: 640–650.
Ancoli-Israel S., Moore P. J., Jones V., Kramer J. A., Curran D., Piccart M., de Haes J. C., Bruning P., Klijn J., Van Hoorebeeck I., Paridaens R. (2001): The relationship between fatigue and sleep in cancer patients: a review, Eur J Cancer Care (Engl) 10 (4): 245–255.
Bower J. E. (2005): Prevalence and causes of fatigue after cancer treatment: the next generation of research, J Clin Oncol 33: 8280–8282.
Dittner A., Wessely S., Brown R. (2004): The assessment of fatigue. A practical guide for clinicans and researchers, J Psychosom Res 56: 157–170.
Herrmann C., Buss U. (1995): HADS-D, Hospital Anxiety and Depression Scale-Deutsche Version. Testdokumentation und Handanweisung, Verlag Hans Huber.
Koopman C., Nouriani B., Erickson V., Anupindi R., Butler L. D., Bachmann M. H., Sephton S. E., Spiegel D. (2002): Sleep Disturbances in Women With Metastatic Breast Cancer, Breast J 6: 362–370.
Kröz M., Zerm R., Reif M., von Laue H. B., Schad F., Büssing A., Bartsch C., Feder G., Girke M. (2008): Validation of a German version of the Cancer Fatigue Scale (CFS-D), European Journal of Cancer Care 17: 33–41.
Kröz M., von Laue H. B., Zerm R., Brauer D., Reif M., Girke M., Matthes H., Heckmann C. (2005): Reduction of endogenous regulation in internal medicine patients, Forsch Komplementarmed Klass Naturheilkd 6: 333–341.
Kröz M., von Laue H. B., Zerm R., Girke M. (2003): Development of a Questionnaire for Endogenous Regulation – a Contribution for Salutogenesis Research, Forsch Komplementär Med Klass Naturheilkd 10: 70–77.
Mormont M. C., Waterhouse J., Bleuzen P., Giacchetti S., Jami A., Bogdan A., Lellouch J., Misset J. L., Touitou Y., Levi F. (2000): Marked 24-h rest/activity rhythms are associated with better quality of life, better response, and longer survival in patients with metastatic colorectal cancer and good performance status, Clin Cancer Res 8: 3038–3045.
Okuyama T., Tanaka K., Akechi T., Kugaya A., Okamura H., Nishiwaki Y., Hosaka T., Uchitomi Y. (2001): Fatigue in ambulatory patients with advanced lung cancer: prevalence, correlated factors, and screening, J Pain Symptom Manage 1: 554–564.
Okuyama T., Akechi T., Kugaya A., Okamura H., Imoto S., Nakano T., Mikami I., Hosaka T., Uchitomi Y. (2000a): Factors correlated with fatigue in disease-free breast cancer patients: application of the Cancer Fatigue Scale, Support Care Cancer 3: 215–222.
Okuyama T., Akechi T., Kugaya A., Okamura H., Shima Y., Maruguchi M., Hosaka T., Uchitomi Y. (2000b): Development and validation of the cancer

fatigue scale: a brief, three-dimensional, self-rating scale for assessment of fatigue in cancer patients, J Pain Symptom Manage 1: 5–14.
Piao B. K., Wang Y. X., Xie G. R., Mansmann U., Matthes H., Beuth J., Lin H. S. (2004): Impact of complementary mistletoe extract treatment on quality of life in breast, ovarian and non-small cell lung cancer patients. A prospective randomized controlled clinical trial, Anticancer Res 1: 303–309.
Semiglasov V. F., Stepula V. V., Dudov A., Lehmacher W., Mengs U. (2004): The standardised mistletoe extract PS76A2 improves QoL in patients with breast cancer receiving adjuvant CMF chemotherapy: a randomised, placebo-controlled, double-blind, multicentre clinical trial, Anticancer Res 24 (2C): 1293–302.
Silberfarb P. M., Hauri P. J., Oxman T. E., Schnurr P. (1993): Assessment of sleep in patients with lung cancer and breast cancer, J Clin Oncol 5: 997–1004.
Stone P., Richardson A., Ream E., Smith A. G., Kerr D. J., Kearney N. (2000): Cancer-related fatigue: inevitable, unimportant and untreatable? Results of a multi-centre patient survey. Cancer Fatigue Forum, Ann Oncol 11 (8): 971–975.
Wu H. S., McSweeney M. (2004): Assessing fatigue in persons with cancer: an instrument development and testing study, Cancer 7: 1685–1695.

Dr. Matthias Kröz[1,2], Dr. Marcus Reif[3], Dr. Hans Broder von Laue[4], Dagmar Brauer[1], Margarita Kirchhoff[5], Dr. Roland Zerm[1,2], Erdmute Nickel[6], Dr. Hartmut Riess[4], Dr. Cornelia Herbstreit[6], Prof. Dr. Gene Feder[7], Dr. Matthias Girke[1,2]
[1] Forschungsinstitut Havelhöhe gGmbH, Berlin
[2] Allgemein Internistische Abteilung im Gemeinschaftskrankenhaus Havelhöhe gGmH, Berlin
[3] Institut für klinische Forschung (IKF), Berlin
[4] Onkologische Schwerpunktpraxis Öschelbronn, Niefern-Öschelbronn
[5] Onkologische Schwerpunktpraxis Havelhöhe, Berlin
[6] Gynäkologische Abteilung im Gemeinschaftskrankenhaus Havelhöhe gGmbh, Berlin
[7] Institute of Health Sciences Education, London

Korrespondenzadresse:
Dr. Matthias Kröz
Forschungsinstitut Havelhöhe (FIH)
Kladower Damm 221, D-14089 Berlin
mkroez@havelhoehe.de

Validierung einer neuen Skala zur internen Kohärenz (ICS) mit Misteltherapie sensitiven Fragen für Krebspatienten

Validation of a new scale in internal coherence (ICS) with mistletoe therapy-sensitive questions for cancer patients

Matthias Kröz, Knut Humbroich, Dagmar Brauer, Roland Zerm, Margarita Kirchhoff, Marcus Reif, Hans Broder von Laue, Friedemann Schad, Erdmute Nickel, Lisa Arndt, Marion Debus, Matthias Girke

Zusammenfassung

Gängige Instrumente zur Erfassung von Lebensqualität in der Onkologie bilden vorrangig chemotherapeutische Effekte (EORTC QLQ C30) oder den Status der rehabilitativen Funktion (SF 36) ab. Es fehlen Inventare, die auch den „sense of coherence" (SOC) von onkologischen Patienten hinreichend erfassen. Zwar wird der SOC hinsichtlich einer Prognoserelevanz für Krebspatienten diskutiert, doch wurde die gegenwärtige SOC-Skala hauptsächlich für psychiatrische und psychosomatische Patienten validiert. Unsere zweistufige Validierungsstudie zielt darauf ab, ein Instrument zur internen Kohärenz (ICS) – entwickelt durch eine Expertenbewertung mit spezifischen Fragen für onkologische Patienten – hinsichtlich Reliabilität, Validität und Sensitivität unter Chemotherapie und Misteltherapie zu überprüfen.

Fragen zur internen Kohärenz werden an 114 Studienteilnehmern geprüft (57 Krebspatienten und eine alters- und geschlechtsgepaarte Kontrollgruppe), zusammen mit Fragen zur autonomen Regulation (aR), der Hospital Anxiety and Depression Scale (HADS-D), der Selbstregulation und des Karnofsky Performance-Index (KPI). Ein Retest wird bei 65 Teilnehmern im Mittel nach vier Wochen durchgeführt. Im zweiten Teil der Studie werden mittels ICS die interne Kohärenz unter Chemotherapie bei 25 Patienten mit kolorektalem Karzinom (CRC) und unter Misteltherapie bei 41 Mammakarzinom-Patientinnen (mit adjuvanter Chemotherapie) gemessen, die die Misteltherapie adjuvant 1. vom ersten oder 2. vom dritten Zyklus an erhalten.

Die ICS wird vor, während (nach dem dritten Zyklus) und nach 4–8 Wochen abgefragt. Die 10 Item-Skala zur internen Kohärenz (ICS) weist folgende Reliabilität und Validität auf: Cronbach-α r = 0.91, Retest-Reliabilität r = 0.80. Die ICS korreliert mit r = 0.43–0.72 mit den Konvergenz-Kriterien (jeweils $p < 0.001$).
Wir können verminderte ICS-Werte nach dem dritten Chemotherapie-Zyklus für die CRC-Patienten zeigen sowie für die Mammakarzinom-Patientinnen ohne zeitweilige Misteltherapie vs. mit Misteltherapie, mit einem Wiederanstieg der ICS-Werte nach Ende der Chemotherapie. Dies weist auf eine gute bis sehr gute Reliabilität und Sensitivität unter Chemotherapie und Misteltherapie hin.

Schlüsselwörter: Autonome Regulation (aR), Mammakarzinom, kolorektales Karzinom, Interne Kohärenz Skala (ICS), Misteltherapie

Summary

Current inventories on quality of life used in oncology investigate mainly chemotherapeutical effects (EORTC QLQ C30) or the status of rehabilitative function (SF 36). There is a lack of inventories which also record sufficiently the "sense of coherence" (SOC) in oncological patients. SOC is being discussed for its prognostic relevance in cancer patients, but the current SOC scale is mainly validated for psychiatric and psychosomatic patients. Our two-step validation study aims to examine the inventory on internal coherence (ICS) – developed by an expert rating, using specific questions for oncological patients – with regards to its reliability and validity and sensitivity to chemotherapy and mistletoe therapy.
The items are tested on 114 participants (57 cancer patients and an age- and gender-matched control group), along with regard to questions of the autonomic regulation (aR), the Hospital Anxiety and Depression Scale (HADS), of self-regulation and the Karnofsky Performance-Index (KPI). A retest of 65 participants is carried out after a median of four weeks. In the second part of the study the ICS-sensitivity to chemotherapy is measured in 25 patients with colorectal carcinoma (CRC) and the mistletoe therapy-responsiveness (with adjuvant chemotherapy) is measured in 41 breast cancer patients, who receive adjuvant mistletoe therapy 1. from the first or

2. from the third cycle. ICS is recorded before, during (after the third cycle) and around 4–8 weeks after.

A 10-item scale on internal coherence (ICS) shows the following reliability and validity values: Cronbach-α r = 0.91, retest-reliability r = 0.80. The ICS correlates with r = 0.43–0.72 to the concurrent criteria (all p < 0.001). The malignant group shows a lower ICS than the control group z = 3.8 (p < 0.001).

We were able to show decreased ICS-values after the third cycle for CRC and for breast cancer without mistletoe therapy vs. treated with mistletoe therapy, with a re-increase after the end of chemotherapy. These findings indicate a good to very good sensitivity to chemotherapy and mistletoe therapy.

Keywords: Autonomic regulation (aR), breast cancer, colorectal cancer, internal coherence scale (ICS), mistletoe therapy

Einleitung

Gängige Lebensqualitätsinventare in der Onkologie erfassen schwerpunktmäßig körperliche, mentale und soziale Dimensionen sowie chemotherapeutische Effekte. Beispiele sind der EORTC QLQ C30 (Aaronson *et al.*, 1993) oder der FACT (Cella *et al.*, 1993) – inklusive der jeweiligen Ergänzungsskalen für spezifische Tumorentitäten (Sprangers *et al.*, 1993). Manche, wie der SF36, bilden eher den rehabilitativen Funktionsstatus ab (Ware *et al.*, 1993). Bisher fehlen Inventare, die bei onkologischen Patienten veränderungssensitiv auch den auf das Salutogenese-Konzept Antonovskys zurückgehenden „sense of coherence" (SOC) erfassen (Antonovsky 1987). Antonovsky stellte hier die Frage: Was hält den Menschen gesund? in Kontrast zu der üblichen Frage: Was macht ihn krank? (Antonovsky, 1987). Der SOC basiert im wesentlichen auf drei Komponenten: comprehensibility (Verstehbarkeit), meaningfulness (Bedeutsamkeit/ Sinnhaftigkeit), manageability (Handhabbarkeit).

1. Diese Faktoren bestimmen, in welchem Ausmaß auf ein allseits vorhandenes, anhaltendes, jedoch auch dynamisches Vertrauensgefühl zurückgegriffen werden kann, das sowohl interne als auch externe Ereignisse in ihrem Verlauf strukturiert, vorhersagbar und erklärbar macht.
2. Diese Ressourcen müssen bei Bedarf verfügbar sein.
3. Die Stimuli müssen als Herausforderungen begriffen werden, die ein Engagement verdienen (Antonovsky, 1993b).

Für den SOC wird eine Prognoserelevanz für Krebspatienten diskutiert (Gotay *et al.*, 2004), allerdings wurde die gängige SOC-Skala vor allem an psychiatrischen und psychosomatischen Patienten validiert und zeigte bislang nicht die von Antonovsky postulierten Bezüge zu physiologischen Parametern bzw. zur körperlichen Gesundheit (Antonovsky, 1993b; Schumacher *et al.*, 2000).

Mit der vorliegenden zweiteiligen Validierungsstudie soll die Skala zur internen Kohärenz (ICS), die im Rahmen eines Experten-Ratings aus Fragen zu Krankheitsumgang und Lebensperspektive, zu Tatkraft und Wärmeregulation für onkologische Patienten generiert wurde, einer wissenschaftlichen Prüfung unterzogen werden. Daher werden im folgenden Reliabilität, Konstrukt- und inhaltliche Validität geprüft, wie auch ihre Chemo- und Misteltherapie-Sensitivität.

Methode

In einem Experten-Rating wurden zunächst unter dem Gesichtspunkt innerer Kohärenz bei onkologischen Patienten zwölf Items zu Krankheitsumgang, Perspektivbildung, Tatkraft und Wärmeregulation generiert und mit einer fünf Antwortmöglichkeiten umfassenden Likert-Scale von 0 bis 4 versehen (Tab. 1).

Tab. 1: Items der Internen Kohärenzskala

Item	Antworten	Item-Total-Korrelationen
1 Es gab Momente in der letzten Woche, in denen ich mich wohlfühlte.	sehr viele, ziemlich viele, mäßig, kaum welche, gar keine	r = 0,77
2 Ich fror ohne erkennbaren Anlass.	außerordentlich, ziemlich, mäßig, kaum, gar nicht *(invers)*	r = 0,53
3 Ich fühlte mich angenehm warm.	Fast immer, oft, gelegentlich, selten, gar nicht	r = 0,58
4 Meinen Gesundheitszustand erlebte ich als ...	sehr gut, ziemlich gut, mäßig, ziemlich schlecht, sehr schlecht	r = 0,73
5 Ich konnte zuversichtlich in den Tag blicken.	außerordentlich, ziemlich, mäßig, kaum, gar nicht	r = 0,82
6 Ich hatte Mut, meine Alltagsprobleme zu lösen.	trifft überhaupt nicht zu, trifft weitgehend nicht zu, weiß nicht, trifft weitgehend zu, trifft ganz zu *(invers)*	r = 0,59
7 Ich hatte gute Einfälle, um neu aufgetretene Schwierigkeiten zu lösen.	trifft überhaupt nicht zu, trifft weitgehend nicht zu, weiß nicht, trifft weitgehend zu, trifft ganz zu *(invers)*	r = 0,57
8 Mein tägliches Tun und meine innersten Wünsche waren im Einklang.	trifft ganz zu, trifft weitgehend zu, kann ich nichts zu sagen, trifft weitgehend nicht zu, trifft überhaupt nicht zu	r = 0,72
9 In meinem Inneren fühlte ich mich sicher.	gar nicht, kaum, mäßig, ziemlich, außerordentlich *(invers)*	r = 0,75
10 Ich bin innerlich auf dem richtigen Weg.	trifft ganz zu, trifft weitgehend zu, kann ich nichts zu sagen, trifft weitgehend nicht zu, trifft überhaupt nicht zu	r = 0,58

1. Von Januar 2003 bis Februar 2004 wurden bei 114 Studienteilnehmern (57 Malignom-Patienten und eine alters- und geschlechtsgepaarte gesunde Kontrollgruppe (n = 57)) die zu prüfenden Items der ICS und die Fragen zur autonomen Regulation (aR) (Kröz *et al.*, 2003; Kröz *et al.*, 2005), die deutsche Hospital Anxiety and Depression Scale (HADS-D) (Herrmann und Buss, 1995; Zigmond und Snaith, 1983), der Kurzfragebogen zur Selbstregulation (Grossarth-Maticek 1999) und der Karnofsky Performance-Index (KPI) erfragt. Ein Retest erfolgt bei 65 Personen im Median nach vier Wochen.

2. Im zweiten Studienteil wurden von April 2003 bis März 2007 die Chemotherapie-Sensitivität an 25 kolorektalen Karzinompatienten (CRC) und die Misteltherapie-Responsiveness an 41 Mammakarzinom Patientinnen mit einer adjuvanten Misteltherapie 1. ab dem ersten oder 2. ab dem dritten Zyklus gemessen, die jeweils eine adjuvante bzw. initial kurativ konzipierte Chemotherapie erhielten. Hierzu wurde mittels ICS 1–5 Tage vor Beginn der Chemotherapie (1) oder 1–5 Tage vor Beginn des dritten Chemotherapiezyklus (2), während (nach dem dritten Zyklus) und nach 4–8 Wochen nach adjuvanter Chemotherapie befragt. Beide Gruppen waren bezüglich Alter, KPI, Karzinomstadium, Operation und Chemotherapie vergleichbar. Entsprechend dem ersten Mammakarzinom-Studienarm wurde die ICS bei 25 Patienten mit CRC vor, während und nach Abschluss der adjuvanten Chemotherapie gemessen, wovon bzgl. der ICS 23 Patienten zu allen drei Zeitpunkten vollständig auswertbar waren. Mittels SPSS 13.0 wurde eine Reliabilitätsanalyse aller zwölf Items durchgeführt mit Bestimmung u. a. der Cronbach-α- und Test-Retest-Reliabilität. Statistische Beziehungen wurden mit Spearman Rangkorrelationen geprüft. Für ungepaarte Tests wurde der U-Test nach Mann-Whitney und für gepaarte der Wilcoxon-Vorzeichenrang-Test verwendet.

Ergebnisse

1. Studienteil

Die Malignomgruppe besteht aus 41 Frauen und 16 Männern, die ein mittleres Alter von 58,8 Jahren (SD = 11,6, Range: 30–83 Jahre) aufweisen. Das geschlechts- und altersbezogene Matching einer Kontrollgruppe gelingt (41 Frauen, 16 Männer; mittleres Alter von 59,9 Jahren (SD = 10,3, Range: 32–81 Jahre). Der mittlere KPI der Krebspatienten beträgt 81,8 % (SD = 11,6). Die 10 Item-Skala zur internen Kohärenz (zwei Fragen erfüllen nicht die Reliabilitätskriterien, Tab. 1) erfüllt alle gängigen Reliabilitäts- und Validitätskriterien: mit einem Cronbach-α von r = 0,91 und einer Retest-Reliabilität von r = 0,80.

Die ICS korreliert mit r = 0,43–0,72 mit den Konvergenzkriterien Trait aR, Angst- und Depressionswerten des HADS-D, Selbstregulation und KPI (jeweils p < 0,001). Die Malignomgruppe hat eine niedrigere interne Kohärenz als die Kontrollgruppe (p < 0.001), während der Kurzfragebogen zur Selbstregulation als Paralleltest keinen signifikanten Unterschied zeigt (p = 0,079) (Abb. 1).

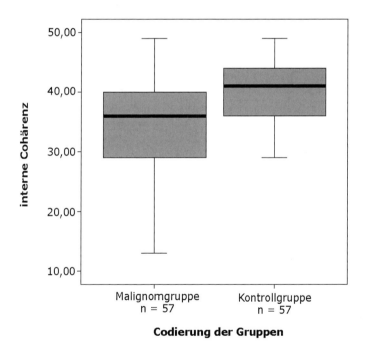

Abb. 1 a: Boxplots zur internen Kohärenz-Skala (ICS) bei Malignom Patienten und bei einer altersgepaarten Kontrollgruppe. Die ICS trennt besser (U-Test: z = 3,5, p = 0,001) zwischen den beiden Gruppen als der Selbstregulationsfragebogen (U-Test: z = 1,09, p = 0,27).

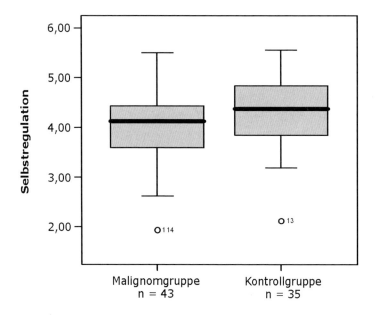

Abb. 1 b: Boxplots zum Kurzfragebogen zur Selbstregulation bei Malignom Patienten und bei einer altersgepaarten Kontrollgruppe. Die ICS trennt besser (U-Test: z = 3,5, p = 0,001) zwischen den beiden Gruppen als der Selbstregulationsfragebogen (U-Test: z = 1,09, p = 0,27).

2. Studienteil

Bei den Mammakarzinom-Patientinnen im Studienarm 1 finden sich nach dem dritten Zyklus höhere ICS-Werte (p = 0,05) als im Studienarm 2 (Abb. 2), die erst mit dem dritten Zyklus Mistel erhalten haben. Vier bis acht Wochen nach Beendigung der Chemotherapie verliert sich dieser Unterschied (p = 0,645). Bei der CRC-Gruppe kann eine signifikante Reduktion der ICS unter Chemotherapie und nach Beendigung der Chemotherapie ein signifikanter ICS-Anstieg gemessen werden (p < 0,044). Diese Ergebnisse lassen auf eine veränderungssensitive Skala unter Chemo- und Misteltherapie schließen.

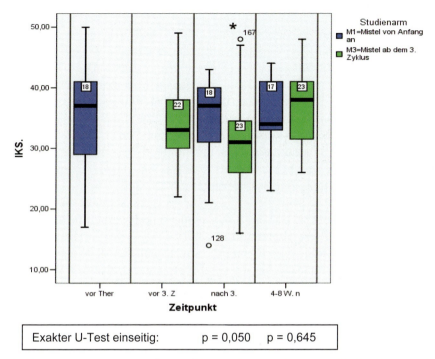

Exakter U-Test einseitig: p = 0,050   p = 0,645

Abb. 2: Interne Kohärenz Skala (ICS) bei Mammakarzinom Patientinnen 1–5 Tage vor, während (1–5 Tage nach dem dritten Zyklus) und 4–8 Wochen nach adjuvanter Chemotherapie unter permanenter Misteltherapie (Arm 1: blau) und unter Misteltherapie spätestens ab dem dritten Zyklus (Arm 2: grün) 1–5 Tage vor und nach dem dritten Zyklus sowie 4–8 Wochen nach Chemotherapie

Diskussion

Es gelingt die Entwicklung eines Kurzinventars zur internen Kohärenz (ICS) mit einer sehr guten internen Konsistenz und guten Test-Retest-Reliabilität (Lienert and Raatz 1998). Auch die postulierte Chemo- und Misteltherapie-Sensitivität kann gezeigt werden und weist gegenüber dem Kurzfragebogen zur Selbstregulation nach Grossarth-Maticek eine bessere Trennschärfe auf (Grossarth-Maticek, 1999).

Eine erniedrigte ICS oder SOC könnte auf Akkumulation von Risikofaktoren und verminderte salutogenetische Gegenregulation weisen und somit die grenzwertig erhöhte Zwölfjahres-Krebsinzidenz bei niedriger

SOC im höheren Alter erklären (Poppius *et al.*, 2006). Ähnlich ist die niedrige SOC in der EPIC-Norfolk Studie mit einer erhöhten globalen und spezifischen Krebsmortalität assoziiert (Surtees *et al.*, 2003). Diese Befunde passen nicht nur gut zu unseren Daten sondern auch zu einer Querschnittsstudie, bei der sich Krebspatienten, die weit über ihre prognostische Lebenserwartung hinaus leben, nicht hinsichtlich ihrer Lebensqualität, sondern bzgl. ihrer SOC-Werte von einer Kontrollgruppe unterscheiden (Gotay *et al.*, 2004). Dies ist konkordant mit der höheren Lebenserwartung von Malignom-Patienten mit hoher Selbstregulation bei einem überadditiven Effekt der Misteltherapie (Grossarth-Maticek *et al.*, 2001). Somit lässt sich feststellen, dass eine salutogenetisch orientierte Lebenshaltung möglicherweise einen positiven Einfluss auf Krebsinzidenz und -verlauf haben könnte. Allerdings muss diese Hypothese in epidemiologischen Studien abgesichert werden. Die vorgestellte ICS-Skala zeigt gegenüber der Selbstregulation eine höhere Trennschärfe für Krebspatienten. Inwieweit über die konzeptionell postulierte und gezeigte Krebs-, Chemo- und Mistelsensitivität hinaus eine höhere Krebsspezifität im Vergleich zu dem SOC-Fragebogen besteht, müssen zukünftige Studien zeigen.

Schlussfolgerung

Die Generierung einer internen Kohärenz-Skala gelingt mit guter bis sehr guter Reliabilität. Erste Validitätsprüfungen sind konzeptkohärent und weisen auf eine gute Chemo- und Misteltherapiesensitivität hin. Die vorliegenden Daten deuten darauf hin, dass die ICS ein interessantes Instrument zur Erfassung des Kohärenzgefühls onkologischer Patienten unter Misteltherapie ist, allerdings sind weitere Studien zur Klärung ihrer klinischen Relevanz notwendig.

Literatur

Aaronson, N. K., Ahmedzai S., Bergman B., Bullinger M., Cull A., Duez N. J., Filiberti A., Flechtner H., Fleishman S. B., de Haes J. C. (1993): The European Organization for Research and Treatment of Cancer QLQ-C30: a quality-of-life instrument for use in international clinical trials in oncology, J Natl Cancer Inst 5: 365–376.

Antonovsky A. (1993a): Complexity, conflict, chaos, coherence, coercion and civility, Soc Sci Med 8: 969–974.
Antonovsky A. (1993b): The structure and properties of the sense of coherence scale, Soc Sci Med 6: 725–733.
Antonovsky A. (1987): Unraveling the mystery of health. How people manage stress and stay well, Jossey-Bass.
Cella D. F., Tulsky D. S., Gray G., Sarafian B., Linn E., Bonomi A., Silberman M., Yellen S. B., Winicour P., Brannon J. (1993): The Functional Assessment of Cancer Therapy scale: development and validation of the general measure, J Clin Oncol 3: 570–579.
Gotay C. C., Isaacs P., Pagano I. (2004): Quality of life in patients who survive a dire prognosis compared to control cancer survivors, Psychooncology 12: 882–892.
Grossarth-Maticek R., Kiene H., Baumgartner S. M., Ziegler R. (2001): Use of Iscador, an extract of European mistletoe (*Viscum album*), in cancer treatment: prospective nonrandomized and randomized matched-pair studies nested within a cohort study, Altern Ther Health Med 7 (3): 57–66, 68–72, 74–76 passim.
Grossarth-Maticek R. (1999): Systemische Epidemiologie und präventive Verhaltensmedizin chronischer Erkrankungen, Walter de Gruyter.
Herrmann C., Buss U. (1995): HADS-D, Hospital Anxiety and Depression Scale-Deutsche Version. Testdokumentation und Handanweisung, Verlag Hans Huber.
Kröz M., von Laue H. B., Zerm R., Brauer D., Reif M., Girke M., Matthes H., Heckmann C. (2005): Reduction of endogenous regulation in internal medicine patients], Forsch Komplementärmed Klass Naturheilkd 6: 333–341.
Kröz M., von Laue H. B., Zerm R., Girke M. (2003): Development of a Questionnaire for Endogenous Regulation – a Contribution for Salutogenesis Research. Forsch Komplementärmed Klass Naturheilkd 10: 70–77.
Lienert G., Raatz U. (1998): Testaufbau und Testanalyse, Beltz Psychologie Verlags Union.
Poppius E., Virkkunen H., Hakama M., Tenkanen L (2006): The sense of coherence and incidence of cancer – role of follow-up time and age at baseline, J Psychosom Res 2: 205–211.
Schumacher J., Wilz G., Gunzelmann T., Brähler E. (2000): The Antonovsky Sense of Coherence Scale. Test statistical evaluation of a representative population sample and construction of a brief scale, Psychother Psychosom Med Psychol 12: 472–482.
Sprangers M. A., Cull A., Bjordal K., Groenvold M., Aaronson N. K. (1993): The European Organization for Research and Treatment of Cancer. Approach to

quality of life assessment: guidelines for developing questionnaire modules. EORTC Study Group on Quality of Life, Qual Life Res 4: 287–295.

Surtees P., Wainwright N., Luben R., Khaw K. T., Day N. (2003): Sense of coherence and mortality in men and women in the EPIC-Norfolk United Kingdom prospective cohort study, Am J Epidemiol 12: 1202–1209.

Ware J., Snow K., Kosinski M., Gandek B. (1993): SF-36 Health Survey Manual & Interpretation Guide. The Health Institute, New England Medical Center, 1993.

Zigmond A. S., Snaith R. P. (1983): The Hospital Anxiety and Depression Scale, Acta Psychiatr Scand 67: 361–370.

Dr. Matthias Kröz[1,2], Knut Humbroich[3], Dagmar Brauer[1], Dr. Roland Zerm[1,2], Margarita Kirchhoff[4], Dr. Marcus Reif[5], Dr. Hans Broder von Laue[6], Dr. Friedemann Schad[1,7], Erdmute Nickel[8], Dr. Lisa Arndt[4], Dr. Marion Debus[2], Dr. Matthias Girke[1,2]

[1] Forschungsinstitut Havelhöhe gGmbH, Berlin
[2] Allgemein Internistische Abteilung im Gemeinschaftskrankenhaus Havelhöhe gGmbH, Berlin
[3] Neurologische Abteilung im Gemeinschaftskrankenhaus Herdecke
[4] Onkologische Schwerpunktpraxis Havelhöhe, Berlin
[5] Institut für klinische Forschung (IKF), Berlin
[6] Onkologische Schwerpunktpraxis Öschelbronn, Niefern-Öschelbronn
[7] Gastroenterologische Abteilung im Gemeinschaftskrankenhaus Havelhöhe gGmbH, Berlin
[8] Gynäkologische Abteilung im Gemeinschaftskrankenhaus Havelhöhe gGmbh, Berlin

Korrespondenzadresse
Dr. Matthias Kröz
Forschungsinstitut Havelhöhe (FIH)
Kladower Damm 221, D-14089 Berlin
mkroez@havelhoehe.de

Epidemiologische Registerdaten aus dem Netzwerk Onkologie, einem Forschungsverbund der anthroposophisch orientierten Medizin

Epidemiological data from the Network Oncology, a research association for anthroposophically oriented medicine

Friedemann Schad, Claudia M. Teodoridis, Ulrike Albrecht, Gladys Hoffmann, Günter Teltow, Cristina Stumpf, Lothar Fricke, Thomas Breitkreuz, Rosina Baute, Constantin Paxino, Maria Hesse, Johannes Gutsch, Burkhard Matthes, Marion Debus, Hannelore Seibt, Lisa Arndt, Gertrud Kofler, Hartmut Riess, Gero Leneweit, Rainer Scheer, Hans Broder von Laue, Harald Matthes

Zusammenfassung

Das Netzwerk Onkologie (NO) ist ein Zusammenschluss von Kliniken und Arztpraxen mit dem Ziel der strukturierten Erfassung von Tumordaten und Therapien innerhalb der anthroposophisch orientierten Onkologie. Zweck ist neben der Qualitätssicherung die Erhebung von Outcome-Daten zur wissenschaftlichen Weiterentwicklung der Therapieverfahren, insbesondere der Misteltherapie. Technische Grundlage für den Aufbau des Netzwerks ist die am Forschungsinstitut Havelhöhe entwickelte Dokumentationssoftware Qua-DoSta (**Qua**litätsmanagement, **Do**kumentation und **Sta**tistik). Neben den onkologischen Diagnose- und Verlaufsdaten können alle tumorbezogenen Therapien sowie die anthroposophischen Zusatztherapien erfasst werden. Es wurde ein umfangreicher Katalog zur Erfassung der Misteltherapie und ihrer Nebenwirkungen erstellt.
Nach Einführung und Etablierung der Dokumentationssoftware in den Zentren konnte im Netzwerk Onkologie ein hoher Qualitätsstandard der onkologischen Dokumentation, insbesondere der anthroposophischen Zusatztherapien und der Misteltherapie, erreicht werden. Zweimal jährlich werden

Daten von vier Kliniken (drei Akuthäuser und eine Rehabilitationsklinik) und fünf onkologischen Schwerpunktpraxen/Klinikambulanzen zusammengeführt.
Derzeit werden pro Jahr von ca. 2000 Patienten die Diagnose- und Therapiedaten inklusive unerwünschter Arzneimittelwirkungen dokumentiert. Über 70 % der Patienten erhalten eine Misteltherapie. Seit Beginn der Dokumentation sind insgesamt über 5000 Patienten erfasst.
Auf der Basis eines einheitlichen, onkologischen Dokumentationsstandards werden breite epidemiologische Registerdaten zur Diagnostik und Therapie erfasst. Durch die Verbindung stationärer und ambulanter Einrichtungen können jahrelange Therapieverläufe im Sinne der Versorgungsforschung verfolgt werden.

Schlüsselwörter: Anthroposophische Onkologie, Misteltherapie, Netzwerk Onkologie, Tumordokumentation, Versorgungsforschung

Summary
The Network Oncology (NO) comprises several hospitals, community health centres, general practitioners' surgeries and outpatient departments specialising in oncology with the objective to collect data on tumour diagnosis, therapy and disease progression within anthroposophically oriented institutions in a consistent and structured way. Apart from providing quality assurance, the objective is to collect outcome data to facilitate scientifically based advancements for all therapies, in particular for mistletoe therapy. The documentation software QuaDoSta (**Qu**ality management, **Do**cumentation and **Sta**tistic), which was developed at the Forschungsinstitut Havelhöhe provides the technical basis of the NO. Apart from data on cancer diagnosis and disease follow up, the software can document all tumour related treatments, including all complementary, anthroposophical therapies. An extensive catalogue of diagnoses and tumour treatment has been developed to record the outcome of mistletoe therapies and their side effects.
Following the introduction of the documentation software within the NO, the quality standard of oncological documentation has been very high, particularly with regard to complementary, anthroposophical and mistletoe therapies. Twice annually, data is collected from four hospitals (three specialising in acute medicine and one in rehabilitation) and five outpatient facilities, all

with a special focus on oncology. Data, including diagnosis, all treatment received and any adverse drug effects observed, is recorded for around 2000 patients annually. More than 70 % of all patients receive mistletoe therapy. Since the introduction of this documentation, data on over 5.000 patients has been recorded.

Based on a uniform, oncological documentation standard, a wide range of epidemiological data can be recorded on diagnosis and therapy. Through the networking of hospitals and institutions for outpatient care, therapies and disease progression can be followed over many years, in line with current objectives in the newly developing field of health care research.

Keywords: Anthroposophic oncology, mistletoe therapy, Network Oncology, tumour documentation, health care research, health service research

Einleitung

Die Anwendung alternativer Heilmethoden wird in Deutschland und anderen europäischen Ländern zunehmend populär. In den letzten zwölf Monaten vor einer Befragung hatten 70 % der Frauen und 54 % der Männer mindestens ein Naturheilverfahren angewandt (Hartel and Volger, 2004). Nach einer Umfrage der Techniker Krankenkasse im Jahr 2001 wünschen sich 72 % der Deutschen alternative Heilmethoden als Ergänzung zu konventionellen Therapien. Der therapeutische Nutzen von Naturheilmitteln wird in der deutschen Bevölkerung überwiegend positiv eingeschätzt (Flintrop, 2002), allerdings nehmen im Krankheitsfall nur 4 % der Befragten ausschließlich Naturheilmittel ein, der Großteil der Patienten wendet diese zusätzlich zu konventionellen Medikamenten an.

Obwohl komplementärmedizinische Therapien wichtige Bestandteile der Krebstherapie darstellen, existieren nur wenige Berichte über die Kombination von konventionellen und komplementärmedizinischen Behandlungen (Heusser *et al.*, 2006).

Allgemeine Daten aus den onkologischen Krebsregistern sind inhomogen und weisen große regionale Unterschiede hinsichtlich der Erfassungsrate und der Vollständigkeit von Diagnose- und Therapiedaten auf (Hölzer *et al.*, 2001). Es gibt bislang nahezu keine Verlaufsdaten, um Therapieerfolge und Status eines Patienten zu einem gegebenen Zeitpunkt zu evaluieren. Komplementärmedizinische Therapien werden in Registeraufzeichnungen in der Regel nicht erfasst. Die Dokumentation von Patientendaten, Krankheitsmerkmalen, medizinischen Interventionen und Krankheitsverläufen spielt aber eine zentrale Rolle, um die Qualität medizinischen Handelns im Sinne der Versorgungsforschung darzustellen, zu überwachen und medizinische Forschung zu unterstützen (Hölzer *et al.*, 2000).

Das Netzwerk Onkologie ist ein Zusammenschluss von Kliniken und Arztpraxen mit dem Ziel der strukturierten Erfassung von relevanten Tumordaten und im Laufe einer Tumorerkrankung tatsächlich durchgeführten Therapien innerhalb der anthroposophisch orientierten Onkologie. Zweck ist neben der Qualitätssicherung die Erhebung von Outcome-Daten zur wissenschaftlichen Weiterentwicklung der Therapieverfahren, insbesondere der Misteltherapie. Hier liegt der Schwerpunkt auf der Evaluation des konkreten Therapiealltages und damit der Erfassung aller angewandten Therapieverfahren im Krankheitsverlauf.

Methode

Als technische Grundlage für die Tumordokumentation im Rahmen des Netzwerkes dient die Dokumentationssoftware QuaDoSta (**Qu**alitätsmanagement, **D**okumentation und **Sta**tistik). Die Entwicklung dieser Software erfolgte aufgrund der geringen Flexibilität und der mangelhaften Kompatibilität vieler am Markt verfügbarer Systeme. Im Jahr 2000 wurde zur Erfassung onkologischer Patienten die Tumorbasisdokumentation (TBD) auf Grundlage der Basisdokumentation für Tumorkranke (Dudeck *et al.*, 1994; 1999) erstellt. Diese unter Mitwirkung der Deutschen Krebsgesellschaft und der Arbeitsgemeinschaft deutscher Tumorzentren erstellte Basisdokumentation ermöglicht die Dokumentation des individuellen Krankheitsverlaufes, die Unterstützung der Qualitätssicherung und die Vergleichbarkeit von Daten innerhalb und zwischen medizinischen Einrichtungen (Hölzer *et al.*, 2000).

Seit 2001 werden am Gemeinschaftskrankenhaus Havelhöhe alle Patienten mit einer Tumordiagnose in der Tumorbasisdokumentation erfasst. Aus den Daten dieser Erfassung werden die jährlichen Meldungen des Gemeinschaftskrankenhauses Havelhöhe an das epidemiologische Krebsregister und an das Tumorzentrum Berlin generiert.

Seit 2003 wurden nach Prüfung der technischen Voraussetzungen bislang insgesamt 16 anthroposophische Zentren in Deutschland, der Schweiz, Schweden, den Niederlanden und in Großbritannien mit QuaDoSta-Servern ausgestattet. Mit der Einstellung und Schulung von Dokumentarinnen konnte ab 2005 in vier Kliniken und fünf onkologischen Praxen und Klinikambulanzen aktiv mit der Dokumentation von Tumorpatienten im Rahmen des Netzwerkes Onkologie begonnen werden. Die teilnehmenden Zentren haben sich hierfür auf einen gemeinsamen Dokumentationsstandard geeinigt und für die Beurteilung des Krankheitsverlaufes und der Therapie relevante Angaben als Pflichtfelder (Felder, die in jedem Fall mit einem Wert belegt sein müssen) definiert.

Neben den onkologischen Diagnose- und Verlaufsdaten können alle tumorbezogenen Therapien sowie die anthroposophisch erweiterten Zusatztherapien (Kunsttherapien, pflegerische Anwendungen, Heileurythmie) dokumentiert werden. Darüber hinaus wurde ein umfangreicher Katalog zur Erfassung der Misteltherapie und ihrer Nebenwirkungen erstellt (Abb.1 und 2).

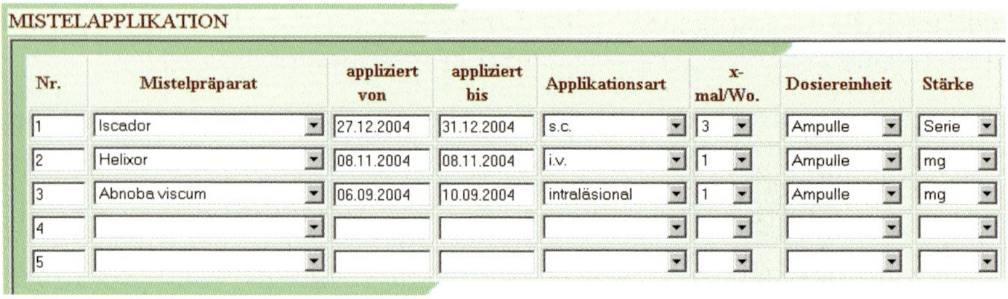

MISTELAPPLIKATION

Nr.	Mistelpräparat	appliziert von	appliziert bis	Applikationsart	x-mal/Wo.	Dosiereinheit	Stärke
1	Iscador	27.12.2004	31.12.2004	s.c.	3	Ampulle	Serie
2	Helixor	08.11.2004	08.11.2004	i.v.	1	Ampulle	mg
3	Abnoba viscum	06.09.2004	10.09.2004	intraläsional	1	Ampulle	mg
4							
5							

Abb. 1: Tabellenmodul zur ausführlichen Mistelapplikation (Ausschnitt)

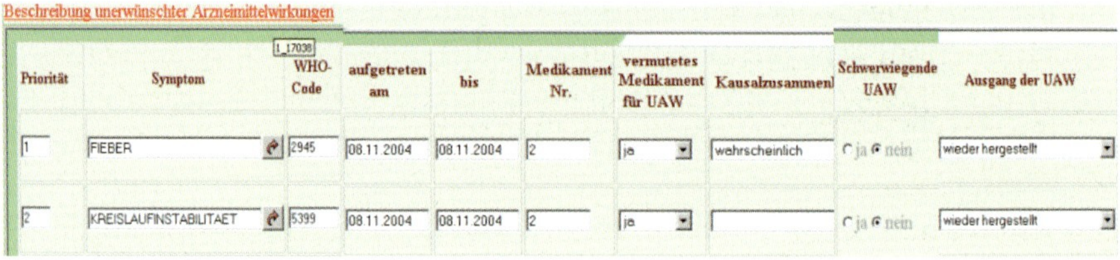

Beschreibung unerwünschter Arzneimittelwirkungen

Priorität	Symptom	1_17038 WHO-Code	aufgetreten am	bis	Medikament Nr.	vermutetes Medikament für UAW	Kausalzusammenl	Schwerwiegende UAW	Ausgang der UAW
1	FIEBER	2945	08.11.2004	08.11.2004	2	ja	wahrscheinlich	ja nein	wieder hergestellt
2	KREISLAUFINSTABILITAET	5399	08.11.2004	08.11.2004	2	ja		ja nein	wieder hergestellt

Abb. 2: Tabellenmodul zur Erfassung unerwünschter Ereignisse auf eine Mistelapplikation (Ausschnitt)

Änderungen in der Diagnostik und Behandlung von Tumorleiden können schnell und ohne Programmieraufwand in die Erfassungssoftware aufgenommen und mittels Update in den dokumentierenden Zentren des Netzwerkes zur Verfügung gestellt werden. Innerhalb des Netzwerkes wurde ein fester Algorithmus für notwendige Updates festgelegt; diese werden erst nach Besprechung und Konsensfindung im Rahmen der einmal jährlich stattfindenden Arbeitstreffen aller Partner durchgeführt. Diese Treffen, ebenso wie die regelmäßig stattfindenden Telefonsupports, dienen den Dokumentarinnen zum Austausch und zur inhaltlichen Diskussion.

Ergebnisse

In dem hier dargestellten Beobachtungszeitraum von November 2005 bis Juli 2007 wurden im Netzwerk Onkologie Patentendaten aus vier Kliniken und fünf onkologischen Schwerpunktpraxen bzw. Klinikambulanzen eingeschlossen; insgesamt wurden 3404 Patienten erfasst. Abbildung 3 gibt einen Überblick über die Verteilung der Entitäten im Gesamtbestand.

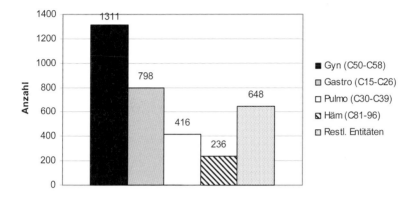

Abb. 3: Verteilung der Entitäten im Gesamtbestand (n=3404)

Neben den Standardtherapien wie Operation, Chemotherapie und Radiatio wurde bei 2415 Patienten (71 %) eine Misteltherapie durchgeführt (Abb. 4).

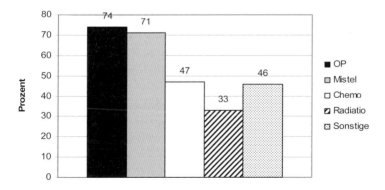

Abb. 4: Verteilung der Therapien im Gesamtbestand (n=3404)

Die Mistelbehandlung erfolgte überwiegend parallel zu den konventionellen Behandlungen und nur in seltenen Fällen als alleinige Therapie.

Die beobachtete Therapiedauer einer Mistelbehandlung variierte zwischen einigen Tagen bis hin zu maximal 15 Jahren. Der Schwerpunkt der Dokumentation lag im stationären Bereich, so dass bei einem Großteil der erfassten Patienten eine Therapiedauer zwischen einer und vier Wochen beobachtet und dokumentiert werden konnte. Erfreulicherweise konnten aber auch 495 Patienten mit einer Behandlungsdauer von über einem Jahr erfasst werden (Abb. 5).

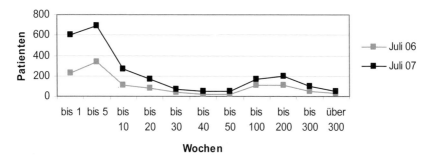

Abb. 5: Beobachtete Misteltherapiedauer/Patient in Wochen Vergleich Juli 2006/Juli 2007

Zusätzlich wurde ein hoher Anteil von anthroposophischen Zusatztherapien dokumentiert. Es wurden vor allem die pflegerischen Anwendungen wie Einreibungen, Kompressen und Wickel sowie die Heileurythmie in Anspruch genommen (Abb. 6).

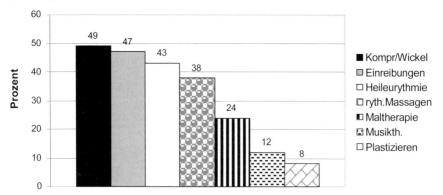

Abb. 6: Anthroposophische Zusatztherapien (n=3404)

Bei den 2415 mit einer Misteltherapie behandelten Patienten traten bei 513 Patienten 759 sogenannte erwünschte Ereignisse auf. Als „erwünschte" Ereignisse werden im Netzwerk Onkologie Fieberreaktionen bis 38 °C, Lymphknotenschwellung bis zu einem Zentimeter und Lokalreaktionen mit Rötung mit einem Durchmesser von bis zu fünf Zentimetern klassifiziert.

Darüber hinausgehende unerwünschte Ereignisse (146) wurden bei 88 Patienten erfasst. Dies entspricht einem Anteil von 4 %. Es wurde lediglich ein unerwünschtes Ereignis als schwerwiegend klassifiziert, da es die Verlängerung eines stationären Aufenthaltes zur Folge hatte.

Diskussion

Mit der Dokumentationssoftware QuaDoSta steht dem Netzwerk Onkologie eine flexible und auf lokale Anforderungen anzupassende Datenbank zur Erfassung von Tumordaten zur Verfügung. Die hohe Flexibilität, die Erweiterungsmöglichkeiten und die multizentrische Nutzbarkeit ermöglichten seit der Entwicklung der QuaDoSta den Einsatz in diversen Forschungsprojekten am FIH und in weiteren anthroposophischen Zentren. Ohne Programmieraufwand können neue für die Tumorbehandlung relevante Angaben wie beispielsweise Marker, Prognosefaktoren und Therapien zeitnah in den gemeinsamen Katalog aufgenommen und erfasst werden. Auf Basis eines einheitlichen, onkologischen Dokumentationsstandards werden breite epidemiologische Registerdaten zur Diagnostik und Therapie erfasst. Durch die Verbindung stationärer und ambulanter Einrichtungen können jahrelange Therapieverläufe im Sinne der Versorgungsforschung verfolgt werden. Der zeitliche Verlauf einer Tumorerkrankung wird über Sitzungsanlagen abgebildet und orientiert sich an stationären Aufenthalten sowie an ambulanten Arztkonsultationen zum Zwecke von Diagnostik, Behandlung und Nachsorge (Jeschke *et al.*, 2007).

Die Dokumentation der Patientendaten erfolgt in allen teilnehmenden Zentren ausschließlich durch qualifizierte Dokumentarinnen, die jederzeit mit der Netzwerkzentrale in Verbindung stehen. Regelmäßige Arbeitstreffen sichern die Vermittlung von Fachwissen zur Dokumentation und bieten die Möglichkeit der direkten Kommunikation zwischen den Einrichtungen. Hierdurch kommt es zu einer stetigen Verbesserung und der gewünschten Standardisierung in der Dokumentation (Creutzig *et al.*, 2003).

Mit dem Aufbau und der Etablierung des Netzwerkes Onkologie und der standardisierten Erfassung von Diagnose- und Therapiedaten wird ein wesentlicher Beitrag zur Beschreibung des tatsächlichen Versorgungsalltags von Patienten mit einer Tumorerkrankung im Sinne der Versorgungsforschung geleistet. Um als oberstes Ziel der Versorgungsforschung die Verbesserung der Versorgungsqualität zu erreichen, ist es notwendig, die vollständige Behandlung über die Versorgungsbereiche (ambulant, stationär, rehabilitativ) hinweg zu erfassen (Bormann, 2007). Dieses Ziel verfolgt auch das Netzwerk Onkologie als Zusammenschluss von stationären und ambulanten Einrichtungen in der anthroposophisch orientierten onkologischen Medizin. Auf diesem Weg ist es möglich, Variationen in der Patientenversorgung und deren Folgen unter Bedingungen der klinischen Routine zu analysieren und Informationen über die tatsächliche Anwendung, Durchführbarkeit und Effektivität von Therapien zu erhalten (Hölzer *et al.*, 2000). In Abgrenzung zur klinischen Forschung, die sich durch zwei Prinzipien auszeichnet – ideale Versuchsbedingungen und Nachweis von überlegener Wirksamkeit der Intervention gegenüber anderen Verfahren – orientiert sich die Versorgungsforschung am Nachweis des positiven Nutzens einer Behandlung unter Patientenalltagsbedingungen (Janßen *et al.*, 2007). Durch die Erfassung aller Diagnose- und Therapiedaten im Rahmen von Netzwerken ist es möglich, Erkenntnisse über durchgeführte Behandlungen, deren Kombination und den entsprechenden Therapieerfolg zu einem bestimmten Zeitpunkt der Erkrankung zu gewinnen.

Die umfassende Dokumentation der Mistelapplikation und aller beobachteten Ereignisse über die Versorgungssektoren hinweg leistet einen Beitrag zur Darstellung des Therapiealltags und zur Formulierung neuer Fragestellungen hinsichtlich der optimalen Mistelbehandlung.

Externe Anforderungen wie beispielsweise die Meldungen an regionale Tumorzentren und epidemiologische Krebsregister können ebenfalls über die Erfassung der Tumordaten in der QuaDoSta bedient werden.

Danksagung

Die Arbeit des Netzwerkes Onkologie wurde unterstützt von der Weleda AG, Arlesheim; Stiftung Helixor und Helixor Heilmittel GmbH & Co. KG, Rosenfeld; Abnoba GmbH, Pforzheim; privaten Förderern.

Literatur

Bormann C. (2007): Theoretische Aspekte und Ansatzpunkte der Versorgungsforschung, In: C. Janßen, B. Borgetto, G. Heller (Eds.): Medizinsoziologische Versorgungsforschung - Theoretische Ansätze, Methoden, Instrumente und empirische Befunde, Vol. 1, Juvena, Weinheim und München, 15–17.

Creutzig U., Zimmermann M., Hannemann J., Kramer I., Herold R., Henze G. (2003): Quality management within the competence network of paediatric oncology and haematology, Klin Padiatr 215(6): 338–340.

Dudeck J., Wagner G., Grundmann E. (1999): Qualitätssicherung in der Onkologie, Basisdokumentation für Tumorkranke, Zuckschwerdt.

Dudeck J., Wagner G., Hermanek P. (1994): Basisdokumentation für Tumorkranke, Springer Verlag, Stuttgart.

Flintrop J. (2002): Allensbach-Studie "Naturheilmittel 2002": Die Selbstmedikation boomt, Dtsch Ärztebl, 77 (17).

Hartel U., Volger E. (2004): Use and acceptance of classical natural and alternative medicine in Germany – findings of a representative population-based survey, Forsch Komplementärmed Klass Naturheilkd 11 (6): 327–334.

Heusser P., Braun S. B., Bertschy M., Burkhard R., Ziegler R., Helwig S., van Wegberg B., Cerny T. (2006): Palliative in-patient cancer treatment in an anthroposophic hospital: II. Quality of life during and after stationary treatment, and subjective treatment benefits, Forsch Komplementärmed Klass Naturheilkd (2006) 13 (3): 156–166.

Hölzer S., Stewart A. K., Dudeck J. (2001): Stellenwert von Beobachtungsstudien und Registerdaten in der Onkologie, Tumordiagn u Ther 22: 48–55.

Hölzer S., Wachter W., Dudeck J. (2000): Patient-oriented, treatment-accompanying documentation as a basis for evaluation with medical oncology as an example, Z Ärztl Fortbild Qualitatssich 94 (9): 759–764.

Janßen C., Borgetto B., Heller G. (2007): Versorgungsforschung und Medizinische Soziologie. Eine Einleitung, In: C. Janßen, B. Borgetto, G. Heller (Eds): Medizinische Versorgungsforschung Theoretische Ansätze, Methoden, Instrumente und empirische Befunde, Vol. 1, Juventa, Weinheim und München, 7–11.

Jeschke E., Schad F., Pissarek J., Matthes B., Albrecht U., Matthes H. (2007): QuaDoSta – ein frei konfigurierbares System zur Unterstützung multizentrischer Datenerhebung in medizinischer Versorgung und Forschung, GMS Med Inform Biom Epidemiol. 3 (2), Doc10.

Dr. Friedemann Schad[1,2], Claudia M. Teodoridis [2], Ulrike Albrecht[1,2], Gladys Hoffmann[2], Günter Teltow[2], Dr. Cristina Stumpf[3], Dr. Lothar Fricke[3], Dr. Thomas Breitkreuz[3], Rosina Baute[2,3], Dr. Constantin Paxino[4], Maria Hesse[2,4], Dr. Johannes Gutsch[5], Burkhard Matthes[2,6], Dr. Marion Debus[6], Dr. Hannelore Seibt[6], Dr. Lisa Arndt[7], Dr. Gertrud Kofler[8], Dr. Hartmut Riess[9], Dr. Gero Leneweit[10], Dr. Rainer Scheer[10], Dr. Hans Broder von Laue[9], Dr. Harald Matthes[1,2]

[1] Gemeinschaftskrankenhaus Havelhöhe gGmbH, Berlin
[2] Forschungsinstitut Havelhöhe gGmbH, Berlin
[3] Gemeinschaftskrankenhaus Herdecke, Herdecke
[4] Reha-Klinik Schloss Hamborn, Borchen
[4] Onkologische Praxis Dr. Gutsch, Gevelsberg
[6] MVZ Havelhöhe, Berlin
[7] Onkologische Schwerpunktpraxis Dr. Arnd, Berlin
[8] Klinik Öschelbronn, Niefern-Öschelbronn
[9] Onkologische Schwerpunktpraxis, Öschelbronn, Niefern-Öschelbronn
[10] Carl Gustav Carus-Institut, Niefern-Öschelbronn

Korrespondenzadresse:
Dr. Friedemann Schad
Gemeinschaftskrankenhaus Havelhöhe
Kladower Damm 221, D-14089 Berlin
fschad@havelhoehe.de

Anhang

Autorenverzeichnis
(**Fettdruck**: Erstautoren)

Abel, U.	407	Girke, M.	589, 601
Adler, M.	**109**, 123	Glaser, F.	441
Albrecht, U.	613	Gleiter, C.	405
Arndt, L.	601, 613	Glenz, A.	407, **417**
		Goyert, A.	441
Bauer, C.	407	Grah, C.	335, **375**
Baute, R.	613	Griff, S.	375
Beffert, M.	133, 173	Grossarth-Maticek, R.	**537**
Bertschy, M.	477	Gutsch, J.	455, 613
Beuth, J.	**577**		
Blaschek, W.	99, 121	v. Hagens, C.	407, **417**
Bock, P. R.	551, **563**	Hause, B.	49
Brauer, D.	589, 601	Henze, G.	243
Breitkreuz, T.	613	Herbst, B.	99, **121**
Bunjes, V.	**155**	Herbstreit, C.	589
Burkhardt, R.	477	Hesse, M.	613
Büschel, G.	295	Heusser, P.	**477**
Büssing, A.	467, **523**	Hoffmann, G.	613
		Holzhauer, P.	**275**
Cerny, T.	477	Hoppe, K.	133, 173
Classen, B.	**99**, 121	Horneber, M.	**295**
		Huber, R.	295, **405**, 495
Debus, M.	601, 613	Humbroich, K.	601
Dorka, R.	**49**	Hunziker-Basler, N.	219
Edele, F.	247	Jäger, S.	**133**, 165, **173**, 229
Eggenschwiler, J.	219		
Eisenbraun, J.	109, 405, **495**	Jäggy, C.	67
		Jesse, P.	243
Feder, G.	589	Jezdić, S.	509
Fiebig, H. H.	205		
Fischer, I. U.	205, 427, 441	Kelter, G.	**205**
Fricke, L.	613	Kiene, H.	285
Friedel, W. E.	551, **563**	Kienle, G. S.	**285**
		Kirchhoff, M.	589, 601
Giese, T.	407	Kirchner, C.	**3**

Kiviet, C.	261	Paxino, C.	613
Klein, R.	**185**	Peschka-Süss, R.	155
Knöss, W.	3	Pfüller, K.	79, 91, 99
Kochskämper, H.	467	Pfüller, U.	**79, 91,** 99
Koehler, R.	141	Prokop, A.	243
Kofler, G.	613		
Kovacs, E.	**203**	Ramm, H.	**31**
Kreis, W.	**17**	Reif, M.	589, 601
Kröz, M.	495, **589, 601**	Reindl, T.	243
Kuehn, J. J.	**353**, 407, 417	Reinhard-Hennch, B.	407
		Rieger, S.	427, 455, 467
Lace, A.	385	Riess, H.	589, 613
Längler, A.	243, **401**	Rist, L.	219
Laszczyk, M. N.	247	Rostock, M.	295
von Laue, H. B.	385, 589, 601, 613	Schad, F.	495, 601, **613**
Leneweit, G.	141, 165, 613	Schaller, G.	67
Lewicka, S.	407	Scheer, R.	495, 613
Linde, K.	295	Scheffler, A.	133, 173, 229
Link, S.	203	Schempp, C.	229
Lobitz, S.	243	Scheuerecker, H.	441
Lode, H. N.	243	Schierholz, J. M.	427, 455, 477
Loewe-Mesch, A.	407	Schietzel, M.	427, 467, 523
Lüth, M.	243	Schink, M.	**441**
		Schlodder, D.	455, 467
Mairinger, T.	375	Schneeweiss, A.	407, 417
Martin, S. F.	229, **247**	Schneider, B.	577
Matijašević, M.	509	Schubert, R.	155, 165
Matthes, B.	375, 613	Seibt, H.	613
Matthes, H.	**309, 551,** 563	Seifert, G.	**243**, 401
Meyer, J.	441	Simões-Wüst, A. P.	**219**
Miersch, O.	49	Sohn, C.	407, 417
Miletzki, B.	405	Stammer, H.	407
Müller-Hübenthal, B.	**261**	Staudt, A.	407
		Stoll, G.	**41**
Nickel, E.	589, 601	Strowitzki, T.	407, 417
		Strüh, C.	**229**
Orange, M.	**385**	Stumpf, C.	**427,** 523, 613
		Szymanski, S.	375

Tautz, C.	401
Teltow, G.	613
Teodoridis, C. M.	613
Tisma, N.	509
Toffol-Schmidt, U.	203
Tröger, W.	441, **509**, 523
Urech, K.	**67**
Viviani, A.	219
Vrânceanu, M.	**141**
Wahlkamp, M.	79
Wasternack, C.	49
Weik, P.	49
Weinandy, A.	261
Werner, C.	3
Winkler, K.	141, 155, **165**
Wolf, U.	477
Ždrale, Z.	509
Zerm, R.	589, 601
Ziegler, R.	477, 537
Zuzak, T. J.	219

Stichwortverzeichnis

ACE (Angiotensin-Converting-Enzyme)	342
Adriamycin (ADR)	211
AGP (Arabinogalaktan-Protein)	99 ff, 121 ff
Anthroposophische Medizin	261 ff, 275 ff, 309, 339, 613 ff
Anthroposophische Arzneimittel	3, 43, 67, 289
Antikörper	
anti-cbML	194
anti-ML (I)	86, 194
anti-Viscotoxin	194
DNA-Konjugat	113
Echinacea Arabinogalaktan-Proteine	124
monoklonale	111, 471
Anwendungsbeobachtung	s. klinische Studien
AOC (Allenoxidcyclase-Protein)	51 ff
Apoptose	238, 243 ff, 375 ff, 458, 471
Applikationsarten	
Instillation	377
intrapleural	480
intratumoral (intraläsional)	269, 290, 378, 390
intravenös	269, 290, 390, 444, 480, 593
subkutan	269, 339, 358, 390, 405, 458, 468, 480, 12, 553, 593
Arzneimittelgesetz	3 ff
Asialofetuin	105
ATP-Gehalt	233
Bäckertransformation	324
B-CCL (chronisch-lymphatische Leukämie, B-Zell-Typ)	s. klinische Studien
Beschwerden, Therapie assoziiert	277, 504, 519, 581
Biacore (biomolekulare Interaktionsanalyse)	82, 102

Bodenverhältnisse
   Einfluss auf Eichenmistel   s. Mistelpflanze

CAF-Therapie	511
CART-Analyse	437
Caspase	
3-Expression	380
Inhibitor	238
CFS-D (Cancer-Fatigue-Skala, deutsch)	589 ff
Chemotherapie	278, 300, 356, 410, 495, 509, 553, 566, 580, 589
chronobiologische Untersuchungen	49 ff
Cholesterol	148
Cochrane Collaboration	295 ff
CRF (Cancer Related Fatigue)	s. CFS-D
β-Cyclodextrin	178

Dimensionsontologie	323
Dokumentationssoftware	617
DOPC (Dioleoylphosphatidylcholin),	145
DPPC (Dipalmitoylphosphatidylcholin)	145
Dosierung	
Niedrigdosisbereich	207
primäre Hochdosis	385 ff
durchflusszytometrische Differenzierung	243, 470, 525

Echinacea purpurea	
Interaktion mit ML I	99 ff
Eichenmistel	31 ff
ELISA (Enzyme Linked Immuno Sorbent Assay)	112, 127, 234
Entzündung	247 ff, 271, 459
Eosinophilie	189, 528
epidemiologische Studien	s. klinische Studien
Evidenzbasierte Medizin (EBM)	291, 314, 584

Fallbeispiele	
Bronchialkarzinom	393
Knochenmarksstimulation	269
Kopf-Hals-Tumor	391
Mammakazinom, duktales	269
Morbus Waldenström	270
Fallstudien	s. klinische Studien
Fatigue-Syndrom	275 ff, 583, 595
FCS (fetales Kälberserum)	214
Forschungsverbund	613 ff
Fragebogen	419, 480, 589, 601
Galactosebindungen	24
Gentransfer	47
Gesunde	s. klinische Studien
GP (Galactan-Protein)	99 ff
GPC (Gelpermeationschromatographie)	167, 179
Granulozytenfunktion	191
HLA-DR-Antigen-Expression	449
Havelhöher-Sarkoidose-Therapie	338
Herstellungsverfahren	10
Hevein	25, 195
Hochdosis-Therapie	389
Holismus	313
Homöopathie	3 ff
HPLC (Hochdruckflüssigkeits-chromatographie)	70, 83, 167
ICS (Interne Kohärenz Skala)	601 ff
Immuno-PCR	109 ff
Immunstatus	529
Immunsuppression	
bedingt durch Chemo-/Strahlentherapie	267, 579
operationsbedingt	441 ff

Immunsystem	
angeborenes, natürliches	190, 252
erworbenes	194
Infusion, perioperativ	441 ff
Inhaltsstoffe	s. Mistelpflanze
Interleukine	190, 203 ff
GM-CSF	193
IFN-γ	197
IL-2	344
IL-2 Rezeptor	343
IL-5	197
IL-6	203, 213, 254, 358
IL-6 Rezeptor	203
IL-10	203
TNF-α	192, 252
Jahreslaufsuntersuchungen	49 ff, 74
Kaplan-Maier-Schätzer (KM-Schätzer)	434
Karnofsky-Index	499, 558, 570
Kasuistik	s. Fallstudien
Ki-67 Zellen	472
Kinderonkologie	401 ff
Klimakammer	49
Klinische Studien	
allgemeine Datenlage	285 ff
Anwendungsbeobachtung	455, 495
B-CCL (chronisch-lymphatische Leukämie, B-Zell-Typ)	467
Bereitschaft zur Randomisierung	417 ff
endobronchialer Tumor	375 ff
Cervix Dysplasie	541
Endometriose	541
Fallstudien, Fallserien	335, 353, 378, 491
gesunde Probanden	115, 189 ff, 195, 405, 526, 593

Klinische Studien (Forts.)
  Kohortenstudie
    prospektiv, matched-pair, randomisiert   537 ff
    prospektiv, matched-pair, nicht-randomisiert 545 ff
    randomisiert, offen, Phase III   509 ff
    retrospektiv, kontrolliert, epidemiologisch 354 ff, 551 ff, 563 ff, 577 ff
  Kolorektales Karzinom   427 ff, 441 ff, 527 ff, 593, 563 ff
  Lebensqualität   s. Lebensqualität
  Lymphome   362, 427 ff
  Magenkarzinom   250, 368
  Malignom   549, 606
  Melanom   427 ff
  Mammakarzinom   393, 407 ff, 427 ff, 495 ff, 509 ff, 527 ff, 577 ff, 596, 609
  Mantelzell-Lymphom   461
  Myom   541
  Nebenwirkungen   s. Nebenwirkungen
  Non-Hodgkin-Lymphom (NHL)   353ff, 455 ff
  Outcome-Daten, -Studien   326, 613
  Pankreaskarzinom   427 ff, 551 ff
  Pharmakokinetikstudie   405 ff
  Phase I/II Studie   405 ff
  Pilotstudie (prospektiv), Mammakarzinom   407 ff
  Prostatakarzinom   527 ff
  Randomisation   290, 297, 309, 417, 444, 537

  RCT (randomisierte kontrollierte Studien)   286, 295 ff, 309 ff
  Rekrutierung   409, 446
  Sarkoidose, pulmonale   335 ff
  Studienbewertung   287, 297
  Surrogatparameter   407 ff
  systematischer Review   285 ff
  Tumorgewebe
    endobronchial   375 ff
    squamös   391

Überleben, Überlebenszeit	
Verblindung, Entblindung	286, 299
Verträglichkeit	295, 411, 501
Knochenmarksstimulation	269
Kolonkarzinom	s. klinische Studien
Komplementäronkologie	266, 309 ff
Komplexierung	232
Krebsmodelle, komplementäre	319
LASA (Linear Analogue Scale Assessment)	484
Lebensqualität	
Fragebogen	419, 480, 601
EORTC-QLQ-C30-Fragebogen	480, 491, 502, 513
HLQ-Fragebogen	527
Langzeiterhaltung	477 ff
Verbesserung	264, 277, 290, 300, 495, 509
Zusammenhang Tumorstaging, Immunparameter	523 ff
Leukämie	243
Leukozyten	187, 458, 529
Liposomen	144, 155 ff
Lokalreaktion	368
Lungenfunktion	345
Lungenkapazität	346
Lymphome	s. klinische Studien
Lymphozyten	
B-Lymphozyten	458
Proliferation	188, 196, 458
Subpopulationen	529
T-Lymphozyten	459
Lyophilisation	180
Makrophagen	252

Mal-PEG-Chol-Membrananker 158
Mammakarzinom 188, 393, 407ff, 417 ff
Mangan 33
Marktzugang 3 ff
Matched-Pair-Studie s. klinische Studien
Medizinsysteme 313
Melanomzellen, Maus s. Tumorzellen
Membran 144, 151, 157
Membranvesikel 165 ff
Mistelextrakte, Mistelpräparate
  Antikörperproduktion, mistelextrakt-
  spezifische 194
  beschleunigte Lösungsmittelextraktion 176
  Druck-Spalt-Extraktion 176
  Effekte auf spezifisches Immunsystem 185 ff
  Effekte auf unspezifisches Immunsystem 185 ff
  kolloidale Strukturen 141 ff
  Lyophilisation 180
  perioperative Infusion 441 ff
  Solubilisierung 173 ff
  Verordnung in Deutschland 265
  Wachstumshemmung 222
  Wirtsbäume 43, 69 ff, 192, 210, 223, 243
  Zytotoxizität 190, 210

Mistellektine
  Analytik in Serum 109 ff, 405
  Antikörper 86, 125, 194
  Bestimmung 115
  chitinbindende Mistellektine 23, 194
  Glykoform 83
  Glykanmotive 79 ff
  Hololektine 87
  Isoformen 24, 74, 82
  Klassifizierung 23
  lektinnormierte Mistelpräparate 215, 275 ff

Mistellektine (Forts.)
- Mistellektin I (ML I)   23, 155 ff
  - A-B Kette   91 ff
  - Spaltung   91 ff
  - Struktur   95
- Mistellektin III   23
  - Sensogramme   85
  - Struktur   95
  - Wirkung auf Immunsystem   185 ff
- rekombinantes Mistellektin (rML)   23, 86, 390

Mistelpflanze
- Bodenverhältnisse   31 ff
- DNA- Isolierung
- Eichenmistel   31
- Heterochrone Entwicklung   49
- Inhaltsstoffe
  - Arabinogalaktan-Protein   99 ff, 121 ff
    - immunologische Aktivität   127
  - Betulinsäure   21, 173 ff, 231
  - Fettsäuren   21
  - Flavonoide   19
  - Glutathion   22
  - Jasmonsäure, Jasmonate   22, 49 ff
  - Mistellektine   s. Mistellektine
  - Oleanolsäure   21, 173 ff, 231
  - 12-Oxophytodiensäure   22, 51
  - Phenylpropanoide   19
  - Phospholipide   148
  - Polysaccharide   26, 136
  - Thiole   23
  - Thionine   25
  - Triterpene, Triterpenoide   21, 175, 231, 254
  - Viscolin   21
  - Viscotoxine   s. Viscotoxine
- Kugelbuschbildung   61
- Leitbündel   55

Nutationsbewegungen	22, 53, 61
Organe	72
Strukturaufklärung	17 ff
Systematik	44 ff, 69
Unterarten	45, 67 ff
Verwundungsversuche	58
Wirtsbaum-Interaktion	31 ff, 41 ff
Wirtsspezifität	45
Misteltherapie	s. klinische Studien
Beurteilungskriterien	265 ff, 309 ff
Fragebogen, Therapieeffekte	589, 601
Lektin-normiert	261 ff
Nebenwirkungsmanagement	275 ff
Reviews	277, 285 ff, 295 ff
Mistelverordnung	264
Monosaccharide	136
Monoschichten	141 ff
Monozyten	449, 527
Myelomzellen	203
Nachsorge	582
Nebenwirkungen	243, 287, 358, 368, 412, 459, 501, 556, 568, 577, 614
Netzwerk Onkologie (NO)	s. Tumordokumentation
Neutropenie	514
Neutrophile	189 ff
NF κB	252
NK-Zell-Aktivität	190, 462
NK-Zellen	188, 462, 527
Non-Hodgkin-Lymphom (NHL)	353 ff
Nutationsbewegungen	s. Mistelpflanze
Oligosaccharid, Ara-Gal-Oligosaccharid	99 ff
OPDA (12-Oxophytodiensäure)	53 ff
palliative Behandlung	265, 319, 382, 409, 481

PBMC	190
Phagozytose	191
Pharmakokinetik	117, 405 ff
Phospholipide	144, 169
pH-Wert im Boden	31 ff
12-oxo-Phytodiensäure	51 ff
Phytotherapie	3 ff, 41, 275, 289
Placebo	422
Polysaccharide	23, 26, 133 ff
Zusammensetzung	136
QuaDoSta	s. Dokumentationssoftware
radiologische Befunde	347
RCT (randomized controlled trial)	s. klinische Studien
Reduktionismus	313
Registrierung	3 ff
Remission	367
Rezidivrisiko	279
rML (rekombinantes Lektin)	s. Mistellektin
Sarkoidose	s. klinische Studien
Schichtbildung	141 ff
Selbstregulation	607
Sensorgramme	85
Serumproteine	529
SOC (Sense of Coherence)	604
Solubilisierung	173 ff, 229
Steroidhormon	254
Steroid-Therapie	341
Strömungsverfahren	141 ff
Surrogatparameter	s. klinische Studien
Targeting (Liposomen-ML-I)	155 ff
T-Zellen	188, 247, 462
Therapiebeurteilung	489

Therapiekonzept, multimodal	261 ff
Toll-like Rezeptor	125, 252
Transkriptionsfaktor, NF-kappa-B	251
Triterpensäure, Triterpene	21, 173 ff, 229 ff, 254 ff
Tropfenaufprall	141 ff
Tumorstimulation, Tumorenhancement	205 ff, 266
Tumordokumentation	427 ff, 613 ff
Tumorregister	427 ff
Tumorstaging	528
Tumorzellen	
ALL (akute lymphoblastische Leukämie)	243
Blasenkarzinom	219 ff
B-CLL (chronische Lymphozyten-Leukämie)	467 ff
Mammakarzinom	25
Maus-Melanomzellen	234
Plattenepithel	234
Stimulation	205 ff
Zelllinien	207, 222, 233, 243
UAW, unerwünschte Arzneimittelwirkungen	s. Nebenwirkungen
Überleben, Überlebenszeit	268, 279, 289, 298, 326, 362, 381, 427ff, 544, 560, 572
Validierung	135, 547, 589 ff, 601
Versorgungsforschung	309, 614
Verträglichkeit	265, 295, 411, 501
Verwundungsuntersuchung	58
Vesikel	165 ff
Vincristin	203
Viscotoxine	25
Gehaltsbestimmung	71
Isoformen	74, 168
Isolierung	70
Membranaktivität	165 ff
Muster	70
Struktur	83
Verteilung	72
Wechselwirkungen	165 ff

Viscotoxine (Forts.)
  Zusammensetzung   73
  Zytotoxizität   25

Waldenström, Morbus   270
Wechselwirkungen
  Viscotoxin – Membran-Vesikel   165
Wirksamkeit   429, 577
Wirt-Gast Spezifität   45 ff
Wirtsbaum   43
Wirtsstoffwechsel   46

Zellen
  immunkompetent   187
Zellkulturassay (Zellproliferation)   195, 209, 222, 237, 470
Zelllinien (s. auch Tumorzelllinien)   210
Zentren, onkologische   263
Zulassungsverfahren   3 ff
Zytokine   s. Interleukine
Zytotoxizität   88, 190, 209, 219 ff, 243

Seit 1995 wird die deutschsprachige Forschung zur Mistel systematisch dokumentiert: Im Abstand von vier bis fünf Jahren finden Symposien statt, auf denen die neuesten Erkenntnisse zusammengetragen und diskutiert werden. Im Anschluss veröffentlicht der KVC Verlag die Vorträge in einem Sammelband. Bisher erschienen sind:

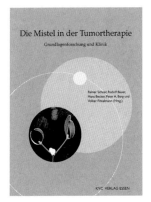

Rainer Scheer, Rudolf Bauer, Hans Becker, Peter A. Berg, Volker Fintelmann (Hrsg.)
Die Mistel in der Tumortherapie –
Grundlagenforschung und Klinik
2001, 565 Seiten, ISBN 978-3-933351-22-7
25,00 €

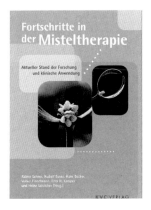

Rainer Scheer, Rudolf Bauer, Hans Becker, Volker Fintelmann, Fritz H. Kemper, Heinz Schilcher (Hrsg.)
Fortschritte in der Misteltherapie – Aktueller Stand der Forschung und klinische Anwendung
2005, 662 Seiten, ISBN 978-3-933351-49-4
39,80 €